현대

의료안전·법규 및 정보

공학박사 나 승 권 저

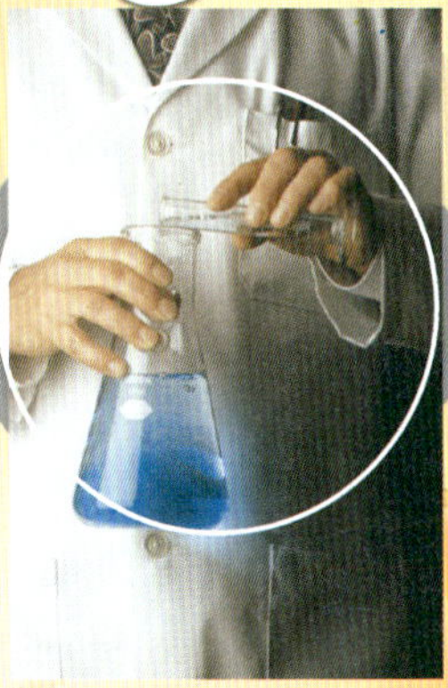

Safety, Regulations and Information in Medical Instruments

감 수

•윤 형 로•
공학박사 / 연세대학교 의공학부 교수

•황 락 훈•
공학박사 / 세명대학교 전기전자공학부 교수

•김 종 탁•
이학박사 / 상지영서대학 의료시스템정보과 교수

•남 삼 극•
의학박사 / 서울위생병원 의무원장

도서출판 상 학 당

머 리 말

우리가 생활하는 데 전기는 매우 유용할 뿐만 아니라 이제는 없어서는 안되는 인류의 발명품이자 에너지이다. 보통 일반 가정집에 공급되는 전기의 전압은 220[V]이다. 220[V]의 교류전압이 어느 정도의 크기인지 알려고 누구도 전류가 흐르고 있는 덮인 전선을 만져보지는 않을 것이다. 일반인들이 착각하기 쉬운 것이 바로 이 전압의 크기와 전류의 크기에 대한 상식이다.

높은 전압 자체도 위험한 것이지만 인체에 위험한 영향을 주는 것은 실질적으로 전류이며 수[μA]에서 수[mA]의 전류가 인체 내에 흐르게 되면 심한 경우 심장에 쇼크를 주어 심장박동이 멈추는 치명적인 사고를 발생시킨다. 특히 외부의 충격에 대해 면역력과 반응이 약해진 환자는 그 위험도는 몇 배로 높아지게 된다.

따라서 이러한 사고를 더욱 철저히 예방하기 위해 전기는 물론 생체와 접촉하는 의료기기의 재질, 방사선과 같이 환자와 접촉되거나 에너지가 투과되는 모든 의료기기의 안전에 대한 법규화가 필요한 것이다. 의료분야에서 최우선 순위는 항상 안전이며 병원에서 근무하는 의료인은 물론 의료기기를 설계하는 개발자들은 항상 의료안전에 대한 법규에 대해 충분히 숙지하여야 한다.

이 책에서는 내용을 쉽게 풀이하여 설명하려고 노력하였으므로 초보자들도 이해하기 쉬울 것이다. 뿐만 아니라 의료사진을 제외한 모든 그림과 삽화는 일러스트레이터로 컬러화하였으며, 이해하기 쉽게 하기 위해 그림에 설명과 한글화 발음을 표기하여 넣었으며 사용된 의학용어나 영문 단어는 모두 한글용어를 병용 표기하였고 한글화된 발음기호도 표기하여 실제 사용에 불편함이 없도록 노력하였다.

의공기사 · 의공산업기사 · 의료전자기능사 등 자격증을 준비하는 수험생들에게 도움이 되도록 자격증 시험대비에 중점을 두었다. 모든 내용은 최대한 쉽게 쓰려고 노력하였으며 의료안전 · 법규 및 정보 교재에 시험범위의 내용이 없는 내용은 책의 분량이 많아 4권의 이론교재에 나누어 집필하였으므로 참고하고 의공학을 공부하는 수험생이나 의공인 들에게 많은 도움이 되길 바란다.

조심스럽게 첫선을 보이는 이 책의 출간을 위해 감수해 주시고 격려해 주시며 끝까지 탈고할 수 있도록 독려해 주신 원주의료기기테크노밸리 김영호 원장님(공학박사), 윤형로 전 원장님(공학박사), 원주시청 이성철 과장님, 송창린 동장님(전 원주의료기기테크노밸리 소장), 세명대학교 전기전자공학부 황락훈 교수님(공학박사), 상지영서대

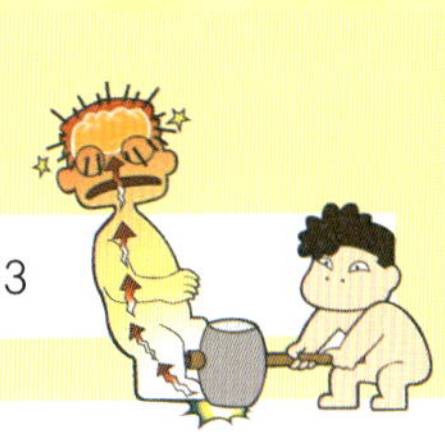

학 의료시스템정보과 김종탁 교수님(이학박사), 정광손 교수님(공학박사), 서울 위생병원 남삼극 의무원장님(의학박사), 메디저널 최병철 편집국장님, 티유브이코리아 박우성 이사님, 서울위생병원 이재운 의용팀장님(의용기사)에게 감사드린다.

이 책을 쓸 수 있도록 물심양면 도움을 주신 한국폴리텍Ⅲ대학 원주캠퍼스 조영환 학장님, 김광수 전 학장님을 비롯한 교직원들에게 감사드린다. 여러 가지 많은 부분에서 도움을 준 의용공학과 교수님과 학과 공부와 병행하며 의료안전 · 법규 및 정보 교재를 위해 늦은 밤까지 고생하고 주말을 할애하여 자료의 수집과 정리 및 일러스트레이터로 컬러화 작업을 도와준 의용공학과 졸업생 김도형 군에게 고마운 마음을 전한다.

특히 교재자료의 수집과 집필을 위해 가정을 돌보지 못하여도 아무런 불평, 불만 없이 이해해준 나의 사랑하는 딸 은경, 아들 용주에게 아버지로서 대학 일에만 매달려 아버지의 역할을 제대로 해주지 못한 점을 미안하게 생각하고 있으며 그럼에도 밝고 건강하게 자라주어 고맙다는 말을 전하고 싶다.

의공학을 전공하는 이들에게 진정으로 학습에 도움이 되는 책이 되길 바라며 집필 중 많은 고심에도 손길이 미치지 못한 곳은 계속해서 보완할 것이다.

마지막으로 출판과정에 도움을 주신 도서출판 상학당 남승우 사장님과 이 책에 관심과 애정을 주신 모든 분께 감사의 말씀을 전한다.

2009. 6.

공학박사 나 승 권 씀

차 례

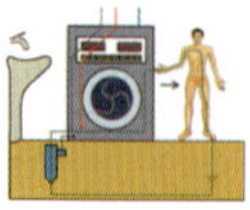

| 제 1 장 | 의료기기 전기안전

01 | **의료기기 관련 안전의 특징 ········· 10**

1. 의료기기의 특징 · 10 / 2. 의료기기의 안전성 · 11 / 3. 의료기기 사용대상의 특징 · 11
4. 의료기기에 의한 위험의 기본요소 · 11

02 | **전기의 생리학적 영향 ········· 12**

1. 생체에의 전류작용 · 13 / 2. 감지임계전류 · 14 / 3. 자발탈출전류 · 15
4. 호흡기 마비, 통증 및 피로감(마비한계전류) · 15 / 5. 심실세동 · 15 / 6. 세동제거기 · 18
7. 허용전류 이상의 전류 · 18 / 8. 전류의 생리학적 효과 · 19

03 | **중요한 반응인자들 ········· 20**

1. 인입점 · 20 / 2. 체 중 · 22 / 3. 감지임계전류 및 자발탈출전류의 가변성 · 23
4. 지속시간 · 24 / 5. 주파수 · 25

04 | **마이크로 쇼크 위험 ········· 25**

1. 접지전위차에 의한 마이크로 쇼크 · 27 / 2. 누설전류 · 28
3. 분리전원 시스템에서 정전용량의 불균형에 의한 마이크로 쇼크 · 33
4. 전도성 물체표면 · 34 / 5. 임시 정맥관통 심박조율기를 통한 마이크로 쇼크 · 34

05 | **매크로 쇼크 위험 ········· 36**

1. 장비의 전기적인 사고 · 37 / 2. 피부 및 몸의 저항 · 38

06 | **전로의 절연과 접지 ········· 40**

1. 전로의 절연 · 40 / 2. 절연저항 및 절연내력 · 40 / 3. 접지공사 · 41

07 | **전력배전 ········· 43**

1. 비상전원 시스템 · 43 / 2. 환자 주위의 전기환경 · 44 / 3. 분리전원 시스템 · 45

08 | **전자파 ········· 47**

1. 전자파의 정의 · 47 / 2. 전자파의 발생원인 · 49 / 3. 전자파의 분류 · 49
4. 전자파의 영향 · 49 / 5. 등전위 · 51

09 | **보호를 위한 기기설계 ········· 53**

1. 심장접속의 분리 · 53 / 2. 저전압에서 작동 · 53 / 3. 오른다리 구동회로 · 53
4. 장비의 신뢰성 있는 접지 · 54 / 5. 누설전류의 감소 · 54 / 6. 이중으로 절연된 기기 · 55
7. 전류제한기 · 55 / 8. 전기적인 분리 · 55 / 9. 설비의 안전대책 · 56

10 | **보호를 위한 전력배선 ········· 57**

1. 분리전력배전 시스템 · 57 / 2. 접지사고 회로차단기 · 58 / 3. 접지 시스템 · 59
4. 분리전력배전 시스템 · 60

11 | **쇼크로부터 환자를 보호하기 위한 기본적인 방법들 ········· 61**

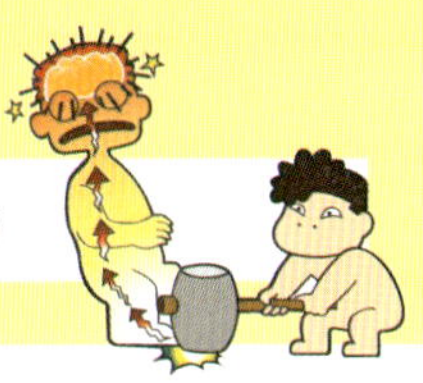

12 | 전기기기의 시험 ········· 61

1. 섀시 누설전류 · 61 / 2. 환자 도입선에서의 누설전류 · 63 / 3. 접지핀과 외부함 간의 저항 · 64

13 | 의료기기의 안전성 ········· 64

1. 의료기기의 분류 · 64 / 2. IEC(국제전기표준회의)에서 기기장애를 일으키는 9가지 항목 · 67
3. 의료 기타 안전 · 68

14 | 의료와 에너지 ········· 70

1. 의료와 에너지 · 70 / 2. 에너지와 생물 · 71

| 제 2 장 | 의료기기의 전기 · 기계적 안전에 관한 공통 기준규격

01 | 일반사항 ········· 74

1. 적용범위 및 목적 · 74 / 2. 용어 및 정의 · 74 / 3. 일반 요구사항 · 83 / 4. 분류 · 84

02 | 전기충격의 위험에 대한 안전 ········· 86

1. 일반사항 · 86 / 2. 분류에 관계하는 요구사항 · 87 / 3. 전압 및 에너지의 제한 · 88
4. 허용값 · 89

| 제 3 장 | 의료기기 생물학적 안전

01 | 적용범위 ········· 92

02 | 목 적 ········· 92

03 | 정 의 ········· 92

1. 의료기기 · 92 / 2. 재료 · 93 / 3. 완제품 · 93

04 | 의료기기의 생물학적 평가에 적용되는 일반원리 ········· 93

05 | 의료기기의 분류 ········· 94

1. 접촉의 특성에 따른 분류 · 94 / 2. 접촉기간에 따른 분류 · 95 / 3. 의료기기의 등급 분류 및 지정에 관한 기준과 절차 · 96 / 4. 의료기기 품목 및 등급 분류현황 · 97

06 | 의료기기 안전표시 ········· 99

07 | 멸 균 ········· 101

1. 멸균의 의미 · 101 / 2. 멸균의 공정 및 검증 · 101 / 3. 멸균방법 · 102 / 4. 산화에틸렌(EO) 멸균 확인 및 일상 관리(EN 550) · 102 / 5. 조사 멸균확인 및 일상 관리(EN 552) · 105 / 6. 습열에 의한 멸균확인 및 일상 관리(EN 554) · 109 / 7. 멸균 의료기기 표시에 대한 요구사항(EN 556) · 110

08 | 의료폐기물 ········· 110

1. 의료폐기물의 종류 · 111 / 2. 의료폐기물의 보관용기 · 보관기간 · 보관상태 · 112
3. 의료폐기물의 처리 · 113

09 | 시 험 ········· 114

1. 일반사항 · 114 / 2. 초기 생물학적 시험 · 114 / 3. 추가적 생물학적 시험 · 116

10 | 의료기기 국내 및 국제인증마크 ········· 117

1. Q마크 · 118 / 2. HD 및 HH 마크 · 118 / 3. GH 마크 · 118 / 4. 국제규격 ISO 13485 / 유럽규격 EN 46001 · 119 / 5. CE 마크 · 120 / 6. NSF마크 · 121 / 7. EMC시험과 의료기기 안전시험 · 122 / 8. DMF · 123 / 9. 510k의 정확한 의미 · 123 / 10. FDA 승인 절차 · 124

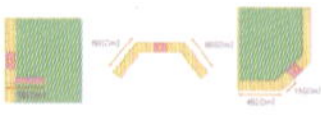

| 제 4 장 | 방사선 안전

01 | 진단용 방사선 발생장치의 안전관리에 관한 규칙 ········· 126

02 | 방사선 방어시설의 검사 ········· 132

03 | 방사선 방어시설의 검사기준 ········· 132

04 | 진단용 방사선 발생장치의 설치 대수 ········· 134

05 | 방사선 방어시설의 차폐 ········· 135

06 | 방사선 장해방어용 기구 ········· 135

07 | 방사선 ········· 136

1. 방사선의 종류 · 136 / 2. 방사선의 성질 · 136 / 3. 방사원성 · 136 / 4. 방사선 피폭선량 · 137 5. 방사선 피폭 · 138 / 6. 방사선의 생물학적 영향 · 139 / 7. 진단용 방사선 발생장치 · 148 8. 방사선 발생장치의 안전관리 · 148

08 | 방사선 안전관리 ········· 151

1. 방사선 방어의 기본 · 151 / 2. 의료분야의 방사선 안전관리 · 151

09 | 레이저 ········· 154

1. 레이저의 분류 · 154 / 2. 레이저가 인체에 미치는 영향 · 156 / 3. 레이저 안전 · 157

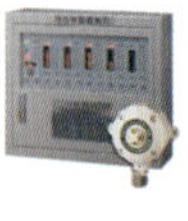

| 제 5 장 | 의료가스 안전

01 | 의료가스 안전 ········· 162

1. 의료가스의 종류 · 162 / 2. 의료가스 취급 · 164 / 3. 의료가스 배관 및 공급 이상 · 166 4. 의료가스 공급 이상 · 175

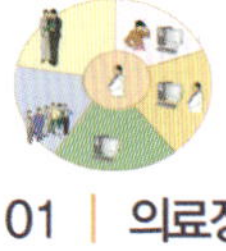

| 제 6 장 | 의료정보학

01 | 의료정보학의 개념 및 컴퓨터 개론 ········· 178

1. 의료정보학의 목표(미국의료정보협회(AMIA) 권고) · 178 / 2. 의료정보의 종류 및 형태 · 179 3. 의료정보학의 역사 · 179

02 | 용어 및 분류체계 ········· 180

1. 필요성 · 180 / 2. 코드의 분류 · 180 / 3. 의학자료를 코딩함으로써 얻을 수 있는 이득 · 182 4. 의학자료를 컴퓨터에 저장하는 이유 · 182 / 5. 자료전산화의 구성요소 · 182

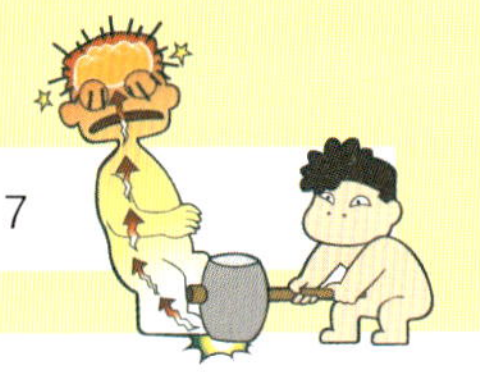

6. 의료정보학 용어 및 분류체계방법 · 182

03 | 의료정보학의 데이터베이스 ……… 188

1. 데이터베이스 관리 시스템(DBMS) · 188 / 2. 데이터베이스 관리 시스템의 필수기능 · 188 / 3. 데이터베이스 관리 시스템의 발전 배경 · 189 / 4. 데이터베이스의 기본 개념 및 용어 · 189 / 5. 데이터베이스의 조건 및 장점 · 192 / 6. 데이터베이스 시스템 · 192 / 7. 데이터 모델 · 194 / 8. 데이터베이스 설계 단계 · 196 / 9. 관계 데이터베이스의 정규화 · 199 / 10. 병원에서 데이터베이스를 활용 · 202 / 11. 의료용 데이터베이스의 종류 · 203

04 | 컴퓨터를 이용한 의학교육 ……… 203

1. 컴퓨터를 이용한 학습 · 204 / 2. 컴퓨터를 이용한 학습의 역사 · 205 / 3. 컴퓨터를 이용한 학습의 종류 · 205 / 4. 국내외 컴퓨터를 이용한 학습현황 · 206 / 5. 컴퓨터를 이용한 학습의 교육 효과 · 206 / 6. 컴퓨터를 이용한 학습구축 방법 · 207

05 | 의료용 전문가 시스템 ……… 207

1. 전문가 시스템의 개념 및 필요성 · 207 / 2. 전문가 시스템 개발을 위한 지식획득 · 208 / 3. 의료분야의 전문가 시스템 · 209 / 4. 의료분야 전문가 시스템의 구조 · 211 / 5. 의료분야 전문가 시스템의 종류 · 212 / 6. 전문가 시스템 개발을 위한 지식의 배경 · 212 / 7. 전문가 시스템 개발을 위한 지식획득의 난점 · 213 / 8. 전문가 시스템 개발을 위한 지식획득 방법 · 218 / 9. 전문가 시스템 개발을 위한 추적방법 · 219 / 10. 전문가 시스템 개발을 위한 의료분야 지식베이스의 범주 · 220

06 | 의료정보 시스템 ……… 220

1. 의료정보 시스템의 개념 · 221 / 2. 의료정보 시스템의 종류 · 221 / 3. 의료정보 시스템화에 필요한 기술 · 222 / 4. 병원정보 시스템 · 225 / 5. 병원정보 시스템의 종류 · 233

07 | 의원급 종합정보 시스템 ……… 249

1. 전자 차트 시스템의 기대효과 · 250 / 2. 전자 차트 시스템의 장점 · 250 / 3. 전자 차트 시스템의 문제점 · 250 / 4. 의원급 종합의료정보 시스템 환경 · 251 / 5. 전자 차트 발전의 5단계 · 251 / 6. 전자 차트 시스템 도입시 주요 고려사항 · 251 / 7. 전자 차트 시스템의 제도적 장애요소 · 251 / 8. 의료보험 청구와 EDI · 252

08 | 자료보안 및 보호 ……… 252

1. 자료보안 및 보호의 필요성 · 252 / 2. 정보 시스템의 보안 · 253 / 3. 정보 시스템의 보안위협요소 · 254 / 4. 사생활 보장 · 254 / 5. 자료보호 · 254 / 6. 법 제도면에서 고려해야 할 사항 · 255 / 7. 기술적인 측면에서 고려해야 할 사항 · 255 / 8. 환자진료시 환자보호 내용 · 256 / 9. 민감한 정보 · 256 / 10. 물리적으로 파일을 보호하기 위해 필요한 기본적인 예방책 · 256 / 11. 사용자 식별을 통한 진료기록의 접근통제 · 256 / 12. 정보보안 · 256 / 13. 정보보안 관련 법규 · 257 / 14. 정보보안 대책 · 258 / 15. 의학문헌 검색 · 258

09 | 원격의료 ……… 260

1. 원격의료의 개괄 · 260 / 2. 원격의료의 활용 및 응용분야 · 264 / 3. 원격의료의 효과 · 266 / 4. 원격의료의 필요성 · 267 / 5. 원격의료 시스템 응용기술 · 267 / 6. 원격의료의 요구사항 · 267 / 7. 원격의료의 과제 · 268 / 8. 원격의료 시스템 · 268 / 9. 원격의료의 과제 · 271

10 | 디지털 영상 시스템 ……… 271

1. 디지털 영상 시스템 구축 · 272 / 2. 디지털 영상 시스템의 구성 · 273

3. 네트워크를 이용한 통신 · 276 / 4. DICOM · 278

| 제 7 장 | 의료관계법규

01 | 법이란 ········· 282
1. 법과 도덕이란 무엇인가 · 282 / 2. 윤리와 도덕의 차이와 생명윤리 · 283
3. 법 기초 상식 · 287 / 4. 우리나라의 헌법 · 288
02 | 의료법 ········· 297 (CD 수록)
03 | 의료법 시행령 ········· 321 (CD 수록)
04 | 의료법 시행규칙 ········· 330 (CD 수록)
05 | 지역보건법 ········· 351 (CD 수록)
06 | 지역보건법 시행령 ········· 356 (CD 수록)
07 | 지역보건법 시행규칙 ········· 360 (CD 수록)
08 | 의료기사 등에 관한 법률 ········· 363 (CD 수록)
09 | 의료기사 등에 관한 법률 시행령 ········· 368 (CD 수록)
10 | 의료기사 등에 관한 법률 시행규칙 ········· 372 (CD 수록)
11 | 의료기기법 ········· 378 (CD 수록)
12 | 의료기기법 시행령 ········· 391 (CD 수록)
13 | 의료기기법 시행규칙 ········· 394 (CD 수록)
14 | 의료기기 제조 · 수입 및 품질관리기준 ········· 411 (CD 수록)
15 | 의료기기 제조 및 품질관리기준 적합성 평가기준 및 평가표 ········· 416 (CD 수록)
16 | 의료기기 수입 및 품질관리기준 적합성 평가기준 및 평가표 ········· 432 (CD 수록)
17 | 품질관리심사기관 관리운영기준 ········· 434 (CD 수록)

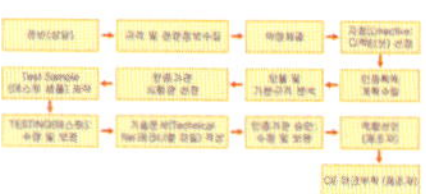

| 제 8 장 | 의료법규 해설 및 의료기기 분류

01 | 의료기기법 해설 ········· 442
02 | 의료기기법 세부 각 조항 해설 ········· 464
03 | 의료기기 품목허가 및 승인신청조항 ········· 470
04 | 우리나라의 제조물책임법(PL법) ········· 478
05 | 대한민국 의료기기 관리제도(GMP 제도를 중심으로) ········· 480
06 | 의료기기 코드별 분류 ········· 486
07 | 의료기기 품목 및 품목별 등급 ········· 487

참고문헌 / 500

찾아보기 / 502

제 1 장
의료기기 전기안전

1. 의료기기 관련 안전의 특징
2. 전기의 생리학적 영향
3. 중요한 반응인자들
4. 마이크로 쇼크 위험
5. 매크로 쇼크 위험
6. 전로의 절연과 접지
7. 전력배전
8. 전자파
9. 보호를 위한 기기설계
10. 보호를 위한 전력배선
11. 쇼크로부터 환자를 보호하기 위한 기본적인 방법들
12. 전기기기의 시험
13. 의료기기의 안전성
14. 의료와 에너지

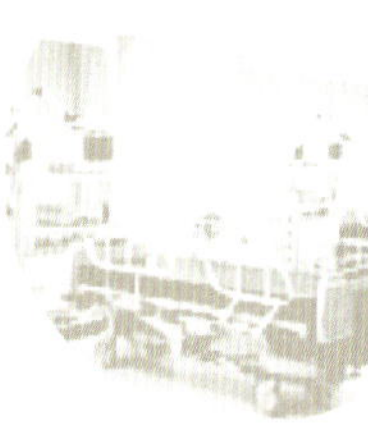

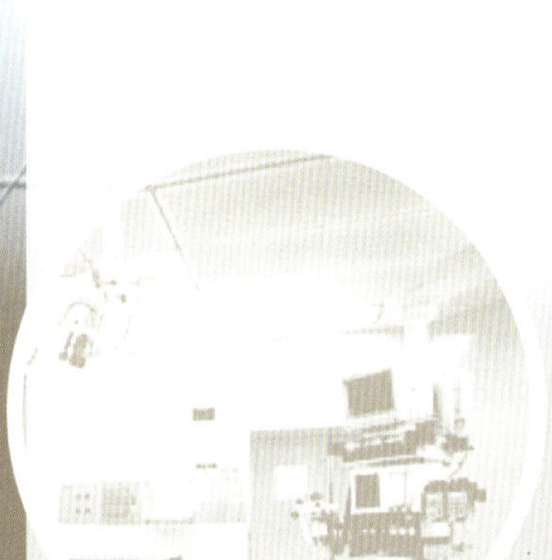

01 | 의료기기 관련 안전의 특징

1. 의료기기의 특징

병원이라는 공간은 태어나서 사망할 때까지 건강을 유지하여 주고 질병으로부터 치료와 처치를 하고 수술을 하며 건강한 삶을 유지하기 위해 의료행위를 수행하는 단순한 공간이 아니라, 의료진, 간호사, 보호원 및 환자, 보호자들에 의해서 여러 종류의 의료기기들이 사용되고 있는 각별한 주의를 필요로 하는 과학적이고 인체공학적인 설계를 요하는 첨단기술센터의 총체라 할 수 있다. 따라서 진단, 치료를 받기 위해서 병원을 찾는 사람에게 의료기기의 결함이나 취급부주의로 인한 전기적인 쇼크의 위험이 있으며 매우 위험하다.

의료기기와 생체가 긴밀한 관계를 맺고 있다는 것은 생체정보를 계측하거나, 생체에 어떤 작용을 주기 위하여 생체와 밀접하게 결합되어 동작하는 것을 말한다. 그러나 의료기기들이 더욱 복잡, 다양해지고 많은 치료과정에서 널리 사용됨에 따라 미국에서만도 매년 1만 건에 이르는 의료기기에 관련된 환자사고의 사례가 일어나고 있다. 이러한 사고는 거의 훈련의 불충분과 경험 미숙이 원인으로 의료기기를 올바르게 사용하지 못하고 있기 때문이다. 그렇기 때문에 의료기기들을 안전하게 설계, 사용하는 것은 '의료사고위험의 소지가 있는 것이 결과적으로 잘못된다는 개념'까지도 포함하는 매우 광범위한 의료기기의 주제가 된다.

의료환경에서 점막과 피부는 빈번하게 치료하거나, 관통하면 아주 많은 종류의 잠재 위험인자들이 존재하고 있어 환자들에게는 물론 의료진들에게까지 피해를 줄 수 있다.

환자들이 일반가정이나 생활환경에서보다 오히려 병원에서 더 위험한 환경에 노출될 수 있으며 위험요소들의 원인들로는 흙, 물, 화학물질, 폐기물, 소금, 전기, 자연, 불, 공기 및 중력, 기계적인 응력, 인공적인 재해, 주위환경들을 비롯하여 초음파, X-선, 자외선, 마이크로파, 레이저, 자성체 등과 같은 방사선 종류가 있고, 주어진 일을 완벽하게 수행하지 못하고 타인에게 전가하는 행위도 위험의 원인이 된다.

1969년 카테터[1](Catheter)를 지나서 심장에 흐르는 감지할 수 없을 만큼 아주 미세한 전류에 의해 감전되어 환자들이 피해를 입은 사고 사례들이 보고된 뒤부터 인식되기 시작한 전기안전에 대한 두려움은 칼 워터(Carl Water, 1970)와 랄프 네이더(Ralph Nader, 1971)가 매년 이해하기 어려운 원인에 의한 감전 때문에 많은 수의 미국인들이 일상적이고 평범한 의료과정 중에 생명의 위협을 받는다고 주장했던 1971년경에 이르러 의료사고가 최고조에 달했다. 하지만 확실한 병리학적 증거가 거의 없었기 때문에 감전사고에 의한 사망자수를 정확하게 파악하기는 매우 어렵다.

1) 카테터(Catheter) : 체강(늑막강, 복막강) 또는 관상, 낭상기관(소화관, 방광 등)의 내용액의 배출을 측정하기 위해서 사용되는 고무 또는 금속제의 가는 관이다.

결론적으로 의료진들을 위한 의료설비의 시험절차 및 안전교육, 전기적으로 환자들과 분리된 접속 등은 사고를 막아내는 요소가 되었다.

2. 의료기기의 안전성

의료기기의 안전성을 고려할 때 기기나 환자의 특성에 대하여 다음 사항을 각별히 주의하여야 한다.

① 다른 의료기기의 위험이나 고장을 유발시켜서는 안된다.
② 의료기기의 성능 및 기기가 환자의 건강유지나 생명에 연관되는 경우가 많으므로 기기의 기능 및 성능이 손상되지 않도록 상호 간 서브 외란의 영향, 신뢰성 등을 고려해야 한다.
③ 의료기기의 안전성을 엄격히 하여야 한다. 특히 환자의 안전성을 확실하게 확보하여야 한다.

3. 의료기기 사용대상의 특징

의료기기 대상인 환자에 대하여 다음 3가지를 주의하여야 한다.

① 위험을 의식하거나 위험하다고 판단할 수 없거나, 위험을 느껴도 피할 수 없을 수도 있다.
② 외부로부터의 작용에 특히 미세한 전기적 신호 상태에 주의하여야 한다.
③ 여러 가지 외부적 요인이 존재한다는 것을 인식하고 환자의 주위에도 각별한 주의가 필요하다.

4. 의료기기에 의한 위험의 기본요소

의료기기는 여러 가지 다양한 원인에 의하여 고장이 일어난다. 장애는 주로 기기의 대상인 환자에게 일어나지만, 기기의 조작자, 기기 주위의 의료진, 또는 의료기기 주변의 시설이나 다른 기기(가장 흔한 경우로 핸드폰을 들 수 있다)에 일어나는 경우도 있다. 의료기기에 의한 장애형태는 여러 가지로 다양하지만 그 기본적인 요인은 다음의 4가지로 볼 수 있다.

① 유해물질, 병원체의 오염으로 세균감염이 일어난다.
② 기기로부터 방출된 에너지로 X-레이 감염이 일어난다.
③ 성능의 열화, 동작의 불량으로 기기가 파손된다.
④ 기기성능의 결함, 정지로 인한 가동시 환자진료시 위험을 초래한다.

장애를 일으키는 요인은 여러 가지로 분석되고 있지만 국제전기표준회의[2](International

2) 국제전기표준회의(IEC) : 전기관계의 국제표준화를 목적으로 설립된 국제단체, 각국을 대표하는 표준화 기관으로 구성되어 있다.

Electronical Commission : 인터내셔널 일렉트로니컬 커미션 : IEC)에서는 다음 9가지 항목을 예로 들고 있다.

① 부품의 고장(특히 생명유지장치 등)으로 인한 치료나 시술시 위험을 초래한다.
② 조작미숙, 전기적 또는 기계적 손상에 의한 동작불량으로 인해 위험을 초래한다.
③ 여러 가지 형태의 에너지(인체에 흐르는 전류, 방사선 초음파, 고주파 에너지, 가속입자 등)에 의해 위험을 초래한다.
④ 화학적 부식제, 독극물, 고온유체의 방출, 생물학적으로 불완전한 물질의 접촉으로 위험을 초래한다.
⑤ 의료기기의 손상에 따른 용융금속이나 연고물체 등이 의료기기 외로 누출되어서 생기는 화재이다.
⑥ 고주파 간섭에 의한 진단 데이터 수집, 자동 시스템 치료 등의 방해로 인한 오동작이 일어난다.
⑦ 부적절한 부품의 교환, 조작 순서 오류, 부정출력으로 인한 오진 등으로 위험을 초래한다.
⑧ 체표면의 과열에 의한 반사운동이나 열상으로 인해 환자가 화상을 입는다.
⑨ 전원공급의 정지로 의료기기의 위험을 초래한다.

02 | 전기의 생리학적 영향

생리학적 영향(Physiological effects : 피지올로지컬 이펙츠)이 생체가 전기회로의 한 부분이 되는 경우에 발생의 요인이 된다(그림 1-1). 즉 전류가 신체의 한 부분으로 들어가면 반드시 다른 한 부분으로 표출되어야 한다. 여기서 전류의 크기는 가해진 전압을 직렬로 연결된 생체조직들과 두 인입점들의 임피던스합으로 나눈 값과 같다.

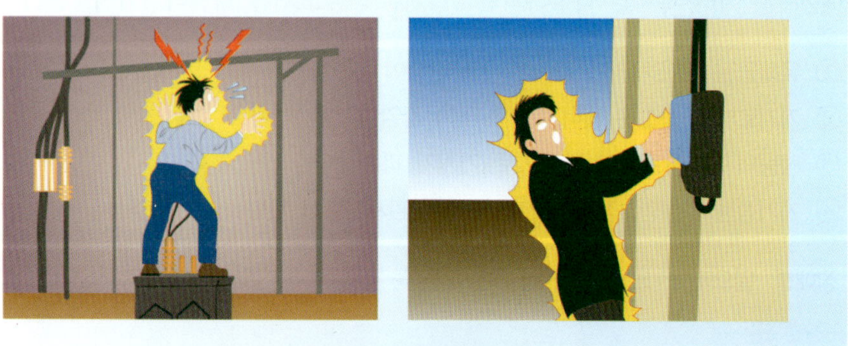

그림 1-1 • 전기감전

거의 모든 경우에 접촉면에서의 피부저항이 가장 큰 부분을 차지한다.

전류가 생체조직을 통해 흐를 때 크게 다음과 같은 3가지 현상이 발생한다.

① 전기화학적인 화상 및 직류전류와 고전압에 의한 조직의 손상 및 감전이다.
② 신경이나 근육과 같은 반응성 조직에서의 전기적 자극(Electric stimulation : 일렉트릭 스티뮬레이션)에 의한 감전(An electric shock)이다.
③ 생체조직에서의 저항성 발열로 인하여 수분부족현상이 일어난다.

그림 1-2는 차폐 케이블 동선을 양손에 쥐고 있는 체중이 70[kg]인 사람에게 1~3초간 60[Hz] 전류를 차폐 케이블을 통해 흘렸을 때 발생하는 각각의 영향들을 전류의 크기에 대해 나타낸 것이다.

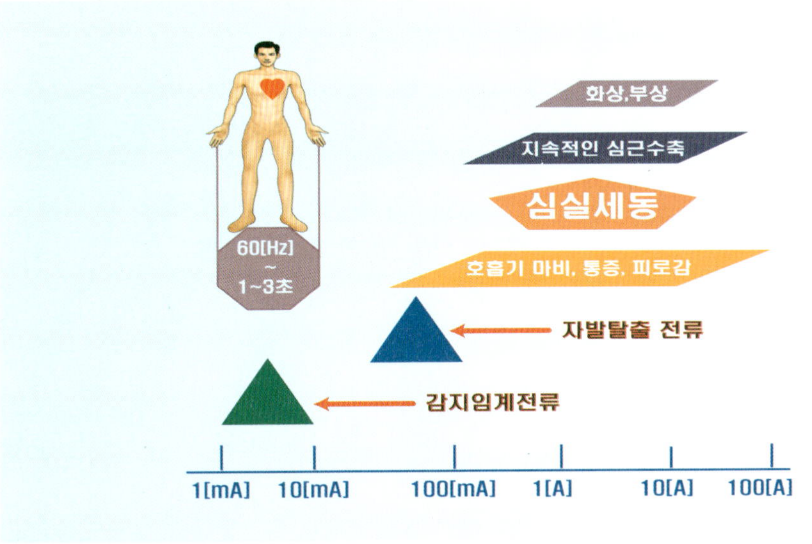

그림 1-2 • 전기의 생리적 영향

1. 생체에의 전류작용

생체에 대한 전류의 작용을 다음의 4가지로 크게 나눌 수 있다.

① 열작용 : 전류 I가 저항 R을 시간 t 만큼 흐르면 열에너지(줄 열)가 발생하는 영향이다. 조직에서의 저항성 발열이 일어난다.
② 화학작용 : 이온의 이동에 따라 전류가 생기는 것을 말한다.
③ 자극작용 : 강한 전류가 생체를 통하면 신경 및 근육 같은 반응성 조직에 대해 자극을 가하여 근육의 지속적 수축, 호흡근 마비, 미주신경 자극에 따른 심장박동의 억제나 심실세동이 생기는 현상을 말한다.

④ **자기작용** : 생체에 전류가 흐르면 **전자기유도에 의해 미약한 자기마당**[3]이 형성된다. 자기작용은 안전에 별 영향을 주지 않는다.

전기감전의 위험도를 결정하는 인자는 바로 '**전류의 크기**'이다. 가해지는 전류가 증가함에 따라 우리 몸의 생리적인 반응단계는 그림 1-3과 같다.

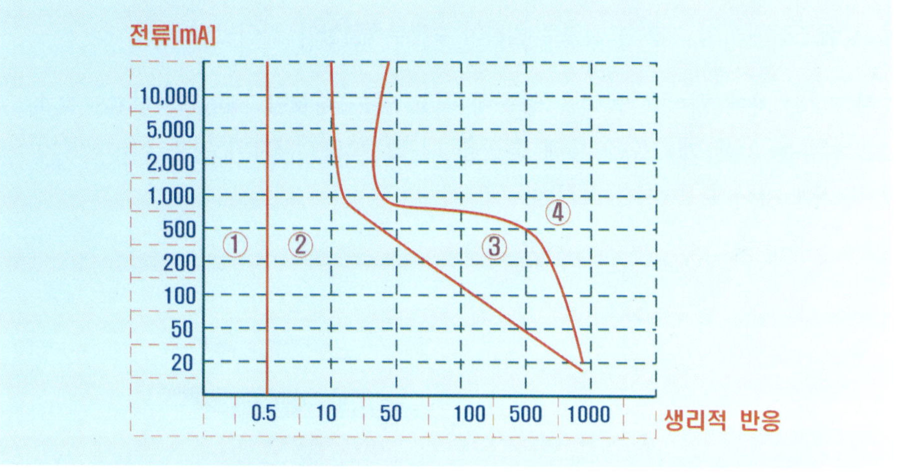

그림 1-3 • 전류의 증가에 따른 신체의 생리적인 반응

2. 감지임계전류

국부전류[4](Local current : 로컬 커런트) 밀도가 **피부에 있는 신경종단을 자극**할 만큼 **역치**[5]에 도달할 때 **생체는 찌릿함**을 느낀다.

감지임계전류(Threshold of perception : 스레시홀드 오브 퍼셉션, =최초 감지전류)는 **개인이 감지할 수 있는 최소 크기의 전류**이다. 즉 **전류감각의 역치**이다. 이러한 **감지임계전류의 크기**는 개인 및 측정조건에 따라서 상당히 큰 차이가 있다. 한 실험으로 **젖은 손으로 가는 동선을 쥐는 경우 가장 낮은 감지임계전류는 60[Hz], 0.5[mA]**이다. **직류전원인 경우 감지임계전류는 2～10[mA]** 범위 사이에 있으며 피부가 약간 따뜻해지는 것을 느낀다.

---

3) 자기마당 : 전류가 일으키는 자기마당은 1820년경 에르스텟(Oersted)과 암페어(Ampere)에 의해 밝혀졌다. 직선 도선에 전류를 흘리고 주위의 자기마당을 홀-센서를 사용하여 측정한다. 이때 전류의 크기, 방향 및 전류가 흐르는 도선으로부터의 거리, 위치에 따른 자기마당의 변화를 조사하여 비오-사바르(Biot-Savart)의 법칙과 앙페르(Ampere)의 법칙을 확인하였다. 자기마당을 측정하는 데 이용하는 홀(Hall) 효과와 사각 줄토리(코일) 및 솔레노이드가 사용되었다.

4) 국부전류(Local current : 로컬 커런트) : 전지의 극판이 불순물을 함유할 때 그 국부에 흐르는 전류(국소전류라고도 한다)

5) 역치 : 반응을 유도하는 최소한의 자극치이다.

3. 자발탈출전류

자발탈출전류(Let go current : 렛 고 커런트, =이탈전류)는 좀 더 강한 전류가 흐르게 되면 신경과 근육들이 강하게 자극하게 되고 피로와 통증이 온다. 감지임계전류보다 좀 더 큰 전류가 흐르면 신체는 비자발적인 근육의 수축이나 반사적인 움츠림으로 인해 인체는 작업시 의자에서 떨어져 다치는 것과 유사한 2차 사고를 당할 수 있다. 전류가 좀 더 증가될 경우에는 근육의 비자발적인 수축작용으로 인해 스스로 손을 뗄 수가 없게 된다. 즉 감전자가 타인의 도움 없이 떨어질 수 있는 최대의 탈출전류(AC 8[mA] 초과~16[mA])이다.

① AC(이탈전류) : 남자 16[mA](60[Hz]), 여자 10.5[mA](60[Hz])
② DC(해방전류) : 남자 73.7[mA], 여자 50[mA]
③ 교류 : 직류 및 남자 : 여자의 가수전류는 1 : 5와 1 : 1.5로 최소 감지전류와 거의 같은 비율이다.

관 계	최소 감지전류	
	교류 : 직류	남자 : 여자
가수전류	1 : 5	1 : 1.5

4. 호흡기 마비, 통증 및 피로감(마비한계전류)

통전전류가 이탈전류의 한계를 넘게 되면 전류가 흐르는 부위의 인체는 근육이 경련현상을 일으키거나 신경이 마비되어 운동을 자유로이 할 수 없게 되므로 자력으로는 위험지역을 벗어날 수 없다. 즉, 근육의 비자발적인 강한 수축과 신경자극이 장시간 계속되면 고통이나 피로감, 신경마비를 느끼게 되며 자력으로는 위험지역을 벗어날 수 없게 된다. 직류에서는 약 60~90[mA], 교류에서는 약 10~15[mA] 정도이다.

5. 심실세동

심장은 전류에 매우 민감하다. 따라서 아주 미세한 전류에도 생명이 위독할 수도 있다. 가슴을 통하여 흐르는 일부분의 전류는 심장을 통하여 흐르므로 심장박동이 불규칙하고 미약하여 충전부에서 분리시켜도 자연적으로 회복이 불가능하므로 4~6분 이내로 인공호흡과 심장마사지(심폐소생법)를 실시해야 소생이 가능하다(AC 50[mA] 초과).

(1) 심실세동의 발생

보통 AC 52[mA]에서 5초, 518[mA]에서 0.05초 이상이면 심실세동(Ventricular fibrillation : 벤트리큘러 파이브릴레이션)을 일으킨다.

(2) 통전시간(감전시간)에 따른 심실세동 한계전류값 구하는 법

① 심실세동 한계치는 달지엘(Dalziel)이 주장한 것으로 감전자 1,000명 중 5명 이상 심실세동을 일으키는 '감전시간과 위험전류' 관계인 심실세동 한계전류값은 식 (1-1)과 같다.

$$I = \frac{165}{\sqrt{t}}[\mathrm{mA}] \qquad (1\text{-}1)$$

I : 심실세동 한계치　　t : 통전시간(감전시간) 초

② 달지엘의 식이 실제로 응용시에는 $I = 116/\sqrt{t}[\mathrm{mA}]$로 적용, 즉 0.1초 이상 367[mA]가 흐르거나, 367[mA] 이상의 전류가 0.1초 동안 흐르면 심실세동을 일으킨다.

(3) 심실세동 한계에너지

접촉저항(인체저항과 대지 접촉저항 등)을 최악의 조건으로 보고 계산한 에너지는 식 (1-2)와 같다.

$$W = I^2 R\,T\,(\text{w.sec 또는 J}) \qquad (1\text{-}2)$$

I: 심실세동 한계치[A], R: 접촉저항 500[Ω], T: 통전시간 1[초]라고 하고 심실세동을 풀이하면 식 (1-3)이 된다.

$$\begin{aligned} W &= (165/\sqrt{t} \times 10^3)^2 \times 500[\Omega] \times 1[\text{초}] = 13.6[\text{w.sec}] = 13.6[\text{J}] \\ &= 13.6 \times 0.24 = 3.3[\text{cal}] \end{aligned} \qquad (1\text{-}3)$$

즉 전류, 저항, 시간의 양이 13.6[w.sec] 이상이면 심실세동으로 위험하다.

(4) 심실세동 제거

빠르고 비조직적인 심장의 리듬을 심실세동(그림 1-4)이라 하며, 전류를 제거하더라도 정지되지 않는다. 심장세동은 심장이 전기적 신호를 제어하지 못해 전기 쇼크에 의한 사망이 주요 원인이다. 세동제거기(Defibrillator : 디피블리레이터)로부터 나오는 강하고 짧은 전류 펄스가 동시에 가해져 심장근육의 모든 세포들이 소극화될 때에야 마침내 정상적인 반복활동(Rhythimic activity : 리드믹 액티비티)으로 돌아오게 된다. 즉 모든 세포들이 같이 이완된 후 항상 정상적인 리듬으로 돌아온다.

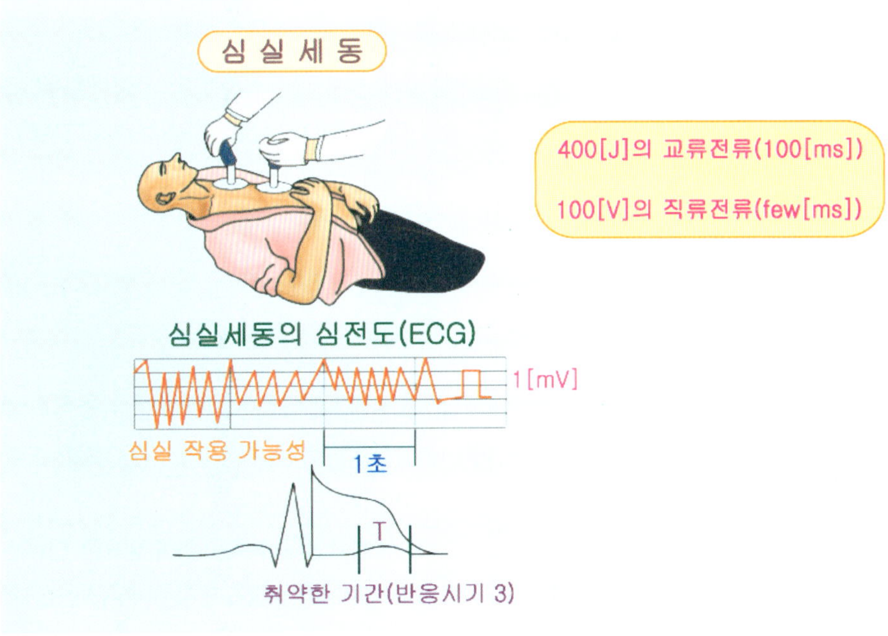

그림 1-4 • 심실세동

통전시간과 심실세동 한계전류와 통전경로별 위험은 표 1-1, 1-2와 같다.

표 1-1 • 통전시간과 심실세동 한계전류표

통전시간[초, sec]	한계전류[mA]	통전시간[초, sec]	한계전류[mA]
0.05	518	1.50	95
0.10	367	2.00	82
0.15	300	2.50	73
0.20	260	3.00	67
0.80	130	4.00	58
1.00	116	5.00	52

표 1-2 • 통전경로별 위험도

위험도	통전경로	위험도	통전경로
0.3	오른손－등	1.0	양손－양발
0.4	왼손－오른손	1.0	왼손－한발 또는 양쪽 발
0.7	한손 또는 양손－앉아 있는 자세	1.3	오른손－가슴
0.7	왼손－등	1.5	왼손－가슴
0.8	오른손－한발 또는 양쪽 발		

6. 세동제거기

세동제거기(Defibrillator : 디피블리레이터)는 부정맥치료에 사용되는 기계이며, 제심세동기라고도 한다. 주로 심방세동, 심실세동을 정상조율로 되돌릴 때 사용한다. 심장에 직류의 고전압류를 흐르게 하여 심장전체를 동시에 수축시키는 상태로 하여 전체의 보조를 맞춘다.

7. 허용전류 이상의 전류

(1) 지속적인 심근수축

전류가 강하면 모든 심장근육들이 수축하여 전류가 인가되는 동안 심장박동이 중지되다가 전류를 차단하면 정상 리듬으로 복귀하게 되는데, 이러한 현상은 전류가 아주 강하고 아주 짧은 시간 동안 가해지는 경우에만 발생할 수 있고 대부분의 경우 심실세동을 일으킨다. 즉, 이는 세동제거(Defrillation : 디프릴레이션) 실험결과에 의하면 완벽한 심근수축을 위해 필요한 전류는 최소한 1~6[A] 정도이다. 하지만 이와 같은 전류가 짧게 가해지면 심장조직에는 아무런 심한 손상도 입지 않는다.

(2) 화상과 신체적인 부상

화상의 원인이 되는 저항성 발열은 전류가 인입하는 피부표면에서 흔히 발생하는데, 이는 피부저항이 높기 때문이다. 그래서 10[A]를 넘는 전류가 신체에 미치는 영향에 대해서는 특히 짧은 지속기간을 갖는 저항성 발열의 전류는 알려진 것이 극히 드물다. 고전압(220[V] 이상의 전압이 가해지는 경우)에서는 피부에 구멍이 생길 수 있으며, 뇌나 다른 신경조직에 강한 전류가 흐르면 모든 기능(반응능력)들이 상실될 수 있으며, 때로는 근육을 강하게 수축하여 뼈에서 근육을 분리시키기도 한다. 표 1-3은 전류량에 따라 인체반응을 요약한 것이다.

표 1-3 • 전류의 세기에 따른 인체의 생리적 반응

구 분	전류량	인체반응	비고
주파수 : 60[Hz] 통전시간 : 1초 전류값 : 실효값	1[mA]	전류감지 최소 한계값이다.	불수전류(freezing current : 프리징 커런트)
	5[mA]	전류감지 최대값이다.	
	10~20[mA]	이탈할 수 없는 전류 : 근육의 지속적 수축으로 전원으로부터 이탈이 불가하다.	
	50[mA] 이상	고통(근육수축, 호흡마비, 심장억제, 통증, 허탈, 피로감)	
	100~300[mA]	심실세동	
	6[A] 이상	지속적 심장수축, 호흡정지, 3도 화상	

8. 전류의 생리학적 효과

우리가 전등을 켜면 전류가 흘러서 빛을 내는 것은 전등이 저항을 가지고 있기 때문이다. 이와 같이 피부와 인체는 유한의 저항(건조시 약 10[kΩ])을 가지고 있으므로 인체의 두 부위 사이에 전위차가 있으면 인체저항을 통해 전류가 흐르게 되며, 이 전류가 Electrical hazard(일렉트리컬 해저드)를 일으키는 근본적인 원인이다. 전류에 의한 생리학적 효과는 다음과 같다.

① Joule(줄)열에 의한 조직 가열이 일어난다. 약어 [J]로 표시한다.
② 흥분성 섬유(신경, 근육)의 전기적 자극이 일어난다.
③ 전기화학적 화상이 일어난다.
④ 이온, 입자 등의 진동, 배향이 일어난다.

전류에 의한 생리학적 영향은 단독으로 생기는 것은 아니고 몇 가지가 중복하여 발생하며 전류의 생리적 효과는 주파수, 지속시간, 진폭의 3요소에 의하여 영향을 받는다. 전류에 의한 인체의 상해작용은 체중, 체내의 전류 경로, 조직의 자극 문턱값 등의 요소에도 영향을 받는다.

전기적인 쇼크는 환자, 보호자, 의료인, 또는 그 밖의 의료기기가 전기회로의 일부가 되어서 신체가 전류의 통로가 되었을 때 발생되는 것으로서 과도한 전류가 신체의 일부를 통하여 흐를 때 3가지의 문제점이 있다.

① 전류가 감각 또는 운동신경세포로 전달되어서 원하지 않는 활동전위를 유발한다.
② 직류전류와 고전압에 의한 조직의 손상이 발생된다.
③ 피부표면에서의 높은 피부저항에 의하여 저항성 발열로 인한 화상의 원인을 제공한다.

03 | 중요한 반응인자들

1. 인입점

전류에 의해서 생명을 직접 위협하는 것은 **심실세동의 발생이다. 심실세동 발생의 역치는 주파수 50~60[Hz]의 전류에 대하여 100[mA] 이상**이다. 이것은 두 **인입점**[6](Point of entry : 포인트 오브 엔트리)들이 어디에 위치하느냐에 따라 매우 다르다. 즉, **인입점들이 모두 손발에 위치하여 전류가 체표면을 흐를 때는 전류의 크기가 커지더라도 심실세동의 위험은 작다.** 반면, **전류가 신체 내부를 통하여 직접 흐를 경우에는 60[Hz]의 전류 30[μA]에서도 심실세동을 일으킨다.** 이와 같이 **미약한 전류에 의해 생기는 전격을 마이크로 쇼크**(Micro shock)라 하고, 이와 반대로 **체표로부터의 큰 전류에 의하여 생기는 전격을 매크로 쇼크**(Macro shock)라 한다.

① **마이크로 쇼크 : 심장 카테터법**(Cardiac catheterization : 카디악 카테터리제이션) 또는 **페이스메이커**(Pace maker)를 시행할 때에 전극을 심장 내로 삽입하는 것에 의하여 종종 발생된다. 즉, 심장 내 전극과 외부전극 사이에 전류가 흐르기 때문이다. **마이크로 쇼크를 방지하기 위해 안전전류한도는 10[μA] 이하로** 하여야 한다.

심장을 세동시키기 위해 필요한 전류의 크기는 전류가 심장에 직접 가해졌을 때보다 신체표면에 가해졌을 때 그 영향이 훨씬 크다.

② **매크로 쇼크** : 두 인입점들이 어디에 위치하느냐에 따라 생체의 위험 정도가 달라지는데, 매크로 쇼크 요인이 예사로이 넘어갈 수도 있다. 만약 두 인입점들이 모두 손발에 위치해 있다면, 전류의 크기가 큰 경우에도 심실세동의 위험은 작다. 많은 의료과정 중에 생기는 신체의 개구부나 피부의 절개부분을 통한 전도성의 의료기기들의 삽입에 의해 피부저항이 감소됨에 따라 보호효과가 적어진다. **피부저항이 신체표면으로 흐르게 되면 생리적인 영향이 피부에 가해지는 것보다 좀 더 낮은 전압에서 발생한다.**

③ 환자의 심장근육에 의료장비가 직접 시술로 삽입된 경우 전기적인 충격에 아주 취약하게 된다. 의료장비가 심장과 의료기기 외부에 절연된 상태에서 심장에 전기가 흐를 수 있는 통로를 제공해 준다면, 마이크로 쇼크로도 심실세동을 발생시킬 수 있다. **마이크로 쇼크로 인한 전도성 장치를 통해 흐르는 전류는 심장을 통과하여 흐르며, 접촉점 전류밀도가 아주 높다** (그림 1-5).

---

6) 인입점 : (Main) 본 점에서 특정한 곳까지 따로 끌어들인 선로의 점이다.

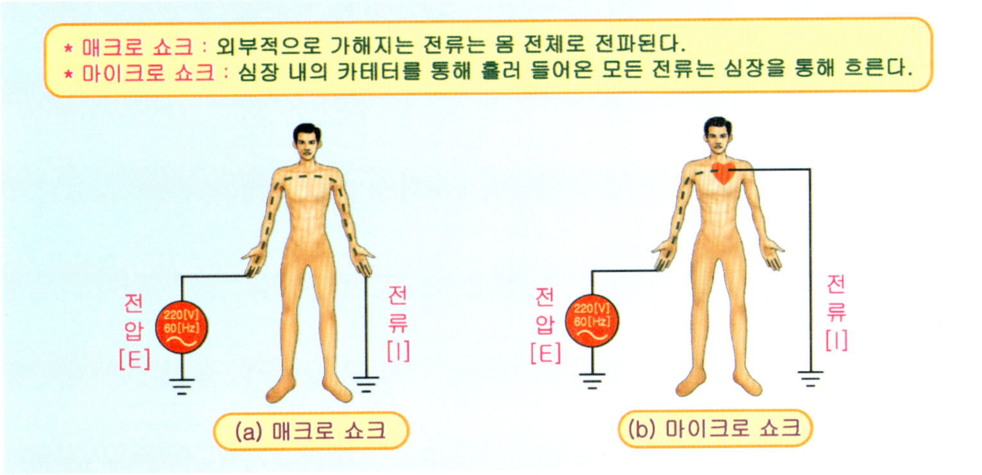

그림 1-5 • 매크로 쇼크와 마이크로 쇼크

④ 심장 내 카테터에 의해 발생되는 심장세동에 대한 의료자료에 의하면 80[μA]에서 600[μA] 범위에 있는 마이크로 쇼크 전류도 세동을 초래할 가능성이 있다고 한다. 다른 하나의 전극은 신체의 어느 곳에 접속되더라도 관계가 없으며, 마이크로 쇼크를 방지하기 위한 안전전류한도는 10[μA]이다.

⑤ 페리스(Ferris)와 킹(King) 등은 양(羊)의 전류경로에 의한 심실세동 전류의 변화에 대해 실험하여 표 1-4와 같은 결과를 얻었다. 또 프레이버거(Freiberger) 등은 인체에 흐르는 전류 중에 몇 [%]가 심장에 흐르는가를 측정해 표 1-5와 같은 결과를 얻었다.

표 1-4 • 전류경로와 심실세동 관계

구 분	전류경로	양의 수	심실세동을 일으키는 최소 전류[mA]		심실세동을 일으키지 않는 최대 전류[mA]
			평균	범위	평균
60[Hz] 통전 시간 3[초 : s]	오른쪽 앞발 → 왼쪽 뒷발	20	250	160~390	240
	오른쪽 앞발 → 왼쪽 앞발	10	340	300~370	360
	머리 → 왼쪽 뒷발	10	300	120~430	260
	왼쪽 앞발 → 오른쪽 흉부	10	240	140~390	200
	오른쪽 명부 → 왼쪽 명부	11	260	170~410	240
	오른쪽 뒷발 → 왼쪽 뒷발	5	12.4[A]까지 심실세동을 일으키지 않는다.		

표 1-5 • 심장부에 흐르는 전류비

전류경로	심장부에 흐르는 전류비	실험대상
오른손 → 왼손 손 → 발 오른쪽 발 → 왼쪽 발	1.0~4.4[%], 평균 3.3[%] 4.8~8.5[%], 평균 6.7[%] 0.4[%] 이하	사체에 대한 실험이다.
머리 → 뒷발 오른쪽 앞발 → 뒷발 왼쪽 앞발 → 뒷발 오른쪽 뒷발 → 왼쪽 뒷발	8.3~10.8[%], 평균 9.0[%] 6.2~10.3[%], 평균 7.6[%] 5.3~8.0[%], 평균 7.1[%]	살아 있는 동물에 대한 실험이다.

※ 사후 30분간은 전류분포가 변화하지 않는다.

⑥ 표 1-5를 보면 심장에 대한 전류의 분류비율은 손이나 앞발 사이 그리고 뒷발 사이는 상대적으로 매우 작은 편이며, 머리 → 뒷발, 앞발 → 뒷발의 경로가 가장 크다. 하지만 발 사이의 통전은 심장에 대한 위험도는 낮지만 전류의 크기에 따라서는 괴사(壞死 : Necrosis : 네크로시스)가 발생하여 발을 절단해야 하는 경우도 발생하기 때문에 이것에 대한 안전도 고려할 필요가 있다.

2. 체 중

심실세동을 일으킬 수 있는 임계전류는 연구결과에 따르면 체중에 비례하여 증가하는 것으로 나타나며, 일반적으로 비만한 사람이 마른 사람보다는 위험이 적다고 할 수 있으나 이것 역시 개인에 따라 많은 차이를 보인다.

㉮ 동물을 실험하였을 경우에도 그림 1-6과 같이 각 점들이 아주 넓은 범위로 분산되어 있으며, 체중에 대한 세동 임계전류의 변화를 볼 수 있다.

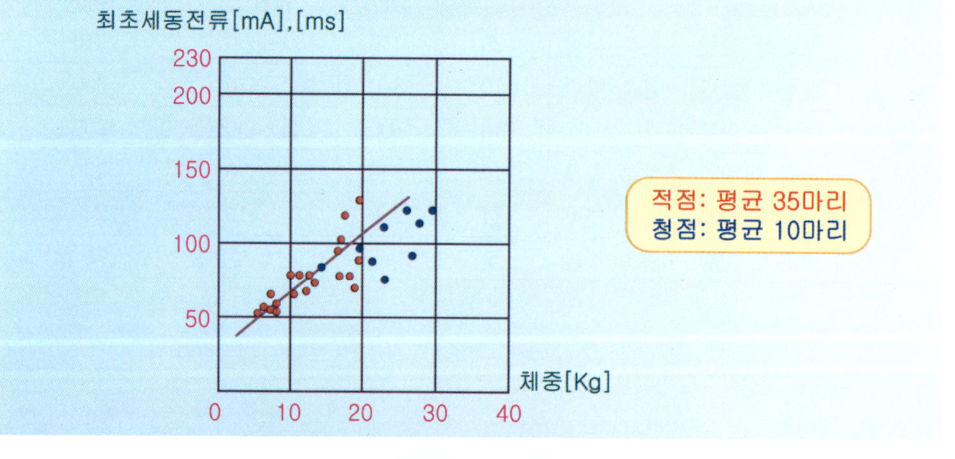

그림 1-6 • 체중과 최소 세동전류와 관계

그림 1-6과 같은 값들로 신체에 대한 세동 임계전류를 외삽[7)](Extrapolate : 엑스트라폴레이트)하는 데 이용될 수 있다.

3. 감지임계전류 및 자발탈출전류의 가변성

남자, 여자의 감지임계전류와 자발탈출전류의 가변성을 그림 1-7은 나타내고 있다. [mA] 대 [%] 등급단위로 나타낸 도표에서 자료들은 직선에 매우 가까이 분포되어 있으며, 가우스 분포[8)]를 따르는 것이라 할 수 있다. 최소 감지임계전류는 500[μA] 범위에 들며, 평균적으로 83[μA] 정도이며, 평균 감지임계전류는 남자의 경우 1.1[mA], 여자의 경우는 0.7[mA]인 것으로 나타나 있다.

자발탈출전류는 여자는 평균 10[mA], 남자는 평균 16[mA]이며 이것 또한 가우스 분포를 따르는 것으로 나타난다. 중요 사항은 자발탈출전류의 변동범위가 감지임계전류의 변동범위보다 훨씬 크다. 자발탈출전류의 변동범위의 큰 차이는 개인에 따라서 피부저항의 크기가 많이 다르기 때문이다. 그리고 성별, 체중 등 많은 요인들이 존재하는 원인이다.

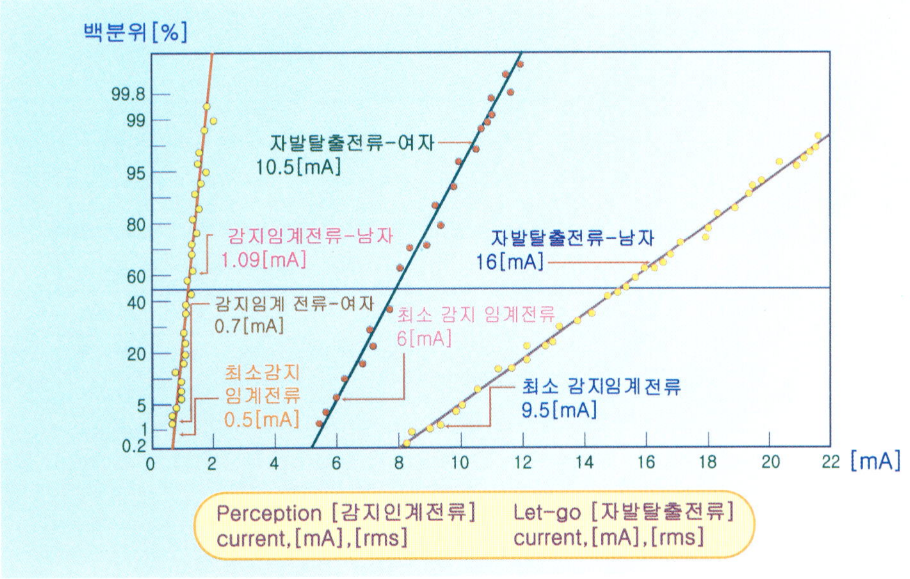

그림 1-7 • 남 · 여 자발탈출전류와 감지임계전류값의 분포

7) 외삽(Extrapolate : 엑스트라폴레이트) : 미래예측의 한 수법인 탐색적 예측 수법의 대표적인 것. 과거에서 현재까지 시계열 데이터의 경향선을 미래로 연장시켜서 미래를 예측한다.

8) 가우스 분포(Gaussian distribution : 가우시안 디스트리뷰션) : 종모양의 분포, 정규분포, 평균값, rm, m이 주어졌을 때 점 rm, a에 중심을 둔 작은 간격, rm, data a 내에 값들이 분포할 확률 rm epsilon(Delta a)가 다음 관계를 만족하도록 분포하는 값들의 집합. 여기서는 표준편차, rm epsilon(Deita a)는 오차함수라고 한다.

4. 지속시간

비록 한 개의 전기자극 펄스라도 심전도(EKG)의 T파에 해당되는 심장 재분극의 위험한 시기에 인가되면 심실세동을 초래할 가능성이 있다. 심장에 가해지는 100[μs] 이하의 폭을 갖는 진폭이 크고 급격한 전기적인 변화에 대한 자극 임계점은 일정한 전하전송밀도(Charge transfer density : 차지 트랜스퍼 덴시티), 3.4[μC.cm^{-2}]에 가까워진다. 자극임계전류 I_t는 스트렝스 듀레이션(Strength-duration)은 식 (1-4)와 같이 펄스폭 t에 반비례한다.

$$I_t = I_r(1 + I/T) \tag{1-4}$$

여기서 I_r : 일정한 리오베이스[9](Rheobase : 기전류) 전류값, t : 크로낙시[10](Chronaxie) 시간상수이다. 정상적인 심장의 경우 단일 박동자극 임계전류에 대한 세동자극 임계전류의 비는 심장에 부착된 전극인 경우 20 : 1~30 : 1에 이르고, 가슴표면 전극인 경우 10 : 1~15 : 1에 이른다.

손발에 인가된 60[Hz] 전극인 경우, 1초 미만 동안 지속된 전기충격들에 대해 세동임계전류는 급격히 증가하는데 이는 그림 1-8과 같으며, 전기적인 충격은 각각의 심장 사이클의 T파(심실수축)에 해당하는 취약한 기간과 겹칠 수 있도록 충분하게 펄스폭이 길어야 한다.

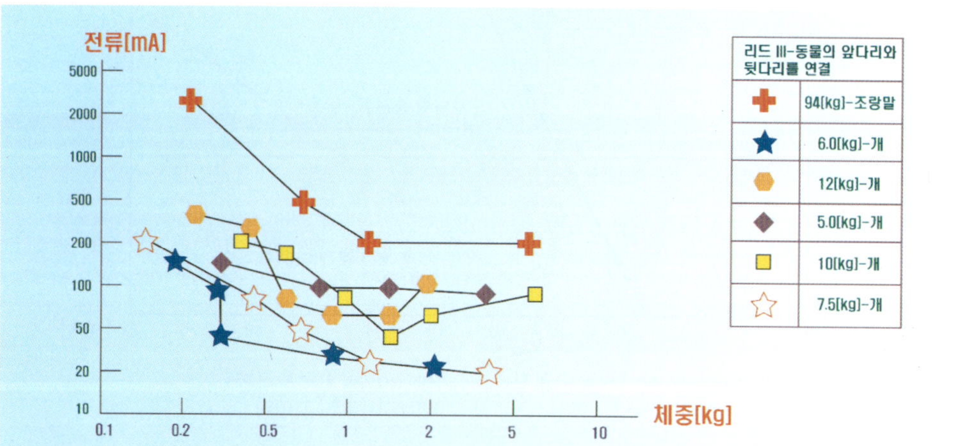

그림 1-8 • 동물에게 전류가 인가되는 시간과 체중의 변화에 따른 심실세동의 임계전류값 변화

9) 리오베이스(Rheobase : 기전류) : 근육이나 신경 등을 자극하여 반응을 일으킬 수 있는 가장 약한 강도의 전류. 이론적으로 말하면 통전시간이 너무 짧으면 반응을 일으키는 데 강한 전류를 필요로 한다.

10) 크로낙시(Chronaxie) : 기전류의 2배의 전류를 흘렸을 때 흥분에 이르는 최단 통전시간이다.

5. 주파수

자발탈출전류는 상용 전력선의 주파수대인 50~60[Hz] 범위에서 최소이다. 즉, 상용전력선의 주파수 범위가 가장 위험하다. 10[Hz] 이하의 주파수나 수백 [Hz] 이상의 주파수로 가면 자발탈출전류는 증가하는데 이는 각 사이클의 일부분에서 근육들이 부분적으로 이완될 수 있기 때문이다. 자발탈출전류와 주파수와의 관계의 그래프는 그림 1-9와 같다.

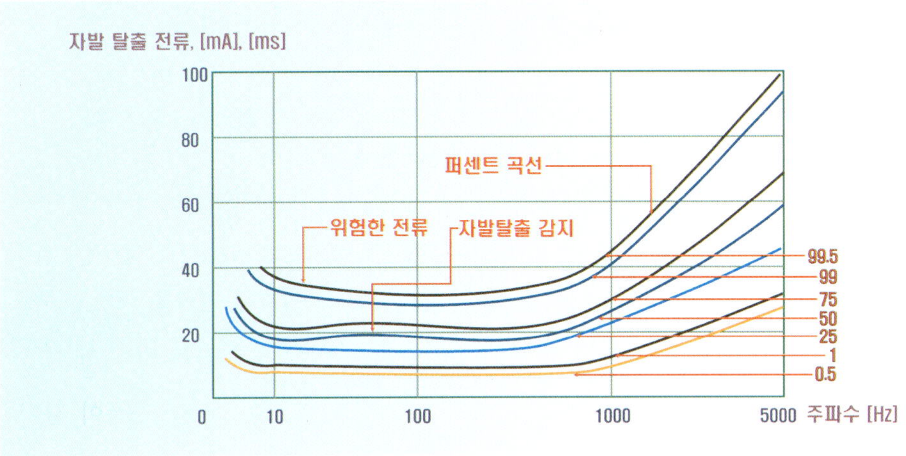

그림 1-9 자발탈출전류와 주파수와의 관계

04 | 마이크로 쇼크 위험

심장에 직접 전기를 연결한 환자에게 그림 1-10과 같은 마이크로 쇼크(Micro shock) 사고는 일반적으로 매크로 쇼크(Macro shock)와 관련 없는 상황에서 일어난다. 보통 마이크로 쇼크는 접속도선을 갖는 장비의 접지 시스템에 흐르는 대전류에 의해 생성되거나 누설전류로 인해, 접지된 두 전도성 물체표면에 생성되는 전위차로 인하여 발생한다. 심장에 전기적 연결을 통하여 접속된 마이크로 쇼크 전류는 나오거나 들어간다.

마이크로 쇼크 위험(Micro shock hazards : 마이크로 쇼크 해저드)은 체내기관, 특히 심장에 가해지는 매우 낮은 전류에 의한 충격을 말하며 이는 심실세동을 일으키게 되므로 치명적이다.

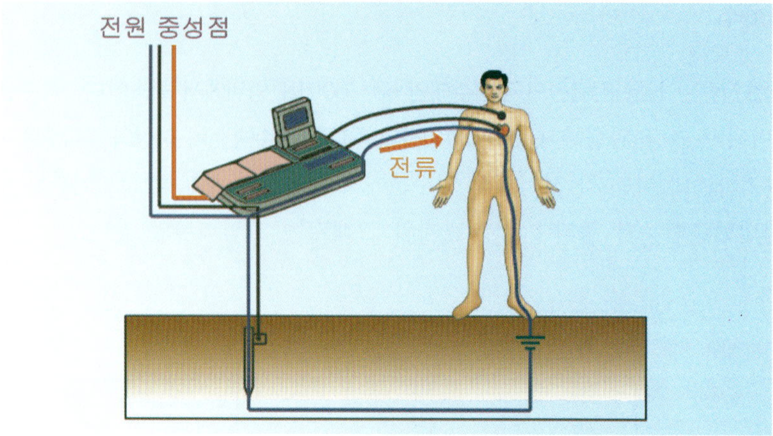

그림 1-10 • 마이크로 쇼크

그림 1-11은 카테터[11] 전극의 크기가 작아질수록 총 전류량(세동에 필요한)도 점차적으로 작아진다는 것을 나타내고 있다. 이것은 마이크로 쇼크(Micro shock)의 발생에 영향을 미치는 중요한 변수가 심장 내 전극 표면에서의 전류밀도를 나타낸다. 작은 카테터 전극일수록 더 큰 내부저항을 가지고 있다.

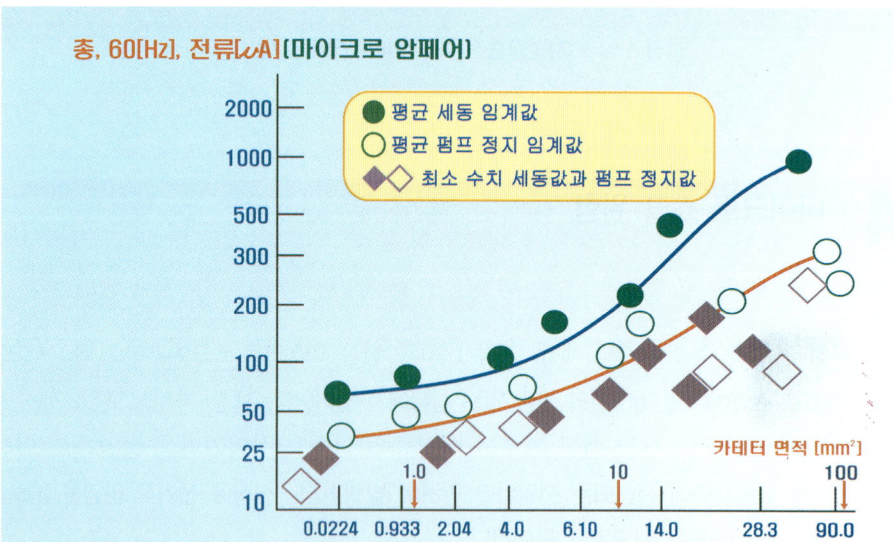

그림 1-11 • 심실세동과 펌프정지의 임계값과 카테터 면적과의 관계

11) 카테터(Catheter) : 체강(늑막강, 복막강) 또는 관상 망상기관(소화관, 방광)의 내용막의 배출을 측정하기 위해 사용되는 고무 또는 금속제의 가는 관이다. 본래의 목적과는 반대로 약제나 세정액의 주입 등에도 응용된다.

1. 접지전위차에 의한 마이크로 쇼크

그림 1-12는 의료기기에서 일어날 수 있는 마이크로 쇼크(Micro shock) 사고가 어떻게 하여 발생되는가를 간단히 나타낸 것이다.

마이크로 쇼크의 3가지 발생 원인은 다음과 같다.

① 임시로 설치된 외부심박조율기에서 사용하는 심외막 및 심내막 전극에서 발생한다.

② 내 심장 전위측정 장치에서 사용되는 전극에서 발생한다.

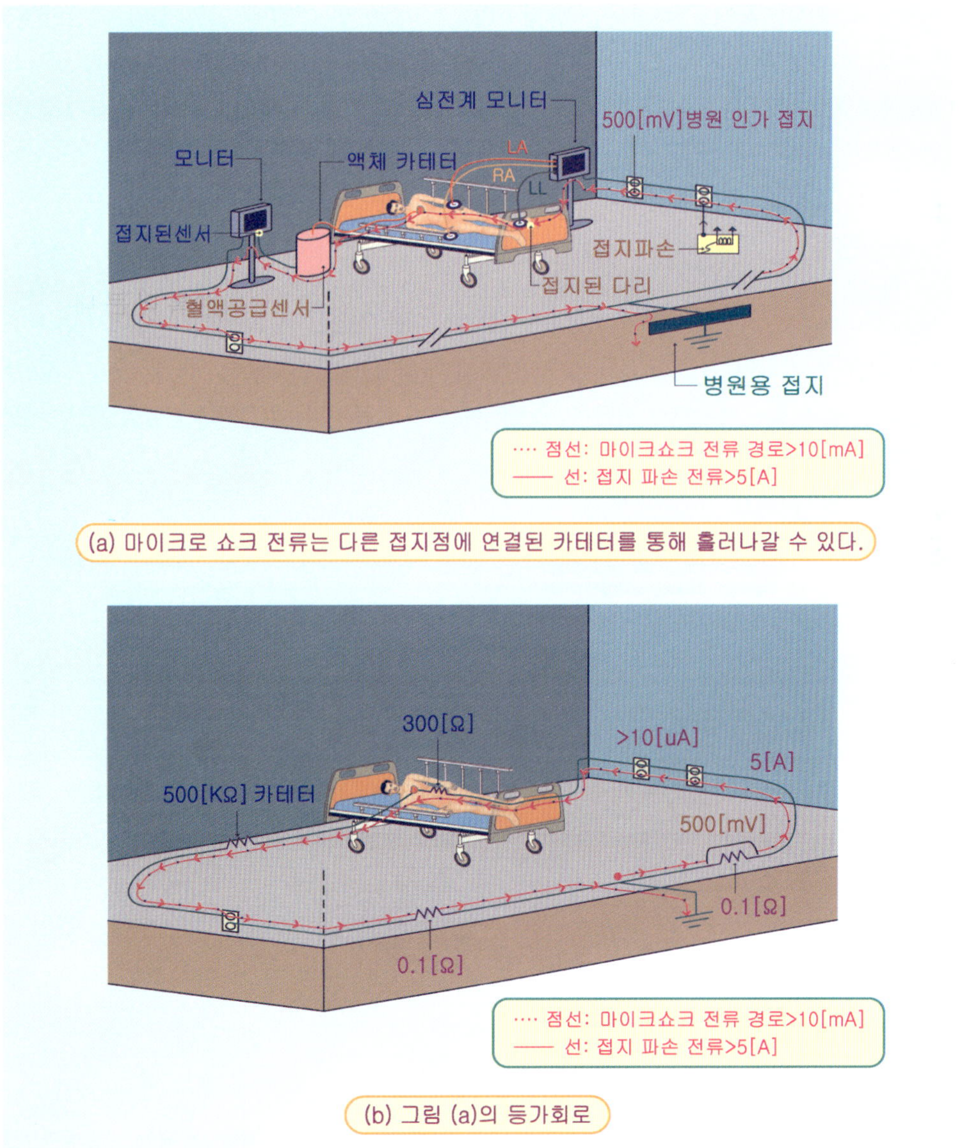

그림 1-12 · 접지전위차에 의한 마이크로 쇼크

③ 혈압측정, 혈액체취 등을 하기 위하여 심장에 설치한 액체 충만형 카테터에서 발생한다.

마이크로 쇼크의 경우는 중환자 구역에 있는 환자 개개인마다, 기준 접지점(Reference ground point : 레퍼런스 그라운드 포인트)이 필요하며, 이러한 구역에 있는 전도성 물체표면들 사이의 전위차는 40[mV]를 넘지 않아야 한다. 중환자실(Intensive Care Unit : 인텐시브 케어 유닛 : ICU)에 있는 심전도 측정장치에 연결되어 있는 환자는 60[Hz] 방해를 감소시키기 위하여 오른다리 전극을 접지하였다. 접지된 금속 압력센서가 연결된 심장 내 연수충만형 카테터를 사용하여 좌심실의 혈압을 측정하고 있다.

오른다리와 좌심실 혈압을 측정하는 측정장치들은 아주 먼 지점에 있는 중앙 배전반에서 오는 다른 회로에 접속되어 있는 접지된 3선 벽 콘센트에 연결되어 있다고 생각하며 어느 한 회로에서 회로차단기를 동작시킬 수 없는 단락사고가 기기에 발생한다면 마이크로 쇼크가 발생될 가능성이 있다.

2. 누설전류

누설전류(Leakage current : 리키지 커런트)란 전위가 다른 인접한 두 절연선들 사이에서 미세하게 흐르는 소전류를 말한다. 접속도선을 갖는 장비에 누설전류는 대부분 두 도체 사이의 표유용량[12](Stray capacitance : 스트레이 커패시턴스)을 통하여 흐르지만, 약간의 저항성을 가진 누설전류는 먼지, 수분, 절연을 통하여 흐른다(그림 1-13).

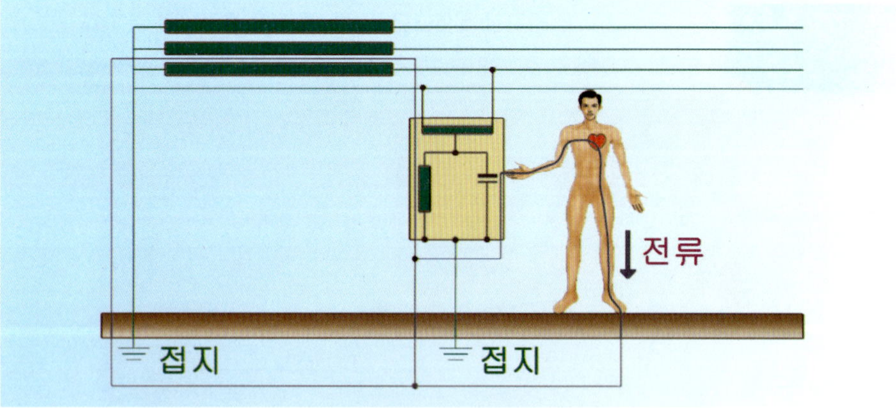

그림 1-13 • 누설전류

12) 표유용량(Stray capacitance : 스트레이 커패시턴스) : 전자회로에서 부품 간, 배선 간, 배선 및 부품과 기판 간에 존재하는 정전용량. 보통 매우 적으므로 무시할 수 있을 정도이나, 고주파 회로나 펄스 회로에서는 콘덴서 역할을 하므로 동작에 영향을 주기도 한다.

전기장비 내의 각종 도체에서 섀시나 환자에 연결된 도입선으로 흐르는 전류가 누설전류의 주요인이다. 섀시로 흘러가는 누설전류는 접지선의 접지저항이 낮은 경우에는 그림 1-14(a)와 같이 안전하게 접지로 흐르게 되나 만일 접지선의 절연이 파괴되었을 경우에는 접지전위 이상으로 섀시의 전위는 상승하게 된다.

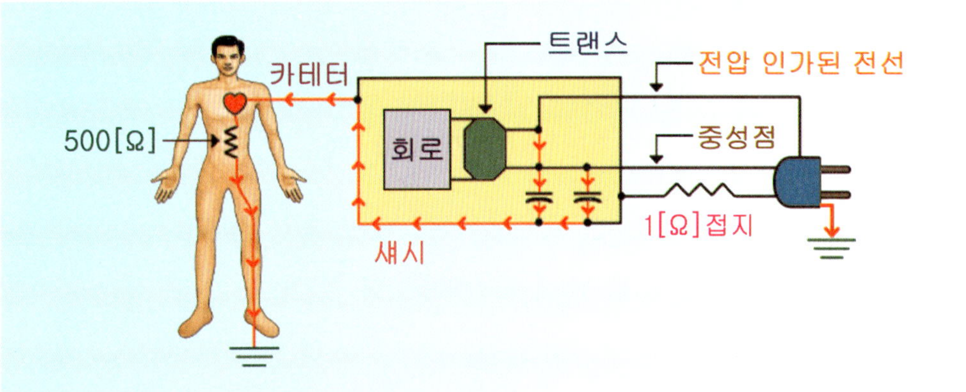

그림 1-14 • (a) 접지가 파손되지 않은 경우

심장에 전기적으로 접속을 갖는 환자에게 누설전류가 흐르게 되면 마이크로 쇼크(Micro shock)를 받을 수 있다(그림 1-14(b) 100[μA]의 전류가 심장을 통해 흐른다).

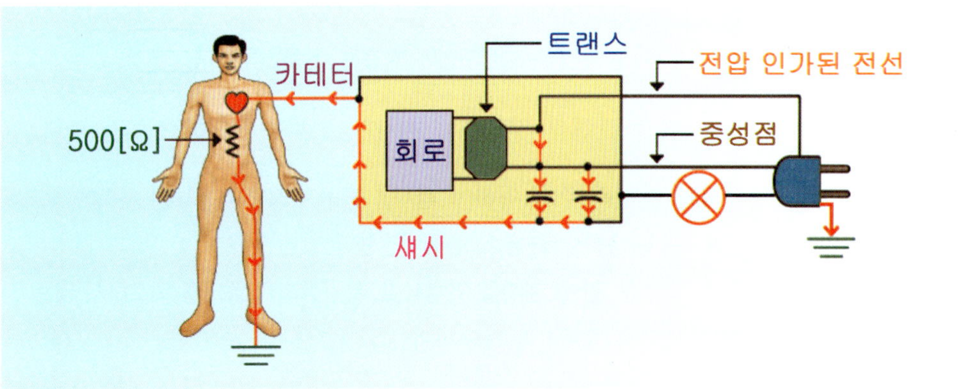

그림 1-14 • (b) 접지가 파손된 경우

신체의 일부분이 접지되어 있는 섀시와 환자의 심장 간에 전기적인 접속이 되어 있으면 이것 역시 마이크로 쇼크를 유발할 수 있다(그림 1-14(c) 100[μA]의 전류가 반대방향으로 심장을 통해 흐른다).

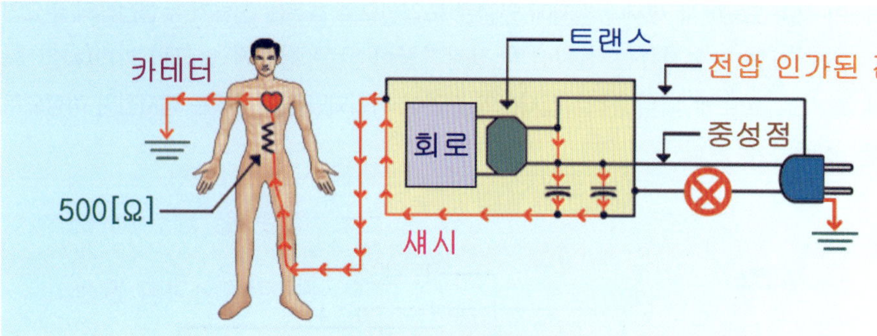

그림 1-14 • (c)접지가 파손된 경우

(1) 누설전류의 종류

환자, 외장, 접지(단일고정상태) 등 3가지가 정해져 있다.

① 환자누설전류
   ㉠ 장착부에서 환자를 통하여 대지로 흐르는 누설전류이다.
   ㉡ 신호 입출력부에서 옮겨진 전원전압에 의해서 장착부로부터 환자를 거쳐 대지로 흐르는 누설전류이다.
   ㉢ (F형 절연) 장착부에 환자를 거쳐서 옮겨진 전원전압에 의해서 기기로부터 대지로 흐르는 누설전류이다.

② 외장누설전류 : 기기외장으로부터 대지로(조작자 등을 거쳐서) 흐르는 누설전류이다.

③ 접지누설전류 : 전원 1차 회로에서 보호접지선에 흐르는 누설전류이다.

누설전류 이외에 환자와 직접 관련된 것으로는 환자기능전류와 환자측정전류가 있다.

① 환자기능전류 : 생리적인 영향을 주기 위하여 환자를 통하여 장착부의 부분 사이에 흐르는 전류(제세동전류, 신경 · 근육 등의 자극전류 등)를 말한다.

② 환자측정전류 : 장착부의 부분 간에 환자를 거쳐서 흐르는 생리적 효과를 의도하지 않는 전류[피부저항측정을 위한 전류나 증폭기의 Bias(바이어스)전류 등]를 말한다.

(2) 의료용 전기기기의 분류

KS P 1005를 적용하는 의료용 전기기기를 전기충격에 대한 보호의 형식 및 정도에 따라서 다음과 같이 분류한다.

1) 전기충격에 대한 보호의 형식에 따른 분류

   ① 1급기기 ② 2급기기 ③ 3급기기 ④ 내부전원 기기

2) 전기충격에 대한 보호의 정도에 따른 분류

① Body(보디)형 기기 : 전격보호를 위하여 이 기준규격에서 규정한 요구조건을 따르는 장착부 특히, 허용누설전류 기준규격에 적합하며 심장에 직접 사용하기에는 적합하지 않다.

② BF(Body Floating : 보디 플로팅)형 기기 : B형 장착부보다 더 높은 전격에 대한 보호를 갖춘 F형 장착부로서 심장에 직접 사용하기에는 적합하지 않다.

③ CF(Cardiac Floating : 카디악 플로팅)형 기기 : BF형 장착부보다 더 높은 전격에 대한 보호를 갖춘 F형 장착부이다.

(3) 형별 분류(B, BF, CF형)

기기를 형체에 적용하는 양식에 따라서 누설전류의 허용치는 다르다. 신체표면에 취부하여 사용하는 기기와 심장에 직접 적용하는 기기로 나누어서 기준을 정하고 있다. 이 분류를 형별 분류라 한다. B는 신체(Body : 보디)를, C는 심장(Cor : 코어)을 의미한다. 한편 다른 기기와 병용하는 경우는 인체를 거쳐서 기기에 유입하는 전류도 있을 수 있으므로, 이 경우에는 외부로부터의 유입을 막기 위한 Floating(플로팅 방식 : F FH 표시)을 취하여야 한다.

표 1-6 • 의료용 전기기기의 누설전류의 정도에 의한 분류(형별)

형별분류	환자누설전류(정상상태)		외부로부터의 유입	적용범위
B형	100[μA]	Macro shock (매크로 쇼크) 대책	보호 없음	체표면에만 적용
BF형	100[μA]		Floating(플로팅)	체표면에만 적용
CF형	10[μA]	Macro shock 대책	Floating(플로팅)	직접 심장에 적용 가능

* 고장시에는 이 값의 5배로 한다.

표 1-7 • 연속 누설전류 및 환자 측정전류의 허용치

(단위 : [mA])

전류의 경로	B형 기기		BF형 기기		CF형 기기	
	정상상태	단일고장상태	정상상태	단일고장상태	정상상태	단일고장상태
접지누설전류	0.5	1	0.5	1	0.5	1
외장누설전류	0.1	0.5	0.1	0.5	0.01	0.5
환자누설전류-1(장착부에서 대지에 흐르는 전류)	0.1	0.5	0.1	0.5	0.01	0.05
환자누설전류-2(신호 입출력부에 옮긴 전원전압에 따른다)	–	5	–	–	–	–
환자누설전류-3(장착부에 옮겨진 전원전압에 따른다)	–	–	–	5	–	0.05
환자측정전류 – 직류 환자측정전류 – 교류	0.01 0.1	0.5	0.01 0.1	0.5	0.01	0.05

(4) 전도성 물체표면

신체의 다른 부분에 접촉되어 있는 다른 전도성 물체표면(Conductive surface : 컨덕티브 서피스)과 심장에 접촉되어 있는 하나의 전도성 물체표면 간의 작은 전위차에 의해서도 마이크로 쇼크가 발생한다.

(5) 심장의 전기전도 경로

① 심장에서 전기접속을 위한 규정

㉠ 임시로 설치된 외부 심박조율기(Cardiac pacemaker : 카디악 페이스메이커)에서 사용하는 심내막(Endocardial : 엔도카디얼) 및 심외막(Epicardial : 에피카디얼) 전극들이다.

㉡ 내심장 전위 측정장치(Intracardiac electrgram, EGM : 인트라카디악 일렉트리그램)에서 사용되는 전극들이다.

② 액체충만형 카테터의 내부저항 : 50[kΩ]~ 1[MΩ]이며 이는 EGM 전극 도입선들의 저항과 심박조율기(Pacemaker : 페이스메이커)의 금속제 도체에 비해 훨씬 크며, 신체의 내부저항 300[Ω], 피부저항 변화가 크다.

③ 심실제동 및 펌프 정지의 임계값과 카테터 면적의 관계

㉠ 심장 내 전극의 표면적 최소 제동전류를 결정하는 중요 요소, 즉 전극의 크기가 작을수록 세동에 필요한 총 전류량이 감소한다.

㉡ 전류밀도가 마이크로 쇼크 발생의 중요한 변수이다.

④ 마이크로 쇼크 사고의 2가지 경우

㉠ 임시 정맥관통 심박조율기(Temporary transcends pacemaker : 템퍼러리 트랜센드 페이스메이커)를 통한 마이크로 쇼크, 전동기에 의해 조절되는 침대에서 전동기의 전력 코드에 있는 접지선이 파손되어 있을 경우에는 침대 전동기를 정확하게 접지하거나 심박조율기의 단말들을 절연한다.

㉡ 접지전위차에 의한 마이크로 쇼크(Micro shock) 중환자 구역에 있는 각 환자마다 하나의 기준 접지점(Reference ground point : 레퍼런스 그라운드 포인트)이 필요하다.

⑤ 60[Hz] 간섭을 감소시키기 위해 오른쪽 다리 전극을 접지, ECG 측정장치에 연결, 접지된 금속 압력센서가 연결된 심장 내 염수충만형 카테터를 사용 좌심실의 혈압을 측정한다.

어느 한쪽 회로에서 회로차단기를 동작시킬 수 없는 단락사고가 기기에 발생하면 마이크로 쇼크가 발생하는데, 각 환자 주위에 있는 모든 장비들의 접지들을 하나의 환자 접지점에 연결함으로써 방지, 현대식 압력센서들과 ECG 측정장치들은 모든 환자의 도입선들에 대해 전기적으로 분리된다.

⑥ 분리전원 시스템에서 정전용량의 불균형에 의한 마이크로 쇼크 : 분리전원 시스템으로부터

전원공급을 받는 측정기의 접지선이 파손된 경우에는 단락사고가 없는 경우에도 알 수 없는 위험이 존재한다. 이런 위험한 전류의 발생은 측정기에 있는 간접 정전용량기들이 검은 전력선과 접지 간에만 연결되어 있기 때문이며 환자의 몸에 연결되는 도입선들을 두 측정기들로부터 전기적으로 분리시킨다.

3. 분리전원 시스템에서 정전용량의 불균형에 의한 마이크로 쇼크

마이크로 쇼크의 경우로 접지가 분리전원 시스템에서 아주 중요한 역할을 보여주고 있다. 분리전원 시스템으로부터 전원공급을 받는 측정기에서는 접지가 완벽한 경우에는 단락사고가 발생할 경우라도 미약한 수[mA]의 누설전류가 접지로 통과할 뿐이지만, 측정기의 접지선이 절연이 파괴된 경우에는 단락사고가 없는 경우일지라도 치명적인 감전위험이 존재할 가능성이 있다.

그림 1-15는 심장 내부에 전극을 붙인 환자가 두 개의 측정기 섀시에 동시에 접촉되었을 때 환자가 치명적 감전사고를 당할 수 있는가를 나타내고 있다. 그림 1-15(b)에서 보여주는 것처럼 내부 카디악 심전계 모니터와 심전계 모니터 중 한 측정기의 접지선이 손상되었을 경우에 환자는 그림 1-15(a)와 같이 정전용량 브리지에서 감지요소가 된다. 정전용량 C_A, C_B는 전력선에서 접지까지의 총 정전용량을 나타내고 있으며, 현실적으로 그것들은 RF 간섭을 걸러내어 제거하는 대용량 정전용량기이다.

분리변압기(Isolation transformer : 아이솔레이션 트랜스포머)에서 분리된 전력선들과 결선들 및 접지들 사이에 있는 C_S인 표류(체류), 커패시턴스(Stay capacitance : 스테이 커패시턴스)는 선 분리감시장치(Line isolation monitor : 라인 아이솔레이션 모니터)를 작동시킬 만큼 그 양이 충분하지 않을 수도 있다.

환자의 저항이 500[Ω]이고, C_A와 C_S의 합이 3000[pF]이고, 두 개의 정전용량기 C_{B1}과 C_{B2}는 1500[pF]만큼 정전용량의 차이가 나면 환자를 통하여 흐르는 전류는 약 500[μA]이다(그림 1-15 참조).

치명적인 전류를 발생할 가능성이 있는 마이크로 쇼크와 같은 상황은 일어날 가능성이 아주 많은 경우, 이것은 측정기에 있는 간섭정전용량기(Interference capacitors : 인터퍼런스 커패시터스)들이 보통 접지 간 사이와 검은 전력선에만 연결되어 있기 때문이다. 접지선의 상태를 정기적으로 자주 테스트함으로써 마이크로 쇼크와 같은 치명적인 위험은 줄일 수 있으며, 이러한 것을 방지할 수 있는 확실한 방법은 두 측정기들로부터 환자의 몸에 연결되는 도입선들을 전기적으로 분리하는 것이다. 하지만 환자와 잠재적인 위험이 있는 전류원이 우연하게 발생한 사고로 접촉할 가능성은 어떠한 경우에도 완벽하게 배제할 수는 없으므로, 접지 및 환자의 몸에 연결되는 전극의 안전조치들이 필요하다.

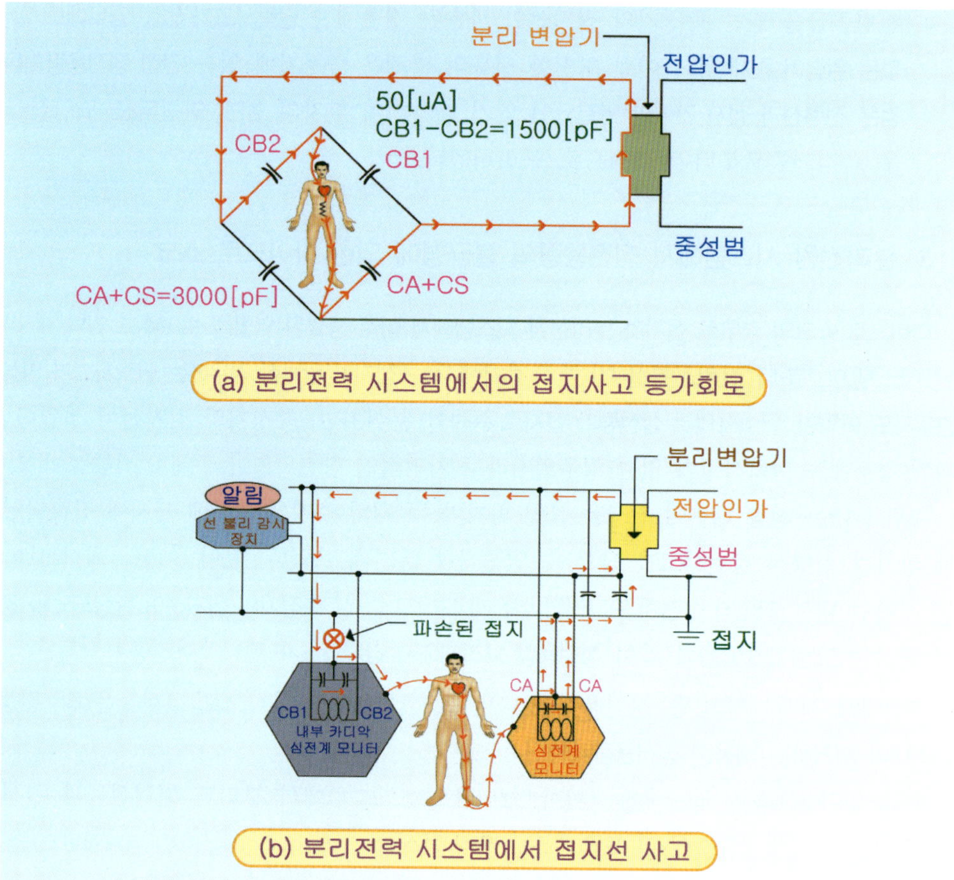

그림 1-15 • 분리전력 시스템에서의 접지사고 등가회로 및 접지선 사고

4. 전도성 물체표면

마이크로 쇼크(Micro shock)가 항상 접속도선을 가지는 의료기기에서 만들어지는 누설전류에 의해서만 발생되는 것은 아니다. 인체의 다른 부분에 접촉되어 있는 다른 전도성 물체표면(Conductive surfaces : 컨덕티브 서페이스)과 심장에 접촉되어 있는 하나의 전도성 물체표면 간의 미세한 전위차에 의해서도 마이크로 쇼크는 발생할 가능성이 얼마든지 있다.

5. 임시 정맥관통 심박조율기를 통한 마이크로 쇼크

축전지[13)]로 작동하는 외부 심박조율기에 연결되어 있는 임시 정맥관통 카테터를 부착한 환자가 전동기로 자동 조절되는 침대에 누워 있을 때 전동기의 전력 코드에 연결되어 있는 접지선이 손상되

13) 축전지 : 전지. 가역반응을 하므로 2차전지라고도 한다. 납축전지와 알칼리 축전지가 실용되지만, 일반적으로 납축전지가 많이 사용된다. 그러나 납(pb) 축전지는 환경오염의 폐해가 있어 알칼리 축전지의 실용화가 시급하다.

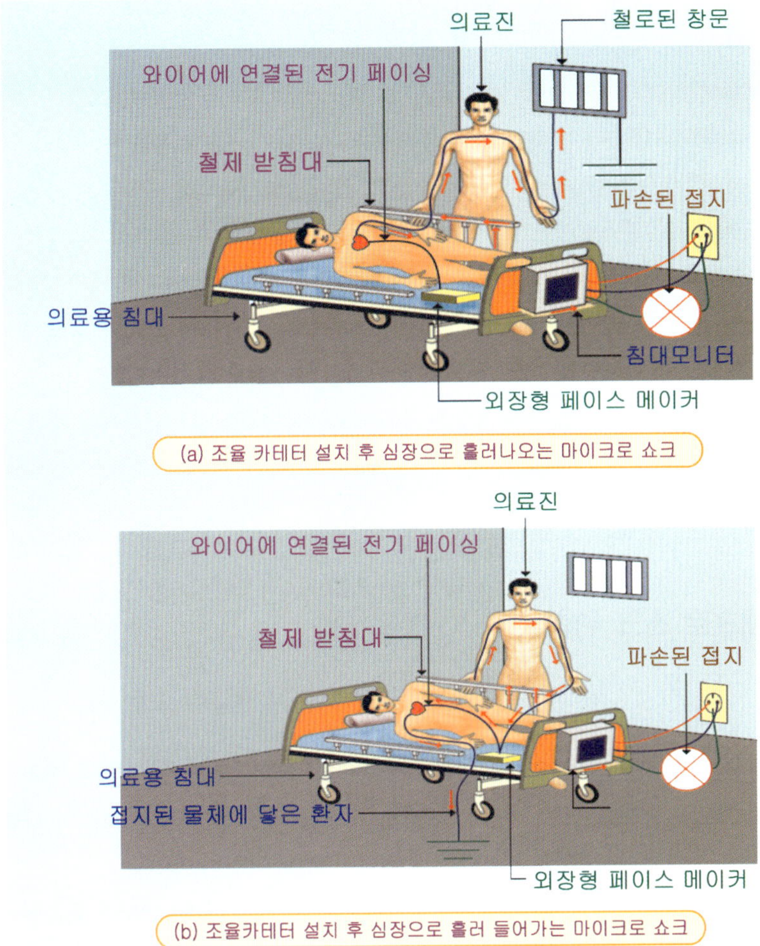

그림 1-16 • **조율카테터 설치 후 심장으로 흘러 들어가고, 나오는 마이크로 쇼크 전류**

어 있는 경우이다.

그림 1-16은 마이크로 쇼크 전류가 흐를 수 있는 두 개의 전류적 경로를 나타내고 있으며, 이 두 가지의 상황 모두 220[V]가 전동기 권선으로부터 침대의 표면 틀에 용량적으로 결합(2,500[pF] 정전용량을 통하여)되어 있다. 접지선이 손상되지 않았을 때에는 약 110[μV]의 누설전류가 안전하게 선을 따라 흐를 것이다. 하지만 접지선이 손상되어 있으므로 누설전류는 환자를 통하여 경로로 흐를 가능성 있다.

의료진이나 환자가 이 접지표면과 침대틀을 동시에 접촉할 경우에 아주 미약한 전류가 접지를 통하여 흐르게 될 것이다. 그러나 그림 1-16(b)와 같이 의료진이 심박조율기(Pacemaker : 페이스메이커)와 침대 난간의 전극단말을 동시에 접촉하고 있고, 환자의 신체 일부분이 의료장비에 접지된 물체와 접촉되어 있으면, 마이크로 쇼크를 환자는 받을 수 있다. 환자의 피부저항이 100[kΩ]이라고 가정한다면 마이크로 쇼크 전류는 식 (1-5)와 같이 계산된다.

$$I = \frac{120}{[(1/\omega C)^2 + (R_{\text{total}})^2]^{1/2}} \tag{1-5}$$

$$= \frac{120}{[(1.06 \times 10^6)^2 + (3.0 \times 10^5)^2]^{1/2}} \cong 109[\mu\text{A}]$$

규정안전한도(10[μA])를 초과한 수치이다.

의료진이 심박조율기 단말과 접지된 물체를 동시에 접촉하고 있고, 환자가 침대 난간에 접촉하고 있으면, 환자를 통해 같은 크기의 마이크로 쇼크 전류가 반대방향으로 흐를 수 있다. 이와 같은 회로의 양단의 경로들은 아주 가능성 있는 경우이다.

이와 같은 마이크로 쇼크를 막기 위해서는 침대전동기를 확실하게 접지(근본적인 해결 방법)하거나 심박조율기의 단말들을 단단히 절연하여야 한다.

05 | 매크로 쇼크 위험

신체가 전기적인 충격을 받았을 경우 심실세동 위험이 크지 않은 것은 신체를 통과하여 흐르는 전류가 공간적으로 퍼지고, 건조한 피부의 접촉저항이 크기 때문이다. 전기설비 및 의료기기도 인간이 치명적인 전압에 노출되지 않도록 설계되어 만들어진다.

매크로 쇼크(Macro shock)는 체표면에 가해진 비교적 높은 전류가 인체 내부를 통과함으로써 발생한다(그림 1-17 참조).

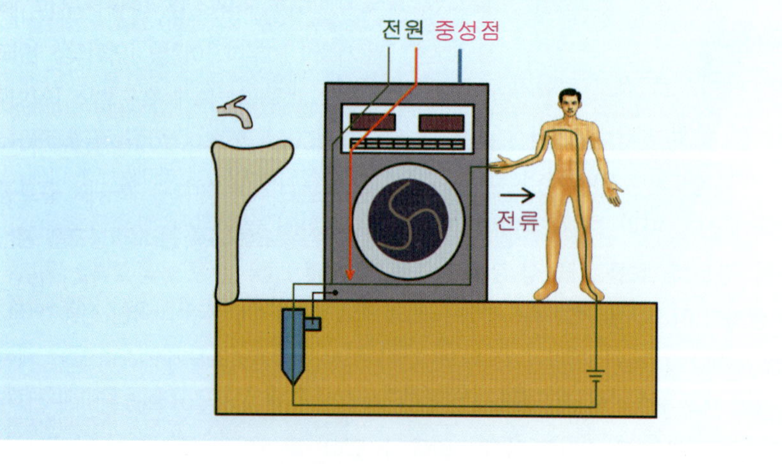

그림 1-17 • 매크로 쇼크 위험

1. 장비의 전기적인 사고

장비의 전기적인 사고(Electric faults equipment : 일렉트릭 파울츠 이큅먼트) : 의료기기를 포함한 모든 전기기기들은 **인체에 치명적인 전압에 대한 노출을 최소화하는 것을 전제로 설계된다.** 하지만 많은 의료기기들은 환자나 의료진들이 쉽게 접촉할 수 있는 금속섀시나 케이스를 가지고 있다. 섀시나 캐비닛이 그림 1-18(b)에서와 같이 접지되어 있지 않을 때, 비닐절연 전선과 섀시 사이에서 절연사고나 부품들의 단락사고가 발생하면 접지된 물체들 사이와 섀시 모두 220[V] 전위가 가해진다.

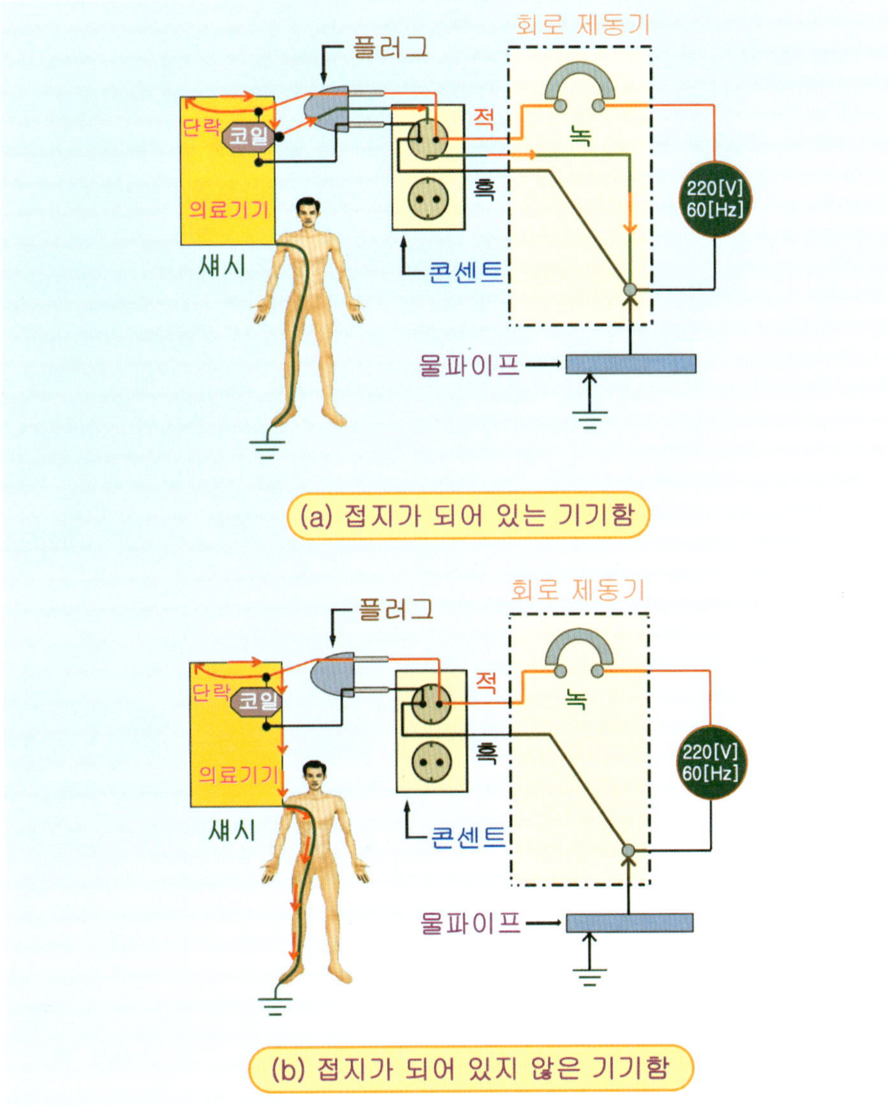

그림 1-18 • 접지가 되어 있는 경우와 되어 있지 않은 기기함

만일 섀시와 접지된 물건을 인체에 동시에 접촉하였다면, 바로 매크로 쇼크(Macro shock)가 발생할 것이다.

섀시와 캐비닛을 그림 1-18(a)와 같이 전원장치와 콘센트에서 나온 녹색 전선을 통과하여 접지되며, 이 접지선은 중성선(Neutral wire : 뉴트럴 와이어)에 연결되어 전력배전반에 접지된다. 여기서 섀시와 전력선 사이에서 사고가 발생한다면, 전류는 안전하게 녹색 전선을 통하여 접지로 흐른다. 만일 접지저항이 아주 낮으면, 다른 접지된 물체들과 섀시 사이에 인가된 전압은 신경 쓰지 않을 정도로 아주 작다. 만일 회로차단기를 동작시킬 수 있을 만큼 접지선을 통과하여 흐르는 전류가 크다면 주위사람들의 주의를 요하고 보수를 하여야 한다.

도선(전위가 있는)이나 기기의 고압선과 접지가 직접 단락되는 경우는 일반적으로 극히 드물다. 전기기기가 정상적으로 동작할 때는 그 전류의 양이 미세하게 접지선을 통과하여 흐르는 전류가 거의 없다. 즉, 전기로 인한 위험한 사고가 발생할 때까지 매크로 쇼크의 보호를 위한 접지선이 필요하지 않다. 콘센트의 접지가 미비하게 연결되었거나 접지선이 손상된 것은 정상적인 동작에는 일어나기 어려우므로, 기기의 접지선이 콘센트에 연결되어 있는지 수시로 확인하고 반드시 테스트하여야 한다.

전기기기 내부의 사고는 부품의 단락, 절연의 실패나 단락을 일으키는 기계적인 사고로부터 시작된다. 전원 코드는 플러그나 콘센트와 같이 물리적인 손상이나 장력에 아주 약하다. 의료기기의 캐비닛이나 섀시에 전위가 인가될 수 있는 것은 전원 코드 내부에 접지선이 존재하기 때문이다. 만일 접지선이 접지와 전력 코드 사이의 어느 한 부분에서 단선되었다고 가정하면, 손상된 전력 코드의 틈새에서 섀시로 연결된 접지선과 전력선이 접촉할 가능성이 있다. 매크로 쇼크(Macro shock) 사고는 전기기기나 전력배전 시스템에서 케이블 및 접지선 결함들을 수리하지 않거나 부주의로 인해 가끔씩 발생된다.

정상적인 동작상태에서 동작하는 의료기기 위에 액체물질(Intravenous solutions : 인트러비너스 솔루션, =소변, 혈액, 아기우유, 주사액)들이 쏟아지면 순간적으로 전기적인 회로단락을 일으킬 만큼의 큰 전류가 통과할 가능성이 있으며, 다습한 환경이나 혈액투석(Hemodialysis : 히모다이얼시스)이나 물리치료가 행해지는 구역에서 이러한 위험은 더욱 높아진다. 수많은 의료기기의 섀시에는 구멍들과 냉각을 위한 환기구들이 있으며 구멍들을 통해 전도성의 액체들이 흘러 들어갈 수 있으므로, 회로단락이나 큰 전류 같은 위험으로부터 환자들을 보호할 수 있도록 의료기기는 안전하게 설계되어야 한다.

2. 피부 및 몸의 저항

피부 및 몸의 저항(Skin and body resistance : 스킨 앤드 바디 리지스턴스)에서 피부저항은 사람이 전압원과 접촉할 때 사람의 신체를 통하여 흐르는 전류의 양을 제한한다. 거의 모든 피부저항은 표피 바깥쪽에 위치해 있는 단단한 층에 있다. 피부저항은 수분이나 땀의 유무 및 신체의 부분에 따라 조금씩 다르지만, 건조하고 상처가 없는 경우 접촉면 1[cm2]당 약 15[kΩ]에서 1[MΩ]에 피부저항에 이른다. 상처가 있거나 젖은 피부인 경우 건조한 피부의 약 1[%]에 해당하는 낮은 피부저항을 가지고 접촉하는 면적에 반비례하며, 피부저항은 천연 지방성분과 수분의 양에 따라 많이 달라진다.

인체내부저항은 팔, 다리(각 사지)의 경우 200[Ω] 정도이고, 몸통의 경우 100[Ω] 정도이다. 즉, 두 사지 간의 신체 내부의 저항은 약 500[Ω] 정도이다. 지방질은 저항계수가 높기에, 비만환자의 인체 내부 저항값은 더욱 높은 저항값이 예상된다.

피부의 저항을 감소시키거나 제거하는 의료과정은 환자의 몸에 좀 더 전류가 흐를 수 있게 하여 환자로부터 매크로 쇼크(Macro shock) 위험에 노출하게 한다(하지만 환자로부터 나오는 미약한 신호를 좀 더 정확히 측정하기 위한 처치 과정이다).

표 1-8 ◦ 인체 전기저항(어린이)

(단위 : [Ω])

저항범위		통전경로				
		건조한 상태		습한 상태		
		오른손-왼손	손-발	오른손-발	손-발	오른손-발
최소		3,800	1,810	1,900	1,680	1,270
최대	백인	50,400	35,450	35,450	11,860	3,300
	흑인	240,000	55,000	28,000	5,200	5,700
평균		26,500	5,050	7,800	2,860	2,040

* 연령범위 : 3~15세, 신장범위 : 89~160[cm], 체중범위 : 14~58[kg], 흑인피험자 : 8명

표 1-9 ◦ 인체 전기저항(어른)

(단위 : [Ω])

저항범위	통전경로				
	마른 상태		습한 상태		
	오른손-왼손	손-발	오른손-왼손	손-발	오른손-발
최소	6,600	1,550	930	610	820
최대	18,000	13,500	2,720	1,260	1,950
평균	11,300	4,800	1,940	870	1,220

* 연령범위 : 18~58세, 신장범위 : 152~185[cm], 체중범위 : 45~94[kg]

생체전위를 측정할 때 피부에 바르는 젤(Gel)은 피부저항을 감소시키며, 직장이나 입에 전자식 체온계도 전도체를 측정 감지할 수 있는 정맥 카테터들처럼 피부저항을 생체전위에 미소한 저항값으로 돌아가게 만든다. 결론적으로 일반인들보다 의료시설 내에서 생활하는 환자들이 매크로 쇼크에 더 민감하다.

피부와 내부조직의 저항을 합한 것이 인체저항이다. 미국 화재보험협회 시험소(UL)에서 어린이 47명(남자 25명, 여자 22명 : 표 1-8), 어른 40명(남자 20명, 여자 20명 : 표 1-9)에 대해 12[V]의 건전지를 사용해 각각 5[mA]의 전류를 흘려 인체저항을 측정하였다.

06 | 전로의 절연과 접지

1. 전로의 절연

전로를 대지로부터 충분히 절연하지 않으면 누설전류로 인하여 화재 및 감전사고 등이 일어날 위험이 있을 뿐만 아니라 전력손실이 증가한다. 또한 대지에 누설되는 지락전류에 의해 통신선에 유도 장해를 일으킨다.

따라서 안전하게 부하에 전력을 공급하기 위해서는 사용전압에 따라 대지로부터 절연하여 회로의 절연을 양호한 상태로 유지하여야 한다.

2. 절연저항 및 절연내력

옥내에 시설하는 저압 전선로의 절연저항값을 전기설비기술기준에서는 개폐기 또는 과전류 차단기로 구분할 수 있는 전로마다 표 1-10과 같이 절연저항 한계값을 정하고 있으며, 절연저항값은 최소값을 규정한 것으로 신설 공사시의 초기값은 0.1[MΩ] 이상으로 하는 것이 바람직하다.

표 1-10 • 저압 전로의 절연저항값

전로의 사용전압의 구분		절연저항값
400[V] 미만인 것	대지전압이 150[V] 이하인 경우	0.1[MΩ] 이상
	대지전압이 150[V]를 넘고 300[V] 이하인 경우(전압 측 전선과 중심선 또는 대지 간의 절연저항)	0.2[MΩ] 이상
	사용전압이 300[V]를 넘고 400[V] 미만인 경우	0.3[MΩ] 이상
400[V] 이상인 것		0.4[MΩ] 이상

한편, 옥외 배선에서 절연 부분의 전선과 대지 사이의 절연저항은 사용전압에 대한 누설전류가 최대 공급전류의 1/2000을 넘지 않도록 유지해야 한다. 이것을 식 (1-6)과 같다.

$$\text{절연저항} \geq \frac{\text{사용전압} \times 2000}{\text{최대 공급전류}} [\mathrm{M\Omega}] \qquad (1\text{-}6)$$

절연저항값은 전선 1가닥에 대한 값이므로, 2선식일 경우 종합한 누설전류는 1/1000이 되어 절연저항값은 반으로 된다.

3. 접지공사

접지공사란 접지를 실시할 물체(회로의 일부, 기기의 설치대, 외함 등)를 대지와 같은 전위로 유지하기 위하여 땅 속에 설치된 매설 도체(접지봉, 접지판 등)와 도선으로 접속하는 시설공사를 말한다.

전기회로는 대지로부터 절연하여 사용하여야 하지만, 안전을 위하여 전로의 일부를 접지하도록 되어 있다.

접지를 한 경우 접지저항값이 크면 보안상의 목적을 이룰 수가 없게 된다. 여기서 접지저항이란 접지된 도체와 대지 사이의 저항으로 정의되며, 의료장비가 완전히 접지되어 있으면 의료장비에 높은 전압이 인가된 상태에서 누설전류가 발생하더라도 의료장비에 접촉된 인체에 흐르는 전류는 매우 적어서 전격이 일어나지 않게 된다.

접지를 완전하게 하는 것은 의료시설 및 장비의 안전상 매우 중요한 요소 중 하나이다.

보통 전기회로를 접지하는 목적은 다음과 같이 구분한다.

(1) 접지의 목적

① 의료기기 절연물의 열화 또는 손상되었을 때 흐르는 누설전류로 인한 감전을 방지한다.

② 고저압 혼촉 사고가 발생했을 때 인축에 위험을 주는 고압전류를 대지로 흐르게 하여 감전을 방지한다.

③ 뇌해를 방지한다.

④ 전로에 지락사고 발생시 계전기를 신속하고 확실하게 작동하도록 한다.

⑤ 의료기기 및 배전선에서 이상전압이 발생하였을 때 대지 전위를 억제하고 절연강도를 경감한다.

(2) 접지공사의 종류

접지공사의 종류는 표 1-11과 같으며 각 접지공사에서의 접지저항값은 접지종류에 따라 다르다.

또한 접지선의 굵기는 연동선 또는 이와 동등 이상의 세기 및 굵기로서 쉽게 부식하지 않는 금속선으로 고장시 흐르는 전류를 안전하게 통할 수 있는 것을 사용하여야 한다.

표 1-12는 접지의 종류와 목적에 대하여 분류한 것이다.

표 1-11 • 접지공사의 종류

접지종별	접지저항값	접지선의 굵기	비 고
제1종 (E_1)	10[Ω] 이하이다.	2.6[mm] 이상	접지사고가 생겼을 때 특고압이 걸릴 위험이 있을 때 필요하다.
제2종 (E_2)	변압기의 고압 측 또는 특별 고압 측 전로의 1선지락 전류의 암페어수(최소 2[A] 이상)로 150(2초 이내에 자동적으로 고압 전로를 차단하는 장치를 설치한 때에는 300, 1초 이내 600)을 나눈 값과 같은 [Ω]수이다.	4.0[mm] 이상(고압 및 22.9[kV] 중성점 다중 접지식 전로와 저압전로를 변압기에 의하여 결합하는 경우 2.6[mm] 이상)이다.	고압, 특별고압이 저압과 혼촉사고가 일어날 위험이 있을 때 필요하다.
제3종 (E_3)	100[Ω](저압전로에서 그 전로에 접지가 생긴 경우 0.5[초] 이내에 자동적으로 전로를 차단하는 장치를 설치하는 때에는 500[Ω] 이하)이다.	1.6[mm] 이상	400[V] 미만의 저압용기기에서 누전이 있을 때 감전을 방지하는 데 필요하다.
특별 제3종 (E_{S3})	10[Ω](저압전로에서 그 전로에 접지가 생긴 경우 0.5[초] 이내에 자동적으로 전로를 차단하는 장치를 시설하는 때에는 500[Ω]) 이하이다.	1.6[mm] 이상	400[V] 이상 저압용기기에서의 누전으로 감전의 위험도가 있을 때 필요하다.

표 1-12 • 접지의 종류와 목적

종 류	목 적
등전위 접지	의료시설에서의 의료장비 사용시의 안전이다.
장비 접지	누전되고 있는 장비에 접촉시 감전 방지이다.
잡음대책용 접지	잡음에 의한 전자장비의 고장이나 오동작 방지이다.
계통 접지	고압전로와 저압전로 혼합시 감전 또는 화재 방지이다.
피뢰기 접지	낙뢰로부터 장비손상을 방지한다.
정전기 장해 방지용 접지	정전기 축적에 의한 폭발재해를 방지한다.
지락 검출용 접지	누전차단기의 동작을 확실하게 한다.
기능용 접지	전지방식 설비 등의 접지이다.

07 | 전력배전

전력은 의료시설에서 여러 가지 전기기기들의 동작을 위해 필요하다. 전기적인 안전을 보장하기 위한 제1차적인 방법은 환자환경에서의 접지상태 및 전력을 통제하는 것이다.

전력배전(Distribution of electric power : 디스트리뷰션 오브 일렉트릭 파워) 시스템은 빌딩에는 고전압(7,000[V])이 공급되며, 보통 지하 케이블을 통해 인입된다. 전압강하용 변압기의 2차 측은 380[V]이다. 2차 측은 접지된 중앙 분기점을 가지고 있으며 이 중앙 분기점은 2차 결선의 양단들과 함께 2개의 220[V] 공급회로를 구성한다. 냉방기구, X-선 기기, 전기 드라이기 등과 같이 용량이 큰 전자장비들은 2차 측 결선 양단에 인가되는 380[V]를 필요로 한다. 이것은 접지되지 않은 2차 측 결선 양단에 있는 두 선을 연결하여 얻어진다. 보통 건물 벽에 설치된 콘센트[14](Concent)와 전등은 220[V]에서 동작하는데, 이는 중립(하얀색)의 접지된 중앙분기점을 접지되지 않은 2개의 전압선(검은색) 중의 하나에 연결하여 얻는다.

1990년 국립전기규정(National Electric Code : 내셔널 일렉트릭 코드 : NEC)에 의하면 의료시설에 들어가는 모든 콘센트들은 병원 전용(Hospital grade : 호스피털 그레이드)이어야 하며, 별도의 절연된(녹색) 동선에 의하여 접지되어야 한다.

환자 치료구역에서는 금속선이나 금속도관 혹은 별도의 케이블을 통한 여분의 부가적인 접지통로가 필요하며 오래된 시설에서는 금속선이 유일한 접지도체로 사용되는데, 부식이 쉽고 결선이 쉽게 헐거워져서 안정성 및 정확성을 요하는 데는 부족하며 접지통로로서 사용에 한계가 있다.

1. 비상전원 시스템

의료시설에서 갑작스런 정전이 되면 비상전원이 공급되어야만 한다. 비상전원은 정전된 시점으로부터 비상전원이 공급되기까지의 시간에 의해 표 1-13과 같이 일반 비상전원(40초), 특별 비상전원(10초), 순간특별 비상전원으로 구분된다.

표 1-13 비상전원의 종류

비상전원의 종류	전원확립시간	연속운전시간(최소)	용도
일반비상전원	40[s] 이내	10[h] 이상	중요 기기, 조명
특별비상전원	10[s] 이내	10[h] 이상	생명유지장치
순간특별비상전원	순시	10[m] 이상(일반과 연결)	수술 등

* 위의 세 가지 비상전원에서 공급되는 의료용 콘센트의 외곽 표면은 적색으로 한다. (초[s], 분[m], 시[h])

14) 콘센트(concent) : 전기소켓의 일종. 분기 소켓으로 직접 사용되는 것 외에, 플러그의 수를 증가시키기 위해서 분기 콘센트를 이용하여 옥내 배선과 전기기구의 접속용으로 사용한다.

표 1-14 • 의료용 접지방식, 비접지 배선방식 및 비상전원의 적용

의료실	의료용 접지방식		비접지 배선방식	비상전원		
	보호접지	등전위접지		일반	특별	순간특별
흉부 수술실	○	○	○	○	△	○
흉부 수술실 이외 수술실	○	△	○	○	△	○
회복실	○	△	△	○	△	–
ICU	○	○	△	○	△	–
CCU	○	○	△	○	△	–
중환자실	○	△	△	○	△	–
심혈관 X-선 촬영실	○	○	○	○	△	△
분만실	○	△	△	○	×	△
생리 검사실	○	△	×	△	×	–
X-선 검사실	○	×	×	△	×	–
진통실	○	×	×	△	×	–
일반 병실	○	×	×	△	×	–
진찰실	○	–	–	△	–	–
검체 검사실	○	–	–	△	–	–
심장 카테터 검사실	○	○	○	○	×	△

○ : 설치해야 한다. △ : 설치하는 것이 바람직하다. × : 설치하지 않아도 된다. – : 해당사항 없음
(비상전원은 의료실 이외에도 적용된다.)

표 1-14는 의료용 접지방식과 비상전원의 적용을 나타낸다. 의료시설에서 완비해야 하는 비상전원 시스템은 정상전원의 공급이 끊어진 후, 10초 이내에 규정된 곳에 자동적으로 전력을 공급해 주어야 한다. 비상전원 시스템은 일반적으로 위급 부분과 생명안전 부분으로 나누어져 있다.

① **위급 부분** : 중환자 치료구역, 수술실, 분만실에 있는 전원 콘센트 및 조명시설
② **생명안전 부분** : 조명 · 경계 장치 및 경보장치를 설치하며 비상등 설치

2. 환자 주위의 전기환경

두 전선 사이(380[V]나 220[V]용 기기)에 전원공급에는 항상 감전위험이 있으며, 220[V] 회로에 있는 중성선은 접지에 연결되어 있기 때문에 전압이 인가된 전선(Hot code : 핫 코드)과 임의의 접지된 물체 사이에도 감전위험의 가능성이 있다.

마이크로 쇼크(Micro shock)는 환자 주위의 노출된 전도성 물체표면들 사이에 어느 정도의 높은 전위가 존재할 때 발생하며, 환자 주위에 있는 노출된 전도성 물체표면들 사이에 인가될 수 있는 최대 전위는 두 가지로 나눌 수 있다.

① 일반 치료구역에서 정상작동시 500[mV]이다.

② 중환자 치료구역에서 정상작동시 40[mV]이다.

환자들의 우연한 사고에 의하여 전기기기와 접촉하게 되는 경우가 일반 치료구역에서 빈번하게 일어난다. 하지만 ICU[15](Intensive Care Unit : 인텐시브 케어 유닛)에서는 일부러 전기장치에 환자들을 노출시킨다. **심장과 연결된 외부도체들은 이와 같은 전기장치들의 전도성 물체표면들로부터 반드시 분리되어야** 한다. 중환자 치료구역에서는 **환자 주위에 있는 노출된 모든 전도성 물체표면들이 하나의 환자 접지점에 접속되어야** 하며, **모든 접지된 물체의 표면들과 환자 접지점의 연결검사는 일정한 시기마다 검사, 확인**하여야 한다.

일반 치료구역에서는 **침대 하나당 최소 4개의 단일 인입구 콘센트나 2개의 2중 인입구 콘센트**를 설치하여야 한다.

ICU에서는 **각 침대마다 적어도 6개의 단일 인입구 콘센트나 3개의 이중 인입구 콘센트들이 완비**되어야 하며, **최소 두 개의 각각의 자동 과전류 장치를 갖춘 분기회로들을 설치**하여야 한다. **분기회로 중 적어도 하나는 하나의 배전반에 연결된 독립된 분기회로**여야 하며, 각각의 콘센트는 접지되어야 하고 최소 인입구 각각의 **자동 과전류방지 장치를 갖춘 분기회로들을 각 침대에 설치**하여야 한다. ICU에는 하나의 환자 시설용 접지점을 둘 수 있다.

3. 분리전원 시스템

환자 개개인에게 우수한 성능의 서로 다른 접지체계를 구성하였다 해도 **접지사고**(Ground fault : 그라운드 폴트)로 인하여 일어날 수 있는 위험전압을 막을 수는 없다. **전압이 인가된 전선과 접지가 단락되어 많은 전류가 접지 시스템에 유입되는 사고를 접지사고**라고 한다. 이러한 대전류 접지사고는 빈번하게 일어나지 않으며, 만일 사고가 일어난 경우에는 곧바로 전류차단기가 작동한다. 전압강하용 변압기의 중앙 분기점이 접지되어 있지 않으면 접지로 인한 단락사고인 경우에도 아주 작은 전류가 흐를 가능성이 있고, 두 개의 전력선이 모두 접지로부터 떨어져 있다면, 단일 회선 사고로 접지와 단락되었을 경우에도 전도성 물체표면들 사이에 위험전위를 일으킬 수 있을 정도의 큰 전류는 흐르지 않는다.

분리변압기(Isolation transformer : 아이솔레이션 트랜스포머, 그림 1-19 참조)를 이용하여 두 개의 회선을 접지로부터 따로 분리한다. **분리전원 시스템**(Isolated-power system : 아이솔레이티드 파워 시스템)**에서는 두 개의 회선 중에 한 회선에 접지사고가 일어난 경우 단순하게 분리전원 시스템이 정상적인 접지 시스템으로 바뀌어지는 것 외에 다른 위험이 존재하지 않는다.** 만일 다른 쪽 회선에서도 접지사고가 일어나게 되면 접지에 아주 큰 전류가 들어가게 된다. 계속적으로 작동되는 **회선분리감시장치**(Line-Isolation Monitor : 라인 아이솔레이션 모니터 : LIM)는 **두 개의 회선들**

15) ICU(Intensive Care Unit : 인텐시브 케어 유닛) : 중환자 치료구역이다.

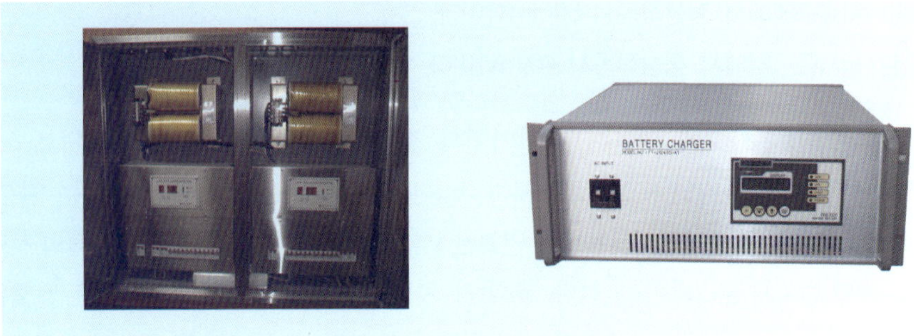

그림 1-19 • 의료용 전원공급장치

중에 한 회선이 처음으로 접지에 단락되는 접지사고가 일어나는 것을 찾아내기 위해 분리변압기와 같이 사용된다.

회선분리감시기 장치들은 두 개의 분리된 전원선 중 하나가 접지에 단락되었을 경우, 낮은 임피던스를 통하여 흐를 수 있는 모든 용량성 및 저항성의 누설전류(모든 위험전류)를 교대로 측정한다. 총 위험전류가 정상 선전압(Normal line voltage : 노멀 라인 볼티지) 이하에서 1.7[mA]를 초과하여 2.0[mA] 수치에 가깝게 되면 붉은색 경보등이 켜짐과 동시에 경보음이 발생된다.

회선분리감시장치(LIM)는 기기 자체에서 0.1[mA] 이상 0.3[mA] 이하의 경보전류와 0.025[mA] 이상 0.5[mA] 이하의 위험전류를 가지고 있기 때문에, 하나의 변압기에 접속되어 있는 모든 전기기구들의 총 위험전류의 합이 2[mA]보다 작을 때에만 이용될 수 있다.

경보가 정지되었을 때는 현재 상황에 대해 의료진들과 관계자들에게 충분히 설명하고 과도한 행동을 하지 않도록 방지해야 한다.

분리전원 시스템은 원래 가연성의 마취제와 접촉하는 장소에서 불꽃발생으로 인한 화재사고를 방지하기 위해 개발하였다. 국립전기규정(NEC)에서는 수술실 등과 같은 가연성의 마취제를 사용하거나, 저장하는 곳에서만 분리전원 시스템을 사용하도록 규정하고 있다.

회선분리감시장치(LIM) 중에는 일정한 시간에 회선을 바꿀 때 생기는 잡음들로 인해 심장박동수의 측정이나 아주 미약한 생체신호들(뇌파, 심전도)이 측정되지 않을 수 있다. 이와 같은 잡음들은 적합하지 않은 심장 사이클 단계에서 대동맥 풍선(Aorta balloon : 에이올타 벌룬)이나 보조펌프 동기세동제거기(Synchronized defibrillator : 싱크로나이즈드 디피블리레이터)를 오동작 시키기도 한다. 이와 같은 문제를 해결하기 위하여 두 개의 회선들과 접지 사이의 총 위험전류를 하나의 회로를 사용하여 교대로 측정하지 않고, 2개의 회로를 이용하여 계속적으로 측정하는 방식을 사용하는 회선분리감시장치(LIM)도 있다.

의료용 전원공급장치(Isolated-power panel : 아이솔레이티드 파워 패널), 즉 비접지 절연전원공급장치로서 수술실, 중환자실, 분만실, 응급실, 혈관촬영실 등 심실세동이 일어날 수 있는 곳에 의료장비로 사용된다. 마이크로 쇼크, 매크로 쇼크, 환자의 누설전류로 인한 위험을 방지하기 위해 설치하는 의료용 전원시설이다.

08 | 전자파

1. 전자파의 정의

전기자기파로서 이것을 줄여 전자파라고 한다. 전자파는 주파수가 0[Hz](DC)~1022[Hz](r-선)에 이르는 광범위한 주파수 영역을 가지는 일종의 전자기 에너지로서, 전기에 진동이 일어날 때 그 주위에 생기는 전기력(전기장, E)과 자기력(자기장, H)이 주기적으로 바뀌면서 생기는 파동을 말한다.

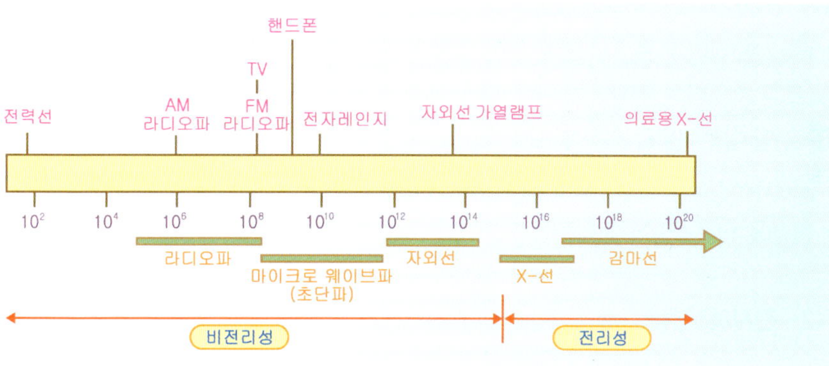

그림 1-20 • 전자파 스펙트럼

전자파는 주파수(파장)의 크기에 따라 감마선, 엑스선, 가시광성, 적외선, 초단파, 무선파 등으로 그림 1-20과 같이 구분한다. 이들 전자파 중 공기나 인체에 조사되면 이온을 (+)와 (−)이온으로 전리를 일으키는 방사선이 있는데 이를 전리방사선(Ionizing radiation : 아이오나이징 래디에이션)이라 하고, 전리를 일으키지 않는 것을 비전리방사선(Non-ionizing radiation : 넌 아이오나이징 래디에이션)이라 한다. 일반적으로 말하는 전자파는 비전리방사선 종류(극초단파, 가시광선, 무선파)에 속하는 것을 말하며 전자파의 성질에는 5가지가 있다.

① 전자파는 빛의 속도와 같이 초당 30만[km]의 속도로 진행한다.

② 전자파는 전류가 흐르는 주위에 형성되는 전계와 자계의 변화를 일으키는 파동이다. 주기적으로 반복되는 파동의 마루(파동의 골)와 파동의 마루(파동의 골) 사이의 간격을 파장(λ)이라고 한다.

③ 파장의 역수는 주파수(f)로 나타내는데 주파수는 초당 사이클의 수를 나타내며 단위로는 [Hz]를 사용한다. 주파수와 파장은 반비례로, 전자파의 주파수가 높으면 파장은 짧고 주파수가 낮으면 파장은 길다. 식 (1-7)과 같다.

$$f = \frac{1}{\lambda} \qquad (1\text{-}7)$$

④ 전자파는 파장이 짧을수록(주파수가 높을수록) 에너지는 커지고 더 높은 투과력을 가진다. 반대로 파장이 길수록(주파수가 낮을수록) 낮은 에너지를 갖고 낮은 투과력을 갖는다.

⑤ 전자파는 파장이면서 입자의 성질을 함께 갖는다. 또한, 거리가 멀어질수록 약해지는 성질이 있다.

(1) 전자파 적합성

전자파 적합성(Electromagnetic compatibility : 일레트로마그네틱 켐페터빌리티 : EMC)은 미국의 전파기술자협회(IRE)가 1963년에 제안한 개념으로, 전자파 환경공학의 주요한 과제 중 하나이다. 전자기기는 주어진 전자파 환경에서 정상적으로 동작하고 자체에서 발생하는 전자파 방해를 제한하여 다른 시스템에 나쁜 영향을 주지 않도록 할 필요가 있다. 그러나 전자파 방사를 극도로 억제하거나 전자파 방해에 대한 내성을 과다하게 설계하는 것은 많은 경제적 부담을 갖게 되므로 양자의 적절한 조화를 도모하도록 한 것이다. 즉, 전자파장해(EMI)와 전자파 내성(EMS)의 적절한 균형으로 어떤 것에 대해서도 허용되지 않는 방해 전자파를 발생시키지 않으면서 전자파 환경에 만족스럽게 동작하는 기기 또는 시스템의 능력이다.

(2) 전자파 장해

전자파 장해(Electromagnetic interference : 일레트로마그네틱 인터피어런스)는 전자 방해파에 의해 일어나는 기기, 장치 또는 시스템의 성능 저하를 말한다. 즉, 전자기기로부터 부수적으로 발생된 전자파가 그 자체의 기기 또는 타 기기의 동작에 영향을 미치는 것이다.

㉮ 컴퓨터에 내장된 클록 펄스 발생기는 수많은 고조파 성분을 포함하고, 이러한 고조파 성분은 공간으로 방사되거나 전원선을 통해 전도되어 근처 TV 수상기의 화면이나 음성의 질을 떨어뜨릴 수 있다. 이러한 현상은 자동차나 비행기가 지나갈 때도 느낄 수 있다.

전자파 잡음(무선주파수 잡음)은 원하지 않는 전자파 에너지로서 무선주파수 범위는 10[kHz]~3,000[GHz]로 전파법에서 정의하고 있다. 대부분의 전자기기는 정도의 차이는 있지만 전자파 잡음을 발생하며, 발생된 전자에너지는 어떠한 매질의 경로를 통해 타 기기에 영향을 주게 된다.

(3) 전자파 내성

일정한 정도의 전자파장해(EMI)가 일어나도 전자기기가 정상적으로 작동될 수 있는 내성, 또는 전자파장해로부터 보호받을 수 있는 내성이다. 유럽연합(EU)에서 역내 유통 제품의 안전마크인 CE 마크 제도를 도입하여 시행하는 등 선진국들이 전자파장해와 전자파 내성에 대한 규제를 강화하고 있어서 전자파 내성이 컴퓨터를 비롯한 정보기기 및 가전제품 전기전자기기에 대한 새로운 무역장벽으로 급부상하고 있다.

2. 전자파의 발생원인

전자파는 강한 전류가 흐르는 송전 전력선과 케이블, 주택배선 그리고 각종 전기기기 등 전류가 흐르는 곳에는 항상 존재하며, 전기를 사용하는 모든 기구에서 발생된다. TV를 비롯한 모든 가정용 전자제품에서 전자파가 발생하는데 가전제품 중 비교적 많은 전자파를 발생시키는 것은 2450[MHz]의 고에너지 마이크로웨이브를 사용하는 전자레인지, 800～900[MHz]의 마이크로웨이브를 사용하는 휴대폰이나 카폰, 그리고 컴퓨터 등이다. 그 외에 병원에서 진단이나 치료목적으로 사용하는 초음파, 자외선, 레이저를 사용하는 기기나 암치료용 방사선 발생장치, 높은 자장을 이용한 진단용 MRI, X-선을 이용하여 진단하는 CT 등도 전자파를 이용한 의료기기이며 전자파를 발생한다.

3. 전자파의 분류

전자파는 주파수가 큰 순서대로 감마선(Gamma Ray : 감마 레이), X-선, 자외선, 가시광선(빛), 적외선, 전파(초고주파, 고주파, 저주파, 초저주파) 등으로 분류할 수 있다. 따라서 전파는 전자파의 일종으로 그 주파수가 3,000[GHz] 이하의 것을 말한다.

4. 전자파의 영향

(1) 전자파가 인체에 가하는 작용

전자파의 인체 보호 기준 대상 주파수 대역인 비전리 복사대역은 0～300[GHz]이고, 다음과 같은 특성을 갖는다.

① 열 작용 : 흡수된 전자기장의 에너지에 의해 조직 속에 내부 전계가 생기면 전류밀도가 발생하고 그에 따라 열이 발생한다. 급격한 체온상승은 기형을 유발하기도 하고 심한 경우에는 사망에 이르게 할 수도 있다.

② 비열 작용 : 열적 작용이 미약한 전자기장의 장기간 누적효과에 의한 작용이다.

③ 자극 작용 : 전자기장에 의한 유도전류에 의해 전류가 흐르는 경우 세포막 전위가 변화하고 신경이나 근육에서 활동전위가 발생하여 흥분현상이 일어날 수 있다. 이러한 자극작용은 고주파보다는 저주파(100[kHz] 이하)일 때 더 현저하게 일어나고 특히 심장에 위험한 영향을 미칠 수 있다.

④ 쇼크 및 화상

㉠ 쇼크(Shock) : 우리몸이 전자파에 노출될 경우 체내에 나트륨(Na^{2+}), 칼륨(K^{+})과 세포간 이온의 흐름이 교란되어 신체장애 및 Shock에 빠질 수 있다.

㉡ 화상 : 조직세포의 온도를 비정상적으로 상승시켜 기능 이상을 초래하거나 파괴하는 것을 가리킨다.

(2) 전자파가 인체에 미치는 영향

① 전자파의 일종인 X-선이나 감마선은 강한 에너지를 갖고 있어 많이 노출되었을 경우 태아 기형 등 세포에 악영향을 끼친다. 레이더 기지나 전자레인지에 사용하는 마이크로파도 세기를 강하게 하면 음식물이 익을 정도이다. 그래서 전자파의 인체 유해성 시비는 전자파의 세기가 약한 휴대폰 · TV · 컴퓨터 · 고압 송전선 등에 장기간 노출됐을 때 인체가 어떤 영향을 받는가에 초점이 맞춰져 있는데, 전자파 유해성 논란에 불을 지핀 고압 송전선의 경우는 50~60[Hz](전자레인지용은 25억[Hz])에 불과한 극저주파이다.

② 유해론자들은 전자파를 구성하는 전기장과 자기장을 주범으로 보고 있다. 전기장은 전압이 높을수록, 자기장은 전류가 높을수록 많이 생긴다. 전기장은 전기가 통하는 구리 등 금속, 또 식물이나 생체에 의해 상당부분 흡수 · 차단되지만 자기장은 자석의 힘처럼 거의 모든 물질을 통과하므로 일반인들이 자기장의 영향을 막기가 어렵다.

③ 인체에 유해하다는 이론은 '유도전류론'인데, 인체는 수분이 70[%]로 전기가 잘 통하기 때문에 고압 송전선 가까이 있으면 몸에 송전선에 흐르는 유도전류가 흐르고, 유도전류는 인체 대사에 중요한 역할을 하는 칼륨 · 나트륨 등 중요한 이온들의 정상적인 흐름을 방해한다. 고압 송전선 밑에 있으면 몸을 쥐어짜는 듯한 느낌을 받는다고 주장하는 것도 유도전류에 의한 것으로 해석하고 있다.

④ 자기장은 자석이 쇳가루를 잡아당기듯 몸 안의 철성분에 영향을 미치는 것으로 추측하고 있는데, 유해론자들은 고압 송전선뿐 아니라 각종 가전제품에서 나오는 이런 전기장과 자기장에 장기간 노출됐을 경우 호르몬 · 면역체계가 깨져 백혈병 · 림프암 · 뇌암 · 기형아 등을 일으킨다고 주장한다. 그러나 전자파의 인체 영향은 아직 과학적으로 규명되지 않고 있으며 역학조사나 경험적 관찰에 의해 추정할 뿐이다.

(3) 전자파가 의료기기에 미치는 영향

전자파가 인체에 미치는 영향 이외에 또 다른 피해는 의료기기의 전자회로에 영향을 주어 오작동을 일으키는 주요 원인이 되며, 각종 의료용 모니터상에 화상의 떨림현상 등을 들 수 있다. 이들을 원인별로 분류하여 보면 표 1-15와 같다.

표 1-15 • 전자파의 종류별 발생원인

전자파	전자파의 종류별 발생원인
고주파 잡음	전기수술기, Surgical laser(써지컬 레이저), Radio(라디오), Elevator(엘리베이터), 무선전화기
저주파 잡음	상용교류장해, 형광등
초저주파 잡음	Baseline(베이스라인) 동요
충격파(Impulse) 잡음	방전잡음, Digital(디지털)기기, Computer(컴퓨터) 등
자기 잡음	교류전원장해(Motor : 모터), 정자계(MRI)

① 전기수술기(Electric surgical unit : 일렉트릭 서지컬 유닛) : 수술용 의료기기로서 500[kHz] ~10[MHz], 500[W] 정도의 강한 고주파 발진기이며, Pulse(펄스)성 발진으로 인한 광대역 Noise(노이즈 : 잡음)를 발생하며 저주파 Noise도 발생한다.

② MRI : 강자장과 RF(Radio Frequency : 라디오 프리퀀시)를 이용한 컴퓨터 단층기기로서 강력 정자계를 이용하므로 주위의 Pacemaker(페이스메이커 : 심박조율기)나 Monitor류 등에 영향을 준다.

③ 교류전원 Line 장애 : 의료기기에 대한 상용교류의 장애는 구동 Monitor류에 가장 큰 영향을 주며 정전유도에 대한 영향이 가장 크다. 이에 대한 대책으로는 적절한 Shield설비와 회로의 기능접지가 필요하다.

④ 정전기 잡음 : 인체에 대전된 정전기는 방전시에 Impulse 잡음을 발생하며, 기기의 오동작까지도 일으키게 되므로 정전기 방지용 재료의 선택이 중요하다.

(4) 전자파 노출 감소 및 차단

① 전자파에 따른 피해를 최소화하기 위한 방안으로는 전자파의 방출이 의심되는 의료기기로부터 가능한 일정거리 이상 떨어져서 사용한다.

② 접지가 되어 있지 않은 상태에서는 사용기기의 스위치를 켜지 않아도 전기장이 발생되기 때문에 사용하지 않는 전기기기는 플러그를 뽑아 놓아야 한다.

③ 전기장은 접지, 자기장은 차폐 : 전자파는 전계(電界)와 자계(磁界)의 합성파로 이루어져 있다. 따라서 전기장은 도체를 가까이 해 접지시키면 도체를 통해 땅으로 흘러 사라지며, 자기장은 전기장과 달리 물질을 통과하기 때문에 자기장은 거리가 멀어지면 급격히 약화된다.

④ 자기장은 가정용 전기전자기기의 경우 50[cm]만 떨어지면 대부분 무시할 수 있는 양으로 줄어든다. 아직까지 자기장을 효과적으로 차폐하는 실용적인 기술은 나오지 못하고 있는 실정이다.

5. 등전위

① 둘 이상의 전기 기기를 동시에 사용할 때는 접지점을 반드시 한곳에 하여야 한다. 여러 접지점이 쓰여질 때 이것이 모두 등전위로 된다는 보장은 없다.

㉮ 벽의 접지단자나 창틀, 손잡이, 수도꼭지 등의 사이에서는 어떤 전위차가 존재할 수가 있다.

근소한 접지전위차를 검출하는 일은 곤란하지만 그대로 놓았을 때는 치명적인 사고를 일으킬 수 있다. 특히 서로 다른 전원계통의 배선에서는 접지도체 사이에 1[V] 또는 그 이상의 전위차가 생기는 일이 있다. 이와 같이 접지점을 2점이나 3점으로 하면 각 점의 미소한 전위차로 인하여 접지선을 매개로 하여 전류가 인체에 흘러 들어가는 위험성이 있기 때문이다.

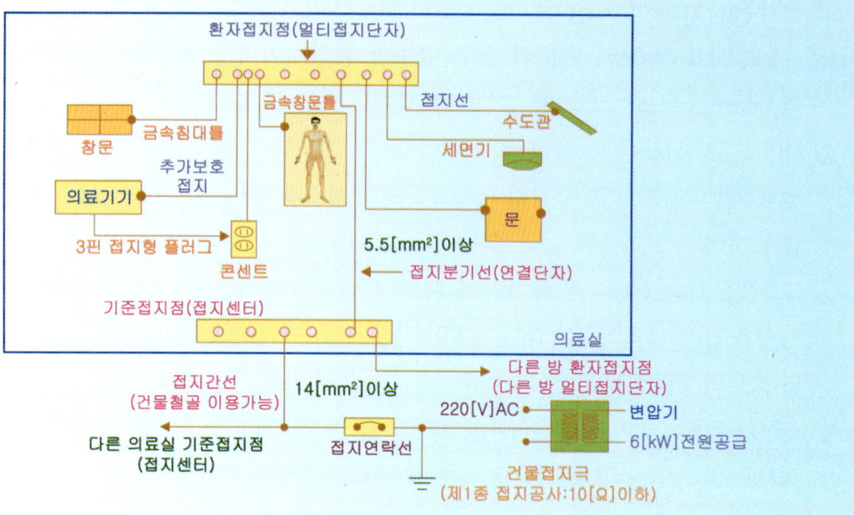

그림 1-21 • 등전위 접지 시스템

② 환자를 중심으로 한 반경 2.5[m]의 공간을 환자환경이라고 한다. 이 범위 내에 있는 침대 및 모든 장치를 같은 전위상태인 완전한 등전위로 해야 이상적인 상태라 할 수 있다. 이것을 그림 1-21에서 보여주는 것처럼 등전위 접지 시스템이라고 한다. 환자반경 2.5[m] 이내의 범위에 10[mV] 이상의 전위차가 발생되지 않도록 해야 한다. 이 10[mV]가 갖는 의미는 마이크로 쇼크의 허용전류를 10[μA] 이하로 하고, 인체를 약 1[kΩ]의 저항을 가지는 등가회로로 가정하였을 때 흐를 수 있는 전류이며 식 (1-8)과 같다.

$$I = \frac{10 \times 10^{-3}[\mathrm{V}]}{10^{3}[\Omega]} = 10[\mu \mathrm{A}] \tag{1-8}$$

즉, 마이크로 쇼크를 방지하기 위해서는 인체에 10[μA] 이상의 전류가 흐르지 않게 되는 전위차는 10[mV]가 된다.

③ 마이크로 쇼크에 대한 방지 대책 : 누설전류가 10[μA] 이하가 되도록 정전 자계가 유입될 수 있는 도전체를 접지하는 것으로 환자가 점유하는 장소로부터 수평방향으로 2.5[m], 수직방향 2.3[m]의 범위에 있는 노출 도전성 부분을 접지한다. 환자 접지점(Patient grounding point : 페이션트 그라운딩 포인트)은 모든 콘센트, 실내급수관, 가스관, 금속침대틀, 금속창문틀 등 손에 접촉할 가능성이 있는 금속부를 연결단자를 통해서 개별적으로 배전반접지에 연결된 기준접지점(Reference grounding point : 리퍼런스 그라운딩 포인트)에 연결되어야 한다.

④ 환자 접지점, 기준 접지점 및 연결단자를 통해서 모든 노출 도전성 부분을 등전위로 만드는 접지를 그림 1-21에서 보여주고 있다. 병원의 흉부수술실, 심혈관 X-선 촬영실, 중환자실, 관상동맥환자치료실의 전기설비에는 보호접지시설 이외에 실내의 모든 금속체에 등전위 접지를 시설하여 환자를 보호하도록 하고 있다.

09 | 보호를 위한 기기설계

1. 심장접속의 분리

심장접속의 분리(Isolated heart connections : 아이설레이티드 하트 커넥션스)는 마이크로 쇼크의 위험을 방지하기 위한 최선의 방법은 심장에 대한 전기적인 연결을 분리하거나 제거하는 것이다. 축전지에 의해 동작하는 외부 심박조율기(Peacemaker : 페이스메이커)는 연결부분을 완전히 절연함으로써 마이크로 쇼크의 위험을 아주 적은 양으로 감소시킬 수 있다.

① 최신식 혈압측정 센서는 센서함, 전기적인 결선, 액체주 (Column of liquid : 칼럼 오브 리퀴드) 사이에 3중 절연되도록 설계한다.

② 환자의 신체에 삽입하는 카테터의 전도성 벽 부분들이 전기적으로 신체 내부에 전부 접속하게 하여, 마이크로 쇼크 전류가 심장에 집중되지 않고 몸 전체에 분산되도록 하는 전도성 벽을 가진 카테터들이 개발되었다.

③ 카테터 벽의 전도성은 액체충만형 카테터들에 의해 발생된 압력의 측정에는 미치지 않아야 하며, 혈압이나 혈류를 측정하기 위해서 신체 말단에 센서를 갖는 누설전류를 가져야 한다.

2. 저전압에서 작동

거의 모든 반도체 전자 진단기기는 저전압 분리변압기나 저전압 축전지(110[V] 이하)로부터 전력을 공급받는다. 이와 같은 진단기기들을 직접 젖은 피부에 접속할 경우에도 전압이 낮아서 안전하다면 매크로 쇼크는 일어나지 않는다. 저전압 교류전력을 이용하는 장비들을 환자에게 사용할 경우에 전류가 직접 심장에 가해지면 마이크로 쇼크가 발생될 가능성이 있다. 이와 같은 장비들은 보통 높은 전압 교류 전력으로 작동되는 장비보다는 안전하다.

3. 오른다리 구동회로

① 오른쪽 다리 구동회로(Driven right-leg circuit : 드리븐 라이트 레그 서킷) : 환자의 안전에 있어서 매우 중요하며, 환자에 대해 통상 접지 전위인 기준점을 제공해 준다. 기준점은 환자의 오른다리에 부착되는 전극에 연결하고, 회로에 사용되는 접지와 환자의 오른다리를 공통으로 할 경우 회로의 결함으로 발생될지 모르는 전기적 위험에 대비하여 회로의 접지와 환자의 접지를 분리시켜 안전을 도모했다.

② 낮은 전압 생체전위 측정기들(심전도, 뇌파)은 교류 전력선들과의 용량적 결합에 의한 전기

적인 간섭[16]이 최소화되도록 설계되어야 한다.

㉮ 생체전위 증폭기 출력에서 전기적으로 간섭을 표본화하여 이를 최소화시킬 수 있는 신호를 환자에게 되돌려 보내주는 것이다.

③ 귀환된 전류가 인입된 전류보다 작아 심장 속으로 인입되지 않아 전기적인 간섭이 감소되고, 환자를 잘 분리시켜 저전압 마이크로 쇼크에 대한 위험이 감소하여 통상 1[μA]보다 작은 전류가 흐른다. 전기적 반응이 최소화되어야 하고 환자는 신체 안전상 접지할 수 없다.

4. 장비의 신뢰성 있는 접지

모든 장비에서 일어나는 접지사고들은 전원공급선, 접지연결점이나 콘센트의 플러그에서 발생된다.

① 모든 환자 치료구역에는 병원용 플러그, 콘센트나 'Junior hard service'(주니어 하드 서비스/SJO, SJT 또는 SJTO) 또는 'Hard service'(하드 서비스/SO, ST 또는 STO) 전력 코드를 반드시 사용해야 한다.

② 금형을 이용하여 만든 플러그는 병원에 설치 후 1년 이상 10년 이내에 40~85[%]가 눈에 나타나지 않는 파손을 입는 것으로 조사되고 있다. 이러한 플러그의 사용을 병원에서는 피해야 한다. 코드가 해당 설비에 인입하는 곳이나 플러그와 코드 사이의 연결지점에는 장력을 경감시키기 위한 장치를 설치하여야 한다.

③ 코드를 저장하기 위한 설비나 장소를 두는 것도 코드의 파손을 방지시키기 위한 하나의 방법이다. 가끔 일반적인 3구에서 2구로 바꾸는 어댑터의 적절하지 못한 사용 때문에 장비의 접지들이 차단되어 의료기기의 파손과 누전을 가져올 수도 있다.

5. 누설전류의 감소

장비의 외장과 환자의 도입선 사이에서의 누설전류를 감소시키는 것이 전원선에 의해 전원을 공급받는 장비를 설계하는 사람에게는 가장 중요한 관점이다.

① 환자 전원선과 도입선 사이, 외장접지 사이와 환자 도입선의 임피던스는 주의를 기울여 가능한 한 저항값을 크게 하도록 설계해야 하며, 거의 모든 현대식 장비들은 주어진 누설전류 한도를 만족하여야 한다. 1.0[μA/m] 이하인 특수 전원선을 사용한다.

16) 간섭 : 전자장비에 필요 없는 반응을 유발시키는 전기적 또는 전자기적인 혼란으로 2개 또는 3개의 파동이 서로 영향을 미칠 때 변화하는 현상이다.

② 노후된 장비들은 큰 누설전류가 흐를 수 있으므로, 노후 된 장비들은 확실한 접지가 되지 않는 한 마이크로 쇼크에 민감한 환자들에게 절대 사용되어서는 안 된다.

6. 이중으로 절연된 기기

접지의 목적은 모든 전도성 물체표면들을 서로 연결함으로써 치명적인 전위를 없애는 것이다. 노출된 전도성 물체표면들이나 섀시에 따로 절연체층을 만들어 신체와 직접 접촉되지 않도록 함으로써 접지와 같은 효과를 발생하므로 감전으로부터 환자가 보호받을 수 있다. 섀시와 전위를 갖는 도선 사이를 장비의 기능본위로 절연하는 것을 1차 절연이라 한다.

별도의 2차 절연층은 외부함 사이와 섀시에 존재하는데, 2차 절연층은 섀시에 접지사고가 발생한 경우에도 의료진 및 환자와 보호자를 보호한다. 만일, 외부함이 절연물질로 만들어졌다면 2차 절연체로서 역할을 한다. 모든 제어용 손잡이나 개폐기의 손잡이(Lever : 레버)도 반드시 이중으로 절연되어야 한다.

㉮ 플라스틱 손잡이는 오목한 곳에 나사가 들어 있기도 한다.

이중으로 절연된 기기(Double-insulated equipment : 더블 인설레이티드 이퀍먼트)는 보통 누설전류를 감소시킨다. 의료측정기의 경우 액체(전도성이 있는)가 엎질러져도 두 개의 절연층 모두 효력을 상실하지 않아야 하며, 마이크로 쇼크와 매크로 쇼크를 이중으로 절연함으로써 감전을 방지할 수 있다.

7. 전류제한기

전류제한기(Current limiters : 커런트 리미터스)는 노후된 환자감시 측정기에서는 반도체 전류제한기를 환자 도입선에 직렬로 연결하여 전류를 수 [mA]로 제한하기도 한다.

① 거의 모든 생체전위들은 1[mA] 이하이며, 증폭기 입력 임피던스가 아주 높기 때문에 생체전위를 측정할 때 나오는 전류의 크기는 보통 수 [μA] 이하이다.
② 전류제한기의 회로는 외부의 제세동기(Defibrillator : 디피프레이터)에서 나오는 높은 전압이 인가될 때 단선되거나 단락되기 때문에 전류제한기 사용이 광범위하지는 않다.

8. 전기적인 분리

(1) 분리증폭기

① 전기적인 분리(Electrical isolation : 일렉트리컬 아이설레이션)는 양단은 각각의 전력공급원과 접지를 사용하며, 입력과 출력 간에 존재하는 전기신호의 저항적인 연속성을 타파하는

기기이다.

② 측정용 증폭기(Instrumentation amplifier : 인스트루멘테이션 앰플리파이어)와 단일 이득분리단(Unity-gain isolation stage : 유니티 게인 아이설레이션 스테이지)으로 구성된다.

(2) 생체전위 증폭기와 환자 도입선의 전기적인 분리

1) 분리증폭기

㉠ 분리전압(Isolation voltage : 아이설레이션 볼티지) : 입력 공통단과 출력 공통단 사이에 존재하는 전위, 1～10[kV] 정도의 전압이다.

㉡ 분리증폭기(Isolation amplifier : 아이설레이션 앰플러파이어)에 의한 전압의 제거 정도 : 분리성분제거비(Isolation Mode Rejection Ratio(IMRR) : 아이설레이션 모드 리젝션 레이쇼)이다.

㉢ 분리증폭기 특징

㉮ 입력과 출력 사이에 존재하는 큰 저항을 격리(10[MΩ] 이상)한다.

㉯ 높은 분리성분 전압(1000[V] 이상)이다.

㉰ 높은 공통 선분 제거(100[dB] 이상)이다.

2) 분리증폭기 설계

① 변압기에 의한 분리 : FM이나 AM된 30[kHz] 정도의 반송파 신호를 사용하고 DC-DC(직류－직류) 변환기를 사용한다.

② 광학 분리 : 출력단에 광다이오드, 전원단에 발광다이오드를 사용하고 직류(DC)상태에서 광학적으로 전송하면 변・복조가 불필요하고 선형성을 개선시키기 위해 피드백을 사용한다.

③ 용량 분리 등의 기본 방법 사용 : 차동 세라믹 전기용량 장벽을 넘어 신호를 전송하기 위해 입력전압의 디지털화하며, 주파수 변조와 부호화(Digital encoding : 디지털 인코딩)를 사용하며 장벽 양단에 전원 공급 장치가 필요하다. 최대 분리 전압은 70[kHz]의 대역폭에 대해 8[kV] 정도이다.

9. 설비의 안전대책

병원 내에서는 전기설비, 가스설비 등이 복잡하게 조합되어 있으며, 그 안에서 환자나 의료종사자의 안전을 지키지 않으면 안된다. 전기기기를 설비할 때 전기에너지가 인체에 해를 미치는 문제(전기안전문제)와 전기기기가 다른 전기기기에 방해를 주어 오동작을 시키는 문제(전자환경문제)가 있다. 또한 기기나 설비는 이상이 없지만 사용자의 조작미숙으로 인해서 사고가 일어날 수 있다. 병원전기설비 중에서 의용접지방식, 비접지 배선방식, 비상전원을 가지고 설비에 대한 안전대책을 살펴본다.

표 1-16 • 위험전류한계(AAMI 안전기준)

전류한계	전류의 주파수	환자 회로 형식
500[μA]	DC～1[kHz]	정상상태에서는 환자와 접촉하지 않는다.
100[μA]	DC～1[kHz]	환자와 접촉할 가능성이 있다(접촉 가능 부분).
50[μA]	DC～1[kHz]	의도적으로 환자와 접촉시킨다(환자 장착 부분).
10[μA]	DC～1[kHz]	심장, 대동맥, 대정맥과 접촉한다. 또는 외부도체를 심장부로 통하는 경로에 접촉시킨다.
I=(RCL)·[kHz]	1～100[kHz]	위의 위험전류한계에 [kHz]로 표시한 값을 곱한다.
I=100(RCL)	100[kHz] 이상	위의 위험전류한계에 100을 곱한다.

*RCL : Risk Current Limits(리스크 커런트 리미츠) : 위험전류한계

10 | 보호를 위한 전력배선

1. 분리전력배전 시스템

완벽한 등전위 접지 시스템이라 할지라도 큰 단락사고로 대 접지전류 때문에 발생되는 접지 사이에 인가되는 전압을 감소시킬 수 없다. 하지만, 단락사고와 같은 접지사고는 관리가 잘되어 있고 우수한 품질의 설비에서는 감전이 일어나기 힘들다.

분리변압기(Isolation transformer : 아이솔레이션 트랜스포머)는 선로의 절연을 위한 것으로, 전력은 공급하면서도 접지나 누설전류가 흐를 수 있는 계통을 분리함으로써 3상 3선식에서 완벽한 비접지를 충실하게 만들어 내며, 계통을 노이즈나 고조파로부터 보호하는데도 그 역할을 할 수 있으며, 기본파에 대하여 상대적으로 아주 적은 노이즈, 고조파의 전자기적 전달을 막는다. 분리변압기는 접지나 누설전류 발생빈도가 적어 위험으로부터 막아 준다. 그리고 분리전력 시스템은 누설전류를 적당히 감소시키지만, 10[μA] 미만(안전한도)으로 감소시키지는 않는다. 분리변압기에는 2차 결선 측과 접지 사이에 보통 큰 정전용량이 존재하여 정전용량으로 인해 마이크로 쇼크(Micro shock)에 대한 보호를 할 수 없는 경우가 있다.

분리전력 시스템은 매크로 쇼크(Macro shock)의 방지(특히 수분이 많은 곳)에서 효과가 크다. 가연성의 마취제가 사용되거나 저장된 곳에서만 분리전력 시스템이 필요하다.

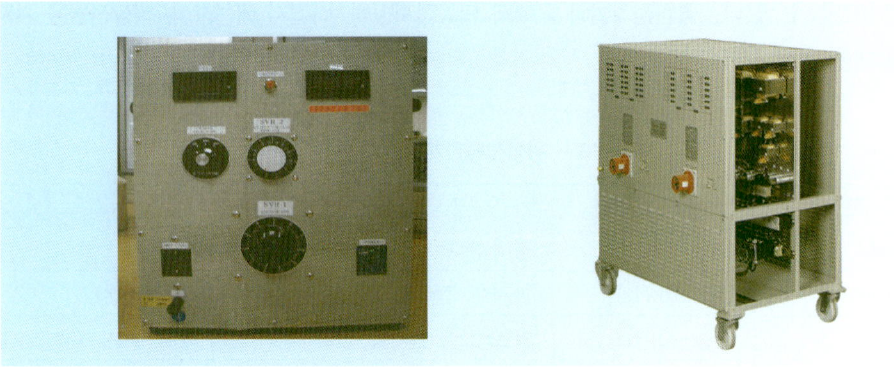

그림 1-22 • 분리변압기

2. 접지사고 회로차단기

접지사고로 인한 전류가 6[mA]를 초과할 때 접지사고 회로차단기(Ground-Fault Circuit Interrupters : 그라운드 폴트 서킷 인터럽터즈 : GFCI)는 전원을 차단시키며, 전력선에서의 전류는 중성선에서의 전류의 크기가 아주 미세한 누설전류를 갖는 전기설비인 경우에는 동일하다.

① 분리변압기(Isolation transformer : 아이설레이션 트랜스포머) : 대형 단락사고로 인한 대 접지전류 때문에 발생되는 접지들 사이에 인가전압 발생을 방지한다.

② 전력선에서의 전류와 중성선에서의 전류의 차이를 감지하여 전류의 차이에 따라서 전기설비에서 접지로 흘러들어갈 전류의 양이 허용전류를 넘어설 때 전원을 차단키나, 접지 쪽으로 통하는 전류의 경로에 대해서는 그 어떤 정보를 주지 않는다.

③ 접지사고 회로차단기

㉠ 반도체 소자와 차동변압기를 사용하는 회로를 사용한다.

㉡ 접지사고 회로차단기의 반응시간은 접지사고 전류의 크기에 반비례한다.

㉢ 수동 리셋 단추를 누름으로써 접지사고 회로차단기에 의하여 전원이 차단되었을 경우 전원을 원상태로 복구시킬 수 있다. 접지사고 회로차단기는 순간누름 버튼 스위치가 있는데, 이것은 일시적으로 안전한 단락사고를 발생시킴으로써 차단기의 시험에 필요한 기능을 수행한다.

㉣ 짧은 시간의 전력공급 중단이 별로 문제가 되지 않는 곳에서는 저가의 접지사고 회로차단기들이 고가의 분리전원 배전 시스템보다 훨씬 유리하다.

㉤ 약간의 마이크로 쇼크를 방지하고 마이크로 쇼크를 일으킬 수 있는 정도의 누설전류를 차단시킬 수 있을 만큼 민감하지 않으며 기존의 3선 접지전력 배전 시스템과 함께 사용한다.

접지사고 회로차단기는 누설전류(마이크로 쇼크를 일으킬 수 있는 정도)를 차단시킬 수 있을 만큼 민감하게 반응하지 않아 매크로 쇼크용 보호기구로 사용되고 있으나, 접지 시스템에서 전위차를 초래하는 큰 단락전류의 원인을 차단함으로써 미약한 마이크로 쇼크를 막기도 한다. 하지만 통상 환자치료구역에 있는 회로들은 접지사고 회로차단기들을 포함하지 않아야 하며, 접지사고 회로차단기의 동작 때문에 생명유지장치(의료기기)에 전력공급이 중단된다면 이는 대부분의 소규모 접지사고에 의한 것보다 더욱 치명적인 위험을 환자에게 초래할 수 있다.

3. 접지 시스템

분리전원 시스템을 사용하고 있는 경우에도 회로차단기 정격까지의 전류를 통과시킬 수 있는 낮은 저항의 접지가 마이크로 쇼크와 매크로 쇼크로부터 환자를 보호하기 위해서는 꼭 필요하다.

접지 시스템(Grounding system : 그라운딩 시스템)은 환자 주위에 있는 모든 콘센트의 접지부분과 전도성 물체표면들을 똑같은 전위로 유지시킴으로써 환자들을 보호할 뿐만 아니라, 의료치료 중 발생한 단락사고들로부터 환자를 안전하게 보호해 준다.

접지 시스템은 그림 1-23에서처럼 한 명의 환자와 설비의 접지점, 결선 그리고 기준 접지점을 포함하고 있다.

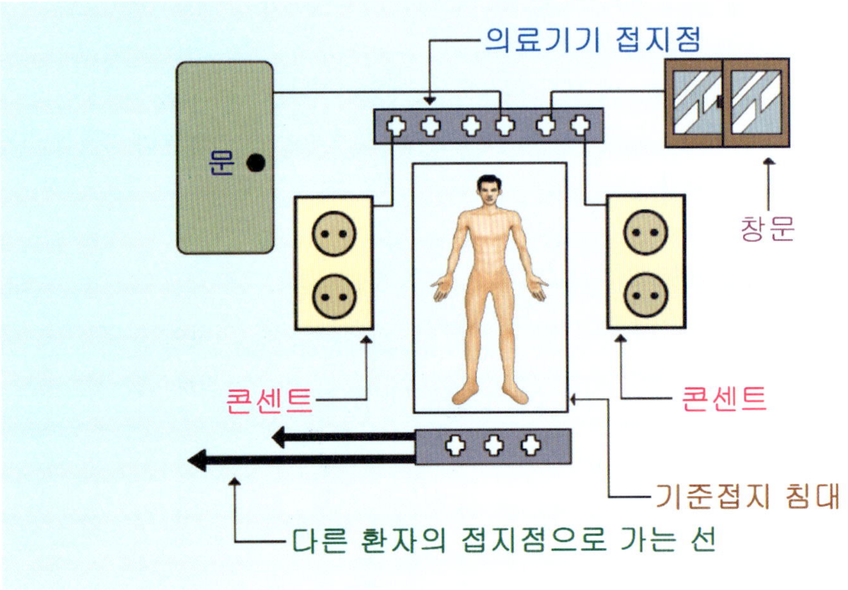

그림 1-23 • 접지 시스템

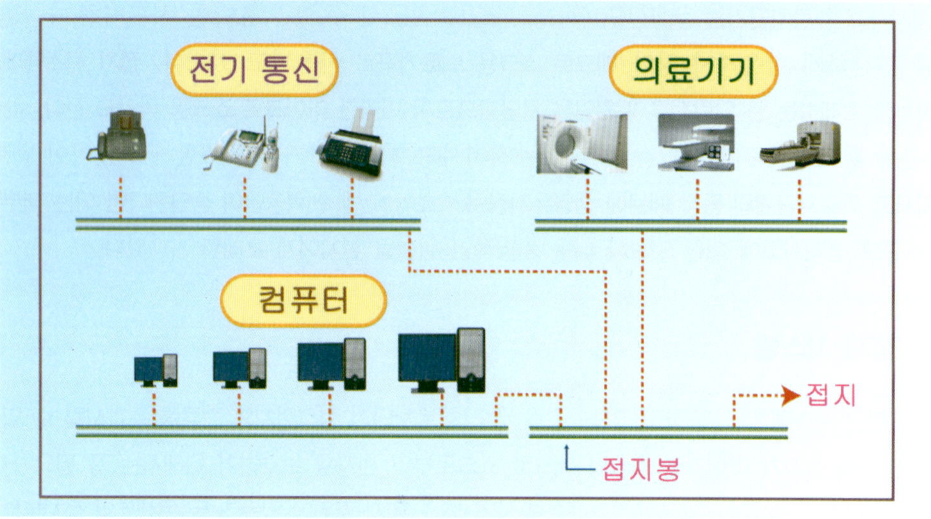

그림 1-24 • 결선 시스템 접지

환자와 설비 접지점은 모든 부분의 금속제 침대, 금속제 문, 콘센트의 접지, 그 외의 다른 전도성 물체표면에 각각 따로 결선된다. 위와 같은 결선은 콘센트 접지들과 전도성 물체표면들 사이의 전위차는 40[mV]를 초과해서는 안되며, 0.15[Ω]을 초과할 수 없다.

개개의 환자와 설비 접지점은 따로 분리된 결선을 통하여 기준 접지점에 연결되어야 하며, 기준 접지점은 건물의 접지점에 반드시 연결되어야 한다.

그림 1-24는 결선 시스템 접지에 대한 것으로 각 의료기기와 전기통신, 컴퓨터 등이 확실히 접지되어 있어야 하고, 접지가 안 될 시는 누전으로 인하여 환자나 의료진에게 치명적인 위험을 초래할 수 있다.

4. 분리전력배전 시스템

① 분리전력배전 시스템(Isolated power-distribution system : 아이설레이티드 파워 디스트리뷰션 시스템) : 매크로 쇼크의 방지, 특히 수분이 많은 곳에서 효과가 있다.

② 가연성의 마취제가 사용되는 곳에서만 필요하다.

11 | 쇼크로부터 환자를 보호하기 위한 기본적인 방법들

환자를 쇼크(Shock)로부터 보호하기 위한 기본적인 해결방법은 두 가지가 있다.

① 환자가 접촉할 수 있는 곳에 있는 모든 전도성 물체표면을 같은 전위상태로 유지시키는 것이다.

② 환자를 모든 접지된 물체나 전류원으로부터 완벽하게 분리시키거나 절연시키는 것이다.

물체표면의 전위를 접지전위와 반드시 같게 할 필요는 없으며, 실제 의료환경에서는 절연을 완벽하게 실현할 수 있기 때문에 환자를 보호하기 위한 절연 방법을 적재적소에 조합하여 사용하여야 한다.

매크로 쇼크(Macro shock)로부터 모든 병원 환자들과 보호자들 및 의료진들도 보호되어야 한다.

㉠ 만성심부전증 환자의 투석시에 발생하는 다습한 환경에 노출되거나, 정맥 내 카테터 등과 같이 삽입된 연결관이 있거나, 전극에 연결되어 피부저항이 감소된 환자 등에게는 부가적인 보호가 필요하다.

접촉을 할 수 있는 심장에 연결된 전기적인 접속을 가지고 있는 환자는 마이크로 쇼크(Micro shock) 전류로부터 환자를 보호할 수 있는 절연장비와 장치가 필요하다. 여러 가지 보호방법들을 적절하게 조합하여 사용하면 예비의 안전장치로서 기능을 할 수 있다.

12 | 전기기기의 시험

1. 섀시 누설전류

섀시로부터 흘러나오는 누설전류(Chassis leakage current : 섀시 리키쥐 커런트)는 환자와 접촉할 수 있는 기기인 경우는 100[μA], 환자와 접촉하지 않도록 되어 있는 기기인 경우는 500[μA]를 넘어설 수 없다. 이들은 직류에서 1[kHz]에 이르는 정현파 실효전류에 대한 한계이며, 1000[Ω] 이하의 저항을 갖는 전류측정기로 측정할 수 있다.

섀시 누설전류의 한도는 모든 제어용 스위치가 최악의 상태에 있든 없든 간에 전력선의 극성이 (+), (−) 간에, 기기의 전원 스위치가 온(On)이든 오프(Off)이든 모두 적용된다.

(1) 누설전류 시험과 측정

1) 섀시 누설전류 시험

① 환자와 접촉되지 않는 경우 : 500[μA] 이하

② 환자와 접촉 가능성이 있는 경우 : 100[μA] 이하

2) 누설전류 측정회로

모든 기기들이 하나의 전원선에 의해 전원을 공급받고 있는 경우 전체의 환자감시장치나 인퓨전 펌프를 하나의 기기로 취급하여 시험한다.

표 1-17 • 단일 고장상태

1	보호접지선의 단선이다.
2	기기의 전원 도선 중 1선의 단선이다.
3	F형 장착부에 외부의 전압이 나타난다.
4	신호입력부 또는 출력부에 외부의 전압이 나타난다.
5	이중절연의 한쪽의 단락이다.
6	가연성 마취 혼합가스의 누설이다.
7	위해를 일으킬 염려가 있는 전기부품의 고장이다.
8	위해를 일으킬 염려가 있는 기계부품의 고장이다.
9	온도 제어기의 고장이다.

(2) Class별 분류(1, 2, 3 내부전원기기)

기초절연이라 함은 누설전류를 적게 하는 수단으로 전원으로부터의 절연이 기본이다. 한편 의료용 전기기기를 적용시키는 환자는 수술 중에 마취를 시키거나 신체가 약하거나, 여러 가지 트랜스듀스[17], 코드, 센서 등이 취급되어 있으므로 기기로부터 벗어날 수 없는 상황에 놓이게 된다. 따라서 **기초절연이 파괴되어도 안전하게 되도록 또 하나의 안전수단**(추가 보호수단)**을 갖출 필요**가 있다. 이 **2중 안전이 기준 설정시의 기본**이다. 이 추가 안전수단의 방식에 따라서 1, 2, 3급 기기 및 내부 전원기기로 분류한다(표 1-18).

17) 트랜스듀스(Transducer) : 어떤 에너지를 다른 형태의 에너지로 변환하는 장치로 예를 들면 압전변환기가 있다.

표 1-18 • Class별 분류와 보호수단

Class별	보호수단	추가보호수단	비 고
1급기기	기초절연	보호접지	보호접지 설비, 영구접지 또는 꽂음 접속기이다. (3P)
2급기기		보광절연	(a) 절연외장 2급기기, (b) 금속외장 2급기기(1차 회로 이중절연) (a), (b) 조합이다.
3급 기기		의료안전 초저압 전원	특수한 전원설비를 요한다. CF형은 인정하지 않는다. 교류 24[V] 또는 직류 50[V]가 최대전압인 안전변압기에 접속된 기기이다.
내부 전원기기		내부전원	사용성의 설비에 의한 제한 없다. 전지 내장, 외부전원에 접속시킬 수 없는 구조이다.

의료기기는 국제적으로 통용되는 기본적인 기호와 표시등의 의미가 정해져 있다(표 1-19).

표 1-19 • 표시등의 색과 그 의미

색	의 미
녹 색	동작분비 완료
노 랑	주위 또는 준비의 요구
빨 강	위험의 경고, 즉시 대처할 것을 요구
기 타	빨강, 노랑 이외의 뜻

비발광 누름 버튼의 색은 다음과 같다.

① 빨강은 모터의 정지 또는 회로의 개방을 표시할 때만 사용한다.
② 동일 누름 버튼을 열림과 닫힘에 사용할 때는 빨간색을 사용하지 않는다.

2. 환자 도입선에서의 누설전류

환자 도입선에서의 누설전류(Leakage current in patient leads : 리키쥐 커런트 인 페이션트 리드)는 환자 도입선이 가장 낮은, 일반적인 임피던스를 갖는 환자와의 접점이기 때문에 아주 중요하다.

① 환자 도입선에서의 누설전류의 최대 한도는 50[μA]이다.
② 분리된 환자 도입선은 10[μA] 미만의 누설전류를 가져야 하며, 분리된 환자 도입선만이 심장에 부착되는 카테터나 전극에 연결될 가능성이 있으며, 서로 연결된 독립적인 환자 도입선들과 접지 사이 누설전류는 환자 도입선들이 동작하는 상태에서 측정하여야 한다.

③ 선전압이 환자에게 인가되었을 때 환자 도입선에서 접지로 흐르는 누설전류도 측정되어야 한다. 이런 누설전류는 위험전류, 분리전류라 한다. 전원선 전압과 주파수가 분리된 환자 도입선에 인가될 때 접지로 흐르는 분리전류는 20[μA] 이상 되어서는 안된다.

3. 접지핀과 외부함 간의 저항

접지핀과 외부함 간의 저항(Ground-pin-to-chassis resistance : 그라운드 핀 투 섀시 레지스턴스)은 플러그의 접지핀과 노출된 금속물체, 설비의 섀시들 간의 저항은 기기를 사용하는 동안 0.15[Ω]을 넘어서는 안되며, 저항을 측정하는 동안에, 전력 코드는 기기 인입구에 있는 장력 경감기와 부착 플러그에 구부러진 상태로 연결되는 지점에 있어야 한다.

13 | 의료기기의 안전성

의료기기에 대한 확인과 관리 · 감독이 법으로 규정되어야 하는 이유는 의료기기가 인체에 직접적으로 사용하는 기기인 만큼 그 어느 것보다 안전성이 가장 중요시되기 때문이다. 의료기기 관리하는 기관은 식품의약품안전청(KFDA)이다. 식품의약품안전청의 조직과 그 직무의 법적 근거는 식품의약품안전청장과 그 소속기관 직제(직위에 관한제도)에 관한 대통령령과 시행규칙 그리고 식품의약품안전청 및 질병관리본부 시험의뢰규칙에 있다. 현재 식품의약품안전청의 승인을 받아 시험검사를 행하고 있는 기관은 9개이다.

1. 의료기기의 분류

의료기기의 분류는 법률에 의거한 분류와 품목군별 분류, 안정성을 평가하는 데 필요한 인체접촉 특성에 따른 분류까지를 포함한다.

(1) 의료기기법에 의거한 대분류

의료기기법 제2조에서 정의한 의료기기는 "…기구 · 기계 · 장치 · 재료…"이다. 의료기기법 시행규칙 별표 1. 「의료기기의 등급분류 및 지정에 관한 기준과 절차」에서는 "기구 · 기계, 장치 및 재료별로 대분류"하도록 되어 있는데 현재 식품의약품안전청에서는 기구기계, 의료용품, 치과재료의 세 가지 대분류를 사용하고 있다(표 1-20 참조).

표 1-20 • 의료기기 분류

순번	유 형 군	해당 의료기기	해당 대분류 품목
1	치과재료	치과재료	치과재료
2	의료용품	의료용품	의료용품
3	전원의료기기	전원을 사용하는 의료기기이다.	기구기계
4	무전원 의료기기	전원(일반적인 내부전원, 상용전원 제조자가 지정하는 특정전원)을 사용하지 않는 의료기기이다.	기구기계
5	광발생 의료기기	레이저 등 인체에 중대한 영향을 주는 광(제조 및 시험시 광의 노출을 피하기 위한 안전시설 및 기구, 작업지침 등이 필요한 경우에 한한다)을 발생하는 의료기기이다.	기구기계
6	방사선사용 의료기기	방사선을 발생하거나 사용하는(제조 및 시험 시 방사선을 취급하는 경우를 포함한다) 의료기기이다.	기구기계

(2) 품목별 분류

표 1-20을 좀 더 세분화고 품목별로 분류하여 나열한 것이 표 1-21이다. 이러한 품목 분류는 식품의약품안전청장의 고시에 의한 것이다. 시대가 점차 발전함에 따라 새로운 개념의 의료기기 제품군이 출현하거나 그 분류가 분명하지 않을 경우에는 수시로 바뀔 수 있다.

표 1-21 • 의료기기의 품목별 분류

순번	품 목 군	해당 의료기기
1	일반기기	① 의료용 흡입기 ② 의료용 필름현상기 ③ 의료용 필름판독장치 ④ 의료용 조명기 ⑤ 보육기
2	청진기	① 청진기 ② 식도청진기 ③ 태아청진기
3	진료대	① 진료대 및 수술대 ② 이비인후과용 진료장치 및 의자 ③ 안과용 진료장치 및 의자 ④ 치과용 진료장치 및 의자
4	방사선 진료장치	① 방사선 진료장치 ② 의료용 X-선 장치
5	방사선용품	① 방사선용품(의료용 X-선 필름, 방사선용 증감지 등)
6	방사선 및 레이저 장해방어용 기구	① 방사선 및 레이저 장해방어용 기구(X-선 방어용 앞치마, 레이저 방어용 안경 등)
7	레이저 진료기	① 레이저 진료기(레이저 수술기, 의료용 레이저 심사기 등)
8	주사기	① 주사기 ② 분사식주사기 ③ 카트리지형 주사기 등
9	주사침 및 전자침	① 주사침 및 전자침(주사침, 봉합침, 채혈침 등)
10	의약품 주입기	① 의약품 주입기 ② 채혈 또는 수혈 및 생검용 기구 ③ 의료용 취관 및 체액유도관

순번	품목군	해당 의료기기
11	침 또는 구용기구	① 침 또는 구용기구(침, 온구기 등)
12	정형용 기기	① 의료용 바이브레이터 ② 정형 및 기능회복용 기구
13	정형용품	① 정형용품(인공관절, 골절합용 판, 골절합용 나사 등)
14	치과용 기기	① 치과용 주조기 ② 치과용 엔진 ③ 치과용 중합기
15	비뇨기과용 기계기구	① 비뇨기과용 기계기구(체외충격파쇄석기, 체내충격파쇄석기, 분사식신장결석제거장치 등)
16	심혈관용 기계기구	① 심혈관용 기계기구(심장충격기, 외부심장 압박장치, 경동맥용 신경자극장치, 자동혈액성분 분리장치 등)
17	비전리 진단장치	① 비전리 진단장치(자기공명 전산화 단층촬영장치)
18	체외진단용 기기	① 뇨(소변) 또는 분변분석 기기 ② 유전자 분석기구 ③ 의료용 원심분리기 ④ 체액분석 기기 ⑤ 혈액검사용 기기
19	이학진료용 기기	① 이학진료용 기구 ② 개인용 전기자극기
20	체온측정용 기구	① 체온계 ② 색변화체온계 ③ 액정온도측정장치 등
21	생체현상 측정기기	① 내장기능검사용 기기 ② 호흡기능검사용 기기 ③ 지각 및 신체진단용 기구 ④ 청력검사용 기기 ⑤ 검안용 기기, 혈압검사 또는 맥파검사용 기기
22	내장기능 대용기	① 내장기능 대용기(인공심폐기, 인공심장박동기, 인공신장기, 심폐용 혈액펌프 등)
23	시술기구	① 의료용 소식자 ② 의료용 칼 ③ 의료용 가위 ④ 의료용 줄 ⑤ 결찰기 및 봉합기 ⑥ 의료용 클램프 ⑦ 조직가공기 ⑧ 의료용 권면자 ⑨ 의료용 겸자 ⑩ 의료용 박리자 ⑪ 개창 또는 개공용기구 ⑫ 인상채득 또는 교합용기구 ⑬ 의료용 큐렛 ⑭ 의료용 톱 ⑮ 의료용 끌 ⑯ 의료용 망치 ⑰ 의료용 레버 ⑱ 의료용 교단기 ⑲ 의료용 천자기 ⑳ 혼합 및 분배용 기구 ㉑ 천삭기 및 천공기 ㉒ 의료용 확장기 ㉓ 의료용 압자 ㉔ 의료용 충전기 ㉕ 측정 및 유도용 기구 ㉖ 치과용 브로치 ㉗ 치과용 탐침 ㉘ 치과용 방습기
24	전기수술장치	① 전기수술장치 ② 의료용 흡인기 ③ 의료용 세정기 ④ 기흉기 및 기복기 ⑤ 냉동수술장치
25	의료용 경	① 의료용 경(의료내시경, 의료용 카메라 등)
26	마취기	① 마취기 ② 호흡보조기
27	시력보정용 렌즈	① 시력보정용 렌즈 ② 시력보정용 안경
28	시력표 및 색각검사표	① 시력표 및 색각검사표
29	의료용 자기발생기	① 의료용 자기발생기 ② 의료용 전자기발생기
30	의료용 물질생성기	① 의료용 물질생성기
31	인체조직 또는 기능 대치품	① 인체의 조직 또는 기능 대치품(인공혈관, 인조포, 인공유방 등)

순번	품목군	해당 의료기기
32	판금물	① 의료용 챔버 ② 의료용 정온기 ③ 의료용 소독기 ④ 의료용 무균수장치
33	부목	① 팽창성 스프린트 ② 스프린트 ③ 테니스브라운 스프린트 등
34	봉합사 및 결찰사	① 봉합사 및 결찰사(견제 봉합사, 플라스틱제 봉합사 등)
35	보청기	① 보청기
36	피임용구	① 피임용구(페사리, 자궁 내 피임기구 등) ② 콘돔
37	외과용품	① 탈질치료용 기구(탈장대 등) ② 외과용품(수술용 장갑 등)
38	치과재료	① 치과용 금속 ② 치과용 모형제품 및 매몰제 ③ 보철물 분리재료 ④ 치과용 매식재료 ⑤ 예방치과재료 ⑥ 치과용 재료 ⑦ 치과용 근관충전 및 치료제 ⑧ 의치상 재료 ⑨ 치과용 접착 및 충전재료 ⑩ 치과용 인상재료 ⑪ 치과용 연마재료 ⑫ 치과용 왁스 ⑬ 교정재료 ⑭ 보철재료
39	환자운반차	① 환자운반차(휠체어, 환자운반기, 환자리프트 등)

(3) 의료기기의 안전성

① 다른 의료기기의 위험이나 고장을 유발해서는 안된다.

② 의료기기의 성능 및 의료기기가 환자의 건강유지나 생명에 연관되는 경우가 많으므로 기기의 기능 및 성능이 손상되지 않도록 상호 간 서브 외란의 영향, 신뢰성 등을 고려해야 한다.

③ 의료기기의 안전성은 아주 엄격히 생각할 필요성이 있다. 특히 환자의 안전성을 확실하게 확보하지 않으면 안된다.

2. IEC(국제전기표준회의)에서 기기장애를 일으키는 9가지 항목

① 부품의 고장(특히 생명유지장치 등)

② 조작미숙, 전기적 또는 기계적 손상에 의한 동작불량

③ 여러 가지 형태의 에너지(인체에 흐르는 전류, 방사선 초음파, 고주파 에너지, 가속입자 등)

④ 화학적 부식제, 독물, 고온유체의 방출, 생물학적으로 불완전한 물질의 접촉

⑤ 기기의 손상에 따른 용융금속이나 연고물체 등이 기기 외로 누출되어서 생기는 화재

⑥ 고주파 간섭에 의한 진단, 데이터 수집, 자동 시스템, 치료 등의 방해

⑦ 부적절한 부품의 교환, 조작 순서의 오류, 부정 출력

⑧ 체표면의 과열에 의한 반사운동이나 열상

⑨ 전원공급의 정지

3. 의료 기타 안전

(1) 의료기기의 등급

1) 의료기기 안전등급 규정

식품의약품안전청은 의료기기를 인체에 미치는 위해성의 정도에 따라 관리할 수 있도록, '의료기기 품목 및 품목별 등급에 관한 규정'을 제정하고 있다.

2) 의료기기 안전등급 판단기준

① 의료기기의 인체삽입 여부
② 인체 내 삽입 · 이식기간
③ 의약품이나 에너지를 환자에게 전달하는지 여부
④ 환자에게 국소적 또는 전신적인 생물학적 영향을 미치는지 여부
⑤ 체내(구강 내를 제외)에서의 화학적 변화 유무

3) 의료기기 안전등급 분류(총 1,004품목 · 4등급 분류)

표 1-22 • 의료기기 안전등급 분류

등급	내 용	비 고
1	인체에 직접 접촉되지 아니하거나 접촉되더라도 잠재적 위험성이 거의 없고, 고장이나 이상으로 인하여 인체에 미치는 여향이 경미한 의료기기	수술용 무영등, 휠체어(수), 혈당측정기, 혈압계(수은, 아네로이드), 의료용 · 영상처리용 장치, 소프트웨어 등
2	사용 중 고장이나 이상으로 인한 인체에 대한 위험성은 있으나 생명의 위험 또는 중대한 기능장애에 직면할 가능성이 적어 잠재적 위험성이 낮은 의료기기	고압증기멸균기, 저주파자극기, 산소포화도측정기, 휠체어(자), 혈압계(자), ECG
3	인체 내에 일정기간 삽입되어 사용되거나, 잠재적 위험성이 높은 의료기기	가스마취기, 인공호흡기, 인공신장기, ESWL, CT, MRI
4	인체 내에 영구적으로 이식되는 의료기기, 심장 · 중추신경계 · 중앙혈관계 등에 직접 접촉되어 사용되는 의료기기, 동물의 조직 또는 추출물을 이용하거나 안전성 등의 검증을 위한 정보가 불충분한 원자재를 사용한 의료기기	인공심폐기, 인공심장박동기, 심폐용 혈액펌프, 인공달팽이관장치, 광선조사기 등

(2) 의료기기 안전표시

1) 의료기기 안전

의료기기로부터 환자 기타의 사람들, 동물 또는 그 주위에 미치는 잠재적인 유해한 영향을 제거하기 위해 다음과 같은 안전점검이 필요하다.

① **임상자료**(Clinical data : 클리닉 데이터)
② **환경에 대한 안전**(Environmental safety : 엔버러멘털 세이프티)
③ **오동작에 대한 안전**(Functional safety : 펑셔널 세이프티)
④ **성능에 대한 안전**(Performance safety : 퍼포먼스 세이프티)
⑤ **전자파장해에 대한 안전**(Electromagnetic compatibility : 일렉트로매그네틱 컴퍼티빌리티)

표 1-23 의료현장에서 주의할 안전문제

안전의 종류	의료현장에서 주의할 안전문제 내용의 예
열적 안전	이상고온, 이상저온, 발열의 집중, 항온유지 불능, 폭발, 화재 등이다.
방사선적 안전	방사선 누설, 과대 에너지 조사, 장기간 작용 등이다. ① **전리방사에 대한 안전**(Ionizing radiation : 아이노나이징 라디에이션) ② **비전리방사에 대한 안전**(Non-ionizing radiation : 넌 아이노라이징 라디에이션)
광학적 안전	과도한 집중, 목표물 이외의 누설(반사, 산란 등)이다.
전기적 안전	감전 Shock(쇼크), 과대 에너지, 다른 기기의 간섭, 정보의 왜곡, 기능정지, 정전 등이다. **전기적 안전**(Electrical safety : 일렉트릭컬 세이프티)
기계적 안전	낙하, 압박, 예리한 Edge(에지), 고무관의 파열, 혈액누설, 초음파의 접속 등이다. **기계적 안전**(Mechanical safety : 메카니컬 세이프티)
화학적 안전	의료용 가스나 약품의 오용, 용량의 과다 또는 과소, 기기의 부식, 재질의 변화, 폭발, 화재 등이다.
생물학적 안전	멸균 불완전에 의한 세균감염, 혈전이나 기포의 혼입, 생리적 반응에 의한 것 등이다. **생물학적 안전**(Biocompatibility : 바이오 컴퍼티빌리티)

2) 의료기기 전기적 안전(Electrical safety) 및 표시

표 1-24 의료기기 전기적 안전 및 표시

구 분	B형 장착부	F형 절연장착부	
		BF형 장착부	CF형 장착부
정 도	허용누설전류에 대해 보호된 기기	B형 장착보다 높은 전기 충격에 대한 보호를 갖춘 기기	BF형 장착부보다 높은 전기 충격에 대한 보호를 갖춘 기기
외장누설 전류허용치	정상시 01.[mA] 단일고장시 0.5[mA]	정상시 0.1[mA] 단일고장시 0.5[mA]	정상시 0.1[mA] 단일고장시 0.5[mA]
환자누설 전류허용치	정상시 01.[mA] 단일고장시 0.5[mA]	정상시 0.1[mA] 단일고장시 0.5[mA]	정상시 0.01[mA] 단일고장시 0.05[mA]

3) 각종 안전관련 표시

① 기호에 의한 표시(ISO, IEC, CE, FDA 규격)로 안전을 나타낸다.
② 색(Color : 컬러)에 의한 표시로 안전을 나타낸다.
㉠ 적색 : 위험주의 및 긴급대처요구(적색은 긴급시에 기능을 정지하기 위한 누름버튼에만 사용)할 때 부착한다.
㉡ 황색 : 경고 또는 주의요망일 때 부착한다.
㉢ 녹색 : 조작준비 완료를 뜻한다.

14 | 의료와 에너지

1. 의료와 에너지

의료시설에서도 진료용 기기로부터 여러 가지 에너지가 방사되며 진료상의 목적으로 에너지를 주는 경우와 진료상 의도하지 않은 에너지가 누설되는 경우가 있을 수 있다. 이들 에너지에 대한 안전성은 일상생활에서의 안전성과 다르지 않다. 그러나 의료시설에서는 다음과 같은 특수한 사정이 있다.

① 환자는 에너지에 대하여 특히 약하다.
② 치료상의 목적으로 큰 에너지를 의도적으로 주는 경우가 있다.
③ 환자는 구속된 상태에 있으므로 위험을 느껴도 피할 수 없을 수도 있다.

진료용 기기로부터 여러 가지 에너지가 방사되는 진료의 목적과 의도되지 않은 에너지 누설과 같은 이유로 안전성은 특히 엄격히 규정된다.

체내 삽입형 페이스메이커를 가진 환자에게 전자유도가 있을 경우 심장질환을 갖는 환자에 전류를 흘리는 경우를 생각해 보면 에너지에 대한 안전성을 일반적인 환경보다도 엄격히 규정할 필요가 있음을 알 수 있다. 환자가 위험에 대해 대처할 수 없을 경우에는 치료목적으로 에너지를 주므로 안전기준의 한계를 초과하는 에너지를 주는 경우가 생긴다.

생체에 대한 에너지의 작용은 다음 조건에 주의하여야 한다.

① 작용기간
② 조사밀도
③ 작용부위

④ 에너지의 종류
⑤ 기타 파라미터(주파수, 파형 등)

안전기준과 관련하여 에너지의 종류, 작용기전에 따라서 문턱값이 있는 경우에 주의하여야 한다.

㉠ 방사선은 문턱값이 없으면 아무리 작은 소량의 영향도 축적되어 간다. 따라서 가능한 방사선의 조사량을 작게 하도록 노력하여야 한다. 이에 대하여 저주파 전류의 영향에는 문턱값이 있으며, 기준값 이하의 전류는 전혀 영향을 일으키지 않는다.

안전문제를 고려할 때 중요한 것은 기기에서 사용하는 에너지의 안전한계를 아는 것이다. 각종 에너지에 대한 인체의 안전한계를 알려면 인체의 물성을 알아야 한다. 각종 에너지에 대한 인체의 안전한계는 표 1-25와 같으며 값은 어디까지나 대략적인 값이며, 실제로는 작용의 지속시간, 주위의 조건, 펄스인 경우는 첨두치, 개인차 등도 고려하여야 한다.

표 1-25 각종 에너지의 한계

에너지	작용/대상	안전한계
고주파 전류	피부 고환	1[W/cm^2] 0.1[W/cm^2] 0.01[W/cm^2]
저주파 전류	이탈한계 심실세동	10[mA](Macro shock : 매크로 쇼크) 0.1[mA](Micro shock : 마이크로 쇼크)
온 도	영상	450[°C]
초음파	Cavition(카베이션) 열작용 생식세포	10[W/cm^2] 1[W/cm^2] 0.1[W/cm^2]
자 계		정설 없음

2. 에너지와 생물

안전성이라는 관점에서 보면 의료기기 기술에 최초로 요구되는 것은 생체에 에너지를 방출시켜 위해를 주지 않는 것이다.

생체에 에너지를 주게 되면 신경세포의 흥분이 일어나고 손실에 의한 열의 발생이 일어나므로, 분자나 입자에 작용하는 직접적인 힘 등의 여러 가지 작용이 일어난다.

제2장
의료기기의 전기·기계적 안전에 관한 공통 기준규격

1. 일반사항
2. 전기충격의 위험에 대한 안전

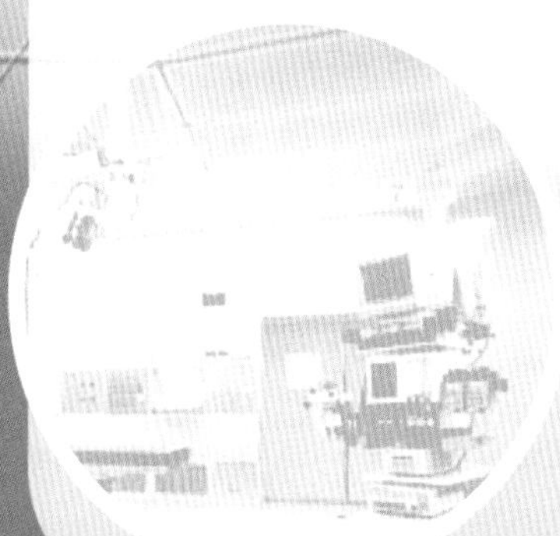

01 | 일반사항

1. 적용범위 및 목적

(1) 적용범위

의료기기의 기계적, 전기 안전에 관한 공통기준규격(이하 기준규격이라 한다)은 전기를 사용하는 의료기기(이하 기기라 한다)에 적용한다.

(2) 목 적

기준규격은 의료기기의 기술문서 작성 및 심사시 활용되는 규격으로, 의료기기의 전기 · 기계적 안전에 관한 명확한 기준을 설정하여 기술문서 작성자에게 편의를 제공하고, 기술문서 심사의 공정성 및 투명성을 제공함으로써 의료기기의 품질관리에 적정을 기하는 데 있다. 이 기준규격은 권장 기준규격으로서 강제요건이 아니며 제품의 특성에 따라 개별기준규격을 적용할 수 있다.

(3) 개별기준규격

개별기준규격은 이 공통기준규격에 우선한다.

(4) 보조기준규격

보조기준규격은 다음에 적용되는 일반요구사항을 규정한다.

① 한 개 군의 기기(예를 들면, 방사선을 이용하는 기기)이다.
② 모든 기기의 특성으로서 공통기준규격에는 충분하게 나타나 있지 않은 것(예를 들면 전자파 적합성)이다.
③ 보조기준규격이 개별기준규격에 적용되는 경우는 개별기준규격이 보조기준규격에 우선한다.

2. 용어 및 정의

이 기준규격에 있어서 다음의 의미를 적용한다.

'전압' 및 '전류'라는 용어를 사용하고 있는 경우 그들은 교류, 직류 혹은 합성 전압, 전류의 실효치를 의미한다.

(1) 기기의 부분, 보조기기 및 부속품

① 개폐커버 : 조정, 검사, 교환 또는 수리의 목적으로 기기의 부분에 접근할 수 있도록 마련된 외장 또는 가드의 일부이다.

② 접촉 가능 금속부 : 공구를 사용하지 않고 접촉할 수 있는 기기의 금속부분이다.

③ 부속품 : 기기가 의도한 사용을 가능케 하거나, 편리하게 하거나 혹은 보다 좋게 하거나 또는 부가적인 기능을 완전하게 하기 위해 기기와 병용하는 것이 필요하거나 또는 적절하게 수시로 사용하는 것이다.

④ 부속문서 : 기기 또는 부속품에 부속되고 또 기기의 사용자, 조작자, 설치업자 또는 조립업자에 있어 중요한 모든 문서, 특히 안전에 관한 정보를 기재한 문서이다.

⑤ 장착부 : 기기의 일부로서 정상적인 사용시에 다음의 상태가 되는 부분이다.

㉠ 기기가 그 기능을 수행하기 위해 환자와의 물리적 접촉이 필연적인 부분이다.

㉡ 환자와 접촉되어 있는 부분이다.

㉢ 환자와 접촉할 필요가 있는 부분이다.

⑥ 외장 : 다음 부분을 포함한 기기 외측의 표면이다.

㉠ 모든 접촉 가능 금속부, 손잡이 등과 같은 것이다.

㉡ 접촉 가능한 샤프트이다.

㉢ 시험을 목적으로 하는 경우에는 외측 표면에 낮은 도전성 재료 또는 절연재료를 부착시킨 규정된 치수의 금속박이다.

⑦ F형 절연(플로팅) 장착부(이하 F형 장착부라 한다) : 단일 고장상태에서 허용되는 환자누설전류를 초과하지 않도록 그 기기의 다른 부분으로부터 절연된 장착부, 즉 외부전원으로부터 의도되지 않은 전압이 환자에게 인가되면 전압이 장착부와 대지 사이에 인가된다. F형 장착부는 BF형 장착부와 CF형 장착부로 나눈다.

⑧ 내부전원 : 기기를 동작시키기 위해 필요한 전력을 공급하고 기기 내부에 함께 내장되어 있는 전원이다.

⑨ 활전(Live : 라이브) 상태 : 기기 부분에 접속이 이루어졌을 때 허용누설전류를 초과하는 전류가 기기 부분에서 대지 또는 기기 부분에서 동일기기의 접촉 가능 부분으로 흐를 가능성이 있는 부분의 상태이다.

⑩ 전원부 : 기기의 전원에 도전 접속하는 것을 의도하는 모든 부분의 전체. 이 정의에 있어서 보호접지선은 전원부의 일부로는 간주하지 않는다.

⑪ 환자회로 : 한 부분 이상의 환자 접속부를 포함하는 전기회로로서 환자 접속부로부터 필요한 범위(부분)에서 내전압 요구기준을 만족시킬 수 있을 만큼 절연되어 있지 않은 도전부나 연면거리 및 공간거리 요구기준을 만족시킬 수 있을 만큼 분리되지 않은 도전부를 포함한다.

⑫ 보호커버 : 접촉했을 때 위험이 발생할 우려가 있는 부분에 불의의 접근을 방지하기 위해 준비한 외장 또는 가드의 일부분이다.

⑬ 신호입력부 : 디스플레이, 레코딩 또는 데이터 처리를 위해 다른 기기로부터 입력신호인 전압 또는 전류를 받아들이는 것을 의도한 기기 부분이다.

⑭ 신호출력부 : 디스플레이, 레코딩 또는 데이터 처리를 위해 다른 기기에 출력신호인 전압 또는 전류를 공급하는 것을 의도한 장착부 이외의 기기 부분이다.

⑮ 전원장치 : 하나 이상의 기기에 전력을 공급하는 기기이다.

⑯ 접촉 가능 부분 : 공구를 사용하지 않고 접촉할 수 있는 기기의 부분이다.

⑰ 환자 접속부 : 정상상태 또는 단일고장상태에서 그것을 통하여 환자와 기기 사이에 전류가 흐를 수 있는 장착부의 모든 개별 부분이다.

⑱ B형 장착부 : 전격보호를 위하여 이 기준규격에서 규정한 요구조건을 따르는 장착부, 특히 허용누설전류 기준규격에 적합하며 B형 장착부의 표시는 그림 2-1과 같은 기호를 표시한다. 심장에 직접 사용하기에는 적합하지 않다.

그림 2-1 • B형 장착부 기호

그림 2-2 • BF형 장착형 기호

그림 2-3 • CF형 장착형 기호

⑲ BF형 장착부 : B형 장착부보다 더 높은 전격에 대한 보호를 갖춘 F형 장착부로서 BF형 장착부의 표시는 그림 2-2와 같은 기호를 사용한다. 심장에 직접 사용하기에는 적합하지 않다.

⑳ CF형 장착부 : BF형 장착부보다 더 높은 전격에 대한 보호를 갖춘 F형 장착부로서 CF형 장착부의 표시는 그림 2-3과 같은 기호를 사용한다.

(2) 기기의 형식(분류)

① AP류 기기 : 공기혼합 가연성 마취가스에서 점화원이 되지 않도록 구조, 표시 및 관련 문서가 규정된 요구사항을 만족시키는 기기 또는 기기의 부분이다.

② APG류 기기 : 산소 또는 아산화질소[18] 혼합 가연성 마취가스에서 점화원이 되지 않도록 구조, 표시 및 관련 문서가 규정된 요구사항을 만족시키는 기기 또는 기기의 부분이다.

③ 1급기기 : 전기충격에 대한 보호를 기초절연에만 의존하지 않고 기초절연의 고장(파손) 시 접촉 가능 금속부가 생기게 되지 않도록 그 기기를 설비의 고정배선 중의 접지선에 접속하기 위한 수단을 추가 안전수단으로 갖춘 기기이다.

④ 2급기기 : 전기충격에 대한 보호를 기초절연에만 의존하지 않고 이중절연 또는 강화절연과 같은 추가안전 수단을 갖춤에 따라 보호접지나 설치의 조건에 의존하지 않는 기기이다.

⑤ 심장에의 직접 사용 : 환자의 심장에 직접 도전 접속하는 기기의 사용이다.

⑥ 고정형 기기 : 건물 또는 차량 등과 같은 안정된 특정한 장소에 고정된 기기로서 공구를 사용하지 않으면 떼어낼 수 없는 기기이다.

⑦ 수지형 기기 : 정상적인 사용 시에 손으로 지지하는 것을 의도한 기기이다.

⑧ 전기를 사용하는 의료기기(이하 기기라 한다) : 사람 또는 동물의 질병의 진단, 치료, 처치, 예방 또는 동물의 구조·기능에 영향을 주기 위한 목적으로 전기를 사용하는 기구, 기계 또는 장치로서 식품의약품안전청장이 지정하는 것을 말하며, 특정 전원에의 접속을 1개소만 하고 환자에게 물리적 또는 전기적 접촉을 통하여 환자로부터 발생되는 에너지를 검출하거나 기기로부터 발생된 에너지를 환자에게 전달하는 기능을 가지며, 정상적인 사용을 가능하게 하기 위하여 제조자에 의해 정의된 부분품 또는 부속품을 포함한다.

⑨ 이동형 기기 : 기기 자체의 바퀴 또는 그와 동등한 수단에 의해 지지된 상태에서 한 장소에서 다른 장소로 이동시키는 것을 의도한 기기이다.

⑩ 영구설치형 기기 : 공구를 사용하지 않으면 떼어낼 수 없는 영구적인 접속방법으로 전원에 전기적으로 접속되는 기기이다.

⑪ 휴대형 기기 : 1인 이상의 손에 의해 운반되고, 사용 중 또는 사용하고 있지 않은 기간 중에 한 장소에서 다른 장소로 이동시키는 것을 의도한 기기이다.

⑫ 거치형 기기 : 고정형 기기, 또는 한 장소에서 다른 장소로 이동하는 것을 의도하지 않은 기기이다.

⑬ 가반형 기기 : 전원에 접속 또는 접속하지 않은 상태에서 범위에 제한되지 않고 한 장소

18) 아산화질소(亞酸化窒素, Nitrous oxide : 나이트러스 악사일) : 일산화이질소, 소기(笑氣 : 웃음 가스)라고도 하며. 여러 가지 질소 산화물 중의 하나. 화학식은 N_2O. 상쾌하고 달콤한 냄새와 맛을 가진 무색의 기체로, 흡입하면 약한 히스테리 증상이 나타나 고통에 대해 무감각하게 되고 때때로 웃기까지 한다. 1772년 영국의 화학자 조지프 프리스틀리가 발견했고, 후에 다른 영국의 화학자 험프리 데이비가 아산화질소라고 명명했으며 생리학적 효과도 증명했다.

- 용도 : 단기간 실시하는 외과수술에서 마취제로 주로 사용하는 것인데, 장시간 흡입하면 사망한다. 또한 이 기체는 식용 에어로졸의 분사제(噴射劑)로도 사용된다. 아산화질소는 묽은 질산에 아연을 반응시키거나, 아질산나트륨($NaNO_2$)에 염산히드록실아민($NH_2OH \cdot HCL$)을 반응시켜 얻을 수 있으나, 가장 보편적으로는 질산암모늄(NH_4NO_3)을 분해시켜 만든다.

에서 다른 장소로 쉽게 이동하는 것을 의도한 기기이다.

⑭ 내부전원 기기 : 내부전원에 의해 동작시킬 수 있는 기기이다.

(3) 절 연

의료기기의 절연의 종류를 나타내면 그림 2-4와 같다.

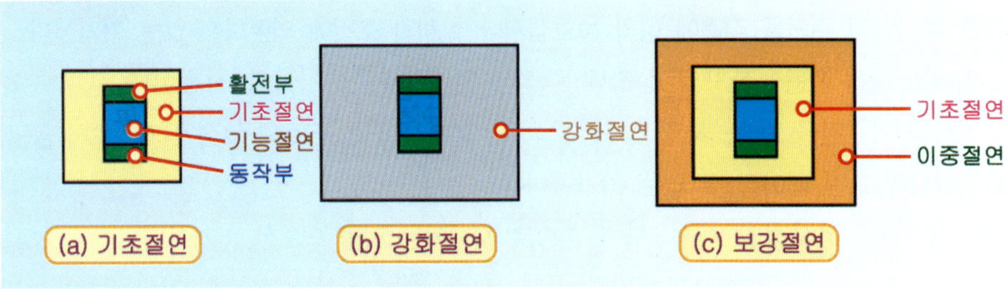

그림 2-4 • 절연의 종류

① 공간거리 : 두 개의 도전성 부분 간의 공기 중 최단거리이다.

② 기초절연 : 전기충격에 대한 기초적인 보호를 위해 활전부(Live part : 라이브 파트)에 사용하는 절연(그림 2-4 (a))이다.

③ 연면거리 : 두 개의 도전성 부분 간의 절연물 표면에 연한 최단거리이다.

④ 이중절연 : 기초절연과 보강절연으로 구성한 절연(그림 2-4 (c))이다.

⑤ 강화절연 : 이 기준규격에서 규정한 조건하에서 이중절연과 동등한 정도의 전기충격에 대한 보호를 제공하고 활전부(Live part : 라이브 파트)에 사용하는 단일절연 시스템(그림 2-4 (b))이다.

⑥ 보강절연 : 기초절연의 불량시 전기충격에 대한 보호를 위하여 기초절연에 추가해 사용하는 독립된 절연(그림 2-4 (c))이다.

(4) 전 압

① 고전압 : 교류 1,000[V]를 넘거나 또는 직류 1,500[V] 혹은 첨두전압이 1,500[Vp]를 초과하는 전압이다.

② 전원전압 : 전원으로부터 공급되는 전압으로서 다상인 경우 선간의 전압, 단상인 경우는 중성선과 선간의 전압이다.

③ 안전특별저전압 : 변압기 또는 컨버터에 정격전압을 인가했을 때 안전특별저전압 변압기 또는 이와 동등하게 분리된 장치에 의해 접지회로가 없는 도선 간에 나타나는 공칭전압으로서 교류 25[V] 또는 직류 60[V]를 넘지 않는 전압이다.

(5) 전 류

① 접지누설전류 : 전원부에서 절연의 내부 또는 표면을 통해 보호접지선으로 흐르는 전류이다.

② 외장누설전류 : 정상적인 사용시에 장착부를 제외하고 조작자 또는 환자가 접촉할 수 있는 외장 또는 외장의 부분에서 보호접지선 이외의 도전접속을 통해 대지 또는 그 외장 외의 다른 외장 부분으로 흐르는 전류이다.

③ 누설전류 : 기능과는 무관한 전류로서 접지누설전류, 외장누설전류 및 환자누설전류로 정의된다.

④ 환자측정전류 : 정상적인 사용시 장착부 간에 환자를 사이에 두고 흐르는 생리적인 효과를 의도하지 않는 전류로서 예를 들면, 증폭기의 바이어스 전류, 임피던스 프레티스모그라피에 사용하는 전류를 말한다.

⑤ 환자누설전류 : 장착부에서 환자를 경유하여 대지에 흐르거나 또는 외부의 전원에서 환자에게 의도하지 않은 전압에 기인하여 환자로부터 F형 장착부를 경유하여 대지로 흐르는 전류(그림 2-5)이다.

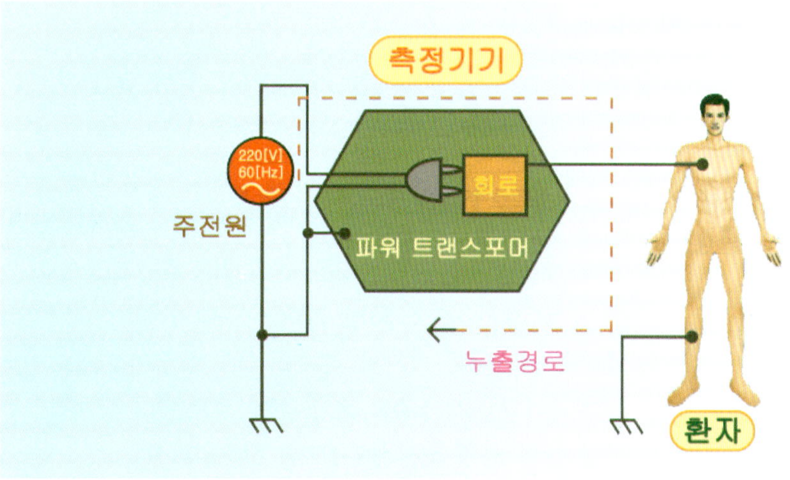

그림 2-5 • 누설전류

(6) 접지단자 및 접지선(그림 2-6, 그림 2-7)

① 기능접지선 : 기능접지단자에 접속하는 도선이다.

② 기능접지단자 : 기능상의 목적으로 접지할 것을 의도하는 측정용 전원이나 제어회로의 한 점 또는 실드부분에 직접 접속한 단자이다.

③ 등전위화 도선 : 기기와 전기설비의 등전위화 도선 간을 접속하는 도선이다.

④ 보호접지선 : 보호접지단자와 외부의 보호접지계 간을 접속하는 도선이다.

⑤ 보호접지단자 : 안전의 목적으로 Ⅰ급기기의 도전성 부분에 접속한 단자로 보호접지선에 의해 외부의 접지계에 접속하는 것이다.

⑥ 보호접지 : 보호의 목적으로 보호접지 기준규격에 적합한 수단에 의해 보호접지단자에 접속하는 것이다.

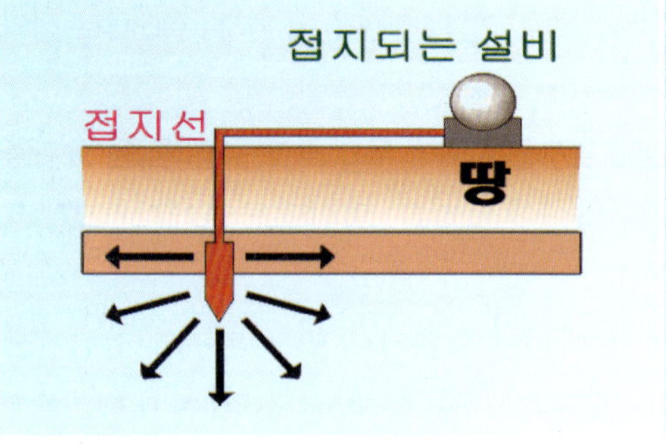

그림 2-6 • 접지의 개념도

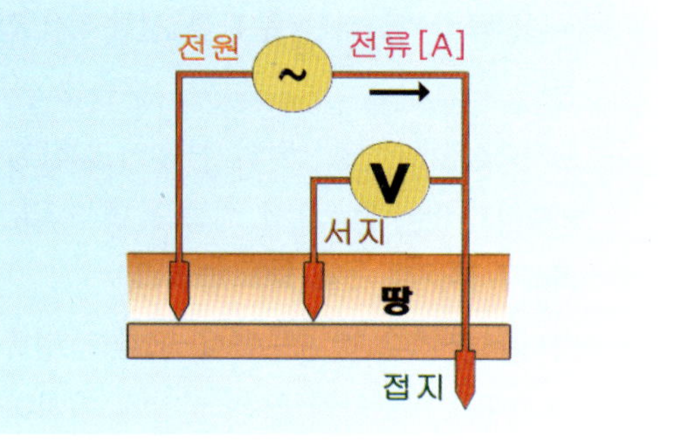

그림 2-7 • 접지저항의 측정

(7) 전기적 접속(전기적 접속기)

① 전원접속기 : 공구를 사용하지 않고 유연한 코드를 기기에 접속하기 위한 것으로서 코드에 부착된 전원 커넥터와 기기에 부착된 전원소켓단자로 구성된다.

② 전원소켓(Inlet : 인렛) : 기기 내에 부착되거나 기기에 고정된 전원접속기의 한 부분이다.

③ 보조전원소켓(Outlet : 아웃렛) : 공구를 사용하지 않고 다른 기기 또는 그 기기의 분리된 부분에 전원을 공급하는 것을 의도한 그 기기와 같은 전원전압을 갖는 소켓이다.

④ 도전접속 : 도전접속을 통해 허용누설전류를 초과하는 전류를 흘릴 수 있는 접속이다.

⑤ 착탈전원코드 : 적절한 전원접속기에 의해 기기의 접속을 의도한 유연성 코드이다.

⑥ 외부접속용 단자반 : 다른 기기와의 전기적 접속을 하기 위한 단자반이다.

⑦ 고정전원소켓 : 건물이나 차량 내의 고정 배선계에 설치된 전원소켓이다.

⑧ 내부접속용 단자반 : 기기의 내부 또는 기기의 부분 간의 내부접속을 하기 위한 단자반이다.

⑨ 전원커넥터 : 전원에 접속하는 것을 의도하는 유연성 코드와 일체로 하거나 또는 여기에 부착하는 것을 의도한 전원접속기의 부품. 전원 커넥터는 기기의 전원소켓에 삽입시키는 것을 의도하는 것이다.

⑩ 전원플러그 : 고정전원소켓에 삽입시키기 위해 기기의 전원 코드와 일체로 하거나 또는 부착하는 것을 의도한 부품이다.

⑪ 전원단자반 : 전원에의 전기적 접속을 하기 위한 단자반이다.

⑫ 단자반 : 전기적 접속을 하기 위한 기기의 부품으로서 여러 개의 독립된 접점이 있어도 좋다.

⑬ 전원코드 : 전원을 공급하기 위하여 기기에 고정하거나 또는 착탈하는 유연성 코드이다.

(8) 변압기

안전특별저전압 변압기는 최소한 기초절연에 의해 대지 및 변압기의 본체에서 전기적으로 분리되고, 적어도 이중절연 또는 강화절연과 동등한 절연에 의해 입력권선에서 전기적으로 분리되는 변압기로서 안전특별저전압회로에 전력을 공급하도록 설계된 출력권선을 가진 변압기이다.

(9) 제어기 및 제한기

① 가변조정(제어기 또는 제한기) : 공구를 사용하지 않고 조작자가 설정치를 변화시킬 수 있는 조정수단이다.

② 고정조정(제어기 또는 제한기) : 조작자에게 설정치를 변화시키도록 하는 것을 의도하지 않고 또 공구를 사용하지 않으면 설정치를 변화시킬 수 없는 조정수단이다.

③ 과전류차단기 : 과전류차단기에 흐르는 전류가 사전의 설정치를 초과했을 때, 즉시 또는 시간의 간격을 두고 전기회로를 개방하는 보호기구이다.

④ 자동복귀형 열감지차단기 : 기기가 관련된 부분이 냉각된 후 자동적으로 전류를 복귀시키는 열감지차단기이다.

⑤ 열감지차단기 : 이상 동작 중에 자동적으로 회로를 개방하거나 또는 전류를 감소시켜 기기자체 또는 기기부분의 온도를 제한하는 기구로서 그 설정치는 조작자가 변화시킬 수 없는 구조로 되어 있다.

⑥ 자동온도조절기 : 정상적인 동작 상태에서 자동적으로 전기회로를 개폐함으로써 기기 또는 기기 부분의 온도가 2개의 특정한 값 사이를 유지하도록 하는 온도 감지기구로서 온도 설정치는 고정되거나 또는 가변할 수 있는 구조이다.

(10) 기기의 동작

① 냉상태 : 기기에 충분히 긴 시간 동안 전력을 공급하지 않아 기기의 온도가 주위온도와 같아진 상태이다.

② 연속가동 : 초과온도를 제한하지 않고 시간제한이 없는 정상부하에서 기기의 가동이다.

③ 간헐부하의 연속가동 : 기기가 전원에 연속적으로 접속된 상태에서 가동되는 것으로서 지정한 허용부하시간은 장시간 부하가동온도에 도달하지 않을 정도로 짧으나, 다음 부하까지의 간격은 장시간 무부하 가동온도까지 냉각할 만큼 충분히 길지 않은 상태에서 기기의 가동이다.

④ 단시간 부하의 연속가동 : 기기가 전원에 연속적으로 접속된 상태에서 가동되는 것으로

서 지정한 허용부하시간은 장시간 부하가동온도에 도달하지 않을 만큼 짧으나 다음 부하까지의 간격은 장시간 무부하 가동온도까지 냉각할 만큼 충분히 긴 상태에서 기기의 가동이다.

⑤ 듀티 사이클 : 기기 가동시간의 합과 듀티 사이클에 이은 휴지시간의 조화에 대한 가동시간의 비로서 가동시간과 듀티 사이클 간격이 변화할 경우에는 충분히 긴 시간의 평균치로서 계산한다.

⑥ 간헐가동 : 특정한(지정한) 동일 사이클이 연속하여 가동되는 것으로서 각각의 사이클은 연속된 각 사이클이 지정한 온도한계를 초과하지 않는 정상부하의 동작시간과 간헐가동에 이은 기기에 전원을 예열하거나 끊은 상태에서의 휴지기간으로 구성된다.

⑦ 정상상태 : 안전상 위험에 대한 보호를 위해 준비된 모든 수단이 완전한 상태이다.

⑧ 정상사용 : 사용설명서에 따라 조작자가 행하는 일상적인 점검 및 조정을 포함하여 동작 및 사전준비이다.

⑨ 올바른 설치 : 최소한 제조업자가 부속문서에 나타내고 있는 설치에 관한 지시에 따라 설치된 상태이다.

⑩ 단시간 동작 : 냉상태에서 개시하고, 지정한 온도한계를 넘는 일 없고 각 동작의 간격은 기기가 냉상태에 달할 만큼 충분히 긴 지정시간의 정상부하에 있어서의 동작이다.

⑪ 단일고장상태 : 기기에 갖추어진 안전상 위험에 대한 보호수단의 하나가 고장나거나 또는 외부에 하나의 이상상태가 존재하는 상태이다.

(11) 기계적 안전

① 시험수압 : 기기안전 기준에 규정한 적합 여부를 시험하기 위해 용기 또는 용기 부분에 적용하는 압력이다.

② 최대 허용부하 압력 : 제조업자 혹은 시험기관 또는 전문가가 최신 시험보고서에서 지정하고 있는 압력이다.

③ 최소파단하중 : 후크의 법칙[19]이 성립하는 최대 하중이다.

④ 압력(과압) : 대기압을 넘는 압력(게이지 압력)이다.

⑤ 안전동작하중 : 기기의 사용설명서에 따라 설치 또는 사용한다면 그 기기 또는 기기부품의 제공자의 선언에 의해 허용될 수 있는 기기 또는 기기의 부품이 견딜 수 있는 최대하중이다.

⑥ 안전장치 : 한계를 초과하는 움직임에 의한 위험한 힘 또는 현수 수단의 사고시의 현수물체의 낙하의 위해로부터 환자 또는 조작자를 보호하는 수단이다.

19) Hooke's Law(후크의 법칙) : 물체에 가해진 하중과 그로 인해 발생하는 변형량과의 관계를 나타내는 법칙이다. 어떤 임의의 물체에 하중이 가해지면 어느 한계에 이르기까지는 변형량이 하중에 선형적으로 비례한다는 법칙이다. 응력(Stress : 스트레스)이 σ, 변형률(Strain : 스트레인)이 ε, 탄성계수(Elastic modulus : 일레스틱 모듈레스)가 E로 표시될 때 후크의 법칙을 수식으로 나타내면 $\sigma=E\varepsilon$가 된다.

⑦ 정하중 : 물체의 가속 또는 감속에 기인하는 모든 부하를 제외한 한 부분에 대한 최대 하중이다.
⑧ 안전계수(율) : 최소파단하중과 안전동작 하중과의 비이다.
⑨ 총하중 : 정상상태에서 가속과 감속에 의해 발생하는 정하중과 힘의 합이다.

(12) 기 타

① 형식명칭(형식번호) : 기기의 특정한 형식을 식별하기 위해 사용하는 숫자 혹은 문자 또는 양자의 조합이다.
② 공칭(값) : 허용차를 인정하는 참고적인 목적으로 사용되는 값으로서 예를 들면, 공칭 전원전압, 나사의 공칭직경 등이 있다.
③ 환자 : 의료적인 진료의 대상이 되는 사람 또는 동물이다.
④ 정격(값) : 제조업자가 기기의 특성을 표시하는 양에 대해 지정한 값이다.
⑤ 제조번호 : 일정한 형식의 기기에 대하여 개개의 제품을 식별하기 위해 사용하는 번호 및 기타 명칭이다.
⑥ 전원 : 전원 기준규격의 적용범위 이외의 것으로서 전기장치에 전력을 공급할 수 있도록 영구적으로 설치된 전력원으로 여기에는 구급차 및 이와 같은 것에 영구적으로 설치된 축전지계도 포함한다.
⑦ 공구 : 부품을 조이거나 느슨하게 하기 위해 또는 조정하기 위해 사용되는 기기에 포함되지 않는 기구이다.
⑧ 사용자 : 기기의 사용 및 보수에 관한 책임자이다.
⑨ 응급용 트로리 : 심장·호흡계의 응급사태를 위해 생명유지 및 소생용 기기를 지지하고 운반하는 것을 의도한 바퀴를 부착한 트로리이다.
⑩ 공기혼합 가연성 마취가스 : 특정한 조건에서 점화의 가능성이 있는 농도의 마취증기와 공기가 혼합된 가연성 혼합물. 가연성의 소독제 또는 청소제의 증기와 공기와의 혼합제가 국가 또는 지역의 법규에 따라 공기·가연성 마취가스로 취급되는 일도 있다.
⑪ 산소/아산화질소 혼합 가연성 마취가스 : 특정한 조건하에서 점화의 가능성이 있는 농도의 산소 또는 아산화질소(소기가스)와 마취가스가 혼합된 가연성 혼합물이다.
⑫ 조작자 : 기기를 취급하는 사람이다.
⑬ 안전상 위험 : 직접 기기에서 발생하여 환자, 기타의 사람들, 동물, 또는 그 주위에 미치는 잠재적인 유해한 영향이다.

3. 일반 요구사항

① 기기는 제조업자의 설명서에 따라 수송, 보관, 설치, 정상적인 사용 그리고 보수하였을

때 정상상태 및 단일고장상태에서 당연히 예측되는 안전상 위험이 발생되어서는 안된다. 다만, 기기의 의도된 사용에 의해 생기는 안전상 위험은 제외한다.

② 기기 및 기기의 부품이 동등한 안전도를 갖는다는 것을 보증할 수 있는 경우에는 이 기준규격에서 정한 상세한 기준규격과 다른 재료를 사용하거나 다른 구조여도 된다.

③ 다음의 단일고장상태는 이 기준규격에서 규정한 요구사항 및 시험의 대상이 된다.

㉠ 보호접지선의 단선이다.

㉡ 하나의 전원도선의 단선이다.

㉢ F형 장착부에 외부전압이 나타날 때이다.

㉣ 신호입력부 또는 신호출력부에 외부전압이 나타날 때이다.

㉤ 산소와 가연성 마취가스 또는 아산화질소와 가연성 마취가스의 외장으로부터의 누설이다.

㉥ 액체의 누출이다.

㉦ 위험을 발생할 가능성이 있는 전기부품의 사고이다.

㉧ 위험을 발생할 가능성이 있는 기계부품의 사고이다.

㉨ 온도제한기의 사고이다.

하나의 단일고장상태가 또 하나의 단일고장상태를 필연적으로 유발할 경우에는 이 두 가지 고장을 하나의 단일고장상태로 생각한다.

④ 이 기준규격에 의한 다음의 현상은 발생하기 어렵다.

㉠ 이중절연의 전체적인 전기적 파괴이다.

㉡ 강화절연의 전기적 파괴이다.

㉢ 고정하여 영구적으로 설치된 보호접지선의 단선이다.

⑤ 환자의 접지는 정상상태로 생각한다.

⑥ 사용설명서에 특별히 지정이 없는 한 기기는 방진커버나 멸균커버를 분리한 상태에서 가동했을 때 발생하는 영향에 견딜 필요는 없다.

이 기준규격과 관련된 검사 및 시험의 기준을 달성했을 때 이 장의 요구사항에 적합한 것으로 간주한다.

4. 분 류

기기 및 그 장착부는 규정에 따른 표시 및 표식에 의해 분류할 것. 분류에는 다음을 포함한다.

(1) 전기충격에 대한 보호형식에 의한 분류

1) 외부전원에서 입력을 얻는 기기

① I 급 기기 : 1급기기에는 2중 절연 또는 강화절연 부분, 특별저전압에서 동작하는 부분, 또는 기기를 가동시키기 위해 전기회로의 도전성 부분에 접촉되지 아니하면 안되는 경우에는 보호 임피던스에서 보호된 접촉 가능 부분이 있어도 좋다.

② II급 기기 : 적어도 강화절연과 같은 절연에 의해 도전성 부분으로부터 절연된 명판, 나사 및 리베트와 같은 소부품을 제외하고, 모든 도전성 부분을 싸는 내구성 있는 실질적으로 연속한 절연물의 외장을 지닌 기기. 2급기기를 싸는 절연물의 외장은 보강절연의 일부 또는 전체를 형성해도 좋다.

2) 내부전원형 기기

전원에 접속하는 것을 의도하는 내부전원기기는 접속하고 있는 동안은 1급 또는 2급기기에 대한 요구사항에 적합해야 하고, 접속하고 있지 않을 때는 내부전원기기에 대한 요구사항에 적합해야 한다.

(2) 전기충격에 대한 보호의 정도에 따른 분류

① B형 장착부 : 전격보호를 위하여 이 기준규격에서 규정한 요구조건을 따르는 장착부, 인체에 전극을 장착할 수 있는 장치로 누설전류는 정상상태일 때 100[μA] 이하이며, 단일고장상태에서 500[μA] 이하의 전류가 흘러야 한다.

② BF형 장착부 : B형 장착부보다 더 높은 전격에 대한 보호를 갖춘 F형 장착부이다.

③ CF형 장착부 : BF형 장착부보다 더 높은 전격에 대한 보호를 갖춘 F형 장착부, 누설전류가 정상일 때 10[μA] 이하며 단일고장 발생일 때에는 50[μA] 이하의 전류가 흐르도록 규정되어 있어 심장 표면이나 심장 내에 전극을 장치하는 장비는 CF형 장착부를 택하여야 한다. 심장에 직접 적용되는 것은 10[μA], 피부로부터는 10[mA]로 한계전류를 정하고 있으나, 미국의 UL 기준은 각각 5[μA]와 5[mA]로 규정하고 있다.

④ BF와 CF의 F : Floating(플로팅)의 약자로 환자와 장비가 절연되어 있는 상태를 말하며 장비의 입력부는 접지로부터 Float(플로트)되어 있어 장비의 입력부에 고전압을 가하여도 전류는 환자에게 흐르지 않도록 되어 있다.

(3) 물의 유해한 침입에 대한보호의 정도에 따른 분류

(4) 제조업자가 지정하는 멸균 또는 소독방법에 의한 분류

(5) 공기 · 가연성 마취가스 또는 산소/아산화질소 · 가연성 마취가스가 있는 곳에서의 사용의 안전정도에 의한 분류

① 공기 · 가연성 마취가스 또는 산소/아산화질소 · 가연성 마취가스 속에서의 사용에 적합치 않은 기기이다.

② AP류 기기 : 공기혼합 가연성 마취가스에서 점화원이 되지 않도록 구조, 표시 및 관련 문서가 규정된 요구사항을 만족시키는 기기 또는 기기의 부분이다.

③ APG류 기기 : 산소 또는 아산화질소 혼합 가연성 마취가스에서 점화원이 되지 않도록 구조, 표시 및 관련 문서가 규정된 요구사항을 만족시키는 기기 또는 기기의 부분이다.

(6) 가동 모드에 의한 분류

① 연속가동 : 초과온도를 제한하지 않고 시간제한이 없는 정상부하에서 기기의 가동이다.

② 단시간 동작 : 냉 상태에서 개시하고, 지정한 온도한계를 넘는 일 없이 또 각 동작의 간격은 기기가 냉상태에 달할 만큼 충분히 긴 지정시간의 정상부하에 있어서의 동작이다.

③ 간헐가동 : 특정한(지정한) 동일 사이클이 연속하여 가동되는 것으로서 각각의 사이클은 연속된 각 사이클이 지정한 온도한계를 초과하지 않는 정상부하의 동작시간과 그에 이은 기기에 전원을 예열하거나 끊은 상태에서의 휴지기간으로 구성된다.

④ 단시간 부하의 연속가동 : 기기가 전원에 연속적으로 접속된 상태에서 가동되는 것으로서 지정한 허용부하시간은 장시간 부하가동온도에 달하지 않을 만큼 짧으나, 다음 부하까지의 간격은 장시간 무부하 가동온도까지 냉각할 만큼 충분히 긴 상태에서 기기의 가동이다.

⑤ 간헐부하의 연속가동 : 기기가 전원에 연속적으로 접속된 상태에서 가동되는 것으로서 지정한 허용부하시간은 장시간 부하가동온도에 도달하지 않을 정도로 짧으나 다음 부하까지의 간격은 장시간 무부하 가동온도까지 냉각할 만큼 충분히 길지 않은 상태에서 기기의 가동이다.

02 | 전기충격의 위험에 대한 안전

1. 일반사항

기기는 정상적인 사용 및 단일고장상태에 있어서 전기적 충격의 위험을 가능한 한 미연에 방지하도록 설계한다. 기기가 이 절에 해당하는 요구사항을 만족할 때 적합하다고 간주한다.

2. 분류에 관계하는 요구사항

(1) 1급기기

① 1급기기에는 2중절연 또는 강화절연부분, 특별저전압에서 동작하는 부분, 또는 기기를 가동시키기 위해 전기회로의 도전성 부분에 접촉되지 아니하면 안되는 경우에는 보호 임피던스에서 보호된 접촉 가능 부분이 있어도 좋다.

② 외부직류전원에 접속하는 것을 지정하고 있는 기기의 접속 가능 도전부로부터의 전원부의 분리가 기초절연으로만 이루어지는 경우 개별보호접지를 준비한다.

(2) 2급기기

① 2급기기는 다음 중 한 가지로 한다.

㉠ 절연외장의 2급기기 : 적어도 강화절연과 같은 절연에 의해 도전성 부분으로부터 절연된 명판, 나사 및 리베트와 같은 소부품을 제외하고, 모든 도전성 부분을 싸는 내구성 있는 실질적으로 연속한 절연물의 외장을 지닌 기기로, 2급기기를 싸는 절연물의 외장은 보강절연의 일부 또는 전체를 형성해도 좋다.

㉡ 금속외장의 2급기기 : 전원부 전체에 걸쳐 이중절연을 사용한(이중절연의 사용이 분명히 실시불가능하기 때문에 강화절연을 사용한 부분은 제외한다) 실질적으로 연속한 도전성 외장을 지닌 기기이다.

㉢ 상기 1급기기 및 2급기기의 형태를 조합한 기기이다.

② 기기에 1급기기에서 2급기기의 보호로 변화되는 장치를 부착할 경우에는 다음과 같이 모든 요구사항을 만족한다.

㉠ 교환장치는 선택한 '클래스'(등급)를 명료하게 표시한다.

㉡ 교환에는 공구의 사용이 필요하다.

㉢ 기기는 항상 선택한 클래스(등급)에 관한 요구사항의 전 범위에 적합하다.

㉣ 2급기기의 위치에 있을 때 교환장치는 기기에의 보호접지선의 접속을 떼어낸다.

③ 2급기기에는 기능접지단자 또는 기능접지선을 갖추어도 좋다.

(3) 1급기기 및 2급기기

① 기초절연 외의 기기에는 1급기기 또는 2급기기의 요구사항에 따른 추가보호수단을 갖출 것이다.

② 외부의 직류전원에서 전력의 공급을 받을 것을 지정하고 있는 기기(예를 들면, 구급차 내에서 사용하는 기기)에 대해서는 극성을 반대로 접속했을 때 안전상 위험을 발생하지 않을 것이다.

제2장

(4) 내부전원형 기기

전원에 접속하는 것을 의도하는 내부전원기기는 접속하고 있는 동안은 1급 또는 2급기기에 대한 요구사항에 적합해야 하고, 접속하고 있지 않을 때는 내부전원기기에 대한 요구사항에 적합해야 한다.

(5) B, BF 및 CF형 기기

의료기기를 제조할 때 안전대책상 필요한 조건은 IEC(International Electro-technical Commission : 인터내셔널 일렉트로 테크니컬 커미션)에서 국제적으로 통일한 안을 기준으로 하고 있다. IEC의 안전대책 추진방법은 먼저 근본 원인을 제거하는 절대적 안전대책을 우선하고, 그것이 불충분한 경우는 추가적 보호수단을 강구한 조건부 안전대책, 즉 부가적 보호수단을 더한다. 다시 이것들이 의도한 안전목표에 도달하지 않는 경우는 기술적 안전대책(예를 들면 주의표시 등) 등을 강구하도록 요구하고 있다. 심장에의 직접사용을 의도하는 기기 또는 기기의 부분은 CF형으로 본다.

3. 전압 및 에너지의 제한

플러그를 이용해 전원에 접속하는 것을 의도하는 기기는 플러그를 뽑아내고 1초 후에 플러그의 전원용 핀 간 및 전원용 각 핀과 외장과의 사이에 전압이 60[V]를 넘지 않도록 설계한다.

① 적합여부는 다음의 시험방법에 의해 조사한다.

㉠ 기기를 정격전압 또는 정격전류 범위의 상한치로 동작시킨다.

표 2-1 • 여러 상태에서 인체와 외부도체와의 접촉저항 rc 또는 re의 참고치

저항치	표면상태, 접촉상태
40[kΩ]	건조한 도체에 마른 손가락 끝을 접촉시켰을 때(접촉면 3.2[cm^2])이다.
15[kΩ]	젖은 도체에 마른 손가락 끝을 접촉시켰을 때(접촉면 3.2[cm^2])이다.
8[kΩ]	마른 손으로 펜치(Nipper)를 잡았을 때(접촉면 18.6[cm^2])이다.
5[kΩ]	젖은 신을 신은 발이다.
1.6[kΩ]	마른 손으로 1.5[inch] 파이프를 잡았을 때(접촉면 96.7[cm^2])이다.
1[kΩ]	젖은 손으로 1.5[inch] 파이프를 잡았을 때, 또는 피부 위에 심전도 전극을 장착하였을 때(접촉면 96.7[cm^2])이다.
100[Ω]	물에 불은 손으로 1.5[inch] 파이프를 잡고, 50[mA]의 전류를 3초 동안 흘렸을 때이다.
50~100[Ω]	Paddle을 붙였을 때의 전극과 신체와의 합성저항이다. 심장 또는 가슴부위에 젤리 등을 충분히 바른 3.5[inch] 세동제거용 전극

ⓛ 기기의 전원스위치를 'ON'(온) 또는 'OFF'(오프) 중 바람직하지 않은 쪽의 위치로 해두고 플러그에 의해 기기를 전원에서 떼어낸다.

ⓒ 떼어낸 1초 후에 플러그의 핀 및 각 핀과 외장과의 사이의 전압을, 시험에 영향을 주지 않는 내부 임피던스를 지닌 계측기를 이용해 측정한다.

ⓔ 측정한 전압이 60[V]를 넘지 않아야 한다.

ⓜ 이 시험은 10회까지 하여야 한다.

② 정격전압 250[V] 이하에 관해서는 3000[pF] 이하, 정격전압 125[V] 이하에 관해서는 5000[pF] 이하의 용량을 지닌 간섭억제용 콘덴서가 각 전원도선과 대지와의 사이에 사용되고 있는 경우에는 전원도선과 외장과의 사이의 시험은 하지 않아야 한다. 0.1[μF] 이하의 간섭억제용 콘덴서가 각 전원도선 간에 접속되어 있는 경우에는 전원도선 간의 시험은 하지 않아야 한다.

③ 기기의 전원을 끊고, 정상적인 사용시에 부착하고 있는 개폐커버를 제거한 직후에 접촉 가능해지는 콘덴서 또는 기기에 접속한 회로부품의 활전부에 60[V]를 넘는 잔류전압, 또는 이 전압을 넘을 경우에는 2[mJ]를 넘는 잔류 에너지가 있어서는 안된다. 자동방전이 상식적인 수단이면 불가능하고, 또 개폐커버가 공구를 사용하지 않으면 떼어낼 수 없는 경우에는 수동방전이 가능한 장치를 짜 넣는 것이 인정된다. 이 경우에는 콘덴서 또는 거기에 접속하는 회로를 표시하여야 한다.

④ 적합여부는 다음의 시험방법에 의해 조사한다.

기기를 정격전압에서 동작시킨 후 전원을 차단한다. 정상적인 사용시에는 부착되어 있는 개폐커버를 보통으로 할 수 있는 속도로 가능한 한 빨리 제거한다. 그 직후에 접촉 가능한 콘덴서 또는 거기에 접속하는 회로부품의 잔류전압을 측정하고, 또 잔류 에너지를 계산한다. 자동적이지 않은(수동의) 방전장치가 제조업자에 의해 지정되어 있을 경우에는 그것이 짜 넣어져 있는 것과 표시를 검사에 의해 확인하여야 한다.

4. 허용값

직류, 교류 및 합성파형의 연속누설전류 및 환자측정전류의 허용값을 표 2-2와 같다. 특별히 설명이 없는 한 그들 값은 직류 또는 실효값으로 한다. 표시허용값은 네트워크를 흐르는 전류에 적용하고 측정한다. 그 외에 파형 및 주파수에 관계없이 누설전류는 통상의 사용상태 또는 단일고장상태에서 10[mA](실효값)를 초과하지 말아야 한다.

표 2-2 ● 전기 쇼크에 대한 보호정도에 따른 분류

(연속누설전류 및 환자누설전류의 허용값[mA])

누설전류(漏泄電流)	B형		BF형		CF형	
	정상 상태	단일 고장	정상 상태	단일 고장	정상 상태	단일 고장
접지누설전류 일반기기	0.5	1	0.5	1	0.5	1
접지누설전류 ① 및 ②에 따른 기기	2.5	5	2.5	5	2.5	5
접지누설전류 ③에 따른 기기	5	10	5	10	5	10
외장누설전류	0.1	0.5	0.1	0.5	0.01	0.5
환자누설전류(직류) 환자누설전류(교류)	0.01 0.1	0.05 0.5	0.01 0.1	0.05 0.5	0.01 0.01	0.05 0.05
환자누설전류(외부전압이 신호입력부 또는 출력으로부터 전원에 나타날 때)	–	5	–	–	–	–
환자누설전류(외부전압이 F형 절연장착부의 전원에 나타날 때)	–	–	–	5	–	0.05
환자측정전류(교류) 환자측정전류(직류)	0.01 0.1	0.05 0.5	0.01 0.1	0.05 0.5	0.01 0.1	0.05 0.05

(단, 접지누설전류에 대하여는 전원 도선의 1선이 단선된 상태일 뿐이다.)

* ① 전원부에 보호접지한 Shield(실드)를 구비하고, 접촉 가능한 금속부분을 보호접지하지 않은 기기이다.
* ② 접촉 가능한 금속부는 모두 보호접지하고, 또한 보호접지선을 직접설비의 보호단자에 접속시키는 이동형 기기이다.
* ③ 보호접지선을 도구를 사용하지 않고는 떼어낼 수 없는 방법으로 고정배선한 기기이다.

제3장
의료기기 생물학적 안전

1. 적용범위
2. 목 적
3. 정 의
4. 의료기기의 생물학적 평가에 적용되는 일반원리
5. 의료기기의 분류
6. 의료기기 안전표시
7. 멸 균
8. 의료폐기물
9. 시 험
10. 의료기기 국내 및 국제인증마크

01 | 적용범위

의료기기의 생물학적 안전에 대해 공통기준규격(이하 기준규격이라 한다)은 사람 신체에 대해 접촉하는 의료기기에 포함한다.

02 | 목 적

기준규격은 의료용구의 심사시 활용되는 규격 및 기술문서작성으로 의료기기의 생물학적 안전에 대한 정확한 기준을 설정하여 기술문서 작성자에게 편의를 제공하고, 기술문서 심사의 투명성 및 공정성을 제공함으로써 의료기기의 품질관리를 분석하는 데에 기하고 있다. 이 기준규격은 권장 기준규격으로서 강제요건이 아니며 제품의 특징을 개별에 따라 기준규격을 맞추어서 할 수 있다.

03 | 정 의

1. 의료기기

① '의료기기'라 함은 사람 또는 동물에게 단독 또는 조합하여 사용되는 기구, 기계, 장치, 재료 또는 이와 유사한 제품으로 다음을 포함한다.

㉠ 질병의 진단·치료·경감·처치 또는 예방의 목적으로 사용되는 제품이다.

㉡ 상해 또는 장애의 진단·치료·경감 또는 보정의 목적으로 사용되는 제품이다.

㉢ 구조 또는 기능의 검사·대체 또는 변형의 목적으로 사용되는 제품이다.

㉣ 임신조절의 목적으로 사용되는 제품이다.

※ 단, 약사법에 의한 의약품과 의약외품 및 장애인복지법 제65조에 따른 장애인보조기구 중 의지, 보조기를 제외한다.

② 의료기기는 사용목적과 사용시 인체에 미치는 잠재적 위해성 등의 차이에 따라 체계적·합리적 안전관리를 할 수 있도록 식품의약품안전청장에 의해 등급이 분류되어 지정되어야 한다. 의료기기의 등급 분류 및 지정에 관한 기준 및 절차 등에 관하여 필요한 사항은 보건복지가족부령으로 정한다.

2. 재 료

의료기기 또는 의료기기의 부분품으로 사용되는 합성 혹은 세라믹, 합금, 금속, 천연 중합체 비생물 조직 등을 포함하는 비생물체를 말한다.

3. 완제품

완제품 자체가 의료기기로 사용되는 것을 말한다.

04 | 의료기기의 생물학적 평가에 적용되는 일반원리

의료기기의 제품에 사용되는 재료를 선택함에 있어서 재료의 성질(기계적 · 형태적 · 전기적 · 물리적 · 독성학적 · 화학적 성질)과 기능이 사용목적에 적당한가를 먼저 생각해야 한다.

① 의료기기의 생물학적 평가와 연관하여 고려되어야 하는 사항 : 생물학적 평가 이전에 완제품의 추출 가능한 정성분석과 화학물질에 대한 정량작업이 이루어져야 한다.
   ㉠ 공정과정에서의 잔류물, 혼합물, 첨가물이다.
   ㉡ 완제품에서의 기타 구성성분 및 구성성분의 상호작용이다.
   ㉢ 완제품의 성능과 성질이다.
   ㉣ 용출물이다.
   ㉤ 제조재료(들)이다.
   ㉥ 제품의 분해산물(분해하였을 때 생겨지는 산물)이다.

② 생물학적 가치와 판단에 사용되는 시험과 시험결과의 분석 : 의료기기 및 부분품이 사람신체와 접촉하는 접촉상태, 시간, 횟수, 재료의 화학적 특징 등이 고려되어야 한다. 의료용 재료 및 완제품에 대하여 행하는 시험에 사용되므로 잠재적인 생물학적 피해의 범위는 광범위하며 다음 중 피해 영향이 포함된다.
   ㉠ 단기적 영향 : 피부, 점막 및 안구에 대한 자극성 시험, 급성독성 시험, 응혈성 시험 및 응혈성, 감작성 시험 등이 포함된다.
   ㉡ 장기적 혹은 특정한 독성 영향 : 생식독성 시험, 발암성 시험, 유전독성 시험, 감작성 시험, 만성독성 시험 및 아급성이다.
   ㉢ 모든 잠정적인 생물학적 피해는 각각의 원자재 및 완제품에 대하여 고려되어야 하지만, 모든 잠정적 피해에 대해서는 시험이 필요하거나 시행되어야 함을 뜻하는 것

은 아니다.

㉣ 체외 혹은 체내 시험은 마지막 사용용도를 바탕으로 설정되어야 하며, 충분한 지식을 갖춘 자가 우수 시험실 관리기준(Good laboratory practice : 굿 래버러터리 프랙티스)에 맞게 시행하여야 한다. 체내시험을 시행하기 이전에 체외시험이 먼저 이루어져야만 하고, 시험분석이 끝난 시험자료는 보관되어야 한다.

③ 생물학적 재평가 : 다음 사항 중 하나 이상의 선택사항에 해당된다면 생물학적 재평가가 고려되어야 한다.

㉠ 저장중인 완제품의 상태변화이다.

㉡ 사람에게 사용되었을 때 부작용이 나타날 수 있다는 증거가 있는 경우이다.

㉢ 멸균방법에 대한 변화 및 조성, 공정 주요포장의 변화이다.

㉣ 제품 재료의 출처나 사양의 변화이다.

㉤ 제품의 사용목적의 변화이다.

※ 위 기준규격에 의한 생물학적 평가는 의료기기의 제조에 사용되는 재료의 성분의 특징과 임상시험, 비임상시험, 유동성, 시판 후 생겨나는 결과 등을 생각하여야 한다.

05 | 의료기기의 분류

다음 중 분류에 비적용되는 의료기기의 시험은 일반사항에 따라야 한다. 두 가지 이상으로 구분할 수 있는 의료기기는 각각의 구분에 적당한 시험을 선택하여야 한다.

1. 접촉의 특성에 따른 분류

(1) 비접촉 의료기기

환자의 신체에 직접 혹은 간접적으로 접촉하지 않는 의료기기와 비접촉 의료기기의 기준규격에 준하지 않는 의료기기를 뜻한다.

(2) 표면접촉 의료기기

다음과 같이 사람의 신체에 접촉하는 의료기기를 말한다.

1) 피 부

피부(손상되지 않은 피부)에만 접촉하는 의료기기(진찰용기구, 전극, 외부 보철물 등)이다.

2) 점 막

점막과 접촉하는 의료기기(자궁 내 피임장치 및 치과교정기구, 치과보철물, 기관지경, 기관튜브, 위내시경, 결장경, 상결장경, 위 튜브, 내부장기 및 질 내벽 및 관련 의료용구, 요도 카테터, 콘택트렌즈)이다.

3) 파열되거나 손상된 표면

파열되거나 손상된 표면과 접하는 의료기기(육아조직의 드레싱 혹은 치료기구 및 폐쇄형 첨포, 궤양, 화상 등)이다.

(3) 체내삽입 의료기기

다음과 같이 사람의 신체에 접하는 의료기기를 뜻한다.

1) 혈액과 간접적으로 접촉

혈관의 한 지점에서 접하여 혈관계 입구의 도관 역할을 하는 의료기기(수혈세트, 확장세트, 수액세트 등)이다.

2) 조직, 뼈 및 상아질계와 접촉

조직, 뼈 및 상아질계와 접촉하는 의료기기(피부 스테플 및 치과용 보철물, 치과용 시멘트, 유출관 시스템, 관절경, 복강경 등)이다.

3) 순환 혈액과 접촉

순환하는 혈액과 접하는 의료기기(부속품 또는 투석기 튜브, 부속품 또는 체외 산소공급 튜브, 산소공급기, 임시 인공심장 박동기 전극, 혈관 내 카테터)이다.

4) 체내이식형 의료기기

다음과 같이 사람의 신체에 접촉하는 의료기기를 말한다.

① 뼈 : 주로 뼈와 접하는 의료기기(골 내에 사용하는 의료기기 또는 시멘트 뼈 보철기, 대체 조인트, 플레이트, 정형외과용 핀 등)이다.
② 조직 : 주로 피부와 접하는 의료기기(결찰클립, 골막하의 이식물, 인공후두, 인공유방, 대체힘줄, 자극기 또는 근육신경 센서, 약물공급 의료기기, 인공심장 박동기 등)이다.
③ 혈액 : 주로 혈액과 접하는 의료기기(심실보조기구 또는 약물전달 카테터, 혈관이식, 심장 밸브, 인공동정맥관, 인공심장 박동기 전극 등)이다.

2. 접촉기간에 따른 분류

사람의 신체에 접촉하는 기간에 의해 다음과 같이 분류된다.

(1) 제한된 접촉

24시간 이내에 일회 또는 수회 접하는 의료기기이다.

(2) 지속접촉

24시간 이상 30일 이내에 일회, 수회(누적되는) 및 장기간 접하는 의료기기이다.

(3) 영구접촉

일회, 수회(누적되는) 및 장기간 이용되거나 접촉기간이 30일을 초과하는 의료기기이다.

※ 의료기기 또는 재료가 2개 이상의 접촉기간 분류에 준하면 보다 엄격한 시험기준이 선택되어야 한다. 접촉이 수회 이루어지는 의료기기에 대한 분류를 시행할 때는 잠재적인 누적효과와 이러한 접촉이 일어나는 횟수를 항상 생각해야 한다.

3. 의료기기의 등급 분류 및 지정에 관한 기준과 절차

(1) 의료기기의 등급 분류 기준

① 식품의약품안전청장은 인체에 미치는 잠재적 위해성의 정도에 따라 의료기기위원회의 심의를 거쳐 의료기기를 다음 4개의 등급으로 분류한다.

㉠ 1등급 : 인체에 직접 접촉되지 아니하거나 접촉되더라도 잠재적 위험성이 거의 없고, 고장이나 이상으로 인하여 인체에 미치는 영향이 경미한 의료기기이다.

㉡ 2등급 : 사용중 고장이나 이상으로 인한 인체에 대한 위험성은 있으나 생명의 위험 또는 중대한 기능장애에 직면할 가능성이 적어 잠재적 위험성이 낮은 의료기기이다.

㉢ 3등급 : 인체 내에 일정기간 삽입되어 사용되거나 잠재적 위험성이 높은 의료기기이다.

㉣ 4등급 : 인체 내에 영구적으로 이식되는 의료기기, 심장 · 중추신경계 · 중앙혈관계 등에 직접 접촉되어 사용되는 의료기기, 동물의 조직 또는 추출물을 이용하거나 안전성 등의 검증을 위한 정보가 불충분한 원자재를 사용한 의료기기이다.

② 잠재적 위해성에 대한 판단 기준

㉠ 의료기기의 인체 삽입여부이다.

㉡ 인체 내 삽입 · 이식기간이다.

㉢ 의약품이나 에너지를 환자에게 전달하는지 여부이다.

㉣ 환자에게 국소적 또는 전신적인 생물학적 영향을 미치는지 여부이다.

㉤ 체내(구강 내를 제외한다)에서의 화학적 변화 유무이다.

(2) 등급의 지정 절차

식품의약품안전청장은 의료기기를 기구·기계, 장치 및 재료별로 대분류하고, 각 대분류군을 원자재, 제조공정 및 품질관리체계가 비슷한 품목군으로 중분류하여, 각 중분류군을 기능이 독립적으로 발휘되는 품목별로 소분류하여 소분류된 품목별로 등급을 정하여 고시한다.

(3) 등급의 재분류 신청 및 지정 절차

① 식품의약품안전청장은 이해관계인 등의 신청이 있거나 재분류의 필요가 있다고 인정되는 경우에는 의료기기위원회의 심의를 거쳐 품목별 등급을 재분류할 수 있다.

② 재분류를 하는 때에는 잠재적 위해성의 정도와 다음의 기준에 의해 타당성을 검토하여야 한다.

㉠ 품목별 설명내용과 해당 의료기기의 사용목적, 용도, 원리, 특성 및 기능 등이 유사한 동일 품목에 해당되는지 여부이다.

㉡ 이미 분류되어 지정·관리되는 품목과 비교하여 안전성 및 성능의 충분히 확보되어 있는지 여부이다.

③ 등급의 재분류를 신청하고자 하는 자는 신청서에 다음의 자료를 첨부하여 식품의약품안전청장에게 제출하여야 한다.

㉠ 기술문서 등에 관한 자료이다.

㉡ 재분류 대상 의료기기와 유사한 다른 의료기기와의 구조·원리, 성능, 사용목적, 사용방법 등 기술적 특성의 비교·분석에 관한 자료이다.

④ ③의 규정에 따라 등급의 재분류 신청을 받은 식품의약품안전청장은 이를 90일 이내에 심사·결정한 후 그 결과를 신청인에게 통보하고 이를 고지하여야 한다.

4. 의료기기 품목 및 등급 분류현황

(1) 현재 우리나라 의료기기 품목 및 등급 분류현황

표 3 –1 의료기기 품목 및 등급 분류현황

품목수		등급별 품목수	
기구기계	716	1등급	337
의료용품	90	2등급	409
치과재료	66	3등급	176
–	–	4등급	91
계	872	계	1,013

제3장

(2) 의료기기법 제3조 및 같은 법 시행규칙 제2조의 규정에 따라 정한 의료기기의 품목

품목(중분류)은 기능에 따라 소분류로 되고 소분류된 품목별로 등급이 정해진다. 다음은 혈압검사 또는 맥파 검사용 기기(A23000)의 소분류 품목 및 등급(괄호 내에 명시함)이다(8장 7절 참조).

A23000 **혈압 검사 또는 맥파 검사용 기기** Sphygmomanometers and sphygmographs(스피그모매노메터스 앤드 스피그모그래프스)

① A23010.01 **아네로이드식혈압계**[1] Sphygmomanometer, manual, aneroid(스피그모매노메터, 매뉴얼, 아네로이드) 팔에 감는 가압 커프, 커프 내의 공기압을 조절하는 밸브, 아네로이드식 압력계로 구성되어 체외에서 혈압을 측정하는 기기

② A23010.02 **수은주식혈압계**[1] Sphygmomanometer, manual, mercury(스피그모매노메터, 매뉴얼, 머큐리) 팔에 감는 팽창식 커프, 커프 및 압력계 내의 압력을 조절하는 밸브로 구성되어 동맥혈압의 간접적(비관혈적) 측정에 사용하는 기기

③ A23010.03 **수동식전자혈압계**[2] Sphygmomanometer, electronic, manual-inflation, non-portable(스피그모매노메터, 일렉트로닉, 매뉴얼-인플레이션, 논-포터블) 동맥혈압의 간접적(비관혈적) 측정에 사용하는 기기, 커프는 수동으로 가압하며 측정치는 일반적으로 전자 디스플레이에 표시된다.

④ A23010.04 **자동전자혈압계**[2] Sphygmomanometer, electronic, automatic-inflation, non-portable(스피그모매노메터, 일렉트로닉, 오토매틱-인플레이션, 논-포터블) 혈압의 간접적(비관혈적) 측정에 사용하는 전자식 기기, 커프는 자동적으로 가압하며 일반적으로 수축기 및 확장기 혈압에 더해 심박수를 표시한다.

⑤ A23010.05 **다기능전자혈압계**[2] Test instrument, Sphygmomanometer, electronic(테스트 인스트러먼트, 스피그모매노메터, 일렉트로닉) 혈압의 간접적(비관혈적) 측정에 사용하는 전자식 기기. 커프의 자동적 또는 수동적인 가압을 내장한 프로그램을 이용하며 수축기 및 확장기 혈압과 심박수나 평균동맥압을 표시한다. 본 제품에는 자동전자혈압계는 포함하지 않는다.

⑥ A23010.06 **용적보상식혈압계**[2] Sphygmomanometer, electronic, automatic-inflation, portable, finger(스피그모매노메터, 일렉트로닉, 오토매틱-인플레이션, 포터블, 핑거) 한 개의 손가락에서 발생하는 혈액량의 변화를 측정하는 자동전자혈압계. 손가락 주위에 장착하는 커프를 이용하는 것이 많으며 이 커프에 의해(동맥 용적변화가 0이 되도록) 동맥혈압과 같은 역압력을 가함으로써 미소한 동맥용적 변화를 검출한다.

⑦ A23010.07 **장시간혈압기록장치**[2] Patient data recorder, long-term, sphygmomanometer(페이션트 데이터 리코더, 롱-텀, 스피그모-매노메터) 혈압의 장시간(24시간) 기

록을 위해 환자가 휴대하는 장치. 기록된 데이터는 해석을 위해 병원에서 해석장치에 다운로드 된다.

⑧ A23010.08 **혈압맥파검사장치**[2] Monitor, pulse wave(모니터, 펄스 웨이브) 사지의 비관혈 혈압을 계측하고 심전도, 심음도, 경동맥 맥파도, 고동맥 맥파도, 사지의 맥파도 등을 동시에 계측함에 따라 환자 동맥의 신전성 및 하지혈관의 혈류장애 정도를 검사할 수 있는 장치

⑨ A23020.01 **혈관 내 혈압계**[2] Manometer, blood-pressure, venous(매노메터, 블러드-프레쥬어, 비너스) 혈관 내에 카테터를 삽입하여 중심 또는 말초정맥압에서의 환자에 관련된 관혈적 혈압측정치 또는 중심정맥압과 말초정맥압의 차를 혈관 내압을 직접 전기신호로 변환하여 혈압을 측정하는 기구

⑩ A23030.01 **안저혈압계**[2] Manometer, ophlamic(매노메터, 오플라믹) 눈의 혈액량 변화를 평가하기 위해서 안저혈압의 산출 측정하는 기기. 진공 또는 공기를 채운 아이컵 또는 트랜스듀서 등의 펄스센서를 포함하는 것이 있으며 뇌졸중 예방 프로그램에서 경동맥의 협착 및 폐쇄의 검출 및 평가에 이용하는 이외에 내경동맥 내의 혈류상태와 상관성 있는 다른 질환의 평가에 이용하는 것도 있다.

⑪ A23035.01 **혈압감시기**[2] Monitor, blood pressure(모니터, 블러드 프레쥬어) 혈압 변환 증폭기에서 받아들인 신호로 수축, 이완, 평균 혈압 등을 표시해주는 기구

⑫ A23040.01 **맥파계** [2] Sphygmograph(스피그모그래프) 맥동을 측정하는 기구로서 광전식, 압력식, 임피던스식 등이 있다.

⑬ A23050.01 **맥파분석기**[3] Analyser, pulse wave(애널라이저, 펄스 웨이브) 맥동을 측정하여 분석하는 기구

⑭ A23060.01**혈압검사용커프**[1] Cuff, blood pressure(커프, 블러드 프레쥬어) 환자의 혈압을 검사하는 기기에 연결하여 측정하는 커프로서, 커프 내의 공기주머니를 가압하거나 감압하는 기구

06 | 의료기기 안전표시

① **의료기기의 용기나 외장에는 다음 사항을 기재하여야 한다. 단, 보건복지가족부령이 정하는 용기나 외장의 경우는 예외이다.**

㉠ 제조업자 또는 수입업자의 **상호와 주소**

㉡ 수입품의 경우는 **제조원**(제조국 및 제조사명)

ⓒ 제품명, 형명(모델명), 품목허가(신고)번호

ⓓ 제조번호와 제조년월일

ⓔ 중량 또는 포장단위

※ 위 사항이 외부의 용기나 포장에 의하여 보이지 아니할 경우에는 외부의 용기나 포장에도 같은 사항을 기재하여야 한다.

② 의료기기의 첨부문서에는 다음 사항을 기재하여야 한다.

ⓐ 사용방법 및 사용시 주의사항이다.

ⓑ 보수점검이 필요한 경우 보수점검에 관한 사항이다.

ⓒ 의료기기법 제18조의 규정에 의하여 식품의약품안전청장이 기재하도록 정하는 사항이다.

ⓓ 그 밖에 보건복지가족부령으로 정하는 사항이다.

※ 위 사항은 다른 문자·기사·도화 또는 도안보다 쉽게 볼 수 있는 장소에 기재하여야 하고, 보건복지부령이 정하는 바에 의하여 한글로 읽기 쉽고 이해하기 쉬운 용어로 정확히 기재하여야 한다.

③ 심장충격기의 경우 아래 사항을 포함하여 식품의약품안전청장이 별도로 고시한 의료기기 기술문서 등 심사에 관한 규정에서 정한 기재사항에 따라 기재하여야 한다.

ⓐ 제품명, 형명(모델명)

ⓑ 제조업자 또는 수입자의 상호 및 주소

ⓒ 수입품의 경우 제조원(제조국, 제조회사명)

ⓓ 품목 허가번호 및 사용목적

ⓔ 제조번호와 제조년월일, 중량 또는 포장단위

ⓕ 제품의 유효(사용)기간(유효 또는 사용기간이 정해진 품목에 한한다)

ⓖ 성능 및 사용방법(첨부문서로 대체가 가능하다)

ⓗ 사용상의 주의사항(첨부문서로 대체가 가능하다)

ⓘ 기타 필요한 기재사항

㉮ 정격전원 주파수[Hz] 및 정격 전원전압[V]

㉯ 전원입력 또는 소비전력[A], [VA] 또는 [W]

㉰ 전기충격에 대한 보호의 형식 및 정도이다.

㉱ 별도의 ECG, 감시용 전극에 접속하기 위한 심장충격기의 경우 감시기에는 심장충격기 보호회로를 포함하고 있다는 표시로 그림 3-1과 같다.

㉲ 50[Ω]의 저항성 부하에 전달되는 줄(Joule) 단위의 방출 에너지로 교정하여 표시한다.

※ 위의 기타 필요한 기재사항 중 '별도의 ECG, 감시용 전극에 접속하기 위한 심장충격기의 경우 감시기에는 심장충격기 보호회로를 포함하고 있다는 표시'는 심장충격기 방전에 대한 안전표시로써 뇌파계나 전기수술기, 환자감시장치의 기타 필요 기재사항이기도 하다.

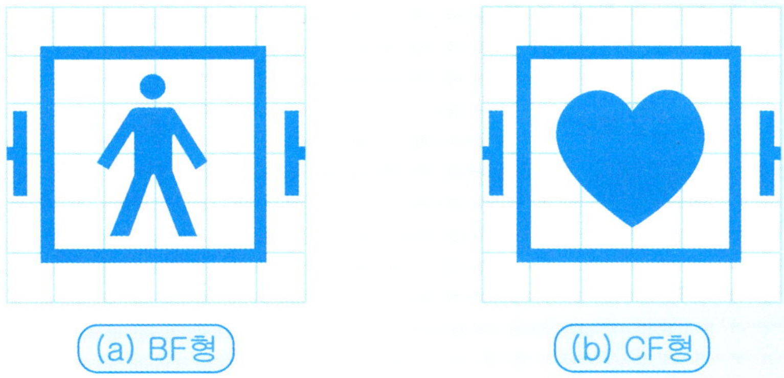

그림 3-1 심장충격기 방전에 대하여 안전한 BF형 및 CF형 기기 기호

07 | 멸 균

1. 멸균의 의미

감염관리는 의료기기의 제조에서 시작된다. 의료기기의 사용환경 및 환자가 기대하는 멸균 품질을 이해할 때 적절한 수준의 멸균 프로세스가 운용될 수 있다. 여기서 멸균이란 미생물에 물리적·화학적 자극을 가하여 완전히 사멸 제거하는 것을 말한다. 멸균 프로세스를 빠르고, 효과적이며 저비용을 수행하기 위해서는 무엇보다 생균수[20]를 낮추어야 한다.

2. 멸균의 공정 및 검증

멸균공정은 KGMP(한국 우수의약품 제조기준)의 정의로 하나의 특수 공정이다. 즉, 멸균 후 뒤이은 검사나 시험에서 멸균을 완전히 확인할 수 없기 때문에 특수하게 관리되어야 한다. 이와 같은 특수한 관리는 검증에서 시작된다. 제품에 있는 생균수가 많을수록 멸균공정이 더욱 복잡해지며, 특히 발열성과 유관한 제품이 경우 생균 및 생균수의 관리가 더욱 중요해진다. 공정 검증은 IQ(설치적격성 검증)와 OQ(운용적격성 검증), PQ(성과적격성 검증)로 구분하며 세척(적용시), 청정실, 포장 및 멸균 공정이 검증 범주에 포함된다.

20) 생균수 : 제품 그리고 포장(패키지) 내에 있는 생명력이 있는 미생물의 개체수이다.

3. 멸균방법

① 멸균방법을 결정할 때 고려할 사항은 제품의 양립성이다.

㉮ 감마멸균은 쉽고 빠르지만 테프론 재질에 맞지 않다. 전자빔 멸균은 배터리나 전자부품을 가진 제품에 해롭다. 산화에틸렌은 잔류물이 걱정되고, 스팀 멸균은 그 사용에 제한을 받는다.

② 다양한 멸균방법 중 의료기기의 3가지 주요 멸균공정과 멸균 의료기기 표시에 대한 요구사항과 관련된 일련의 규격이다.

㉠ 산화에틸렌(EO) 멸균확인 및 일상 관리(EN 550)

㉡ 조사 멸균확인 및 일상 관리(EN 552)

㉢ 습열에 의한 멸균확인 및 일상 관리(EN 554)

㉣ 멸균 의료기기 표시에 대한 요구사항(EN 556)

4. 산화에틸렌(EO) 멸균확인 및 일상 관리(EN 550)

① 본 규격(EN 550)의 목적은 의료기기의 멸균을 위한 산화에틸렌(EO, Ethylene Oxide : 에틸렌 옥시드) 멸균공정 및 절차에 대한 검증 및 일상 관리의 표준화에 있다. 멸균절차의 검증은 멸균기가 해당 사양을 준수하는 것으로 전제로 한다.

② 산화에틸렌은 독성, 가연성이고 폭발성이다. 산화에틸렌은 다루는 데에 대한 그리고 사용되는 공장에 대한 안전요건을 규정하는 국가규정에 주의를 기울여야 한다. 또한 의료기기에 존재하는 산화에틸렌 잔류량의 수준을 명시하는 국가표준에 주의를 기울여야 한다.

③ 멸균원리 : 산화에틸렌(EO)은 알킬화(Alkylation : 알킬레이션)[21] 제제의 일종으로 미생물 원형질의 주성분인 단백질의 활성수소원자와 화학결합을 하여 단백질의 기능을 불활성화하여 사멸시키는 것이다.

④ 멸균의 조건 : 온도 37~60[℃], 습도 약 50[%], 가스농도 450~100[mg/L]이고, 작용시간은 가스농도에 따라 다르며, 산화에틸렌(EO)의 농도가 높으면 치사율이 더 높으며, 이에 반비례하여 노출시간이 감소되게 된다.

⑤ 장 점

㉠ 침투성이 높기 때문에 섬유나 플라스틱 필름까지 투과할 수 있으므로 완전포장 상태에서도 멸균이 가능하다.

㉡ 습열에 의한 멸균법에 비해 훨씬 낮은 온도에서 멸균되므로 고온·고습상태에

21) Alkylation(알킬레이션) : Amino(아미노), Carboxyl(카복실), Hydroxyl(하이드로실) 내의 활성수소원자를 알칼리로 치환하는 작용이다.

서 형태 변형이 우려되는 고무제품이나 플라스틱, 광학기기 등의 멸균이 가능하다.

㉢ 모든 미생물을 사멸가능하고 금속에 대한 부식성도 없다.

⑥ 단 점

㉠ 멸균비용이 고가이고, 가연성이 있으므로 화기에 주의해야 한다.

㉡ 멸균시간이 길고, 발암성이나 기형을 유발할 수 있다.

㉢ 멸균 후의 잔류가스농도를 낮추기 위한 Airation(에어레이션)[22]이 필요하다.

㉣ 피멸균물에 따라서 산화에틸렌(EO)과 화학반응을 하여 화합물이 생긴다.

⑦ 산화에틸렌(EO) 멸균공정 : 산화에틸렌(EO) 멸균공정은 프리컨디셔닝 그리고 컨디셔닝, 멸균 및 통기를 포함해야 한다.

㉠ 프리컨디셔닝 또는 컨디셔닝 : 프리컨디셔닝 또는 컨디셔닝 처리는 멸균주기 이전에 멸균 로드(적재) 전체에 미리 정한 온도와 상대습도에 이르기 위한 제품의 처리 과정으로써, 적재(로드)내에 명시된 온도와 상대습도를 얻기 위해 명시된 시간 동안 관리된 조건하에서 수행되어야 한다. 프리컨디셔닝 또는 컨디셔닝 동안 습도는 프리컨디셔닝 에어리어[23] 멸균기로 각각 스팀을 공급함으로써 생성되어야 한다.

㉡ 멸균주기 : 멸균주기는 다음을 포함한다.

㉮ 공기 제거(Air removal : 에어 리무벌)이다.

㉯ 컨디셔닝(사용되어진다면, Conditioning : 컨디셔닝조절)(if used : 이프 유즈)이다.

㉰ 멸균제 투입(Sterilant injection : 스테러렌트 인젝션)이다.

㉱ 노출시간 동안 명시된 조건의 유지(Maintenance of specified conditions for the exposed time : 매인테넌스 오브 스페서파이 컨디션 포 더 익스포즈드 타임)이다.

표 3-2 산화에틸렌(EO) 멸균 Airation 최소시간

피멸균물의 재질	강제환기시	자연환기시
고무와 금속으로 된 제품	8시간	96시간
폴리에틸렌	8시간	48시간
금속기구(포장)	8시간	24시간
고무	8시간	96시간
종이	8시간	24시간
폴리염화비닐과 금속제품	12시간	7일
폴리염화비닐	12시간	7일

22) Airation(에어레이션) : 물속에 공기를 불어넣어 물속의 산소를 증가시킴과 동시에 물속에서 나오기 어려운 과잉의 유해한 이산화탄소나 질소를 빼내거나 물을 공기 속에 분무시키는 일이다.

23) 프리컨디셔닝 에어리어 : 프리컨디셔닝이 일어나는 챔버나 방이다.

㉮ 멸균제 제거(Sterilant removal : 스테러랜트 리무벌)이다.

㉯ 플러싱[24](사용되어진다면)(Flushing : 플러싱)(if used : 이프 유즈)이다.

㉰ 대기압식 공기주입(Air admission to atmospheric pressure : 에어 어드미션 투 에트머스페릭 프레쉬어)이다.

㉢ 통기 : 멸균공정의 일부로써 산화에틸렌 그리고 그 반응물을 미리 정한 수준까지 의료기기로부터 없애는 과정이다. 제품은 정해진 기간 동안 통기를 위해서 명시된 조건아래에서 유지되어야 한다. 이는 멸균기나 분리된 챔버나 방 내에서 행해질 수 있다.

⑧ 산화에틸렌(EO) 멸균검증 : 산화에틸렌(EO) 멸균검증을 위한 절차들이 문서화되고 각 검증에 대한 기록들은 보존되어야 한다. 또한 보고서를 준비하고, 검토하고 승인하도록 지정된 사람들에 의해서 서명되어야 한다.

㉠ 커미셔닝 : 커미셔닝은 장비가 그 사양에 맞게 제공되었고 설치되었으며 운용지침에 따라 가동되었을 때 미리 정해진 한계 내에서 작동한다는 증거를 얻고 문서화하는 것으로써 프리컨디셔닝(사용되었다면), 멸균 및 통기 장비에 대한 설비 스팩이 만족됨을 증명한다. 커미셔닝은 멸균 공정을 통제하고, 지시하고, 기록하기 위한 모든 계기의 교정으로부터 시작한다.

㉡ 성과 적격성 검증－물리적 : 물리적 성과 적격성 검증에 사용된 제품은 멸균을 위해서 일상적으로 행해지는 것과 동일한 방법으로 포장되어야 한다. (만일 사용된다면) 프리컨디셔닝으로부터의 로드(적재)의 제거와 멸균주기의 개시 사이의 최대 경과시간이 설정되고 문서화되어야 한다. 물리적 성과 적격성 검증은 다음을 나타내야 한다.

㉮ 정해진 프리컨디셔닝 시간의 마지막에 멸균 로드(적재)의 모든 파트들이 프리컨디셔닝 스팩에 문서화된 온도와 습도 내에 있어야 한다.

㉯ 습도와 증기 투여에 따른 압력의 증가 간의 상관관계이다.

㉰ 멸균기 챔버로 멸균제를 투입시, 멸균 로드(적재)의 모든 부분들이 멸균 공정 스팩에 문서화된 온도와 습도 범위 내에 있어야 한다.

㉱ 멸균공정 스팩에 문서화된 물리적 조건들이 멸균 로드(적재) 전체에 걸쳐서 만족되고 전 노출 시간동안 유지되어진다.

㉲ 기체 멸균제가 멸균기 챔버에 투입되어진다.

㉳ 멸균 로드(적재)의 모든 부분에서의 명시된 통기 온도의 도달 잔류하는 산화에틸렌

24) 플러싱 : 다음 중 하나에 의해 멸균 로드(적재)와 챔버로부터 남은 멸균제가 제거되는 절차이다.
a) 챔버에 여과된 공기 혹은 비활성 가스를 채우고 빼기를 여러 번 반복한다.
b) 로드(적재)와 챔버를 통해 여과된 공기나 활성이 없는 가스를 계속 통과시킨다.

의 수준과 문서화된 절차에 따른 통기 후의 반응물은 통기 후의 수준이 명시된 제한량보다 낮다는 것을 증명하도록 정해져야 한다.

㉢ 성과 적격성 검증 - 미생물학적

㉮ 미생물학적 성과 적격성 검증은 제품의 멸균을 위한 처리의 적절성을 산화에틸렌 멸균을 위한 지표[25]의 비활성에 의해서 증명해야 한다. 이들 지표들은 명시된 멸균주기의 적용에 있어서 멸균을 위해 명시된 조건이 만족되어지도록 정기적으로 사용되어지는 것보다 치명성을 덜 옮기도록 선택된 멸균주기 조건들 아래에서 전체 멸균 로드(적재) 중 대표적인 위치에 배치되어져야 한다.

㉯ 미생물학적 성과 적격성 검증에 사용된 제품은 멸균을 위해서 정기적으로 제공 되어질 때의 것과 동일한 방법으로 포장되어야 한다. 제품의 모의실험을 위해 고안된 시험용 디바이스[26]가 산화에틸렌 멸균을 위한 지표와 공동으로 정기적인 감시를 위해 사용되는 것이라면 그 시험용 디바이스의 적합성은 미생물학적 성능 검증의 부분으로써 증명되어야 한다. 산화에틸렌 멸균에 대한 지표는 프리컨디셔닝에 멸균 로드(적재) 내에 위치되어야 하고, 만약 사용된다면 멸균주기 동안에 위치가 유지되어야 한다.

제3장

5. 조사 멸균확인 및 일상 관리(EN 552)

(1) 본 규격(EN 552)의 목적

의료기기의 멸균을 위한 조사 멸균공정 및 절차에 대한 검증 및 일상 관리의 표준화에 있다. 멸균 절차의 검증은 멸균기가 해당 사양을 준수하는 것을 전제로 한다.

(2) 조사 멸균처리 과정

특정 제품을 고에너지 방사선에 노출시키는 물리적 프로세스의 일종으로 밀폐장치의 포장되어 있는 제품을 특수 설계 기구를 통해 코발트60 또는 세슘137 방사선 동위원소상의 감마선이나 또는 10[Mev] 이하의 전자빔[27] 발생기에 노출시키게 된다.

---

25) 생물학적 지표(BI, Biological Indicator : 바이오로지컬 인디케이터) : 1차 포장 내에 저장된 한정된 숫자의 명시된 미생물이 집어넣어진 보조물이다.

26) 시험용 디바이스 : 멸균될 상품에서 멸균제(들)에 최악의(멸균하기에 가장 힘든) 조건을 모의 대상이다.
① 이 기구는 멸균제가 도달하기 가장 어려운 장소에 BI가 배열되도록 구성되어진다. 이 시험용 디바이스의 디자인은 멸균되어질 상품 종류와 멸균절차에 따라 다르다.
② 어떤 시험용 디바이스(PCD)에서는 접종된 매개체가 BI의 장소에서 사용될 수 있다.

27) 전자빔 : 연속 또는 파동형식의 고에너지 전자흐름이다.

(3) 조사 멸균검증

① 설치 검증 조사기[28]의 설치와 관련된 제반 작동 변수를 주기적으로 통제 및 점검 확인하는 동시에 이 점검 기록을 보존 관리한다. 사전 지정 기간 동안 방사선 조사 영역의 특정 지점에 위치하는 방사선 조사대상 제품의 특수 구간에 조사되는 흡수선량[29]은 제반 요소에 따라 결정된다.

㉠ 감마선 조사기의 제반 요소

㉮ 방사선원의 방사능 및 구조이다.

㉯ 방사선원에서 제품까지의 간격이다.

㉰ 제품 구조, 밀도 및 적재 형식이다.

㉱ 다른 제품을 포함하여 방사선원 및 특정 제품 구간 사이에 위치한 물질구조와 밀도이다.

㉡ 전자빔 조사기의 제반 요소

㉮ 전자빔의 주요 특성(전자에너지, 평균 빔전류, 조사폭 및 조사 통일성)이다.

㉯ 컨베이어 속도이다.

㉰ 제품 구조 및 밀도이다.

㉱ 출력 창 및 특정 제품, 구간 사이 위치한 물질구조, 농도 및 두께이다.

㉲ 출력 창에서 제품까지의 간격이다.

제품상의 선량 분포도에 영향을 미치는 조사기 변경사항이 발생하는 경우에는 설치 검증 절차를 전부 또는 일부 반복해서 수행하여야 한다.

② 감마선 멸균 : 병원에서 진단 및 치료에 사용되는 방사선 중 코발트^{60}에서 발생되는 감마선을 각종 의료용품 및 진단기구 등에 밀봉된 상품에 그대로 노출시켜 멸균하는 방법이다. 어떠한 독성물질도 잔류되지 않아 보건환경적으로 안전성을 세계보건기구 및 미국 FDA 등에서 인정받았으며, 2차 오염을 방지할 수 있으므로 가장 안전한 방법이며 주로 선진국에서 많이 사용된다.

㉠ 멸균원리 : 방사선 동위원소를 이용하여 감마선을 조사하여 미생물을 사멸시키는 것으로, 코발트60이나 세슘137에서 나오는 감마선은 생체분자의 전리활성화를 일으켜 생체에 손상을 일으키고, 이 과정에서 자유전자가 생성되며, 이들의 강력한 산화환원작용으로 생체가 손상을 받아 궁극적으로 미생물이 사멸되어 멸균된다.

---

28) 조사기 : 방사선원, 컨베이어 및 원천 메커니즘, 안전장치, 차폐보호막을 모두 포함한 상태에서 안전하고 신뢰할 수 있는 멸균처리 과정을 허용한다.

29) 흡수선량 : 단위중량당에 흡수된 방사선 에너지 양이다.

㉡ 장 점

㉮ 투과력이 높으며, 열에 불안정한 기재의 멸균에 적당하다.

㉯ 완전포장상태에서도 멸균이 되므로 멸균유효기간이 길다.

㉰ 방사선의 진리활성작용으로 멸균을 시키므로 온도가 오르지 않는다.

㉢ 단 점 : 방사선조사에 따른 재질의 착색, 퇴색, 경화현상, 연화현상 등 원자재의 형태 변형이 발생할 수 있다.

③ 전자빔 멸균 : 각종 수술용 도구 또는 멸균이 요구되는 의료도구를 과산화수소수, 전자빔을 이용하여 2차 가공 없이 멸균하는 방법이다.

㉠ 멸균원리 : 기화된 과산화수소(H_2O_2)에 고주파 에너지를 가하여 자유 라디칼을 발생시켜 미생물을 사멸시키는 멸균법이다.

㉡ 장 점

㉮ 전자회로제품의 멸균이 가능하다.

㉯ 소량의 과산화수소만 사용하여 발생된 자유 라디칼의 수명이 짧아서 Airation(에어레이션)이 불필요하다.

㉢ 단 점

㉮ 전용포장이 필요하고, 용기 크기가 작아서 대량멸균에는 알맞지 않다.

㉯ 대상물에 수분이나 습기가 있으면 과산화수소의 가스농도가 낮아서 멸균에 지장을 준다.

④ 성과 적격성 검증[30)]

㉠ 선량 관련 기준 : 성과 적격성 검증 작업개시 전 각 제품별 최소선량[31)] 및 최대 선량[32)]을 확정한다.

㉡ 제품, 제품 적재 형식 및 조사용기 : 성과 적격성 검증 과정 개시 전 다음 제반 사항을 확정 서면 기록한다.

㉮ 수용 가능 편차와 함께 패키지 내부 제품 위치확정, 규격 및 밀도를 포함하는 패키지 제품 관련 기술사항이다.

㉯ 조사용기 내부의 제품 적재 형식 관련 기술사항이다.

㉰ 조사용기 규격이다.

㉱ 조사기 내부의 다른 모든 제품 관련 기술사항이다.

---

30) 성과 적격성 검증 : 관련 위임 장비가 해당 공정 사양에 따라 작동되는 경우 수용 가능한 제품을 생산할 것이라는 구체적 입증 자료취득 및 문서화 과정이다.

31) 최소선량 : 멸균처리 과정에 필수 요구되는 선량이다.

32) 최대선량 : 방사선 조사 과정을 통해 파생되는 제품 또는 패키지상의 수용 불가능한 변경사항에 의해 제한된다.

제3장

㉢ 선량 매핑33)

사전 규정된 적재 형식에 따라 제품과 함께 적재되어 있는 조사용기 전역에 다수의 선량계 배치 과정을 통해 선량 매핑 작업을 수행한다. 가장 마지막 쪽 조사지점 및 정기적 감시 지점상의 흡수선량을 결정한 후 관련 자료를 기록으로 남겨둔다. 특히 예상되는 가장 마지막 쪽 조사 지점 및 정기적 감시 지점에서 이들 용기 사이의 흡수선량 변동성을 결정하기 위해 충분한 수량의 대표적 조사용기를 이용하여 선량 매핑 작업을 수행한다. 제품 멸균 처리과정에 사용되는 각 경로, 각 적재 형식, 각 제품 또는 제품 범주별로 별도의 선량 매핑 실습작업을 수행한다.

선량 매핑 과정을 통한 최종 결과 및 결론, 방사선 조사 변수를 포함하는 모든 기록 자료를 보존 관리한다.

㉣ 공정 관련 사양

멸균 진행과정 및 그 전후의 각 제품 처리 방법에 대해 기술하는 서면 공정 관련 사양을 확정한다. 공정 관련 사양에는 다음 제반 사항이 수록되어 있어야 한다.

㉮ 해당 사양의 수용 가능 편차와 함께 패키지 내부 제품 위치확정, 규격 및 밀도를 포함하는 패키지 제품 관련 기술사항이다.

㉯ 조사용기 내부의 제품 적재 형식 관련 기술사항이다.

㉰ 조사용기 규격 관련 기술사항이다.

㉱ 멸균선량34) 및 최대 선량 관련 기술사항이다.

㉲ 정기 선량계 감시지점 관련 기술사항이다.

㉳ 최소 및 최대선량 지점에서 정기 선량계 측정 자료를 흡수선량으로 변환하기 위해 이 정기 선량 계측장치에 적용해야 하는 제반 조정 작업 관련 기술사항이다.

㉴ 감마선 조사기의 경우 사전 지정 제품과 동일 시점에 조사기에 존재할 수 있는 다른 제품 밀도 수용 가능 범위관련 기술사항이며, 전자빔 조사기의 경우 조사장치 작동조건 관련 기술사항이다.

※ 제품 위치 재확정 과정을 수반하는 방사선 조사 영역에 대상 제품을 수차례 노출시켜야 하는 경우에는 이 요구사항도 공정 관련 사양에 반영되어 있어야 한다.

33) 선량 매핑 : 사전 지정 조건의 조사 용기에 배치되어 있는 특정 밀도의 제품 또는 모의 제품 적재 과정 중 방사선량 분포도를 결정하기 위해 수행되는 실습 과정이다.

34) 멸균선량 : EN 552 기준을 준수하기 위해 필수 요구되는 그레이 단위 흡수선량이다.

6. 습열[35)]에 의한 멸균확인 및 일상 관리(EN 554)

① 본 규격(EN 554)의 목적은 의료기기의 멸균을 위한 습열 멸균공정 및 절차에 대한 검증 및 정기적인 감시의 표준화에 있다. 멸균절차의 검증은 멸균기가 해당 사양을 준수하는 것을 전제로 한다.

② 유지시간[36)] 중 습열 멸균공정 주기는 멸균환경으로 하여금 재생 가능하게, 의료기기상의 멸균 상태가 요구되는 모든 표면상에 멸균환경이 존재하도록 해야 한다. 또한 멸균 주기 중에 발생하는 물리적 조건으로 인해 의료기기 또는 그 포장의 질적인 성과가 훼손되어서는 안된다.

③ 멸균원리 : 스팀(Steam)에 압력을 가한 포화스팀(Saturated Steam : 세터레이티드 스팀) 상태의 습열(Moist Heat : 모이스트 히트)을 이용하여 모든 종류의 미생물 파괴한다. 고압 습열 멸균은 온도, 습도, 시간의 각 요소의 상승작용으로, 보통 132[℃]에서 약 2.0[kg/cm^2]의 압력으로 시행한다.

④ 장 점

㉠ 단시간의 노출로 저항이 강한 세균까지 사멸시킨다.

㉡ 가장 경제적인 멸균방법이며, 온도상승이 빠르며 멸균대상물에 침투성이 높다.

㉢ 포화스팀을 이용하므로 멸균과정에서 독성물질이 남지 않는다.

㉣ 여러 가지 종류의 세균에 대해 손쉽게 멸균할 수 있다.

⑤ 단 점

㉠ 온도에 약한 플라스틱이나 고무재질의 멸균에는 적합하지 않다.

㉡ 수분을 포함하지 않는 기름이나 윤활유, 파우더 등의 멸균에는 적합하지 않다.

⑥ 검증을 위한 설치 검증, 성과 적격성 검증(PQ)은 이 전문 분야에 경험이 있는 지정된 자에게 부여된다. 습열 멸균공정 및 절차에 대한 검증은 다음 조건들을 만족해야 한다.

㉠ 설치 검증 : 멸균기와 멸균기 설치장소가 명세에 부합되고, 제어, 표시 및 기록에 사용되는 기기의 교정이 소정의 한도 내에 있음을 설치 검증을 통해 입증한다. 설치 검증 중 수행될 시험 및 점검은 상세히 기록 및 문서화되어야 한다.

표 3-3 ◦ 고압스팀 멸균의 온도와 시간

멸균온도	노출시간
115 ~ 118[℃]	30분
121 ~ 124[℃]	15분
126 ~ 129[℃]	10분

35) 습열 : 물에서 액체 또는 압력수증기 형태로 추출된 열이다.

36) 유지시간 : 멸균기 적제품 내 모든 지점의 온도가 멸균온도 대역 내에서 유지되는 기간이다.

㉡ 성과 적격성 검증(PQ) : 성과 적격성 검증은 설치 검증의 종료 후에 수행된다. 검증된 참조 적재품이나 이전에 검증된 제품, 포장 또는 적재 패턴 결합과의 가치가 동등함이 입증된 경우를 제외하고, 성과 적격성 검증은 새로운 또는 수정된 제품, 포장, 적재 패턴, 기기 또는 공정 매개변수의 도입에 대해 수행된다. 성과 적격성 검증은 지정된 멸균기 적재품 전체에 걸쳐 다음의 멸균조건의 충족을 입증한다.

㉮ 유지시간 전체에 걸쳐 온도 및 압력이 일정하게 유지되거나 사전에 결정된 프로필을 따라야 한다.

㉯ 유지시간 전체에 걸쳐 측정된 온도

ⓐ 멸균온도 +3[°K]를 상한선으로 하여 소정의 멸균온도 대역 내에 해당되어야 한다.

ⓑ 1[°K]를 초과하여 변동되지 않아야 한다.

ⓒ 상호간에 2[°K]를 초과하여 차이가 없어야 한다.

㉰ 평형시간은 800[L] 미만의 멸균기 챔버의 경우에 15초를, 이보다 큰 멸균기 챔버의 경우에 30초를 각기 초과해서는 안된다.

㉱ 수증기가 멸균온도 대역 내의 온도 및 수증기 압력에 상응하는 온도에 해당되어야 한다.

7. 멸균 의료기기 표시에 대한 요구사항(EN 556)

본 규격(EN 556)은 제조 공정의 최종 단계에서 멸균되는 의료기기가 '멸균됨'이라고 분류되기 위한 요건을 명시한다. 최종 소독된 의료기기가 '멸균됨'으로 분류되기 위해서는 기구에 살아남을 수 있는 미생물이 존재할 이론적 확률은 1백만분의 1 이하가 되어야 한다. 생산자나 공급자는 의료기기가 검증된 멸균공정을 거쳐 요구사항을 충족시켰음을 증명하는 문서 및 기록의 제공을 통해 준수 여부를 입증하여야 한다.

08 | 의료폐기물

지정폐기물 중 의료기관, 동물병원, 시험·검사·연구기관 등 환경부령으로 정하는 배출기관에서 인체나 동물에 대한 진찰, 치료, 시험·검사·수술 등 의료행위 또는 시험·검사·연구 등에서 발생되는 물질로서 인체에 위해를 줄 우려가 있어 환경·보건상 특별한 관리가 필요하다고 인정되어 대통령령으로 정하는 폐기물을 말한다.

표 3-4 의료폐기물 발생현황('05)

구 분	'00년(t)	'01년(t)	'02년(t)	'03년(t)	'04년(t)	'05년(t)
합 계	22,350	27,777	33,981	37,327	43,127	59,056
조직물류	1,624	993	919	952	1,039	7,936
폐합성수지류	20,726	26,782	33,062	36,375	42,088	51,120

병·의원 등에서는 의료폐기물을 성상 및 위해도에 따라 전용 용기에 별도 보관하여야 하며, RFID(무선주파수인식기술) 의료폐기물관리 시스템이 도입됨에 따라 **의료폐기물 배출시부터 전용용기에 전자태그를 부착하여 관리하여야** 한다.

1. 의료폐기물의 종류

병·의원은 사업장에서 발생하는 의료폐기물을 성상 및 위해성 정도에 따라 **격리의료폐기물, 위해의료폐기물**(조직물류 폐기물, 병리계 폐기물, 손상성 폐기물, 생물·화학폐기물, 혈액폐기물), **일반의료폐기물**로 세분한다.

① **격리의료폐기물** : **전염병 등으로부터 타인을 보호하기 위하여 격리된 환자에** 대한 의료행위에서 발생한 일체의 폐기물이다.

② **위해의료폐기물** : **인체 위해의 우려가 있어** 특별한 관리가 필요한 조직물류 폐기물, 병리계폐기물, 손상성폐기물, 생물·화학폐기물, 혈액오염폐기물 등의 폐기물이다.

㉠ **조직물류 폐기물** : 인체 또는 동물의 조직·장기·기관·신체의 일부, 동물의 사체, 혈액·고름 및 혈액생성물(혈청, 혈장, 혈액제제) 등과 재활용하는 태반, 치아가 있다.

㉡ **병리계 폐기물** : 시험·검사 등에 사용된 배양액, 배양용기, 보관균주, 폐시험관, 슬라이드, 커버글라스, 폐배지, 폐장갑 등이 있다.

㉢ **손상성 폐기물** : 주사바늘, 봉합바늘, 수술용 칼날, 한방침, 치과용 침, 파손된 유리재질의 시험기구 등이 있다.

㉣ **생물·화학폐기물** : 폐백신, 폐항암제, 폐화학치료제 등이 있다.

㉤ **혈액오염폐기물** : 폐혈액백, 혈액투석시 사용된 폐기물, 그 밖에 혈액이 유출될 정도로 포함되어 있어 특별한 관리가 필요한 폐기물 등이 있다.

③ **일반의료폐기물** : **위해의 정도는 낮으나** 별도의 관리가 필요한, 혈액·체액·분비물·배설물이 함유되어 있는 탈지면, 붕대, 거즈, 일회용 기저귀, 생리대, 일회용 주사기, 수액세트 등이 있다.

제 3 장

2. 의료폐기물의 보관용기 · 보관기간 · 보관상태

(1) 보관용기

전용용기에 넣어 보관하여야 하며, 상자형 용기의 구조는 이중구조로 하되, 겉면에는 뚜껑을 설치하고, 내부에는 오렌지색의 투명한 합성수지 주머니를 넣어서 사용하여야 하며, 합성수지류 전용용기에는 뚜껑이 열리지 않도록 하는 잠금장치가 있어야 한다.

① 봉투형 용기 : 고상(병리계, 생물 · 화학, 혈액오염, 일반의료폐기물)
※ 봉투형 용기는 위탁 처리시 골판지(또는 합성수지류) 용기에 담아서 배출한다.
② 골판지류 용기 : 고상(병리계, 생물 · 화학, 혈액오염, 일반의료폐기물)
③ 합성수지류 용기 : 액상(병리계, 생물 · 화학, 혈액오염)

(2) 보관기간

기존 배출기관 규모기준에서 종류별로 위해성 및 발생량 등을 고려하여 차등화됨에 따라 격리의료폐기물은 7일, 위해의료폐기물은 종류별로 15일 또는 30일간 이내에서 보관한다.

(3) 보관상태

부패 · 변질의 우려가 있는 폐기물은 전용용기에 넣어 전용 보관시설(4[°C] 이하)의 또는 전용의 보관창고에서 보관하여야 하나, 피 · 고름이 묻어 있는 탈지면과 부패 · 변질의 우려가 없는 치아는 상온보관(현재는 냉장)보관한다.

표 3-5 • 의료폐기물의 보관용기 · 보관기간 · 보관상태

<table>
<tr><th colspan="2">폐기물의 종류</th><th>형태</th><th>보관용기</th><th>보관기간</th><th>보관상태</th></tr>
<tr><td colspan="2">격리의료폐기물</td><td>고상</td><td>합성수지(붉은색)</td><td>7일</td><td>냉장(4[℃] 이하)보관</td></tr>
<tr><td rowspan="7">위해
의료
폐기물</td><td rowspan="2">조직물류 폐기물</td><td>고상</td><td rowspan="2">합성수지(노란색)</td><td rowspan="2">15일</td><td rowspan="2">냉장(4[℃] 이하)보관
(치아는 60일)</td></tr>
<tr><td>액상</td></tr>
<tr><td rowspan="2">병리계 폐기물</td><td>고상</td><td>골판지(노란색)</td><td>15일</td><td>상온가능</td></tr>
<tr><td>액상</td><td>자가처리</td><td>매 일</td><td></td></tr>
<tr><td>손상성 폐기물</td><td>고상</td><td>합성수지(노란색)</td><td>30일</td><td>상온가능</td></tr>
<tr><td>생물 · 화학폐기물</td><td>고상</td><td>합성수지(노란색)</td><td>15일</td><td>상온가능</td></tr>
<tr><td>혈액오염폐기물</td><td>고상</td><td>골판지(노란색)</td><td>15일</td><td>상온가능</td></tr>
<tr><td colspan="2" rowspan="2">일반의료폐기물</td><td>고상</td><td>골판지(검정색)</td><td>15일</td><td>상온가능</td></tr>
<tr><td>액상</td><td>합성수지(검정색)</td><td>15일</td><td>상온가능</td></tr>
</table>

보관창고는 냉동시설이 바깥에서 배부가 보이지 않는 구조로 시설을 설치하되 의료폐기물을 보관한다는 보관표지판을 설치하여야 하고, 시설의 내부에 온도계를 부착하여 가동 여부를 확인하여야 하며, 주변지역과 시설에는 주 1회 이상 약물소독의 방법으로 소독을 실시한다.

3. 의료폐기물의 처리

의료폐기물은 소각시설이나 멸균·분쇄시설에서 처리(도서지역 발생 의료폐기물은 생활폐기물 소각시설에서 처리가능)하며, 위탁처리는 소각만 허용하며, 자가처리는 소각 또는 멸균분쇄가 가능하다. 소각처리는 현재 최고의 처리방법으로 90[%] 이상의 부피감소와 병원균 소멸효과가 크나, 소각방법 및 유해가스처리에 대한 신중한 검토가 필요하다.

병원폐기물 소각처리시 소각온도를 1200[°C]로 유지하여야 하며, 의료폐기물은 사용한 배지, 동물사체, 적출물 등의 소각처리에는 2차 연소식 소각로를 이용 완전 분해를 할 수 있는 회전로식, 상연소식 및 유동층 상식의 소각로를 사용한다.

① 회전식 소각로 : 폐기물과 연소공기의 혼합 촉진을 위해 경사진 회전원통으로 구성되어 있으며, 액체 및 고체 동시에 소각처리가 가능한 입증된 기술이나 설치와 운영비(수동으로 재처리)가 비싸다.

② 공기 조절식 소각로 : 병원에 자체 시설하여 소각처리에 사용하는 소형소각로로 에너지 회수에 대한 잠재적 가능성과 보조연료의 큰 소비 없이 부피를 감소시킬 수 있으나, 다량의 폐기물 소각시 완전 소멸하지 않을 가능성과 배출가스로 대기오염의 우려가 있다.

③ 스토커식 소각로 : 투입되는 쓰레기를 건조, 연소, 후연소의 과정으로 소각하며, 발열량이 낮은 폐기물 소각에 적합하고 연소실 온도는 750~950[°C] 정도로써 배출가스 처리기술이 완성단계에 있다. 규모에 관계없이 안전연소가 가능하며 운전시 전문기술이 필요하고, 소형화는 경제적 문제로 어려우며 고온 소각시 연소실이 손상될 수 있다.

④ 열분해법 : 유기물질에 무산소, 저산소 상태에서 열을 가하여 저분자 물질로 분해하며, 배출가스가 적은 장점과 안전성, 유지관리, 기술적 문제가 남아 있다.

⑤ 플라즈마 소각 : 아직 시험단계에 있는 소각법으로 플라즈마 상태의 고온을 이용 유리 슬래그로 직접 고형화됨으로써 유해가스처리가 문제이며, 경제적인 측면에서도 아주 불리하다.

09 | 시 험

1. 일반사항

제4항에서 말한 일반사항과 다음의 사항을 고려하여 의료기기의 생물학적 시험이 시행되어야 한다.

① 시험은 완제품 또는 완제품을 대표할 수 있는 샘플에 대해서 시행한다.
② 시험방법의 선택에 다음 사항을 고려한다.
 ㉠ 일반적인 사용조건에서의 사람신체접촉과 접촉의 정도, 시간, 횟수와 상태이다.
 ㉡ 완제품에 대한 물리적·화학적 특징이다.
 ㉢ 완제품을 구성하는 화학물질의 독성이다.
 ㉣ 완제품에 용출물의 성분이 없는 경우와 용출물이 존재하여도 잘 알려져 있는 물질이거나 독성에 문제가 없는 경우에는 전신에 대한 영향을 평가하는 시험이 시행되지 않을 수 있다.
 ㉤ 환자의 신체 크기에 의한 의료기기 접촉표면적과의 관계이다.
 ㉥ 문헌, 경험 및 비임상시험에 근거한 정보이다.
 ㉦ 의료기기의 사용시 사용자의 생물학적 안전을 보장하는 것이 위의 기준규격의 첫 번째 목적이고, 두 번째 목적은 시험동물보호를 위하여 시험시 사용되는 시험동물의 수와 시험동물시험을 최소화하고자 하는 것에 있다.
③ 의료기기 시험용 검액을 추출할 때 추출용매와 추출조건이 완제품의 특성 및 사용조건에 적합하여야 한다.
④ 시험시 적절한 양성 및 음성 대조군이 사용되어야 한다.
⑤ 생물학적 시험은 의료기기의 임상적 사용시에 사람에게 생겨날 수 있는 예상치 못한 부작용의 발생을 관찰할 수 있도록 설계되어야 한다.

2. 초기 생물학적 시험

(1) 세포독성 시험

세포배양 기술을 이용하여 의료기기 및 의료용 재료 또는 용출액에 의한 세포의 용해(세포의 사망) 정도, 세포성장의 저해율을 근거로 하여 세포에 미치는 영향을 관찰하는 시험이다.

(2) 감작성 시험

적절한 시험동물 샘플을 이용하여 의료기기 혹은 의료용 재료 또는 용출액에 의한 접촉감작성의 잠재성을 측정하기 위한 시험으로 미량의 용출물의 접촉 혹은 노출에 의해서도 알레르기나 감작반응을 나타내는 실험이다.

(3) 자극성 시험

동물의 점막, 눈, 피부 등과 같은 적절한 부위 혹은 이식조직을 이용하여 의료기기 및 의료용 재료 또는 용출액에 대한 자극성의 잠재성을 측정하기 위한 시험으로 이 시험은 적절한 부위를 선택하여 의료기기 및 의료용 재료, 용출액에 대한 접촉부위 또는 접촉시간을 고려하여 알맞게 설정되어야 한다.

(4) 피내반응시험

의료기기 용출액에 의한 조직의 전체 가운데 한 부분 반응을 검사하는 시험으로서 점막 또는 피부에 의한 자극성시험의 적용이 맞지 않을 경우에 미친다(혈액과 접촉하는 의료기기). 피내반응시험은 용출액이 소수성[37)]일 경우에도 적용될 수 있다.

(5) 급성독성 시험

시험동물에 의료기기 및 의료용 재료 또는 용출액을 24시간 이내에 1회 이상 노출시켰을 때 시험동물에 나타나는 잠재적 위해를 검사한다. 급성독성시험은 의료기기가 접촉될 때 독성물질 혹은 분해산물이 흡수될 가능성이 있을 때 적합하다.

(6) 발열성 시험

의료기기 또는 의료용 재료의 용출액 내에서 발열반응을 일으키는 매개체를 찾아내는 시험이다. 일회의 시험만으로는 엔도톡신 감염을 발생시키는 매개물질의 발열 반응을 구분할 수 없다.

(7) 아급성 독성시험

의료용 재료 및 의료기기 또는 용출액을 24시간 이상 시험동물 수명의 10[%] 이하(쥐의 경우 최고 90일) 이내로 1회 이상 노출시켰을 때 나타나는 반응을 검사한다. 아급성 독성시험은 만성독성시험자료가 있는 의료용 재료에 대해서는 시행하지 않을 수 있고, 이런 경우에는 시행하지 않는 이유를 최종 보고서에 첨가시켜야 한다. 그러므로 아급성 독성시험은 접촉방법과 시간에 대하여 적합해야 한다.

37) 소수성 : 물에 친화력을 가지지 않은 화학적 성질이다.

(8) 유전독성 시험

포유동물 및 비포유동물의 세포배양 또는 다른 기법을 사용하여 의료기기 및 의료용 재료 또는 용출액에 의한 유전자변이, 염색체 구조 및 수의 변화, DNA 또는 유전독성을 검사하기 위한 실험이다.

(9) 이식시험

의료용 재료 또는 완제품의 검체를 이식부위 또는 적용하고자 하는 적절한 조직에 외과적으로 이식하여 직접관찰 및 현미경 관찰로 살아 있는 조직에 대한 전체 가운데 병이 있는 부분 정도를 평가한다. 이식시험은 접촉방법과 시간에 대하여 적합하여야 한다. 의료용 재료 이식 후 시험동물 몸 전체에 나타난 상황을 평가하였다면 이식시험은 아급성 독성시험과 차이가 없다.

(10) 혈액적합성 시험

적합한 시험동물 모델 및 시스템을 사용했을 때 의료용 재료에 의한 혈액 및 혈액과 접촉하는 의료기기 또는 혈액구성 요소들의 영향을 검사한다. 특정한 혈액적합성시험은 의료기기의 3차 구조, 접촉조건 및 임상적 적용기간 동안의 의료기기 또는 의료용 재료의 유체역학을 고려하여 설계할 수 있다.

(11) 용혈성 시험

의료기기 및 의료용 재료 혹은 용출액에 의한 적혈구의 용해 및 헤모글로빈의 방출 정도를 검사하기 위한 시험이다.

3. 추가적 생물학적 시험

(1) 만성독성 시험

의료기기 및 의료용 재료 또는 용출액을 최소 시험동물 수명의 10[%] 이상(쥐의 경우 최고 90일 이상) 이내로 1회 이상 노출시켰을 때 나타나는 현상을 결정한다. 만성독성 시험은 접촉방법과 시간에 대해서 적합하여야 한다.

(2) 발암성 시험

의료기기 및 의료용 재료 또는 용출액을 시험동물 수명의 전 기간 동안 1회 이상 노출 또는 접촉시켜 종양형성의 가능성을 평가한다. 발암성시험은 단일실험으로 만성 독성 및 종양형성 여부를 동시에 관찰할 수 있도록 설계할 수 있다. 발암성시험은 다른 출처로부터 제안된 자료가 있는 경우에 준하여 이루어져야 한다. 발암성시험은 시간과 접촉방법에 대하여 적합하여야 한다.

(3) 생식독성 시험

의료기기 및 의료용 재료 또는 용출액이 생식기능, 배형성(배자기형 발생성), 태아기와 초기 생후기의 성장에 대한 잠재적 영향력의 여부를 평가한다. 생식독성 시험은 의료기기가 적용 개체의 생식능력에 영향을 줄 수 있는 잠재력이 있을 경우에 준하여 이루어져야 한다. 의료기기의 적용부위는 필히 고려되어야 한다.

(4) 생분해성 시험

재흡수 또는 성질의 변형 가능성이 있을시, 생분해성시험은 의료기기 및 의료용 재료 혹은 용출액에 의한 재흡수, 분포, 생물학적 변이 및 용출물 및 분해산물의 제거, 변성을 평가한다.

제3장

10 | 의료기기 국내 및 국제인증마크

의료기기는 수술용 칼에서부터 'CT · MRI'에 이르기까지 종류가 매우 다양하고 또한 인체에 미치는 잠재적 위험성도 제품에 따라 다르기 마련이다. 따라서 의료기기는 인체에 미치는 잠재적 위험성에 따라 등급을 나눠 정해진 등급별로 차등화된 관리를 하는 것이 체계적 · 합리적인 제도로 인식하게 됐으며 이는 미국에서 최초로 도입, 적용하고 있다.

미국은 1976년에 이미 의료기기를 3개 등급으로 분류, 등급별로 차등화된 인 · 허가 관리제도를 마련했으며 또한 의료기기의 품질관리기준으로 GMP(Good Manufacturing Practice : 굿 맨저팩터링 프랙티스) 제도를 최초로 도입했다. 미국이 세계 최초로 현대적인 의미의 의료기기 관리제도를 도입, 시행하게 된 것은 의료기기의 사용에 따른 자국민의 보건위생을 확보하기 위해서다. 이는 전 세계 의료기기 시장의 약 50[%]를 차지하는 미국의 시장규모를 고려할 때 당연한 결과이기도 하다.

그러나 국내 의료기기 산업에서 미국이 차지하는 비중은 2007년 현재 총 수입액 21억 54만 달러 중 34.6[%](7억 45만 달러)다. 이에 반해 총 수출액 10억 32만 달러 중 대미 수출액은 겨우 23.2[%](2억 40만 달러)에 불과하지만 의료기기 대미 무역의존도가 심화되고 있다.

이처럼 대미 수출이 부진한 이유는 여러 가지 원인이 있겠으나 그 중에서 미국식품의약국(FDA)이 의료기기에 엄격한 관리제도를 운영하고 있기 때문이다. 국내 기업이 경쟁력을 갖춘 제품을 생산한다 하더라도 큰 부담을 안을 수밖에 없다. 의료기기산업은 생명공학과 정보통신기술의 발달과 더불어 21세기에 가장 성장 가능성이 높은 고부가가치 유망산업으로 각광받고 있다.

이를 발전시키기 위해선 기업에서의 지속적인 제품 개발도 필요하지만 무엇보다 국제

수준에 맞는 제품의 품질이 확보돼야 한다. 따라서 정부는 국산 의료기기의 품질경쟁력과 대외신뢰도를 확보하기 위해 의료기기 제도의 선진화를 서둘러야 할 것이다.

1. Q 마크

기계 · 기구 · 화학 · 의류 · 생활용품의 품질향상 및 소비자 보호를 위해 한국전기전자시험연구원 등 6개 국가공인시험기관에서 축적된 기술을 바탕으로 품질보증검사기준에 만족하는 우수업체의 상품만을 선정하여 품질을 보증하는 제도이다. 업소에서 국가공인시험기관에 신청하여 품질기준에 합격되어야 발급된다. 품질기준은 한국생활용품 시험검사소를 비롯하여 화학 · 원사 · 기기 · 유화 · 전자 · 의류 등 6개 민간시험검사소가 공동으로 마련하였다. 각종 품질인증마크 중 유일하게 환불보상제가 보장되어 불량품이거나 하자가 발생하면 현품으로 바꾸어 주거나 100[%] 현금으로 보상받을 수 있는 마크이다.

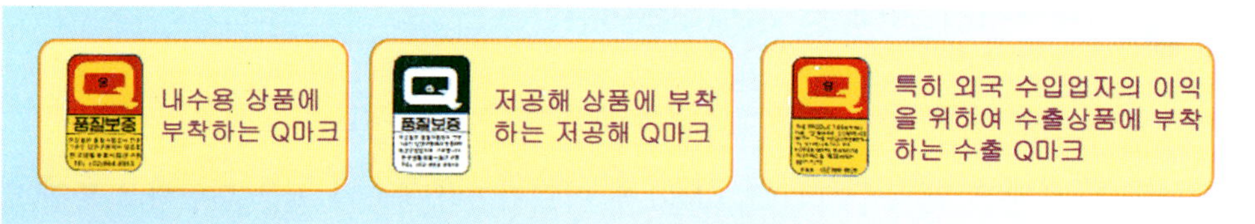

그림 3-2 • Q 마크

2. HD 및 HH 마크

HD 및 HH는 전기안전인증마크로써 업소에서 산업기술시험원, 한국전기전자시험연구원 및 전자파연구원 등에 신청하여 전기적 안전성 기준에 합격된 제품에 대하여 발급된다. 전기안전인증 마크는 기관별로 부여된 고유 영문자(산업기술시험원 : S, 한국전기전자시험연구원 : H, 전자파연구원 : J)에 지역을 나타내는 영문자(A : 서울, B : 부산, C : 대구, D : 인천, … H : 경기도, … 0)와 일련번호 등의 조합으로 구성된다. 즉 HD인 경우에는 한국전기전자 시험연구원(H)에서 인천 소재(D) 업소에 발급한 전기안전 인증마크이다.

3. GH 마크

GH(Goods of Health : 굳 오브 헬스) 마크는 보건산업진흥원이 식품 · 약품 · 화장품 · 의료기기 등의 품질과 기능을 엄격히 평가해 기준을 통과한 제품에 부여하는 인증제도이다. 보건관련 제품의 KS 마크로 불린다.[38]

---

38) BF형 장착부보다 더 높은 전격에 대한 보호를 갖춘 F형 장착부, 심장에의 직접 사용을 의도하는 기기 또는 기기의 부분

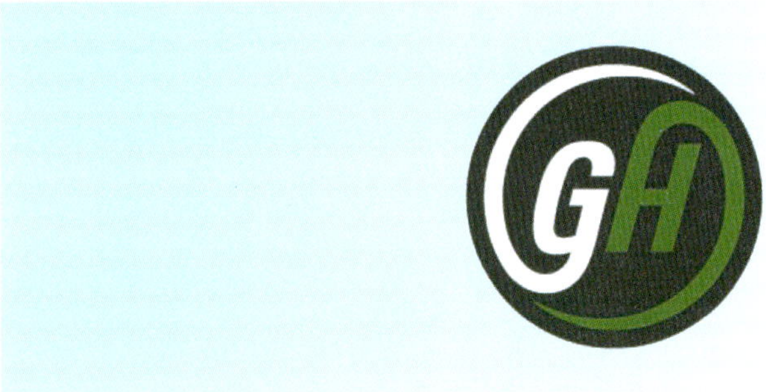

그림 3-3 • GH 마크

4. 국제규격 ISO 13485 / 유럽규격 EN 46001

유럽인증마크(의료기기 : MDD/CE MARK) 규격을 만들기 위해 여러 회의를 거친 끝에 국제기구에서는 각 국가규격이 아닌 **국제규격**(EN)을 만들었는데 그것이 바로 ISO 13485이다. 1996년 **국제표준화기구**(Internation Organization for Standardization : 인터내셔널 오가니제이션 포 스텐다디제이션 : ISO)는 1994년에 발행된 ISO 9000 **시리즈**(품질경영시스템)를 기본으로 **의료기기 관련 산업분야를 특화한** ISO 13485/8 **규격을 발행**하였다.

기존 ISO 9000 품질경영시스템의 요구사항은 기존 의료기기 관련 산업분야의 특성을 충분히 반영하지 못하고 있기 때문에 좀더 특성화되어 있는 품질경영시스템 규격의 필요성이 대두되었다.

특히, 의료기기 분야 산업은 인간의 생명과 직접적으로 연관되기 때문에 제품의 잠재적인 불량은 바로 인간의 생명에 치명적인 영향을 미치게 되므로, 의료기기 산업분야의 특성에 맞는 별도의 규격 제정은 당연한 것으로 여겨지고 있다.

이에 따라 **의료기기**(Medical Devices Directive : 메디컬 디바이시스 다이렉티브 : MDD)를 유럽으로 수출할 경우 각 국가마다 독자적인 표준을 제정하고 있어서 **상대구입국의 공업표준**(영국 : BS, 독일 : DIN, 프랑스 : NF)에 각각 맞추어야 하였기 때문에 복잡한 절차와 막대한 비용이 소요되었다. 또한 독일, 영국 등의 일부 국가에서는 제도를 까다롭게 운영하여 수입을 규제하는 사례까지 발생하기도 하였다. 이러한 복잡한 절차를 하나로 통합 간편하게 개선한 것이 CE 마크이다.

그러나 혼돈하지 말아야 할 점은 CE 마크는 **품질에 대한 보증을 뜻하는 것이 아니라 기본적인 안전조건**(필수요구조건)**을 충족시키고 있다는 것을 확인하여 주는 수단**이라는 점이다. CE 마크는 유럽의 해당 지침요건들을 이행하고 있다는 것으로 인정하여 EU회원국들의 별도검사나 시험이 없이도 자유롭게 유통될 수 있으며 특히 1998년 6월 14일 이후부터는 반드시 CE 마크를 부착하여 유통하도록 강제 규정하고 있다.

현재 CE 마크를 적용하고 있는 주요 국가는

① **유럽연합**(EU) : 프랑스, 독일, 이탈리아, 벨기에, 네덜란드, 룩셈부르크, 영국, 스웨덴, 포르투갈, 아일랜드, 덴마크, 그리스, 오스트리아, 스웨덴, 핀란드 등

② **구 자유 무역연합**(European Free Trade Association : 유러피언 프리 트레이드 어소시에이션 : EFTA) : 스위스, 리히텐슈타인(오스트리아와 스위스 국경에 있는 공국), 노르웨이, 아일랜드 등

③ **준회원국**(구 WARSAW : 바르샤바) : 헝가리, 폴란드, 체코 등이다.

이들 국가에 수출을 하기 위해서는 CE는 필수이며 CE 마크가 없는 제품에 대해서는 유럽시장에서 반입은 물론 판매도 할 수 없고, 위반시에는 국가별로 차이는 있으나 벌금, 제품회수 및 징역형까지도 받을 수 있다.

유럽수출의 필수조건인 CE 마크 인증을 획득하기 위해 국내 의료기기업체들이 많은 관심을 기울이고 있고 또한 획득을 서두르고 있음은 사실이다.

의료기기(Medical Device Directive : 메디컬 디바이스 디렉티브 : 93/42/EEC) 인증을 획득하는 방법은 두 가지로 **ISO 9001과 CE 마크를 동시에 받는 경우와 우선 ISO 9001인증을 먼저 받은 후 다시 CE 마크 인증을 받는 경우**이다. CE 마크 인증을 받으면서 잘못된 정보의 습득으로 인하여 비용을 2중으로 들이게 되는 경우가 있다.

현재까지는 CE 마크를 획득하기 위해서는 **국내인증**(ISO 9001/2)**은 인정해 주지 않고 오로지 EL에 등록된 인증기관의 인증**(외국인증)을 **획득해야만 ISO 9001 심사비를 면제받**을 수 있는데, 국내 인증을 받은 업체의 경우에는 재심사를 받아야 하기 때문에 2중의 비용이 지출되는 것이다.

5. CE 마크

CE는 불어로 Communaut Europeen mark(커뮤넌트 유로피언 마크)의 머리글자이며, **유럽공동체**(유럽연합)를 의미한다. CE 마크는 **제품이 안전, 건강, 환경 및 소비자보호와 관련된 유럽규격, 즉 EU이사회 지침**(Directive : 디렉티브)**의 요구사항을 모두 만족한다는 의미**이며, **유럽연합 내에서 유통되는 소비자 안전과 관련된 제품에는 반드시 승인을 받고 CE 마크를 부착**하여야 한다.

CE mark(마크)는 1990년 12월 제품의 규격 및 기술규정에 따라 적합성평가를 하는 시험 및 인증제도가 **총괄적 접근방식**(Global approach : 글로벌 어프로치)으로 통일되면서 각 제품별로 달리 적용하던 인증절차나 인증마크를 통일하고 **범유럽차원의 시험인증기관**(European Organization for Testiong and Certification : 유러피언 오가니제이션 포 테스팅 앤드 서티피케이션 : EOTC)을 설립(1990.4.25)하면서 EU집행위에서 총괄하던 업무를 EOTC에서 관장토록 하고 **17개 인증대상 품목군을 정하고, 8개의 인증방식**(Module : 모듈)**을 정하면서 본격 시행되었다.**

CE marking(마킹)을 처음 CE 마크라고 한 이유는 영국에서는 EC마크, 독일에서는 EG마

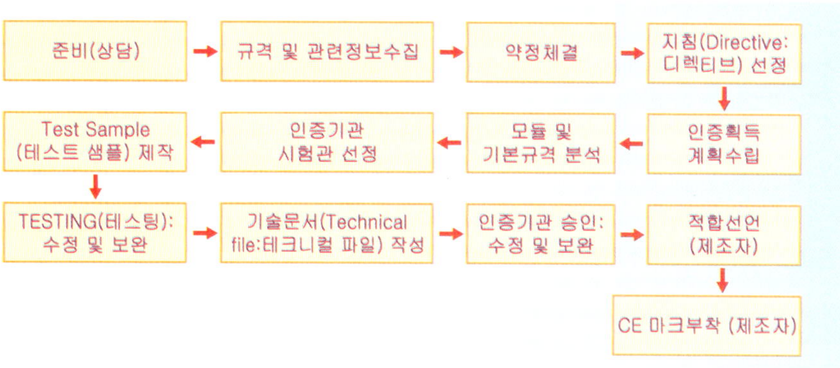

그림 3-4 CE 마크 인증획득절차

크라고 불렸지만 1993년 7월에 CE 마크로 통일되어 형상이 명확하게 되었다. 그래서 FDA, EU, JAPAN, GMP 등의 규격이 합쳐져서 ISO 9001/2 + ISO 13485(EN 46001)의 통합된 규격으로 발전하여 궁극적으로는 모든 의료기기에 대한 규정이 하나의 규격으로 통합되는 방향으로 진행되고 있다. 특히 CE 마크와 관련한 EC이사회 지침 중에서 93/42/EEC(의료기기)와 73/23/EEC(저전압전기기기) 등이 의료기기(MDD)에 해당하는 것으로 ISO 9001(EN 29001)이 1987년에 제정되었고 MDD EN 46001은 1993년에 개정되었다가 1년 만에 다시 바뀌었으며, ISO 9001(EN ISO 9001)로 1994년 개정되었는데 이것이 현재 최신판이라고 할 수 있다. 다시 말해서 의료기기(MDD) 요구사항에서 EN 46001은 유럽규격이며, ISO 13485는 국제규격인 것이다.

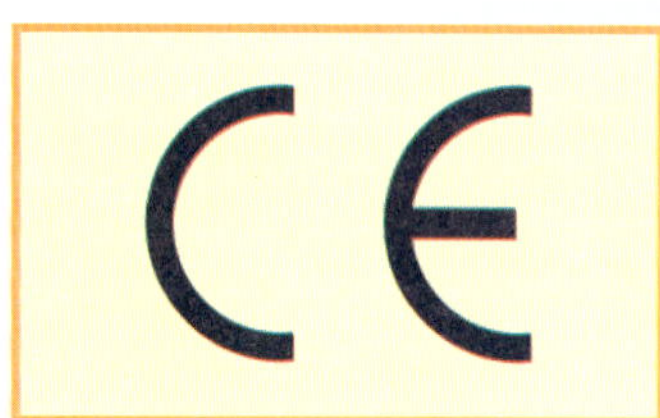

그림 3-5 CE 마크

6. NSF 마크

NSF(National Sanitation Foundation : 내셔널 센니테이션 파운데이션)으로 미국 위생규격이다. NSF에서는 보건안전과 환경보호를 위하여 일하는 기관으로 규격개발, 교육제공, 안전성 검토에 입각된 고품질 규격을 제공하여 해당제품의 적합성을 평가하는 기관이다. NSF는 약 50여년 간 보건과

의료에 관련된 제품들을 인증해 왔으며, 현재 NSF의 인증을 받은 업체는 약 58개국 2,900개 업체에 달하고 있다. NSF마크는 제품의 보건 위생에 대한 강제규격으로써 NSF 규격을 취득한 제품은 위생에 관련된 안전과 품질에 대하여 국제적으로 보증할 수 있으므로 핵심적인 홍보도구가 될 수 있으며 새로운 시장의 개척과 확보에 기여할 수 있다.

7. EMC 시험과 의료기기 안전시험

CE 마크의 모듈은 A-H의 8개로 이루어져 있는데 해당제품이 EC 지침 및 EN 규격 등에 적합한지 여부를 평가한다. 여기서 의료기기 지침(Medical Device Directive : 메디컬 디바이스 디렉티브 : 93/42/EEC) 등에 해당하는 경우에만 나열하기 위하여 의료기기는 제품의 안전 정도에 따라 Class(클래스) Ⅰ, Ⅱa, Ⅱb, Ⅲ의 4가지 방식으로 분류된다. 이 중에서 가장 중요시되고 어려운 의료기기(Medical Device Directive : 메디컬 디바이스 디렉티브 : MDD : 93/42/EEC), 즉 모듈(H)에 대해 간략하게 살펴본다.

① 제품에 대하여 제조자가 관련 지침서 요건과의 적합함을 입증한다.

제조자 또는 EU 대리인(NB : Notified Body : 노티파이드 보디)은 제품에 CE 마크를 부착하고 적합성선언서를 문서로 작성한다.

② 품질시스템

㉠ 제조자가 품질시스템 심사공식 신청서를 공인기관(NB)에 제출하여야 한다. 신청서에는 제품 범주에 관련된 제반정보와 품질시스템 관련 문서에 대한 사항이 포함되어야 한다.

㉡ 품질시스템이란 대상제품이 관련지침상의 요건에 적합한지를 보장할 수 있는 것이어야 한다. 제조자에 채택한 제반요소, 요건 및 절차서, 지시서 등 체계적인 방식으로 문서화되어야 한다. 이 품질시스템 관련문서는 품질프로그램, 품질계획, 품질매뉴얼 및 품질기록 등 품질정책 및 그 절차에 관한 일반적인 이해가 가능한 것이어야 한다. 특히, 다음 사항에 관한 구체적인 내용이 포함되어야 한다.

㉮ 공급자는 품질에 영향을 주는 일을 관리, 수행, 검증하는 모든 인원의 책임과 권한, 상호관계를 문서화해야 한다.

㉯ 설계관리 및 임상조사 관련사항을 포함하는 설계 검증기법, 제품설계시 사용될 공정 및 체계적인 조치

㉰ 제조 전, 제조 중 및 제조 후에 실시될 정밀검사와 그 실시 횟수

㉱ 제조설비의 보수 유지활동

㉲ 소독용 의료장비

㉥ 제조과정의 환경관리
㉦ 검사보고서, 시험 DATA, 계측기 검교정 DATA, 품질에 관련된 요원자격검증 기록서와 같은 품질기록
㉧ 요구된 설계 및 제품의 성취도 품질시스템의 효과적인 운용을 감시하는 수단
㉨ 품질문제의 조기경보를 제공하고 수정 및 예방시스템에 투입할 문서화된 Feedback system(피드백 시스템)을 확립하고 유지
㉩ 선반 저장기간이 제한되거나 특별한 저장조건들이 필요한 제품의 관리를 위한 문서화된 절차를 설정 유지

8. DMF

CE 마크 인증을 획득하기 위해서는 기술서류 DMF(Device Master File : 디바이스 마스터 파일)를 관리하여야 하는데, DMF에는 다음과 같이 2가지 사항이 포함되어 있어야 한다.

① DHR(Design History Record : 디자인 히스토리 레코드) : 개발 전 DMF(설계규정 ISO 9001)에 따른 연구개발과 관련된 서류 및 각종 시험자료
② GMP : 개발 후 설계 변경된 도면, 복지부 형식승인을 받기 위해서 각종 자료, 특별주문과 관련된 모든 자료(작업지도서, 지시서, 계약검토의뢰서, 공정도 등)의 보관위치, 기록서로 대치 가능하여야 한다.

9. 510k의 정확한 의미

미국에 의료기기를 수출하기 위해서는 우선 FDA로부터 제품 승인을 받아야 한다. 제품 승인은 의료기기의 등급에 따라 다르지만 크게 두 가지 종류로 나누어 볼 수 있다. 1·2등급 의료기기의 경우 FDA에 시판 전 신고(510k)를 해야 하며, 대부분의 3등급 의료기기는 FDA로부터 시판 전 승인(PMA)을 받아야 한다. 시판 전 승인을 받아야 하는 3등급 의료기기는 소위 말해 신개발 의료기기인 경우에 한해 적용되며, 현재 우리나라에서 제조하는 대부분의 의료기기는 510k 대상으로 보아야 할 것이다.

그런데 여기서 유의할 점은 FDA는 510k 자료를 검토할 때 일부 생명유지용 의료기기를 제외하고는 임상시험에 관한 자료를 요구하지 않으며, 대부분 미국 내에서 시판중인 의료기기와 사용목적, 제품의 기술적 특성이 본질적으로 동일한지 여부에 초점을 두고 있다.

이 같은 본질적 동등성을 입증하기 위해선 유사한 제품과 사용목적 및 기술적인 특성이 동일하다는 비교표를 제시할 수 있다. 경우에 따라선 FDA에서 인정하는 기준규격에 해당 제품이 적합하다는 적합선언을 통해 입증할 수도 있다.

그리고 FDA는 모든 의료기기 제조업체로 하여금 일부 품목을 제외하고는 GMP 규정을 준수할 것을 요구하고 있다. 미국은 최근 들어 유럽연합(EU)과 의료기기 분야에 대해 2001년 12월부터 발효되는 상호인정협정(MRA)을 체결, MRA 추진과정에서 ISO 9001과 ISO 13485 규정도 인정하는 한편 GMP 규정에 설계관리에 관한 부분을 보완해 QSR(Quality System Regulation : 퀄러티 시스템 레귤레이션) 규정을 마련, 시행 중이어서 비관세 수출장벽이 높아지고 있다.

10. FDA 승인 절차

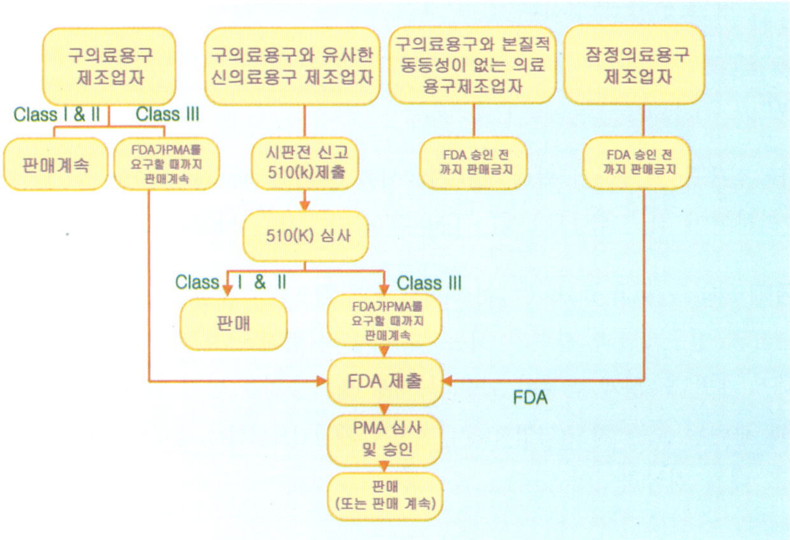

그림 3-6 FDA • 승인절차

제4장
방사선 안전

1. 진단용 방사선 발생장치의 안전관리에 관한 규칙
2. 방사선 방어시설의 검사
3. 방사선 방어시설의 검사기준
4. 진단용 방사선 발생장치의 설치 대수
5. 방사선 방어시설의 차폐
6. 방사선 장해방어용 기구
7. 방사선
8. 방사선 안전관리
9. 레이저

01 | 진단용 방사선 발생장치의 안전관리에 관한 규칙

제1조(목적) 의료기관에서 설치, 운영하는 진단용 방사선장치의 안전관리와 X-선 영상정보의 정도관리를 통해 환자 및 방사선 관계종사자에 대한 방사선 위해를 방지하고 진료의 적정을 기하고자 한다.

제2조(정의) 이 규칙에서 사용하는 용어의 정의는 다음과 같다.

1. "진단용 방사선 발생장치"라 함은 방사선을 이용하여 질병의 진단에 사용하는 기기로서 아래에 해당하는 장치를 말한다.
   가. 진단용 X-선장치
   나. 진단용 X-선발생기
   다. 치과진단용 X-선발생장치
   라. 전산화 단층촬영장치 등 방사선을 발생시켜 질병의 진단에 사용하는 기기
   마. 유방촬영용장치 등 방사선을 발생시켜 질병의 진단에 사용하는 기기
2. "방사선 방어시설"이라 함은 방사선의 피폭을 방지하기 위하여 진단용 방사선 발생장치를 설치한 장소의 방사선 차폐시설과 방사선 장해방어용 기구를 말한다.
3. "방사선 관계종사자"라 함은 진단용 방사선 발생장치를 설치한 곳을 주된 근무 장소로 하는 자로서 진단용 방사선 발생장치의 관리·운영·조작 등 방사선 관련 업무에 종사하는 자를 말한다.
4. "안전관리"라 함은 진단용 방사선 발생장치, 방사선 방어시설 및 암실, 현상기, 방사선 필름카세트, 산란 엑스선제거용 그리드, 엑스선사진 관찰대 등 진단영상정보에 관한 설비의 관리와 방사선 관계종사자의 피폭관리를 말한다.
5. "방사선구역"이라 함은 진단용 방사선 발생장치를 설치한 장소 중 외부방사선량이 1주당 0.3[mSv](30[mrem]) 이상인 곳으로서 벽, 방어칸막이 등 구획물에 의하여 구획된 곳을 말한다.

제3조(신고) ① 의료법(이하 "법"이라 한다) 제32조의2 제1항의 규정에 의하여 의료기관(지역보건법 제7조·제8조 및 제10조의 규정에 의한 보건소·보건의료원·보건지소, 병역법 제11조의 규정에 따라 징병검사를 실시하는 지방병무청, 군통합병원령 제1조의 규정에 의한 병원급 의무부대, 학교보건법 제3조의 규정에 의한 보건실, 행형법 제2조 제5항의 규정에 의한 교도소 등을 포함한다. 이하 같다)의 개설자 또는 관리자는 진단용 방사선 발생장치를 설치하는 때에는 사용일 3일 전까지, 사용을 중지한 때에는 사용중지일부터 3일 이내에, 양도 또는 폐기한 때에는 그 사유가 발생한 날부터 30일 이내에 각각 별지 제1호 서식 또는 별지 제1호의 2서식에 의한 신고서에 다음 각 호의 구분에 의한 서류를 첨부하여 당해 의료기관의 소재지를 관할하는 시장·군수·구청장(자치구의 구청장을 말한다. 이하 같다)에게 제출하여야 한다.

1. 별지 제1호 서식에 첨부하여야 하는 서류

가. 진단용 방사선 발생장치 검사성적서 사본 1부
나. 방사선 방어시설 검사성적서 사본 1부
다. 별지 제3호 서식에 의한 방사선 관계종사자 신고서 1부(처음 설치하는 경우에 한한다)
라. 양도자의 별지 제2호 서식에 의한 신고필증 사본 1부(양도받아 설치하는 경우에 한한다)
마. 특수의료장비 등록필증 사본 1부(특수의료장비를 설치하는 경우에 한한다)

2. 별지 제1호의 2서식에 첨부하여야 하는 서류
가. 별지 제2호 서식에 의한 신고필증 원본
나. 양도, 양수를 확인할 수 있는 서류 1부(양도신고를 하는 경우에 한한다)
다. 폐기를 확인할 수 있는 서류 1부(폐기신고를 하는 경우에 한한다)

② 제1항의 규정에 의하여 신고받은 시장 · 군수 · 구청장은 별지 제2호 서식에 의한 신고필증을 교부하여야 하며 분실 등 정당한 사유가 있는 경우에는 신청에 따라 재교부하여야 한다.

③ 시장 · 군수 · 구청장은 제2항의 규정에 의하여 신고필증을 교부받은 자가 신고필증을 잃어버리거나 헐어 못쓰게 되어 재교부를 신청한 때에는 이를 재교부하여야 한다.

④ 의료기관의 개설자 또는 관리자는 매년 3월 1일 현재의 소속 방사선 관계종사자의 변동사항을 별지 제3호 서식에 의한 신고서에 의하여 3월 31일까지 의료기관 소재지를 관할하는 시장 · 군수 · 구청장에게 제출하여야 한다.

⑤ 시장 · 군수 · 구청장은 별지 제4호 서식에 의한 진단용 방사선 발생장치 관리대장을 작성 · 비치하고, 제1항 · 제4항 및 제10조 제2항의 신고사항을 기재하여야 한다.

제4조(검사 및 측정) ① 의료기관의 개설자 또는 관리자는 다음 각 호의 1에 해당하는 사유가 있을 시에는 법 제32조의2 제2항의 규정에 의하여 해당 진단용 방사선 발생장치를 사용하기 전에 당해 진단용 방사선 발생장치에 대하여 [별표 1]의 진단용 방사선 발생장치의 검사기준에 따라 제6조의 규정에 의한 검사기관의 검사를 받아야 한다. 다만, 약사법시행규칙 제40조 제1항 제5호, 제46조 제1항의 규정에 의하여 검사를 마친 경우에는 그 검사일로부터 3년 이내에 검사기관의 검사를 받아야 한다.

1. 진단용 방사선 발생장치를 설치하거나 이전하여 설치하는 경우
2. 진단용 방사선 발생장치의 전원시설을 변경하는 경우
3. 제3조 제1항의 규정에 의하여 사용중지신고를 한 진단용 방사선 발생장치를 다시 사용하고자 하는 경우
4. 진단용 방사선 발생장치의 안전에 영향을 미치는 수리를 하는 경우

② 의료기관의 개설자 또는 관리자는 제1항의 규정에 의하여 검사를 받은 진단용 방사선 발생장치에 대하여 검사받은 날부터 3년마다 제6조의 규정에 의한 검사기관의 검사를 받아야 한다.

③ 의료기관의 개설자 또는 관리자는 법 제32조의2 제2항의 규정에 의하여 방사선 방어시설에 대하여 [별표 2]의 방사선 방어시설 검사기준에 따라 당해 진단용 방사선 발생장치를

제
4
장

사용하기 전에 제6조의 규정에 의한 검사기관의 검사를 받아야 한다.

④ 의료기관의 개설자 또는 관리자는 제3항의 규정에 의하여 검사받은 방사선 방어시설 중 방사선 차폐시설을 변경 설치하거나 방사선 차폐시설의 설계시에 설정한 주당 최대 동작부하를 초과한 때에는 지체 없이 방사선 방어시설에 대하여 제6조의 규정에 의한 검사기관의 검사를 받아야 한다.

⑤ 의료기관의 개설자 또는 관리자는 법 제32조의2 제2항의 규정에 의하여 방사선 관계종사자로 하여금 티·엘 배지를 사용하게 하는 경우에는 3월마다 1회 이상 방사선 피폭선량측정을 받도록 하여야 하며, 필름배지를 사용하게 하는 경우에는 1월마다 1회 이상 방사선 피폭선량측정을 받도록 하여야 한다.

⑥ 제5항의 규정에 의한 방사선 관계종사자의 방사선 피폭선량측정에 있어 선량한도는 [별표 3]과 같다.

⑦ 식품의약품안전청장은 방사선 관계종사자 개인피폭선량의 관리를 위하여 필요한 세부절차를 정하여 고시하여야 한다.

제5조(검사 등의 시험방법) ① 제4조의 규정에 의한 검사 또는 측정(이하 "검사 등"이라 한다)의 시험방법은 식품의약품안전청장의 승인을 얻어 제6조의 규정에 의한 검사기관의 장이 정한다. 이 경우 승인절차 등 세부사항에 대하여는 식품의약품안전청장이 따로 정하여 고시하는 바에 의한다.

② 검사 등의 재검사를 할 경우에는 제1항에서 정한 시험방법 외의 다음 각 호의 1의 시험방법에 의하여 시험할 수 있다.

1. 식품의약품안전청장이 고시한 시험방법
2. 제조업소에서 정한 시험방법
3. 국제전기기술위원회에서 권고하는 시험방법(제1호 및 제2호의 시험방법이 없는 경우에 한한다)

제6조(검사 및 측정기관) ① 진단용 방사선 발생장치 및 방사선 방어시설을 검사하는 기관 또는 방사선 관계종사자에 대한 피폭선량을 측정하는 기관은 [별표 4]의 기준에 의하여 식품의약품안전청장이 지정하는 기관으로 한다.

② 제1항의 규정에 의한 검사기관 또는 측정기관(이하 "검사·측정기관"이라 한다)의 지정, 검사 및 측정업무의 정지, 지정취소 등에 대하여는 식품의약품안전청장이 따로 정하여 고시한다.

제7조(검사 등의 신청) ① 검사 등을 받고자 하는 자는 별지 제5호 서식에 의한 진단용 방사선 발생장치 검사신청서, 별지 제6호 서식에 의한 방사선 방어시설 검사신청서 또는 별지 제7호 서식에 의한 방사선 관계종사자 피폭선량 측정신청서를 검사·측정기관의 장에게 제출하여야 한다. 제8조 제4항에 의한 재검사의 경우에도 또한 같다.

② 제1항의 규정에 의하여 검사 등을 신청하는 자는 [별표 5]에서 정하는 수수료를 검사·측정기관에 납부하여야 한다.

제8조(검사결과의 통지 등) ① 제7조의 규정에 의하여 검사·측정기관의 장이 의료기관의 개설자 또는 관리자로부터 검사 등의 신청을 받은 때에는 검사 등을 행하고 별지 제8호 서식에

의한 진단용 방사선 발생장치 검사성적서, 별지 제9호 서식에 의한 방사선 방어시설 검사성적서 또는 별지 제10호 서식에 의한 방사선 관계종사자 피폭선량측정 성적서를 신청인에게 교부하여야 하며, 검사 또는 측정한 날부터 1월 이내에 그 성적서 사본을 식품의약품안전청장에게 제출하여야 한다.

② 검사, 측정기관의 장은 검사 또는 측정결과 [별표 1], [별표 2] 또는 [별표 3]의 기준에 적합한 것으로 판정된 경우에는 검사 또는 측정일부터 1월 이내에 당해 의료기관의 소재지를 관할하는 시장・군수・구청장에게 통지하고, 부적합한 것으로 판정된 경우에는 검사 또는 측정성적서의 사본을 첨부하여 지체 없이 당해 의료기관의 소재지를 관할하는 시장・군수・구청장에게 통지하여야 한다.

③ 시장・군수・구청장은 제2항의 규정에 의하여 부적합한 것으로 판정된 검사 등의 결과를 통지받은 경우에는 통지를 받은 날부터 1월 이내에 법 제50조의 규정에 의하여 의료기관의 개설자 또는 관리자에게 다음 각 호의 1의 명령을 하고, 그 사실을 식품의약품안전청장에게 통지하여야 한다. 다만, 제1호의 명령을 한 경우에는 그 사실을 건강보험심사평가원장에게도 통지하여야 한다.

1. 부적합 진단용 방사선 발생장치 또는 방사선 방어시설에 대한 사용금지 및 수리・교정 후 재검사
2. 선량한도초과자에 대한 건강진단 및 안전조치(근무지의 변경 또는 근무시간의 단축 등을 말한다)

④ 의료기관의 개설자 또는 관리자는 제3항의 규정에 의한 명령을 받은 경우에는 진단용 방사선 발생장치 또는 방사선 방어시설을 수리・교정하고 재검사를 신청하여야 하며, 선량한도초과자에 대하여는 즉시 건강진단 및 안전조치를 실시하고, 안전조치 후 6월마다 제13조의 규정에 의한 건강진단을 실시하여야 한다. 이 경우 6월마다 행하는 건강진단 실시결과 이상 징후가 나타나지 아니하는 때에는 당해 선량한도초과자의 동의를 얻어 관할 시장・군수・구청장에게 안전조치의 해제를 요구할 수 있다.

⑤ 시장・군수・구청장은 제4항의 규정에 의한 요구에 의하여 안전조치를 해제한 경우에는 그 사실을 식품의약품안전청장에게 통지하여야 한다.

⑥ 검사 등의 성적서를 재발급받고자 하는 자는 별지 제11호 서식에 의한 검사 등 성적서 재교부신청서를 검사・측정기관의 장에게 제출하여야 한다.

⑦ 검사・측정기관의 장은 제1항의 규정에 의하여 검사・측정을 한 때에는 검사・측정 후 1월 이내에 그 성적서 사본(피폭선량측정의 경우 그 결과)을 식품의약품안전청장에게 제출하여야 한다.

제9조(방사선구역) ① 법 제32조의2 제1항의 규정에 의하여 의료기관의 개설자 또는 관리자는 진단용 방사선 발생장치를 설치한 때에는 진단용 방사선의 안전관리를 위하여 방사선구역을 설정하고 일반인의 출입제한 등의 조치를 취하여야 한다.

② 방사선구역에는 [별표 8]의 방사선구역표시를 하여야 한다.

제10조(진단용 방사선의 안전관리책임자) ① 법 제32조의2 제2항의 규정에 의하여 의료기관의 개설자 또는 관리자는 진단용 방사선 발생장치의 안전관리와 적정한 사용을 위하여 [별표 9]의 진

단용 방사선 안전관리책임자 자격기준에 따라 당해 의료기관 소속 방사선 관계종사자 중에서 진단용 방사선 안전관리책임자(이하 "안전관리책임자"라 한다)를 임명하여 진단용 방사선 안전관리업무(이하 "안전관리업무"라 한다)를 수행하도록 하여야 한다.

② 의료기관의 개설자 또는 관리자는 안전관리책임자를 선임하거나 해임한 경우에는 1월 이내에 별지 제3호 서식에 의한 신고서를 당해 의료기관의 소재지를 관할하는 시장·군수·구청장에게 제출하여야 한다.

제11조(안전관리책임자의 직무) 제10조의 규정에 의한 안전관리책임자의 직무는 다음과 같다.

1. 진단용 방사선 안전관리업무의 계획·평가 및 점검
2. 소속 방사선 관계종사자에 대한 자체교육훈련의 실시
3. 환자 및 방사선 관계종사자에 대한 방사선 피해로부터의 방어조치
4. 진단영상정보 관련 설비의 안전관리
5. 방사선 관계종사자의 피폭선량측정에 영향을 미치는 소속변동 사실의 측정기관에의 통보
6. 방사선 관계종사자의 피폭선량측정에 영향을 미치는 피폭선량계의 파손 및 분실사실의 측정기관에의 통보
7. 제3조제1항 및 제4항의 규정에 의한 신고와 제4조의 규정에 의한 검사 등에 관한 사항
8. 제14조의 규정에 의한 진단용 방사선 발생장치 등에 관한 서류의 작성·비치 및 보존에 관한 사항

제12조(의료기관의 개설자 또는 관리자의 준수사항) 법 제32조의2 제1항의 규정에 의하여 의료기관의 개설자 또는 관리자는 다음 각 호의 사항을 준수하여야 한다.

1. 안전관리책임자로부터 그 직무수행에 필요한 사항의 요청이 있을 때에는 지체없이 조치하여야 하며, 정당한 사유 없이 이를 거부하지 아니할 것
2. 안전관리책임자가 안전관리업무를 성실히 수행하지 아니할 때에는 지체없이 그 직위로부터 해임하고 다른 직원을 안전관리책임자로 교체할 것
3. 진단용 방사선 발생장치에 대하여는 검사유효기간이 만료되기 전에 검사기관에 검사를 신청하여야 하며, 검사기관이 검사를 행할 때에는 안전관리책임자를 참여시킬 것
4. 방사선 관계종사자가 진단용 방사선 발생장치를 운영·조작·관리 및 점검할 때에는 필름배지 또는 티·엘배지 등 피폭선량계를 착용하도록 하여야 하며, 방사선 관계종사자의 피폭선량측정을 신청할 때에는 측정대상에 해당하는 자를 누락하지 아니할 것
5. 제8조제4항의 규정에 의하여 시장·군수·구청장으로부터 진단용 방사선 발생장치 또는 방사선 방어시설의 사용금지와 수리·교정 및 재검사명령을 받은 때에는 지체 없이 이를 이행할 것
6. 방사선 관계종사자에 대한 피폭선량을 측정한 결과 [별표 3]의 방사선 관계종사자의 선량한도를 초과한 자에 대하여는 방사선 피폭의 우려가 없는 근무지로 변경하는 등 지체 없이 필요한 조치를 할 것
7. 방사선 관계종사자 외에 방사선구역에 출입하는 자에 대한 방사선 피폭방지를 위한 조치를 할 것
8. 적정한 진단영상정보를 얻을 수 있도록 그 설비의 안전관리에 필요한 조치를 할 것

제13조(방사선 관계종사자에 대한 건강진단) ① 법 제32조의2 제2항의 규정에 의하여 의료기관의 개설자 또는 관리자는 방사선 관계종사자에 대하여 2년마다 건강진단을 실시하여야 한다. 다만, 방사선 관련 업무에 처음 종사하는 방사선 관계종사자에 대하여는 업무 종사 전에 건강진단을 실시하여야 한다.

② 제1항의 규정에 의한 건강진단의 문진사항 및 검사항목은 다음 각 호와 같다.

1. 문진사항
   가. 방사선 피폭증상의 유무
   나. 방사선 피폭증상이 있는 자는 그의 작업장소·작업내용·작업기간·피폭선량 및 방사선 장해유무
   다. 그 밖의 방사선에 의한 피폭증상
2. 검사항목
   가. 말초혈액 중의 혈색소량·적혈구수 및 백혈구수
   나. 그 밖에 의사가 필요하다고 인정하는 검사

제14조(서류의 작성 · 비치 및 보존) 법 제32조의2 제3항의 규정에 의하여 의료기관의 개설자 또는 관리자와 검사·측정기관의 장 및 시장·군수·구청장은 [별표 10]의 진단용 방사선 발생장치 등에 관한 서류를 작성·비치 및 보존하여야 한다.

제15조(안전관리책임자에 대한 교육) ① 법 제32조의2 제2항의 규정에 의하여 안전관리책임자로 선임된 자는 선임된 날부터 1년 이내에 방사선분야 관련단체가 실시하는 안전관리책임자 교육을 이수하여야 한다. 다만, 방사선분야 관련단체로부터 안전관리책임자 교육을 받은 후 1년 이내에 안전관리책임자로 선임된 자의 경우에는 그러하지 아니한다.

② 제1항의 규정에 의한 안전관리책임자의 교육에 관하여 필요한 사항은 식품의약품안전청장이 따로 정하여 고시한다.

제16조(지도 · 감독) ① 법 제32조의2 제1항의 규정에 의하여 시장·군수·구청장은 의료기관의 진단용 방사선 안전관리상태를 지도·점검하고 필요한 경우에는 의료기관의 개설자 또는 관리자에 대하여 그 시정을 명할 수 있다.

② 식품의약품 안전청장은 검사 등의 공정성과 효율성을 확보하기 위하여 검사·측정기관에 대하여 필요한 지도와 감독을 행할 수 있으며, 식품의약품안전청장은 검사·측정기관이 그 업무를 성실하게 수행하지 아니한 경우에는 검사·측정기관의 지정을 취소할 수 있다.

③ 식품의약품안전청장 또는 시장·군수·구청장은 안전관리를 위하여 필요한 경우에는 의료기관의 개설자 또는 관리자나 검사·측정기관의 장에게 필요한 사항을 보고하게 하거나 자료를 제출하게 할 수 있다.

④ 시장·군수·구청장은 매년 3월 31일 현재의 진단용 방사선 발생장치 안전관리현황 및 방사선 관계종사자현황을 별지 제12호 서식 및 별지 제13호 서식에 의하여 5월 31일까지 시·도지사를 거쳐 식품의약품안전청장에게 제출하여야 한다.

제17조(적용의 배제) 진단용 방사선 발생장치 중 진단용 X-선발생기 또는 치과진단용 X-선발생장치(파노라마 및 세파로 촬영장치를 제외한다)만을 사용하면서 주당 최대동작부하의 총량이 10[mA · min(밀리암페어 · 분)] 이하인 의료기관에 대하여는 제4조 제2항·제5항, 제9조, 제

10조 및 제13조의 규정을 적용하지 아니한다.

제18조(과태료) ① 의료법시행령 제35조의 규정에 의한 과태료 부과기준은 [별표 11]과 같다.

② 과태료의 징수절차에 관하여는 세입 징수관 사무처리 규정을 준용한다. 이 경우 납입고지서에는 이의방법 및 이의기간을 함께 적어 넣어야 한다.

02 | 방사선 방어시설의 검사

안전관리검사에서의 방사선 방어시설이란 진단용 방사선 발생장치를 설치하여 사용하는 장소에서 X-선이 촬영실이 아닌 장소로 누설되는 것을 방어하기 위해 납 혹은 콘크리트 등의 물질을 이용하여 적합하게 차폐하는 것뿐만 아니라 환자 또는 방사선 관계종사자 등에게 필요 이외의 X-선에 노출되지 않게 적합한 방어용 기구를 사용하여 방어조치를 하는 것을 말한다.

03 | 방사선 방어시설의 검사기준

① 진단용 방사선 발생장치를 설치하여 진단하는 곳, 즉 촬영실에서는 바닥·천장 또는 벽에는 도구를 사용하지 아니하고서는 제거 및 이동할 수 없는 방사선 차폐시설(이하 "방어벽"이라 한다)이 마련되어야 하고, 방어벽의 외부에서 측정한 방사선 산란선량 또는 누설선량의 합계는 주당 2.58×10^{-5}[C/kg](주당 100[mR]) 이하이어야 한다. 다만, 사람이 거주 및 통행하지 아니하는 쪽에는 방어벽을 설치하지 않아도 되고, 방사선 관계자 이외의 자가 거주하는 쪽에 설치된 방어벽의 외부에서 측정한 방사선 산란선량 및 누설선량의 합계는 주당 2.58×10^{-6}[C/kg](주당 10[mR]) 이하이어야 한다.

② 방사선 누설선량 측정 : 누설선량 측정은 제어실 또는 암실을 포함한 촬영실 외부에서의 1차선 및 산란선량에 의한 누설선량을 측정하는 것으로 인체대용 phantom(팬텀, $30 \times 30 \times 30$[cm])을 사용하여 누설선량 측정기로 측정하며, 허용기준은 다음 사항과 같다.

㉠ 진단용 X-선 발생장치, 전산화 단층촬영장치

㉮ 방사선 관계종사자 상주 또는 주거 : 주당 100[mR](2.58×10^{-5}[C/kg]) 이하이다.

㉯ 비방사선 관계종사자 상주 또는 주거 : 주당 100[mR](2.58×10^{-5}[C/kg]) 이하이다.

㉡ 치과진단용 X-선 발생장치(구내촬영용), 진단용 X-선발생기

주당 최대 동작부하가 10[mA.min] 이하일 경우는 진료용 X-선 방어칸막이로 차폐 가능

하며, 이 경우 진료용 X-선 방어칸막이 외부에서의 누설선량은 주당 100[mR] (2.58× 10^{-5}[C/kg]) 이하가 되어야 한다.

③ 촬영실의 1차선 방어벽 이외의 모든 천장, 벽 및 바닥에는 2차선 방어벽이 장치되어야 하고, 이 경우는 방어벽의 높이는 2[m] 이상이어야 한다.

④ 방어벽의 차폐물질이 연판으로 된 경우에는 이의 조건에 해당해야 한다.

㉠ 연판 자체의 무게로 인해 주름이 잡히거나 휘어지지 아니하도록 하여야 하고, 물리적 충격을 직접 받지 않도록 해야 한다.

㉡ 연판과 연판이 이어지는 부분은 폭 1.5[cm] 이상의 연판으로 겹쳐지도록 하여야 하고, 연판 외의 차폐물질과 이어지는 부분은 폭 2.5[cm] 이상의 연판으로 겹치게 하여야 한다.

⑤ 필름출입구의 문은 1[mm] 연당량 이상이어야 한다.

⑥ 제어실의 방사선 방어시설

제어실은 촬영실과 분리되어 진단용 방사선을 조절하는 제어장치가 설치된 장소로서 환자의 동작 및 활동을 볼 수 있는 환자 보기창 등이 설치되어야 한다.

⑦ 제어소의 방사선 방어시설

㉠ 제어소는 촬영과 일부 개방된 방어벽으로 구별된 상태에서 진단용 방사선을 조절하는 제어장치가 설치된 곳이어야 한다.

㉡ 제어장치가 X-선 고전압 발생장치에 붙어 있지 아니한 제어소의 바닥면적은 1.5[m2] 이상이어야 한다. 또한 방어벽과 검사테이블 간의 거리는 2[m] 이상이어야 하며, 진단용 방사선 발생장치의 최고 관전압에 따른 방어벽 또는 환자 보기창의 구조는 다음 사항과 같다.

㉮ 최고 관전압이 100[kV]를 초과하는 경우

ⓐ 방어벽은 1.5[mm]연당량 이상이어야 하고, 방어벽의 배치구조는 그림 4-1과 같다.

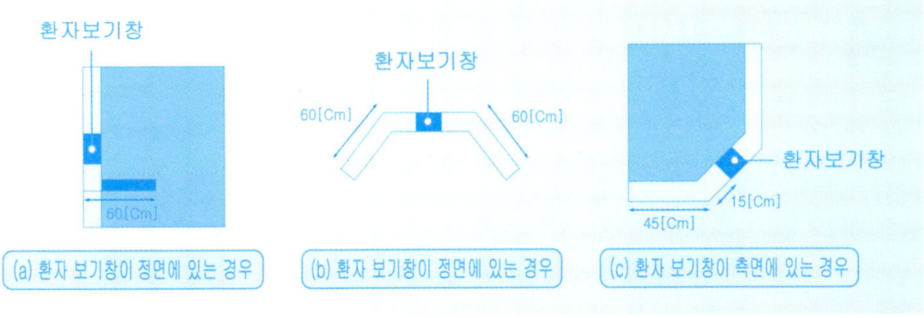

그림 4-1 제어소 방어벽의 배치구조

ⓑ 환자 보기창은 1.5[mm]연당량 이상이어야 하고, 100[kV]에서의 연당량이 지워지지 않도록 기재되어야 한다.

㉯ 최고 관전압이 100[kV] 이하인 경우

ⓐ 방어벽은 1[mm]연당량 이상이어야 하고, 방어벽의 크기는 가로 1[m]×세로 2[m] 이상이어야 한다.

ⓑ 환자 보기창은 1[mm]연당량 이상이어야 한다.

⑧ 진단용 방사선 발생장치를 의료기관 이외의 곳으로 이동하여 사용하는 경우의 방사선 방어시설

㉠ 이동검진차량이 통행할 수 있는 지역에서 사용하는 경우

진단용 방사선 발생장치는 이동검진차량에 부착하여야 하고, 방사선 관계종사자가 위의 장치를 조작하는 장소에는 방어벽을 설치하며, 방어벽 외측과 차량의 외측에서의 방사선 누설선량은 주당 2.58×10^{-5}[C/kg](주당 100[mR]) 이하이어야 한다.

㉡ 도서벽지 등 이동검진차량이 통행할 수 없는 지역에서 사용하는 경우

진단용 방사선 발생장치는 이동검진차량에의 장치 부착이 필요하지 아니하며, 방사선 관계종사자가 위의 장치를 조작하는 장소에는 진단용 X-선 방어칸막이를 설치하며, 진단용 X-선 방어칸막이 외측에서의 방사선 누설선량은 주당 2.58×10^{-5}[C/kg](주당 100[mR]) 이하이어야 한다.

⑨ 이동형 진단용 방사선 발생장치

Mobile Unit(모빌 유닛), C-Arm(시－암), Portable Unit(포터블 유닛)]의 방사선 방어시설 및 다른 방어시설은 필요하지 않고, 일정한 촬영실 안에 고정하여 촬영장치로만 이용된 경우에는 다목 내지 가목의 기준에 의한 방사선 방어시설을 갖추어야 한다. 방어벽 외측과 차량의 외측에서의 방사선 누설선량은 주당 2.58×10－5[C/kg](주당 100[mR]) 이하이어야 한다.

04 | 진단용 방사선 발생장치의 설치 대수

촬영실 1실에 1대를 설치하되 어쩔 수 없이 2대 이상을 설치하여야 하는 경우에는 변환 스위치 등을 활용하여 한꺼번에 2대가 가동되지 않게 해야 한다. 다만, 전산화 단층촬영장치 중 진단용 방사선 발생장치 전용의 촬영실을 준비해야 한다.

05 | 방사선 방어시설의 차폐

방어벽은 장치 종류와 방사선의 사용 에너지에 따라 달라진다.

① 진단용 X-선장치를 이용하는 곳의 방어벽은 X-선 사용관 전압이 낮기 때문에 일반적으로 150[kV] 이하이므로 몇 [mm]의 납 혹은 콘크리트로 방어할 수 있다.

② 방사선의 차폐에는 1차선을 차폐하기 위한 1차 방어벽과 2차선을 차폐하기 위한 2차 방어벽으로 구분되며, 1차 방어벽은 촬영실 안에서 1차선이 대상될 수 있는 바닥, 천장이 포함된 전체 벽면이 포함되므로 2차 방어벽은 1차선 이외의 산란 X-선이 대상될 수 있는 촬영실 주위의 모든 방어벽을 말한다.

06 | 방사선 장해방어용 기구

진단용 방사선 발생장치의 사용시 방사선으로부터 환자 혹은 방사선 관계종사자를 방어하기 위한 방사선 장해 방어용 기구는 식품의약품안전청장의 고시 및 산업표준화법에 의한 한국산업규격(KS)에 적절하여야 하며, 그 종류는 진료용 X-선 방어칸막이, 진료용 X-선 방어앞치마, 치과진료용 X-선 방어앞치마, 환자생식기방어용 기구, 그 밖의 방사선 장해방어용 기구, 투시 촬영대에 부착한 엑스선 방어용 앞치마(투시장치에 한한다.) 등이 있다.

① 인간의 신체 안에 조직 간 선량분포에 따른 위험 정도를 하나의 양으로 표현하기 위하여 피폭된 모든 조직에 대하여 각 조직의 등가선량에 해당 조직의 조직가중치를 곱한 결과를 합산한 양을 말한다. 이 경우는 전신피폭된 조직가중치의 합은 '1'로 하는 것을 유효선량이라고 한다.

② 인간의 신체의 피폭선량을 나타내기 위하여 흡수선량에 당해 방사선의 방사선가중치를 곱한 양을 말하며 이러한 경우는 진단용 X-선의 방사선 가중치는 '1'로 말하는 것은 등가선량이라고 한다.

③ 방사선 관계종사자의 측정에 필요한 세부사항 등 선량한도 측정방법은 식품의약품안전청장의 허가를 받아 측정기관의 장이 정한다.

④ 연간 선량한도는 연도 중 처음 피폭선량을 측정한 시기와 상관없이 매년마다 12월 말일을 기준으로 하고, 티·엘배지를 사용하는 방사선 관계종사자의 선량한도는 매 분기 말일마다 측정한 양을 더한 값으로 한다.

07 | 방사선

1. 방사선의 종류

방사선이란 전기를 띤 작은 소립자(하전입자) 또는 전자기파에 의한 에너지의 흐름을 말한다.

① 전리방사선 : 비교적 에너지가 높아 물질 내에서 물질을 구성하는 원자를 (+)이온과 전자로 분리시키는 능력이 있는 방사선으로 α입자, β입자, 중성자, γ선, X-선 등이 있다.
② 비전리방사선 : 물질 내에서 이온을 만들지는 못하나 에너지를 전달하는 방사선으로 일상 생활에서 많이 사용한다. 적외선, 자외선, 가시광선, 마이크로 웨이브, 중파, 단파 등이 있다.

2. 방사선의 성질

① α입자 : 양성자와 중성자가 각각 2개씩 뭉친 것으로 +2의 전기를 띠며, 물질 내에서 투과력이 약하다.
② β입자 : 전자로서 +1의 전기를 띤 것을 $\beta+$로 나타내며, 공기 중에서 수[m]를 투과한다.
③ 광자 : 빛과 같은 전자기파의 하나로 전기적으로는 중성이나 물질과의 반응도가 낮아 투과력이 강하다.
④ 중성자 : 전기적으로 중성이며 광자에 비해서 상당히 무겁다. 중성자용 차폐제로서는 폴리에틸렌이나 파라핀이 사용된다.

3. 방사원성

(1) 방사성 동위원소(방사성 물질)

방사성 핵종을 함유하고 있는 물질을 말하며, 방사성 핵종이란 핵종들 중에서 불안정하여 붕괴하는 핵종을 말한다.

예 Tc99m, 1125

(2) 방사선 발생장치

하전입자를 가속하는 등의 방법으로 인위적으로 방사선을 발생하도록 만든 장치로 X-선 발생장치, 원자로, 입자가속기 등이 있다.

(3) 방사능

방사성 물질의 양을 나타내는 방법으로 단위시간당 그 물질 내에서 발생하는 방사성 핵종의 변화하는 변화수를 말한다.

$$1\text{Ci} = 3.7 \times 10^{10}[\text{Bq}] \quad (4\text{-}1)$$

1[Bq] : 1초에 1개의 변화가 있는 양

(4) 반감기

초기의 방사능이 1/2 감소하는 데 걸리는 시간이다(식 4-2).

$$T = \log 2 / \lambda = 0.693\lambda \quad (4\text{-}2)$$

4. 방사선 피폭선량

① 방사선 피폭 : 방사선의 에너지가 물체에 흡수되는 현상을 말한다.

② 조사선량(X) : 공간상으로 방출되는 방사선량의 강도이다(식 4-3).

$$1[\text{R}] = 2.58 \times 10^{-4}[\text{C}] \quad (4\text{-}3)$$

③ 흡수선량(D) : 단위질량당 물체에 흡수된 에너지량이다(식 4-4).

$$1[\text{Gy}] = 1[\text{J/kg}] = 100[\text{rad}] \quad (4\text{-}4)$$

④ 등가선량(Ht) : 구개념의 선량당 양이며, 방사선의 종류와 에너지에 따른 생물학적 효과의 차이를 방사선가중치(WR)로 보정한 양이다(식 4-5).

$$1[\text{Sv}] = 100[\text{rem}] \quad (4\text{-}5)$$

⑤ 유효선량(E) : 상이한 조직에 서로 다른 등가선량을 받은 경우에 단일량으로 종합하기 위해 정의된 하중된 등가선량이다.

제 4 장

5. 방사선 피폭

방사선 피폭(Radiation exposure : 라디에이션 엑스포졀)은 방사선에 노출되는 것이며, **방사선에 의한 체외의 피폭을 외부피폭**이라 하며, **투과력이 높은 베타선, X-선, Y선, 중성자선 등이 문제가 된다.** 한편 **음식물이나 대기를 통해서 또는 상처부위의 오염 등으로 인해 체내에 침투해 침착**(沈着)**된 방사성 물질에 의한 피폭을 내부피폭**이라 한다.

> ㉮ **뼈에 침착되기 쉬운 스트론튬-90**(90Sr)**은 골수에서 만들어지는 백혈구를 통해 체내의 각 부분에 영향을 끼친다. 그밖에 전신피폭과 부분피폭, 시간적으로는 급성피폭과 만성피폭 등으로 구분된다.**

피부가 일정 선량(30[Gy]) 이상의 고선량 방사선에 피폭되면 모든 사람에게서 피부궤양이 발생한다. 그러나 일본의 원폭피해자들 중에는 같은 양의 방사선에 피폭되는 경우도 암이 발생하는 사람과 발생하지 않는 사람들이 있었다. 따라서 **방사선이 인체에 주는 영향은 여러 가지 요소가 혼합된 결과로** 나타난다. 산업 및 의학에서 방사선을 이용하기 위해서는 **방사선에 의한 장해를 방지하기 위한 적절한 조치가 필요하며**, 이러한 시각에서 방사선이 인체에 주는 영향을 **결정론적 영향**(Deterministic effect : 디터미네스틱 이펙트)과 **확률적 영향**(Stochastic effect : 스테케스틱 이팩트)으로 표 4-1과 같이 구분한다.

표 4-1 • 결정론적 영향과 확률론적 영향의 특징

결정론적 영향	확률적인 영향
발단선량이 존재한다.	발단선량이 존재하지 않는다.
원인과 결과의 인과관계 분명하다.	인과관계가 불분명하다.
급성(백내장의 경우에만 만성)	**만성**(잠복기 : 백혈병은 2년 이상, 기타 10년 이상)
증상이 고유의 특성을 가진다. (다른 원인에 의한 영향과 구별됨)	증상이 방사선에 의한 영향인지 다른 원인에 기인하는지 구분이 잘 안된다.
발단선량이 작은 선량에서는 발생하지 않는다. (근본적인 예방이 가능)	작은 선량에서도 해당되는 위험도는 상존한다. (피폭 최소화 요구)
증상의 심각도가 피해선량에 비례한다.	증상의 심각도는 영향 자체에 의해 결정한다.

(1) 결정론적 영향

결정론적 영향의 특징은 **문턱선량**(방사선을 맞은 사람의 1~5[%]에서 영향이 발생하는 방사선량)이 있어 **그 보다 낮은 선량에서는 장애가 나타나지 않는다. 발단선량을 넘어서 피폭되면 선량이 증가할수록 중증도의 영향이 중해진다.** 방사선 피폭 후 짧은 시간 내에 증상이 발현되고 일정 선량이상에서는 100[%] 사람에게 발생되므로 **인과관계가 확실**하다.

(2) 확률적 영향

문턱선량이 존재하지 않으며 매우 낮은 저선량에서도 인체에 장해가 발생 가능하며 단지 확률이 낮아지는 인체와의 영향이 직선적인 특징을 갖는다. 선량이 증가하면 발생빈도는 증가하나 그 증상의 중증도는 달라지지 않으며, 다른 원인에 의해서 발생한 장해와 구별대지 않는다. 방사선 피폭 후 증상이나 질병의 발생에 오랜 시간이 걸리고 확률적으로 발생하므로 인과관계가 불분명하다.

6. 방사선의 생물학적 영향

방사선의 인체에 대한 영향은 각 세포에 대한 손상의 결과로서 생기는 것으로 그 영향을 신체적 영향과 유전적 영향 두 가지로 나누어 생각하는 것이 편리하다(그림 4-2).

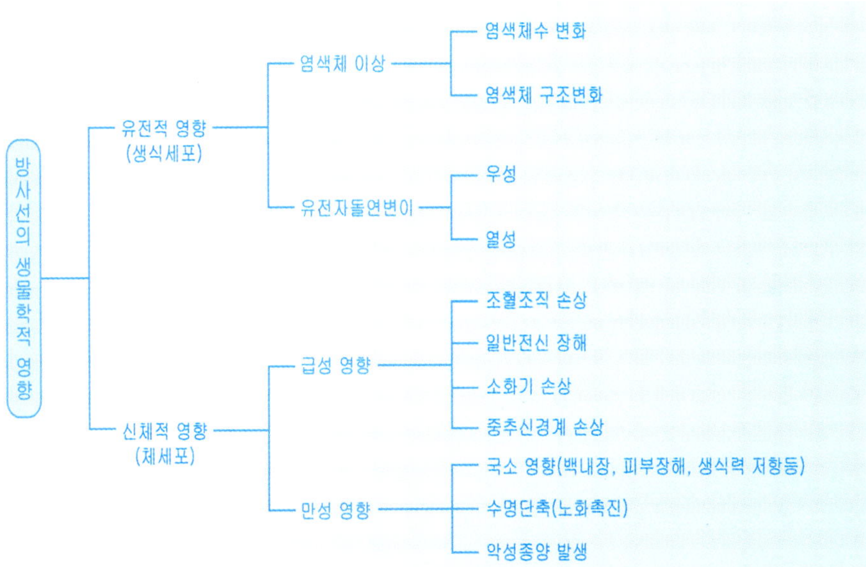

그림 4-2 방사선의 생물학적 영향

(1) 신체적 영향(피폭자의 신체에 대한 손상)

신체의 체세포 손상에 의해서 생기는 것으로, 장기간 동안 저선량의 피폭에 의해 만성적으로 나타나는 신체 영향 및 유발질병은 잠복기를 지니며, 방사선을 받아서 조기에 나타나는 것과 암과 같이 오랜 잠복기 후에 나타나는 것이 있다. 방사선 유발 백혈병의 경우 잠복기가 대략 8년, 유방암과 폐암과 같은 일반 고형암은 10년 정도의 잠복기를 가지고 있으며(표 4-2), 방사선 유발암은 방사선 피폭 후 변형되었거나 손상된 체세포가 정상세포로 회복하지 못하고, 이상 복제능력을 가진 악성종양으로 발전하여 나타나는 경우가 있으며, 화학 독성을 가진 다른 원인에 의해 발생하는 암과 구별이 되지는 않는다.

물론, 방사선은 여러 가지 발암인자 중 하나이며 방사선 작업이 반드시 암을 일으킨다고 할 수 없지만, 피폭한 방사선량이 많을수록 암이 발생할 가능성이 높아질 수 있다(표 4-3, 4-4).

표 4-2 • 방사선 유발 질병의 잠복기

질 병 명	잠 복 기
백혈병	약 8년
일반 고형암(유방암, 폐암 등)	약 10년

표 4-3 • 조직별 발달선량

조직구분	영향 및 증상		발달선량[Gy]
조혈조직 (적색골수) 임파선 및 혈액	백혈구 적혈구 혈소판		0.5 1.0 1.0
생식선	남성	임시불임 영구불임	0.15 3.5~6
	여성	일시불임 영구불임	0.6~1.5 2.5~6
피 부	염색체 변화		0.5
	일시적 탈모, 홍반		5
	일시적 궤양, 수종		25
피 부	영구적 궤양		50
	궤사		500
수정체[39]	수정체 혼탁		0.5~2
	백내장		5
갑상선[40]	기능저하, 성인		25~30
	소 아		1~10
	급성갑상선염		200
	만성갑상선염		10

39) 수정체 : 죽은 세포에는 피질을 따라 서서히 이동하여 수정체의 중심부의 후극에 모이게 되어 수정체의 혼탁과 백내장과 같은 안질환을 일으킨다. X-선이나 감마선과 같은 저LET 방사선에 피폭되는 경우 수정체가 혼탁해지는데 노출선량은 0.5~2[GY]이다. 백내장의 경우에는 문턱선량이 5[Gy] 정도로 알려져 있으며, 중성자와 같은 고 LET 방사선에 노출되었을 경우에는 문턱선량이 저 LET 방사선의 문턱선량 값의 1/2 내지 1/3 정도로 된다.

40) 갑상선(샘) : 목의 성대 부근에 양쪽으로 나비 모양을 하고 있는 내분비 기관으로 인체에 섭취된 옥소의 80[%] 이상이 갑상선에 축적되므로 방사성 옥소에 의하여 오염된 공기를 호흡하게 되면 반드시 갑상선(샘)에 대량의 피폭을 받아 이로 인한 질병의 발생이 우려된다. 갑상선 기능저하증(크래틴병 : Cretinism−크레티니즘−

표 4-4 선량준위별 증상

노출선량	증 상
0.1[Gy]	태아의 지능이 저하한다.
0.5[Gy]	백혈구가 감소하고, 수정체가 혼탁하다.
0.15[Gy]	남성은 일시적으로 불임이 온다.
3.5~6.0[Gy]	남성은 영구적으로 불임이 된다.
2.5~6.0[Gy]	여성의 불임이 온다.
5[Gy]	피부에 홍반이 생긴다.
~1[Gy]	심각한 영향의 문턱선량이다.

1) 방사선의 급성 효과

인간이나 생물체가 방사선에 피폭되면 **조직**(Tissue : 티슈) 및 **기관**(Organ : 오르간)에 손상이 일어나 질병이 발생하거나 또는 선량에 따라서는 **사망**(Death : 데스)에 이르게 되는 데 **생물체에 대한 방사선의 효과가 피폭 후 1~2개월 이내에 발생할 경우 이를 방사선의 급성효과**(Acute Or Early Effects Of Radiation : 아큐트 오어 얼리 이팩츠 레이디에이션)라 한다. 방사선을 비교적 단시간에 전신에 받게 되는 경우 피폭 후 30일간에 사망률이 50[%] 정도되는 $LD_{50(30)}$은 4~5[Gy]로 알려져 있으며 이 정도의 방사선을 받게 되면 **한기나 구토와 같은 증상이 수시간 안에 일어나고 약 3주 후에 탈모, 식욕부진, 출혈성 발진, 발열, 쇠약 등과 같은 증상이** 나타난다. 이러한 증상을 표 4-5 ~ 4-7에 나타내었다.

표 4-5 X-선 또는 선을 일시에 전신에 받았을 때의 증상

선 량	피폭시 인체에 나타나는 증상	비 고
0.25[Gy]	거의 임상증상이 나타나지 않는다.	
0.5[Gy]	림프구가 일시적으로 감소(소량)한다.	
1[Gy]	구토, 구역질, 전신피로(권태), 림프구가 대량 감소한다.	
1.5[Gy]	방사선 숙취 50[%](피폭도 50)이다.	사망률 피폭자 5[%](LD50)
2[Gy]	장기 백혈구가 감소(면역기능 저하)한다.	
4[Gy]	피폭자 중 50[%]가 30일 이내에 급성 사망(Acute)한다.	
6[Gy]	피폭자 중 90[%]가 14일 이내에 급성 사망(Acute)한다.	
7[Gy]	피폭자 전원 사망한다.	100[%] 사망 (DEATH ALL)

태아일 때나 출생 초기 갑상선호르몬 결핍)으로 인해 생기는 영아 · 유아의 내분비질환으로, 갑상선 기능저하는 성인의 경우에는 25~30[Gy]에서 발생하고 아동은 상당히 낮아 1~10[Gy]에서 발생할 수 있으며, 증상이 나타나지 않다가 수년 후에 발병하는 경우도 있으며, 지발성 갑상선염은 비교적 낮은 선량인 10[Gy]의 피복에서도 발병할 수 있다.

표 4-6 • 선량과 림프구 수의 감소폭(1회 조사)

선 량	림프구수(피폭후 24시간내)의 변화
0.25[Gy] 이하	변화 없음
0.25 ~ 1[Gy]	약간의 감소
1[Gy]	90[%] 감소

표 4-7 • 방사선량에 따른 피부장해(1회조사)

선량[Gy]	정 도	피부장해
3[Gy]	제1도	탈모, 지문소실
5.5[Gy]	제2도	홍반, 색소침착
8.5[Gy]	제3도	수포 형성
10 [Gy]	제4도	궤양 형성

① 치사효과

치사효과(Lethal effect : 리털 이팩트)**는 방사선 조사선량이 높으면 생물을 치사시킨다.** 생물의 치사율을 표시함에 있어 **반치사선량**(Lethal dose50(30) : 리털 도스)을 사용한다. $LD_{50(30)}$은 생물의 종, 생리조건, 연령 등에 따라 차이가 있으나 일반적으로 건강한 성체를 기준으로 하는 것이 보통이다. **척추동물에서는 고등동물일수록 낮아지는 경향이 있으며, 무척추동물은 척추동물에 비하여 방사선 저항성이 아주 강하다**(표 4-8).

표 4-8 • 동물의 X, γ-선에 대한 $LD_{50(30)}$

동물명	$LD_{50(30)}$ [GY]	동물명	$LD_{50(30)}$ [GY]
사람	2.5~4.5[GY]	개구리	7.0[GY]
개	3.5[GY]	쥐	7.5[GY]
기니피그	4.0[GY]	토끼	8.0[GY]
생쥐	5.5[GY]	종달새	8.0[GY]
원숭이	6.0[GY]	거북이	15.0[GY]
닭	6.0[GY]	금붕어	23.0[GY]

② 급성방사선증후군

급성방사선증후군(Acute radiation syndrome : 아큐트 레이디에이션 신드럼) : **사람을 포함한 포유동물이 일정량 정도 또는 그 이상의 방사선량에 피폭되면 30일 이내에 조직이나 장기가 심한 장해를 일으킨다.** 일반적으로 피폭선량에 다른 급성 증상에는 다음과 같은 것이 있다.

㉠ 분자사 : 동물체가 1,000[Gy]나 그 이상의 방사선에 피폭되면 피폭 도중 또는 직후에 사망하게 되며, 생물의 생명을 유지하는데 필수적인 효소 등과 같은 물질들이 방사선에 의하여 파괴되거나 활성도를 상실한다. 즉, 분자수준에서 그 기능을 상실하기 때문에 이를 분자사(Molecular Death : 모레큘러 데스)라 한다.

㉡ 중추신경 증후군(Central nervous system syndrome : 센트럴 네버스 시스템 신드럼) : 포유동물이 100[Gy] 정도의 방사선에 전신 포폭되면 1~2일 후에는 죽게 되며 증상은 신경조직의 손상으로 인하여 과도흥분, 구토, 설사 등이 생기며 피폭 후 5~6시간이 지나면 혈관염(Vasculitis : 베스키라이틱스), 유종(Edema : 이디마), 뇌막염(Meningitis : 매닝자이티스) 등의 증상이 나타나 결국은 죽게 된다.

㉢ 위장 증후군(Gastrointestinal syndrome : 게스터인털스티널 신드럼) : 포유동물이 9~10[Gy]의 방사선에 피폭되면 대부분 2~5일 만에 죽는다. 사망 원인은 소화관의 장해이며 소장 융모나출(Denudation : 디뉴데이션), 설사, 백혈구 감소, 세균의 감염 등으로 인해 죽음에 이른다.

㉣ 조혈 증후군(Hematopoietic syndrome : 히메토포이틱 신드럼) : 사람 5[Gy] 정도의 방사선에 전신 피폭되면 피폭 직후에는 속이 메스껍거나 구토가 나며 1~2일 후에는 그러한 증상이 없어진다. 그러나 2~3주 후에는 조혈기관인 골수의 장해로 인하여 골수원세포(Sten cell : 스텐 셀)의 수가 줄게 되어 혈구가 급격히 감소되며 빈혈(Anemia : 안니미아), 출혈(Hemorrhage : 하머러지) 등의 증상이 수반되어 결국은 세균감염으로 죽는다(표 4-9).

표 4-9 • 급성 전신피폭시 증상

선량[Gy]	증 상
0.05~0.25	염색체 이상이 확인되는 최소 선량이다.
0.25~0.5	백혈구, 임파구 변화이다.
0.5~0.75	혈액 변화의 개별적 확인이 가능하다.
0.5~1.0	1일 동안 혈구가 감소한다.
0.75~1.25	피폭자의 10[%] 정도 심한 구토를 한다.
1~2	20~70[%] 구토, 30~60[%] 무력증, 20~35[%] 혈구생산이 감소(합병증, 사망)한다.
3~5	50[%] 사망(조혈기능장해) : 수개월 정도이다.
7~10	100[%] 사망(소화기증후군) : 수주~수개월 정도이다.
15 이상	조기사망(중추신경계) : 수일~주 정도이다.

제 4 장

2) 방사선의 만성효과

① 방사선에 의한 노화

정상적인 노화라 함은 세포의 기능이 저하되고 적응력이 퇴보함을 의미한다. 세포나 조직은 성장기가 지나면 노화가 시작되어 연령이 많아지면 결국 그 생명체는 죽게 된다. 방사선은 비록 비특이적인 영향을 미치기는 하지만 조직기능의 퇴화를 촉진하는 것이 확실하게 알려져 있다. 정상조직에서의 노화를 조직학적 측면에서 보면 유조직 세포와 미세혈관(Fine vasculature : 파인 베스큘래쳐)의 수나 양이 감소하고 결체조직(Connective tissue : 커넥터 티슈)의 양이 증가한다. 방사선에 피폭된 동물의 경우는 동일한 연령의 정상군에 비하여 증상들이 빨리 나타나지만 대사 장해로 인한 노화촉진과 관련된 방사선에 의한 노화(Radiological ageing : 레이디오라지컬 에이징)는 나타나지 않는다.

② 수명의 단축

준치사량(Sublethal dose : 쎄브리탈 도스) 이하의 방사선량에 피폭된 동물은 정상군에 비해 수명이 짧아진다. 피폭선량과 수명의 단축은 어느 정도의 비례 관계가 있으며 동일 선량이면 장기조사의 경우가 일시조사에 비하여 수명이 단축되는 율이 낮다. 동물의 수명단축은 방사선의 피폭에 기인한 장해나 손상이 회복되지 않고 누적되어 노화를 촉진케 하고 암이나 질병을 유발하여 수명의 단축(Life shorting : 라이프 쇼리티)되고 방사선량 1[Gy]에 대해 1년 이하의 수명단축이 일어날 수 있다. 사람 또는 동물이 방사선에 피폭된 후 치사효과, 중추신경 증후군 같은 생물학적 효과가 피폭 후 1~2개월 이내에 발생하지 않고 오랜 세월이 지난 후에 그 증상이 나타나는 것을 방사선의 만성효과(Chronic or late effects of radiation : 크러닉 오아 레이트 이팩츠 오브 레이디에이션)라고 하며, 만성효과나 급성효과를 일으킬 수 있는 선량의 명확한 구분은 없다. 즉 급성효과가 발생하였으나 모든 상해가 회복되어 육안으로 보아서는 정상이나 시간이 지남에 따라 여러 가지 만성효과가 나타나는 경우도 있으며, 저선량의 방사선에 오랫동안 피폭되면 급성효과는 발생하지 않으나 노화촉진, 수명단축, 또는 암발생 빈도 증가 등의 증상이 나타나게 되는데 이러한 모든 현상을 방사선의 만성효과라 한다(표 4-10).

표 4-10 • 방사선의 만성효과

효 과	평균잠복기	증 가
백내장	5~10년	원자폭탄 피폭자
백혈병	8~10년	원자폭탄 피폭자, X-선 치료받은 환자
폐암	10~20년	우라늄 광산 노동자
골암	15년	라디움 도료 작업자
갑상선암	15~30년	원자폭탄 피폭자, 치료를 받은 환자
수명단축		생쥐실험

③ 수명의 연장

높은 자연방사선 준위의 방사선이 존재하는 환경조건하에서는 수명이 연장될 가능성이 있으며, 수명연장(Life lengthening : 라이프 랭커닝) 효과는 저선량 방사선의 유익효과(Radiation hormesis : 레이디에이션 호미시스)라는 측면에서 고려될 수 있으며 4가지 가능성들을 통해 알 수 있다.

㉠ 기존 질병에 대한 저선량 방사선의 치유효과이다.

㉡ 전염성 질병의 출현을 억제하는 예방효과이다.

㉢ 낮은 선량에 의한 백혈구의 활성화이다.

㉣ 스트레스유도인자에 의한 질병저항성 증가이다.

④ 방사선 발암

㉠ 발암과정 : 방사선은 발암(Radiation carcinogenesis : 레이디에이션 카서니제니시스)요인 중의 하나이다. 방사선에 피폭된 사람의 암발생 빈도를 측정하기는 매우 힘드나, 일본에서 원폭에 피폭된 인간집단, 방사선 치료를 받은 환자, 핵시설 또는 방사성 물질취급 종사자 등에 대해서는 암의 발생빈도가 취급하지 않는 인간집단에 비하여 높다고 한다.

방사선 피폭선량과 암발생 빈도와의 상관관계 및 피폭후의 암발생 시기에 대하여 명확하게 설명하기 어려운 문제이다. 성인의 경우 0.25[Gy], 태아의 경우는 이보다 저선량에 피폭되어도 암이 발생할 수 있으며, 피폭 후의 발암시기도 일정하지는 않으나 평균 20년 전후로 알려져 있다.

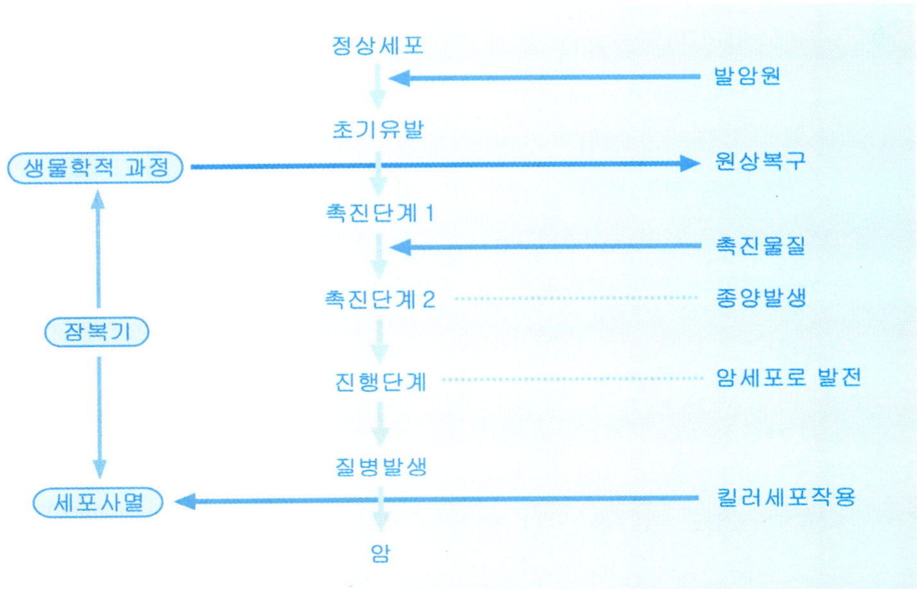

그림 4-3 정상세포가 암세포로 전환되는 과정

방사선에 의한 발암과정(Production of cancer : 프러적션 오브 켄서)은 다른 발암과정물질에 의해서 유발되는 암과 동일한 과정에 의해 발생된다. 일반적으로 그림 4-3에서 보는 바와 같이 다단계 과정(Multistep process : 멀티스템 프로세스)을 거쳐 일어난다고 한다.

㉮ 초기유발단계(Initiation step : 이니쉬에이션 스텝) : 정상세포가 발암원인 방사선에 피폭되는 단계이다.

㉯ 촉진단계 I(Promotion step I : 프러모우션 스텝 I) : 생물학적 과정을 통해 피폭 손상의 대부분은 복구되나 이 과정에서 손상이 복구되지 않고 고정되는 경우이다.

㉰ 촉진단계 II(Promotion step II : 프러모우션 스텝II) : 손상이 고정된 세포가 촉진물질과 접촉되면 종양이 발생한다.

㉱ 진행단계(Progression step : 프러게션 스텝) : 양성 또는 악성의 종양세포가 암세포로 전환되는 단계이다.

㉲ 질병발생(Disease development : 디지이지 디발럽맨트) : 각종 암이 발병하는 단계이며 Natural killer(내추럴 킬러) 세포에 의한 암세포의 사멸이 부분적으로 일어난다.

㉡ 방사선에 의하여 유발되는 암의 종류

㉮ 백혈병 : 백혈병의 잠복기는 보통 약 10년이며, 다른 암에 비하여 짧은 편이다. 백혈병(Leukemia : 루케미아)을 유발할 수 있는 선량의 예로서 일본 히로시마 원폭피폭자 중 0.5[Gy] 이상 피폭 생존자에서는 정상인 집단보다 발생빈도가 높았으나 나가사키의 경우는 정상 집단과 별다른 차이가 없었으므로 두 지방의 피폭된 방사선의 종류가 다르기 때문이며 히로시마인 경우는 90[%] 이상이 이온화방사선(Ionizátion radiation : 이오니제이션 레이디에이션)이었고 나가사키의 피폭의 경우는 약 80[%]가 중성자였다. 태아의 경우는 0.01～0.05[Gy] 정도의 낮은 선량에서도 백혈병이 유발될 수 있으며 발암률과 선량과의 관계에 있어서 발단선량(Threshold : 트레셔)은 없다.

㉯ 피부암 : 영향이 알려지기 전 초기의 X-선 발생장치 취급자들에게는 손에 피부암(Skin cancer : 스킨 켄서)이 많이 발생하였으나 피폭선량에 대한 규제가 시행된 이후에는 피부암이 거의 없다.

㉰ 폐암 : 원폭 피해자에는 폐암(Lung cancer : 렁 켄서) 발생률이 높지 않았으나 우라늄이나 라돈이 함유된 광산에서 일하는 광부들에서는 발암률이 정상인에 비해 높다.

㉱ 갑상선암 : 잠복기는 20년 정도이며 1[Gy] 이상의 선량에 피폭될 경우 갑상선암(Thyroid cancer : 싸이로이드 켄서) 발생률이 높다. 주로 유두상암(Papillary carcinoma : 파필러리 카시노마)과 여포상암(Follicular carcinoma : 폴리큘러 카시노마)이며 남자보다 여자에게 발생률이 높다.

㉲ 유방암(Breast cancer : 브레스트 켄서) : 피폭 후 10년의 잠복기를 지나서 발생되는 경우도 있으며 평균 25년 후에 발생된다. 연령면에서 볼 때 10대보다는 20대에서 발병률이 높다.

⑤ 배아에 미치는 방사선 영향

포유동물의 배(胚)에 미치는 방사선의 영향(Radiation effects on embryo : 라디에이션 이펙츠 온 엠버쇼)을 설명하기 위해 배의 발생단계를 기준으로 하여 전착상기(Preimplantation period : 프리엠판테이션 피리오드), 기관형성기(Organogenesis period : 오거너제너시스 피리오드) 및 태아기(Fetus period : 피터스 피리오드)의 3기로 구분하고, 방사선의 영향은 다음과 같다.

㉠ 전착상기(Period : 프리엠판테이션 피리오드)시기에 방사선에 피폭되면 매우 큰 영향을 받는다. 염색체 소실, 기형출산, 사산 등이 0.1[Gy] 정도의 저선량에서도 나타난다.

㉡ 기관형성기(Organogenesis period : 오거너제너시스 피리오드) : 방사선 피폭시 전착상기에 비해 사망률은 낮으나 기형발생 빈도가 높다. 소안(Micropthalmia : 마이크로패칼미아)이나 이상사지, 무두개골－뇌노출, 중추신경 손상 등의 기형이 발생한다.

㉢ 태아기(Fetus period : 피터스 피리오드) : 모체가 방사선에 피폭되어 특별한 증상이나 태아의 사망은 발생하지 않더라도 출산 후 만성효과가 나타나는 경우가 있으며 위장이나 조혈기관의 장해 등의 기능 이상 증세가 나타난다. 일본 히로시마에 원자폭탄 폭발 중심반경 1.2[km]내의 피폭으로 인하여 임산부 출산의 경우 소두증, 정신박약아, 선천성 심장병 등의 신생아 증상이 나타났고, 나가사키에 원폭 임산부 30명 중 유산 또는 사산 14명, 분만 16명 중 정박아 4명(임산부들이 피폭된 선량은 0.2[Gy] 정도로 추산)이 피폭 원인으로 보고되었다.

(2) 유전적 영향(피폭자의 후손)

세포의 방사선 피폭으로 유전자 변이가 발생했을 경우 피폭 당사자에게서는 장애가 나타나지 않고, 후손에게는 이상 유전 형질이 전달되어 유전적인 장애를 유발하는 것이며, 방사선에 대한 인체의 감수성은 조직의 재생 능력이 클수록, 세포의 분열 기간이 길수록 형태적, 기능적으로 미분화 단계일수록 높다. 이러한 원리에 따라 인체의 방사선 감수성의 순위는 표 4-11과 같다.

생식은 정자와 난자가 만나 수정될 때 일어나므로 자손은 양친으로부터 유전물질을 물려받고 유전자는 우성 유전자와 열성 유전자로 구분되게 된다. 열성 유전자의 존재를 알 수 있는 경우는 열성 유전자 두 개가 함께 있을 때이다. 우성과 열성이 함께 존재하면 우성이 나타날 경우가 열성이 나타날 경우보다 많다. 상당수의 질병이 열성 유전자에 의해서 발병하며 양친이 모두 똑같은 열성 유전자를 갖고 있을 때만 나타난다. 자연 돌연변이가 일어날 수 있으므로 유전적인

표 4-11 • 조직에 따른 방사선 감수성의 순위

방사선 감수성 순위	1	2	3
조직의 분류	재생계	휴지계	정상계
조직의 특성	간세포(Stem cell)가 끊임없이 분열하여 기능 세포가 되고 일정 수명 이후에는 사멸하는 과정을 반복하며, 기능 세포가 사멸된 만큼 계속 간세포에서 보급을 해주는 조직이다.	정상 상태에서는 분열하지 않으나, 손상 등의 자극을 받으면 분열하는 조직이다.	분열을 하지 않으므로 수의 증감이 없는 조직이다.
조직	골수, 생식기, 위장상피, 수정체상피, 피부상피	간, 근육	신경

효과를 유발하는 500개 이상의 결함이나 병 중 어느 한 가지를 갖고 있는 사람은 전 세계적으로 상당수 있다.

열이나 화학약품으로도 돌연변이가 일어날 수 있기 때문에, 방사선에 의해서 유전자의 돌연변이가 일어나도 자연적으로 일어나는 돌연변이와 구별하기는 어렵다.

돌연변이를 일으키는 유전자는 일반적으로 열성이므로 모든 돌연변이가 유해하다고 하나 엄밀하게 맞는다고 할 수 없으며 일련의 돌연변이를 통해서 현재의 진보된 상태에 도달했다. 생리학상에서도 우성은 열성보다 우수하며 많이 나타난다. 이온화 방사선을 돌연변이율을 증대시키기 때문에 그것을 이용하는 것은 유전적 이상이 있는 사람의 수를 증가시키는 원인이 될 수도 있기 때문에 사람들의 방사선 피폭에 대한 엄중한 주의가 필요하다.

7. 진단용 방사선 발생장치

진단용 방사선 발생장치란 방사선을 이용하여 질병을 진단하는 데에 사용하는 기기로써 다음 중 어느 하나에 해당하는 장치를 말한다.

① 진단용 X-선 장치
② 진단용 X-선 발생기
③ 치과진단용 X-선 발생장치
④ 전산화 단층촬영장치(양전자방출 전산화 단층촬영장치를 포함한다)
⑤ 유방촬영용장치

8. 방사선 발생장치의 안전관리

① 진단용 방사선 발생장치의 안전관리에 관한 규칙 : 의료기관에서 설치・운영하는 진단용

방사선 발생장치를 안전하게 관리함으로써 환자 및 방사선 관계종사자가 방사선으로 인하여 위해를 입는 것을 방지하고 진료의 적정을 도모하기 위하여 필요한 사항을 규정함을 목적으로 한다.

② 안전관리 : 진단용 방사선 발생장치, 방사선 방어시설 및 암실, 현상기, 방사선 필름카세트, 산란 엑스선 제거용 그리드, X-선 사진 관찰대 등 진단 영상정보에 관한 설비의 관리와 방사선 관계종사자에 대한 피폭 관리를 포함한다.

③ 의료기관의 개설자 또는 관리자는 다음 중 해당하는 사유가 있으면 해당 진단용 방사선 발생장치를 사용하기 전에 그 진단용 방사선 발생장치에 대하여 검사기관의 검사를 받아야 한다. 단, 시험검사성적서 등을 제출하여 의료기기 품목허가를 받은 진단용 방사선 발생장치 중 이를 사용하기 전에 의료기관에 설치하여 시험검사기관의 시험검사를 받아 시험검사성적서 등을 작성한 진단용 방사선 발생장치의 경우에는 본문에 따른 검사를 받지 아니하고 사용할 수 있다. 검사받은 진단용 방사선 발생장치에 대하여는 검사를 받은 날부터 3년마다 검사기관의 검사를 받아야 한다.

㉠ 진단용 방사선 발생장치를 설치하거나 이전하여 설치하는 경우이다.
㉡ 진단용 방사선 발생장치의 전원시설을 변경하는 경우이다.
㉢ 사용중지신고를 한 진단용 방사선 발생장치를 다시 사용하려는 경우이다.
㉣ 진단용 방사선 발생장치의 안전에 영향을 미치는 수리를 하는 경우이다.

④ 진단용 방사선 발생장치를 설치하면 진단용 방사선의 안전관리를 위하여 방사선구역을 설정하고 일반인의 출입을 제한하는 등의 조치를 취하여야 한다.

⑤ 방사선구역이란 진단용 방사선 발생장치를 설치한 장소 중 외부방사선량이 주당 0.3[mSv](30[mrem]) 이상인 곳으로써 벽, 방어칸막이 등의 구획물로 구획되어진 곳을 말한다. 방사선구역에는 방사선구역표시를 하여야 한다.

⑥ 방사선 안전관리 책임자의 직무는 다음과 같다.

㉠ 안전관리업무의 계획·점검 및 평가를 한다.
㉡ 소속 방사선 관계종사자에 대한 자체교육훈련을 실시한다.
㉢ 환자 및 방사선 관계종사자에 대한 방사선 피해로부터 방어조치를 한다.
㉣ 진단 영상정보 관련 설비의 안전관리를 한다.
㉤ 피폭선량측정에 영향을 미치는 방사선 관계종사자의 소속 변동사실의 측정기관에 통보를 한다.
㉥ 방사선 관계종사자의 피폭선량 측정에 영향을 미치는 피폭선량계의 파손 및 분실 사실을 측정기관에의 통보한다.
㉦ 진단용 방사선 발생장치 관련 신고와 검사 또는 측정에 관한 사항이다.
㉧ 진단용 방사선 발생장치, 방사선 관계종사자 및 방사선 방어시설에 관한 서류의

작성 · 비치 및 보존에 관한 사항이다.

⑦ 방사선 관계종사자의 선량한도

방사선 관계종사자의 선량한도 측정방법 등 측정에 필요한 세부사항은 식품의약품안전청장의 승인을 받아 측정기관의 장이 정한다. 연간 선량한도는 연도 중 처음 피폭선량을 측정한 시기와 관계없이 매년도 12월 말일을 기준으로 하되, 티 · 엘배지를 사용하는 방사선 관계종사자의 선량한도는 매분기 말일마다 측정한 양을 합산한 것으로 한다. 개인의 부당한 방사선 피폭을 제한하기 위한 한도를 말한다. 표 4-12는 히로시마, 나가사키 원폭생존자 12만 명의 역학조사에 의하여 선량한도를 규정하였다.

방사선 피폭의 종류는 다음과 같다.

㉠ 직업상의 피폭 : 방사선 작업종사자

㉡ 일반인 피폭 : 일반인

㉢ 의료상 피폭 : 환자

방사선은 양면성을 가지고 있으며, 병을 치료하기 위해 쓰이는 미소한 방사선의 피폭은 인체에 크게 유해하거나 염색체나 림프구와 같은 중요 장기에 미치는 악영향은 극히 적으며 피폭영향이 없는 것으로 알려져 있으나 직업적으로 방사선 피폭이 인체에 미치는 영향은 작업자의 생명과 직결될 수도 있다. 표 4-12는 인체에 미치는 정도에 따른 유효선량 한도와 눈의 수정체에 미치는 영향(=등가선량) 그리고 피부에 미치는 영향 등을 나타내었다.

표 4-12 ● 방사선 관계종사자의 선량한도

피복 구분	선량한도	
	직업상 피폭	일반인 피폭
유효선량한도	연간 50[mSv] (5[rem])] 이하이어야 하며, 5년간 누적선량은 100[mSv] (10[rem]) 이하이어야 한다.	1[mSv]/1년
등가선량 (수정체)	연간 150[mSv] (15[rem]) 이하이어야 한다.	15[mSv]/1년
등가선량 (피부 · 손 및 발)	연간 500[mSv] (50[rem]) 이하이어야 한다.	50[mSv]/1년

08 | 방사선 안전관리

1. 방사선 방어의 기본

방사선은 가능한 한 피복을 안 받는게 좋으며, 거리, 시간, 차폐의 외부방사선 방어원칙과 격납, 차단, 희석의 내부방사선 방어원칙을 준수하고, 방사선오염은 확산되므로 오염검사를 철저히 한다.

2. 의료분야의 방사선 안전관리

관련 법규 : 방사선 안전관리 등의 기술수준에 관한 규칙(표 4-13)

(1) 방사선 진료장비의 관리

① 진료의 목적으로 방사성 동위원소 및 방사선 발생장치를 인체에 사용하는 의료기관은 환자의 피폭방사선량을 의사의 처방대로 유지하여야 한다.

② 의료기관은 과학기술부장관이 고시하는 바에 따라 방사선 진료장비를 유지·관리하여야 한다.

(2) 입원실

진료의 목적으로 방사성 동위원소를 인체에 사용하는 의료기관은 체내에 잔류하는 방사성 동위원소가 교육과학기술부장관이 정하여 고시하는 수량을 초과하는 환자를 일반환자와 격리하여 수용하여야 하며, 배설물을 배출하는 경우에는 교육과학기술부장관이 정하여 고시하는 방법에 따라야 한다.

(3) 진료환자의 퇴원

교육과학기술부장관이 정하는 고시하는 수량을 초과하는 진료환자를 퇴원시켜서는 안된다.

(4) 간병인

간병인에 대한 피폭방사선량이 방사선 작업종사자의 선량한도를 초과하지 아니하도록 하여야 한다.

(5) 사용시설

방사성 동위원소 등을 고정 차폐된 사용시설 이외에서 사용하는 경우이다.

표 4-13 • 방사선 안전관련 법령

법 률	시행령	시행규칙
• 원자력법	• 원자력법시행령	• 원자력법시행규칙 • 방사선안전관리 등의 기술기준에 관한 규칙 • 원자로 시설 등의 기술기준에 관한 규칙
• 방사선 및 방사성 동위원소 이용진흥법	• 방사선 및 방사성동위원소 이용진흥법시행령	
• 원자력 시설 등의 방사능 방호 및 방재대책법	• 원자력시설 등의 방호 및 방사능 방재대책법시행령	• 원자력시설 등의 방호 및 방사능 방재대책법 시행규칙
• 비파괴검사기술의 진흥 및 관리에 관한 법률	• 비파괴검사기술의 진흥 및 관리에 관한 법 시행령	• 비파괴 검사기술의 진흥 및 관리에 관한 법 시행규칙

① 피폭방사선량이 선량한도 이하가 되도록 하는 차폐벽 또는 차폐물을 설치한다.
② 방사선 관리구역의 경계에 설치한 울타리 등 사람의 출입을 제한하는 시설의 사방에 소리·경광등 겸용의 경고등을 설치한다.

(6) 방사선 작업종사자 개인피폭관리

방사선 작업종사자 및 수시출입자의 개인피폭선량이 법정 선량한도를 초과하지 아니하도록 피폭기록을 체계적으로 관리하여야 한다.

(7) 방사선 안전관리관련 조치사항

① 종사자 건강진단 : 종사개시 전, 연 1회, 선량한도를 초과할 때 행한다.
② 종사자 개인피폭선량 측정 : 월 1회(필름배지/TLD 판독업체) 행한다.
③ 종사자교육 : 신규종사자 20시간(작업개시 전), 기존종사자 6시간 연 1회 행한다.
④ 방사선계측장비 검교정 : 매 6개월마다 행한다.
⑤ 분기보고 : 매분기 경과 후 30일 이내 행한다.
⑥ 정기검사 수검 : 원자력안전기술원에서 해당연도에 일괄통보·시행한다.
⑦ 면허소지자 보수교육 : 3년에 1회 행한다.
⑧ 경미한 사항 변경시 : 30일 이내 경미한 사항 변경신고를 한다.
⑨ 변경허가신청 : 시설 추가 또는 수량 증가시 신청한다.
⑩ 도난·분실시 : 발생 즉시 한국원자력안전기술원에 보고한다.

(8) 방사선 사고 비상조치 유형

① 응급조치의 원칙 : 방사선시설에서 폭발, 지진, 화재 등에 의한 이상사태나 오염, 피폭 등의 방사선사고가 발생하거나 발생할 우려가 있을 때에는 다음 원칙에 따라 임시응급처치를 하여야 한다.

㉠ 안전유지의 원칙 : 인명 및 신체의 안전을 제1로 하고, 물질의 손상에 대한 배려를 제2로 한다.

㉡ 통보의 원칙 : 인근에 있는 사람, 사고현장책임자(시설관리자) 및 방사선장해방지에 종사하는 관계자(방사선관리담당자, 방사선안전관리자)에게 신속히 알린다.

㉢ 확대방지의 원칙 : 응급조치를 한 자가 과도한 방사선피폭이나 방사선물질의 흡입을 초래하지 않는 범위 내에서 오염의 확산을 최소한으로 저지한다. 화재의 경우에는 초기소화와 확대방지에 노력한다.

㉣ 과대평가의 원칙 : 사고의 위험성은 과대평가하는 것은 있어도 과소평가하는 일은 없도록 한다.

② 사고시의 통보

㉠ 사업소 내 통보 : 이상사태의 발견자는 언제, 어디서, 어떤 사고(시체사고, 화재, 방사선사고)가 어떻게 발생했는가(발생상황, 사상자유무, 피폭가능성, 오염의 유무, 사고의 확대성 유무)를 통보원칙에 따라 관계자에게 알린다.

㉡ 사업소 외 통보 : 원자력 관계사업자는 지진·화재 기타 재해에 의하여 원자력 관계시설이나 방사성 물질 등에 위험이 발생하거나 발생할 우려가 있을 때, 원자력관계시설의 고장 등이 발생한 때, 방사선장해가 발생할 때에는 대통령이 정하는 바에 따라 안전장치를 하고 그 사실을 지체 없이 교육과학기술부장관에게 보고하여야 한다.

③ 이상피폭시의 조치 : 이상피폭이 발생할 우려가 생기면 즉시 다음 조치를 취한다.

㉠ 실내라면 같은 방에 있는 사람에게 이상의 가능성을 알리고 즉시 실외로 피난시킨다. 실외라면 공동작업자에게 이상을 알린다.

㉡ 본인이 이상발생의 통보를 하든가 근처에 있는 사람에게 통보를 의뢰하고, 통보처나 통보방법을 방사성 동위원소를 사용하는 장소에 상시 게시해 두면 이상시에 도움이 된다.

㉢ 방의 문을 닫고 다른 사람의 피폭을 피하기 위해 출입금지 등의 조치를 취한다. 실외라면 로프 등으로 출입금지구역을 설정하고 주의사항을 표시한 후 방사선안전 관리자나 담당자의 지시에 따라 피폭을 발생시키는 원인을 제거하기 위한 작업을 한다.

④ 화재 · 지진발생시의 조치

㉠ 화재발생시의 조치 : 방사선시설에서 화재가 발생하는 경우에는 초기 소화로 손해를 최소로 하는 것과 함께 방사선 장해의 발생을 막고 방사능오염이 확대되지 않도록 해야 한다.

㉡ 지진발생시의 조치 : 지진은 돌연 예고도 없이 발생하여 낙하물, 전도물에 의한 피해와 2차적으로 발생하는 화재, 피폭, 오염의 위험을 초래한다. 작업자 각자의 응급조치는 다음과 같다.

㉮ 지진을 느끼면 곧 열원의 전기, 가스를 끊는다.

㉯ 진동이 끝나면 신병의 안전을 확인하고 근처에 있는 사람의 안부를 확인한다.

㉰ 주위의 상황을 재빨리 점검하고 발화의 경우에는 초기 소화, 방사성 용액의 누출 등의 경우에는 오염 확대 방지조치를 취한다.

㉱ 인체에 상처 등이 있으면 구원을 청해 구급처치를 받는다.

㉲ 제2의 지진에 대비하여 보다 안전한 장소로 대피한다.

⑤ 오염사고시 대책 : 방사선기기의 잘못 조작, 기기고장, 파손 등 방사성 동위원소의 밀폐에 실패로 발생하여 표면오염, 공기오염, 피부오염, 내부피폭이 발생한다. 관리구역 외부로 누설 등을 일으키기 때문에 신속 · 적절한 조치가 필요하며, 현장에 출입하는 경우에는 필요에 따라 보호마스크, 방호복, 공기호흡기 등을 사용한다.

09 | 레이저

레이저(Laser)란 Light Amplification by Stimulation of Radiation(라이트 앰플리피케이션 바이 스티뮬레이션 오브 라디에이션)의 영문 첫 글자를 따서 만든 합성어로서 유도방출에 의한 광증폭을 뜻하며, 발진재질에 따라 기체 · 액체 · 고체 · 반도체 레이저로 분류하며 절개, 지혈, 응고, 치료 등에 이용된다.

1. 레이저의 분류

레이저(Laser)는 생물학적인 손상을 일으키는 정도에 따라 분류한다. 적절한 파라미터(parameter : 매개변수)[41)]는 다음과 같다.

41) 파라미터(Parameter : 매개변수) : 몇 개의 변수 사이에 함수관계를 정하기 위해서 사용되는 또 다른 하나의 변수이다.

① 레이저 출력 에너지 및 파워(Laser output energy or power : 레이저 아웃풋 에너지 오아 파워)
② 방사선 파장(Radiation wavelengths : 레이디에이션 웨이브랭)
③ 노광 지속시간(Exposure duration : 익스포절 듀레이션)
④ 관심의 포인트에서 레이저광선의 횡단면적(Cross-sectional area of the laser beam at the point of interest : 크로스 섹션얼 에어리어 오브 더 레이저 빔 아트 더 포인트 오브 인트레스트)

일반적인 파라미터에 추가하여 레이저는 피폭방출한계(Accessible Emission limit : 엑서스블 에미션 리미트 : AEL)에 따라 분류한다. 피폭방출한계는 특정 레이저군에 허용된 최대피폭방출수준이다. 레이저의 분류는 다음과 같다.

(1) Class Ⅰ : 면제된 레이저

면제된 레이저(Exempt lasers : 애그잼트 레이저)는 일반적으로 가시(Visible : 비저블) 파장에서 지속파(Continuous Wave : 컨티뉴 웨이브 : CW) 0.4[μW] 정도 출력의 레이저로 출력이 매우 낮기 때문에 특별한 통제조건이나 경고표시는 필요가 없으나 직접적으로 사람의 눈에 노광시키는 것은 피해야 한다.

(2) Class Ⅱ : 저출력 레이저

Class Ⅰ의 범위 이상으로 방출하지만 방사선 출력이 1[mW]를 넘지 않는 저출력 가시광 레이저로 지속파 〈 1[mW]인 레이저로 출력은 낮지만 사람의 눈에 직접 노광될 경우 위험할 수 있어 장시간의 노광은 피해야 한다. 자신의 눈이나 다른 사람의 눈에 직접 노광이 되지 않도록 주의하여야 한다.

(3) Class Ⅲ : 중간 출력 레이저와 레이저 시스템

① Class Ⅲa : 1~5[mW]의 광출력을 갖는 레이저이며 직접 눈으로 보는 것은 매우 위험하므로, 자신의 눈이나 다른 사람의 눈은 절대로 겨누어서는 안되며, 렌즈나 현미경 등에 의해서 레이저 빛이 집광되었을 때는 매우 위험하므로 주의한다.
② Calss Ⅲb : 5~500[mW]의 광출력을 갖는 레이저이며 펄스동작으로 10[J/cm^2]의 출력을 갖으며, 직접 눈에 노광시키면 매우 위험하므로 보호안경을 사용하여야 하며 반사광 또한 위험하므로 반사에 의한 노광도 주의한다.

(4) Class Ⅳ : 고출력 레이저와 레이저 시스템

500[mW] 이상의 광출력을 갖는 레이저이며 직·간접적으로 눈과 피부에 대한 노광 모두 위험하며, 이 레이저가 설치된 장소에서는 경고표시를 반드시 부착하여야 하는 것은 물론이고 보호

안경을 반드시 착용하여야 한다. 또한 레이저 주변에 빛이 반사될 수 있는 물체가 있을 경우 반사된 빛에 의해서도 눈에 치명적인 피해가 있을 수 있으므로 주의하고 모든 반사될 수 있는 물체는 레이저 주변에서 먼 곳에 위치시켜야 한다(표 4-14).

표 4-14 • 레이저의 등급별 위험도

등급	출력[mW]	위험도	내 용
I	〈0.39	본질적으로 안전	모든 잠재 위험으로부터 안전한 저전력 장치이다.(레이저 프린터, CD플레이어, CD ROM 장치 등)
II	〈1.0	약간 위험	저전력 레이저로서 지속적으로(〉15분)직접 쳐다보면 위험하다.(공개 실험용 레이저, 레이저 포인트, 레이저 스캐너 등)
IIIa	〈5.0	약간 위험	육안으로 직접 보면 눈에 위험(등급 II의 경우와 거의 동일)
IIIb	〈500	중간 위험	육안으로 직접 보면 위험, 레이저 종사자는 보안경 착용, 레이저 반사의 발산에 의한 것을 보는 것은 안전(분광기, 입체인쇄 등)
IV	〉500	매우 위험	레이저 반사의 발산에 의한 것을 보는 것도 위험. 피부위험과 화재위험 가능(수술, 연구 드릴링, 커팅, 미세기계가공 등)

2. 레이저가 인체에 미치는 영향

레이저는 지향성이 높고 고출력이므로 파워 밀도가 높아 피부에 조사되면 열작용에 의한 홍반·수포형성·괴사를 일으키고, 눈에 조사되면 백내장이나 망막열상, 안저출혈 등 시력장애를 일으키게 된다(표 4-15).

표 4-15 • 전자기파 스펙트럼

180~280[nm]	280~315[nm]	315~400[nm]	400~780[nm]	780~1400[nm]	1400~300[nm]	3000[nm]~1[mm]
자외선C	자외선B	자외선A	가시광선	적외선A	적외선B	적외선C
극 자외선(원자외선)	중간 자외선	근 자외선	가시광선	근 적외선	중간 적외선	극 적외선(원 적외선)

① 단파장 자외선영역(315[nm] 이하) : 각막에 거의 모두 흡수되어 각막염이나 결막염이 발생한다.

② 장파장 자외선영역(315~400[nm]) : 각막, 수정체, 초자체를 투과하여 망막 위에서 흡수되

어 백내장을 유발한다.

③ 가시광선영역(400~780[nm]) : 각막, 수정체, 초자체를 투과하여 망막 위에서 흡수되어 망막열상이나 안저출혈을 일으킨다.

④ 근적외선영역(780[nm] 이상) : 중간 투광대와 망막에서 흡수되어 백내장이나 망막 열상의 위험성이 있다.

⑤ 중간 적외선영역(1,400~3,000[nm]) : 수정체와 각막에서 흡수되어 열상을 일으킨다.

3. 레이저 안전

소규모 병원이나 개인병원에서는 레이저의 안전교육과 관리 및 안전한 사용을 위하여 제조업자의 안전 사용 설명서를 이용하고, 대형병원에서는 레이저안전위원회를 구성하여 레이저 안전 프로그램을 개발하고 감독하는 것이 바람직하다. 위원회의 인적구성은 병원운영자, 수술실감독관, 의사, 교육관리자, 생물의학 공학자와 위험관리자가 포함되어 있어야 하며, 지정된 레이저 안전관리자(Laser Safety Officer : 레이저 세이프티 오피서 : LSO)는 레이저 안전 프로그램의 행적적인 요소들을 감독하고 임명한다. 레이저 관련학회 또는 (대형 의료)센터 등으로부터 안전교육을 받은 기술자나 간호사, 의사 또는 소규모 병원이나 개인병원의 레이저 안전관리사가 될 수 있다.

(1) 레이저의 위험성 관리

레이저의 위험성 관리 방법 혹은 안전 조치는 레이저 방사광선에 의도하지 않게 노출이 되거나, 우연히 노출이 되는 경우로부터 환자와 직원을 적절하게 보호할 수 있는 방법이어야 하며, 일반적으로 관리방법은 공학적 관리와 행정적 관리방법으로 구분한다.

1) 공학적 관리방법

① 레이저 시스템 내에 통합되어 있으며, 우연하게 노출될 수 있는 요인을 고려하도록 설계된 장치이다.

㉯ 인터록(Interlock)과 시청각방출탐지기(Audible and visible emission indicator : 어더블 앤드 비지블 이미션 인디케이들), 접속키(Access key : 액서스 키), 광선멈춤장치(Beam stop : 빔 스탑), 서비스 패널(Service panel) 등이 포함된다.

2) 행정학적 관리방법

① 공학적 관리방법을 보충해주는 것으로써 규율과 작동방법들을 설명한 설명서나 지시서 등이다.

② 보안경과 같은 개인보호 장비 사용과 교육, 평면도, 배치도, 교정과정(Calibration : 캘러브레이션), 제조업자나, LSO 또는 레이저시설의 레이저 안전위원회에서 제시한 작업지

침서가 해당한다.

(2) 레이저 관련 직원에 대한 건강관리

공칭위험구역(NHZ) 내에서 근무하는 직원과 Ⅲb, Ⅳ등급 레이저를 사용하는 사용자가 대상이며, 환경적 위험과 연관이 있는 경우나 레이저 방사 광선에 낮은 수준으로 노출이 되던지 혹은 누적적으로 노출이 되는 레이저 관련 직원은 눈병 병력을 재검토하고 레이저 통제지역에서 근무를 하기 전에 기초적인 시력검사를 실시한다.

(3) 레이저 사용 직원의 교육 및 훈련

규모에 상관없이 모든 의료시설에서는 레이저의 위험성을 관리할 수 있는 적절한 안전절차를 수립하고 유지하여야 하고, Ⅲb, Ⅳ등급 레이저를 사용하고 레이저 통제지역에서 근무하고 있는 모든 의료 직원들에 대하여 적당한 교육이 포함되어야 하며, 레이저를 사용하는 의료진과 모든 지원 인력이 해당한다. 레이저 안전관리사와 기술사 그리고 레이저 서비스 직원들을 위하여 추가적인 교육요건이 필요할 수 있으며, 교육절차는 안전한 레이저 환경을 확립하고 유지하는데 필요한 모든 조치들을 이해할 수 있도록 제공되어야 하고, 교육 내용은 사용되는 레이저와 임상 시행 절차에 맞추어 구체적이어야 한다.

(4) 환자 교육

일반적인 정보와 안전교육은 환자의 걱정을 덜어주는데 도움이 된다. 레이저를 사용하는 동안은 보안경 때문에 환자와 눈을 맞출 수 없어 환자와 의사간의 의사소통이 제한될 수 있으므로 환자와 직원이 보안경을 착용하는 모습의 사진이나 비디오를 레이저 사용 이전에 보여주는 것이 바람직하다. 또한, 환자들이 출입문에서 보는 "경고" 표지 사진을 환자에게 보여주고 이에 대한 이유를 설명하는 것도 좋은 교육이 된다.

(5) 레이저 안전교육 내용

① 과학적 지식 : 기본개념 및 인체 영향
- ㉠ 레이저의 원리 및 특성
- ㉡ 임상분야 적용에 대한 소개
- ㉢ 여러 유형의 레이저로부터 출력되는 레이저 출력특성
- ㉣ 레이저와 피부 간의 상호작용에 대한 소개
- ㉤ 레이저 방사에 대한 눈과 피부의 영향

② 레이저 관련 기준 및 법규
- ㉠ 레이저 안전관리사의 역할과 책임

㉡ 레이저 위험판단과 안전관리원칙

㉢ 레이저 관련 국제규격 및 국내규격 비교

㉣ 레이저 제품의 품질보증의 원칙

㉤ 국내 · 국외 레이저 관련 제도 및 법규 비교

③ 레이저 안전에 대한 기술적 관리

㉠ 개인보호 장비선정 및 구비

㉡ 레이저 위험 평가

㉢ 전기안전 평가

㉣ 레이저 반사나 흡수로부터의 위험 및 마취 혼합물과 부합된 위험 평가

㉤ 피부, 눈에 대한 최대 호용레벨 미만 여부 평가방법

㉥ 인화성 위험요소 평가

㉦ 장비 테스트, 조정 및 고장수리

④ 레이저 안전에 대한 행정적 관리

㉠ 제한구역 설정방법

㉡ 레이저 안전관리 문서화 및 기록방법

㉢ 레이저 위험지역 설정 및 경고 표시방법

㉣ 레이저 사고위험 분석방법

㉤ 레이저 안전방침 및 절차 개발

㉥ 접근통제방법

㉦ 레이저 안전규정 준수에 대한 사항

(6) 레이저로부터의 보호방법

① 보안경을 착용한다(가시광선 5[mW]까지는 보안경을 착용할 필요가 없다).

② 착용하는 옷과 수술실문은 레이저 빔에 의해 손상을 받지 않는 재질로 제작한다.

③ 경고표시등이나 경고표시판을 부착한다.

④ 경고표시가 있는 장소는 허가된 인원만 출입한다.

⑤ 레이저 빔 차단을 위한 차단막을 설치하거나 누출되지 않도록 한다.

제5장
의료가스 안전

1. 의료가스 안전

01 | 의료가스 안전

1. 의료가스의 종류

의료용 공급 가스로서는 산소(Oxygen : O_2), 질소(Nitrogen : N_2), 탄산, 헬륨, 에틸렌옥사이드(EO), 아산화질소(N_2O) 등이 있으며 구급용, 마취용, 인공호흡용, 고압산소치료용 등 주로 흡입용으로 주로 사용하고 있다.

(1) 산 소

㉠ 특징 : 무색 · 무미 · 무자극성의 자연성 가스로 기체와 액체 두 가지 형태이며, 의료가스 중에서 약 60[%] 정도를 사용하고 있다.

㉡ 용도 : 생체조직의 파괴 및 수술로 전신마취를 행하는 경우에 산소를 적당히 혼합해서 산소분압을 높이거나 산소(Oxygen : 옥시젠)만을 공급하여 조직의 가스교환을 돕는다.

㉢ 사용 장비 : 산소텐트, 마취기, 인공호흡기, 인큐베이터 등이 있다.

(2) 질 소

① 특징 : 질소(Nitrogen : 니트로젠)는 무색 · 무취, 불연성 가스로 기체와 액체 두 가지 형태로 사용한다.

② 용도 : 진동이 적고 감전이나 인화 위험성이 적고, 고속회전(25,000~60,000[RPM])하므로 출혈이 적고, 절삭력이 뛰어나 의료용 드릴의 동력원으로 쓰이고 제혈대 보관 등의 내동용으로 사용이 증가하고 하고 있다,

③ 사용 장비 : 절삭용 드릴, 냉동용 등이 있다.

(3) 아산화질소

① 특징 : 아산화질소(Nitrous-oxide : 니트로스 옥사이드)는 무색, 미약한 향기의 가스로 소량을 흡입하면 취기가 돌고 다량 흡입시 마취 효과가 난다.

② 용도 : 혈액을 매개로 중추신경계에 작용하여 의식상실을 일으키므로 산소와 혼합하여 사용하면 인체에 거의 해가 없기 때문에 마취가스로 사용된다.

③ 사용 장비 : 마취기 등이 있다.

(4) 액체헬륨

① 특징 : 모든 물질 중에서 가장 낮은 끓는 점(−268 [℃])을 보이며, 초전기전도현상과 함께

극저온에서 볼 수 있는 특이한 현상(액체헬륨(Liquid helium : 리큐이드 헬륨)의 초유동현상)을 가진다.

② 용도 : 극저온을 얻기 위한 냉각 및 초전도를 이용한다.

③ 사용 장비 : MRI장치 등이 있다.

(5) 탄 산

① 특징 : 탄산(Carbonic-acid : H_2CO_3 : 칼버닉 애시드)은 이산화탄소가 물에 녹아서 생기는 산으로 수용액으로만 존재한다.

② 용도 : 내시경 등 외과수술에서 사용되는 기복장치용으로 사용한다.

(6) 산화에틸렌

① 특징 : 산화에틸렌(Ethylene-oxide : C_2H_4O : 에틸렌 옥사이드)은 상쾌한 냄새가 나는 무색의 기체로 반응성이 풍부하다.

② 용도 : 의료용 기기류(내시경 카메라, 화이바 스코프 및 열을 가해 멸균할 수 없는 기기)의 소독 · 멸균에 사용한다.

(7) 압축공기

① 용도 : 압축공기(Compressed-air : 컴프레시드 에어)는 인공호흡기 및 치과용 공기천공기의 구동용 등으로 쓰인다.

② 사용 장비 : 인공호흡기, 고압력 탱크, 치과용 등이 있다.

(8) 흡 인

① 특징 : 진공펌프를 이용하여 배관을 진공상태로 만들어서 각종 이물질을 흡인(Vacuum : 배큠)할 수 있게 만들어 주는 설비이다.

② 용도 : 환자로부터 배출되는 각종 오물 및 이물질을 흡인하는 용도로 쓰인다.

③ 사용 장비 : 일반흡인기, 수술실흡인기, 저압흡인기 등이 있다.

(9) 잉여가스

① 특징 : 잉여가스(Evacuation : E : 이베큐에이션)는 진공펌프를 이용하여 배관을 진공상태로 만들어서 수술시 환자에게서 배출 되는 마취가스를 흡인할 수 있게 만들어 주는 설비이다.

② 용도 : 수술 중 마취기의 호흡회로 및 환자에게서 배출되는 잉여마취가스가 수술 실무자의 건강을 저해할 수 있는 가능성이 있기 때문에 잉여마취가스를 제거하는 데 쓰인다.

③ 사용 장비 : Excess Gas Panel(액세스 가스 패널) 등이 있다.

표 5-1 • 가스의 종류

종 류	표시색	적정범위	표 기
산 소	녹 색	4[kg/cm^2]	O_2
아산화질소	청 색	4[kg/cm^2]	N_2O
압축공기	황 색	4[kg/cm^2]	AIR
질 소	적 색	10[kg/cm^2]	N_2
흡 인	흑 색	350~550[mmHg]	V
잉여가스	회 색	350[mmHg]	EVA

2. 의료가스 취급

① 특정고압가스로 분류되는 대상은 의료가스(Oxygen : 옥시젠, Nitrogen : 니트로겐, Nitrous-oxide : 니트로스 옥사이드) 중에서 액화산소와 압축산소이다. 의료가스 저장용량에 따라 관련 법규를 준수하여야 한다.

② 수소 · 산소 · 액화암모니아 · 아세틸렌 · 액화염소 · 천연가스 · 압축모노실란 · 압축디보레인 · 액화알진 등 기타 대통령령이 정하는 고압가스(이하 "특정고압가스"라 한다)를 사용하고자 하는 자로서 지식경제부령이 정하는 자(이하 "특정고압가스 사용자"라 한다)는 특정고압가스를 사용하기 전에 미리 시장 · 군수 또는 구청장에게 신고한다. 다만, 지식경제부령이 정하는 경우에는 신고하지 아니한다.

③ 저장용량 250[kg] 이상 : 환산 용량으로 볼 때 압축가스 Cylinder-47Liter(실린더-47리터) 용기일 경우 약 9Cylinder(9실린더)부터 적용을 받고 액화산소의 경우는 액화산소 초저온 용기 2Cylinder(2실린더) 경우부터 적용을 받는다. 의료가스 용기의 용량에 따라 다소 차이가 있지만 보편적인 환산법을 적용한다.

④ 관련법규 제46조(고압가스 안전관리법 시행규칙) : 법 제20조제1항의 규정에 의하여 특정고압가스 사용신고를 하여야 하는 자는 다음 각 호와 같다

㉠ 저장능력 250[kg] 이상인 액화가스저장설비를 갖추고 특정고압가스를 사용하고자 하는 자이다.

㉡ 저장능력 50[m3] 이상인 압축가스저장설비를 갖추고 특정고압가스를 사용하고자 하는 자이다.

㉢ 배관에 의하여 특정고압가스(천연가를 제외한다)를 공급받아 사용하고자 하는 자이다.

㉣ 압축모노실란 · 압축디보레인 · 액화알진 · 포스핀 · 셀렌화수소 · 게르만 · 디실란 · 액화염소 또는 액화암모니아를 사용하고자 하는 자이다.

다만, 시험용으로 사용하고자 하거나 시장·군수 또는 구청장이 지정하는 지역에서 사료용으로 볏짚 등을 발효하기 위하여 액화암모니아를 사용하고자 하는 경우는 제외한다.

⑤ 고압가스 사용신고
- ㉠ 위 사항에 해당할 경우 관할 관청에 신고한다.
- ㉡ 특정고압가스를 사용하고자 하는 병원사업자는 고압가스 안전관리자(해당 자격증 소지자)를 선임 후 고압가스사용신고서를 관할 구청장, 시장에게 제출하여야 한다.

⑥ 법 제20조 제1항의 규정 : 특정고압가스 사용신고를 하고자 하는 자는 사용개시 7일전까지 별지 제33호(사용신고서) 서식의 특정고압가스 사용신고서를 시장·군수 또는 구청장에게 제출하여야 한다.

⑦ [고압가스사용신고검사] 사용신고자는 가스안전공사에 검사신청

고압가스를 사용하고자 관할관청에 신고를 필한 자는 가스안전공사에 고압가스 검사신청서를 작성 후 신청하여 고압가스 중간검사 및 완성검사를 받아야 한다.

⑧ 특정고압가스 사용신고시설의 검사
- ㉠ 법 제20조 제4항의 규정에 의한 특정고압가스 사용시설의 완성검사 또는 정기검사를 받고자 하는 자는 별지 제35호(검사신청서) 서식의 완성검사신청서 또는 정기검사신청서를 공사에 제출하여야 한다.
- ㉡ 특정고압가스 사용신고자는 법 제20조 제4항의 규정에 의하여 완성 검사필증을 교부받는 날을 기준으로 매 1년이 되는 날의 전후 15일 이내에 정기검사를 받아야 한다.

⑨ 공급분산
- ㉠ 화재·지진 등의 천재지변 또는 설비 전체의 변경, 점검, 이상 등에 의해서 기능에 이상이 생기지 않도록 주의하여 두 곳 이상에서 공급이 가능할 수 있게 설치한다.
- ㉡ 액산탱크를 보조하여 위급시 사용할 수 있도록 가스실에 액화산소 및 기체산소 Manifold(메인폴드)를 설치하여 By-pass(바이패스)로 연결하도록 시설한다.

⑩ 청정관리

의료용 공급 가스는 직접 인체에 투여되기 때문에 엄밀한 청정도 유지를 위해 배관의 굴곡의 최소화가 필수이다.

⑪ 적정용량 확보
- ㉠ 일주일 정도의 가스소비용량을 측정하여 계획하여야 한다.
- ㉡ 산소소비용량이 일주일에 100[m^3]를 초과하는 경우에는 가반식 액화산소 또는 정치식 액화산소장치를 고려하여야 한다.

제5장

⑫ 안전유지관리

㉠ 통일된 규격을 사용하며, 설치장소를 효과적으로 배치한다.

㉡ 설치 구역을 구분하여 가스차단장치 및 경보장치를 설치한다.

⑬ 비상관리

㉠ 수해 및 지진 등 비상재해에 대한 대책으로 UPS 등 비상전원의 접속과 가스실린더, 가스압축기, 흡인펌프류 등은 추가의 예비설비를 갖추도록 한다.

㉡ 의료가스 공급배관은 2계통 이상으로 하여 공급의 안정성을 확보하여야 한다.

㉢ 산소, 압축공기, 흡인의 경우 병동부와 그 외 부서로 나누어 배관한다.

㉣ 특수지역은 각 부서별 단독배관을 고려한다.

3. 의료가스 배관 및 공급 이상

(1) 의료가스 배관

① 병원의 환자 또는 가스를 필요로 하는 의료용구 및 환자에 공급되는 의료가스(산소, 마취가스, 질소, 진공, 의료 압축공기) 등을 동관을 통해 공급하기 위한 배관설비공사의 기준은 기계설비공사업 면허를 받은 자가 시공할 수 있는지를 기준으로 하고 있다.

② 한국은 의료가스의 기준이 마련되어 있지 않고 단지 일반가스에 준하는 기준으로 공급되고 있으나 가스는 위험한 요소를 많이 포함하고 있어 그 기준이 시급한 실정이다.

③ 다른 나라의 경우 고압가스 실린더 내에서 산소, 일산화질소 등을 사용하는 경우에는 실린더는 2개의 뱅크로 나누어진다. 즉, 하나는 공급용이며 또 다른 하나는 예비용이다. 공급측에 있는 뱅크가 비면, 가스는 변환장치를 통하여 예비용에서 공급되기 때문에 공급이 안정되게 된다.

④ 의료 공기 공급장치는 입자, 일산화질소 등과 같은 불순물을 제거하여 청결하고 고순도로 압축된 공기를 공급한다. 또한, 파이프 내의 응결을 방지하기 위하여 공기는 낮은 이슬점에 가진 건조한 상태로 제공되며 여기에는 의료용 퓨오팩의 건조제 에어드라이어를 사용한다.

⑤ 진공펌프는 수밀형 혹은 유밀형으로 되어 있으며 이는 고흡입력을 유지한다. 공급장치에는 작동 조건과 공급 조건을 언제라도 파악할 수 있는 감시 시스템을 설치하여 의료가스를 연속적으로 안전하고 완벽하게 공급하도록 해야 한다.

(2) 의료가스 공급

1) 의료가스 중앙공급장치

의료가스 중앙공급장치는 산소, 마취 가스, 질소, 무균압축공기 및 흡인을 각 배관을 통하여 공급하는 장치이다(그림 5-1).

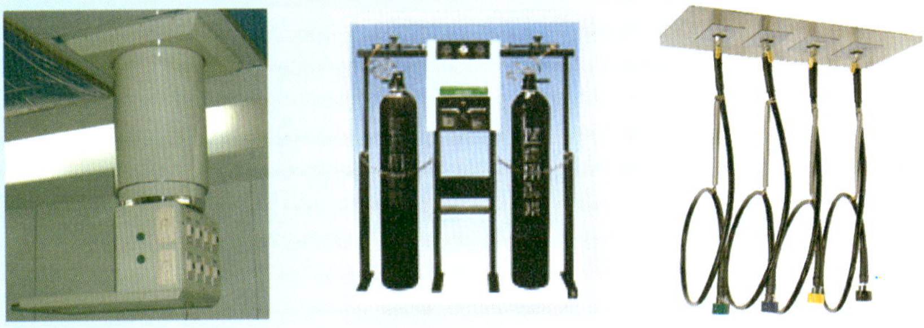

그림 5-1 • 의료가스 중앙 공급장치

표 5-2 • 각 실별 의료가스의 공급

실 명	사양 조건	가스 종류
수술실 · 분만실	벽체형, 천정형이 있다.	산소, 아산화질소, 압축공기, 질소, 흡인, 잉여가스
중환자실	강력하고 집중적 치료 및 전신 관리를 고려한다.	산소, 압축공기, 흡인
미숙아실	인큐베이터의 가동률은 항상 100[%]를 고려한다.	산소, 압축공기, 입인
일반병실	진료과목별 소모량을 고려한다.	산소, 흡인
전염병실	고온처리를 위한 호기배제장치이다.	산소, 흡인

2) 경보장치

지역경보장치(Area alarm system : 에어리아 알람 시스템)로서 **응급실 및 중환자실, 수술실 등 중요한 부서의 복도에 설치**되며 쉽게 공급 압력을 확인할 수 있으며, 이상 압력시 경보음을 발생하여 교체시기 및 돌발상황에 신속하게 대처하여 주는 장치이다. 그리고 기계실의 **의료가스 기계에 대한 이상 유무를 경보**를 나타내는 **주경보장치**(Master alarm system : 마스터 알람 시스템)가 **있으며 상시 인원이 거주하는 감시실 및 통제실 등에 설치**하는 것이 바람직하다(그림 5-2).

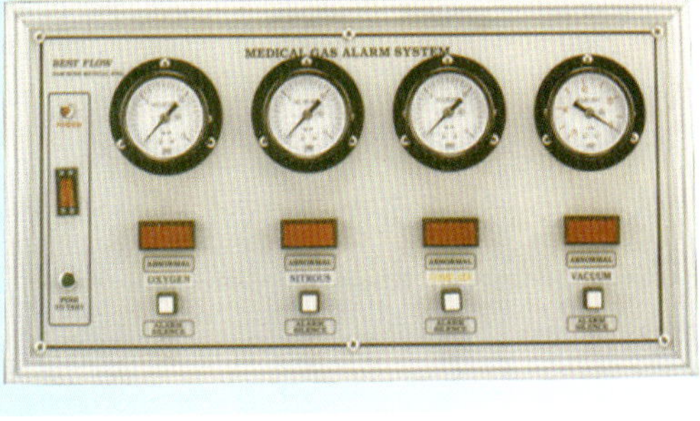

그림 5-2 • 경보장치

3) 차단장치

병원 내 가스사용 지역을 층별 및 용도에 따라 구분 선정하여 설치하고 그 지역에서 사용하는 가스시설에 화재 및 기타 이상이 발생하였을 때 타 지역의 가스공급에 지장을 주지 않고 이상 발생지역에 한하여 차단, 수리를 하기 위한 장비이다(그림 5-3).

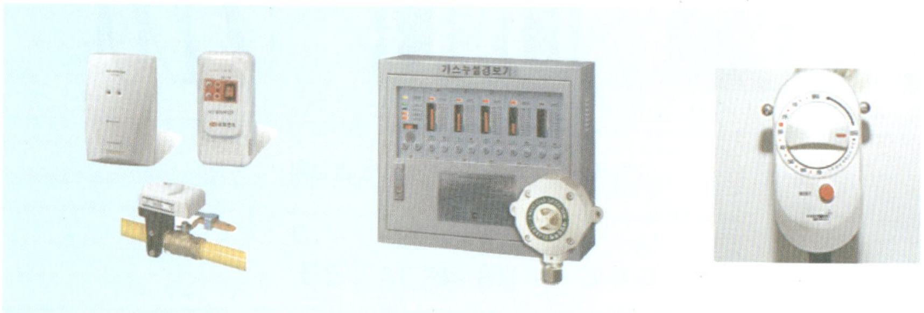

그림 5-3 ▪ 차단장치

4) 구리배관

구리배관(Copper tube piping : 코퍼 튜브 파이핑)은 의료가스 공급장치의 배관은 설계도서 및 시방서에 명시되어 있는 KS 규격품 및 L-TYPE 이상의 동배관, 동부속으로 시공되어야 하며 용접부는 용접봉(B-CUP-3)을 사용하여 세밀한 용접이 이루어져 있어야 한다(그림 5-4).

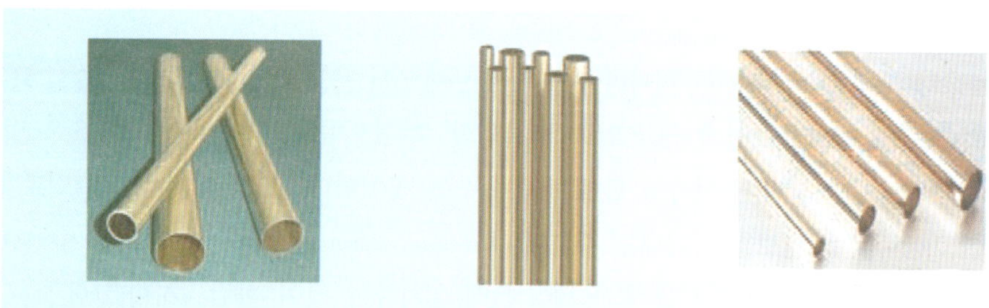

그림 5-4 ▪ COPPER TUBE PIPING

5) 단말구 장치

배관 시스템을 통해 공급된 의료가스는 그 사용 용도에 맞게 적절한 단말구 장치(Outlet unit : 아웃렛 유닛)로 이루어져서 수술부, 응급부, 그리고 일반 병실과 병원부속실에서 최적의 의료 환경 요건을 구비해야 한다. 또한 2중적 안전장치와 경보장치를 통하여 안전하고 효율적으로 환자의 건강과 진료환경을 구축해야 한다(그림 5-5).

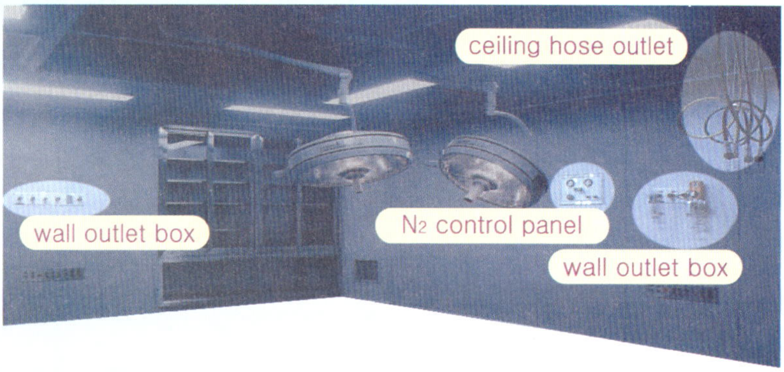

그림 5-5 단말구 장치

6) 2차 장비

단말구까지 공급된 의료용 가스 및 흡인, 공기는 2차 장비를 통해 최종적으로 환자에게 투여되어야 한다(그림 5-6).

① 가습기와 산소유량계(Oxygen flowmeter with humidifier : 옥시젠 플로우미터 위드 휴미디파이어)
② 내부 흡입관(Wall suction : 월 석션)
③ 가슴(흉부) 흡입관(Thoracic suction : 소래식 석션)
④ 이동식 석션(Movable suction : 무브에이블 석션)

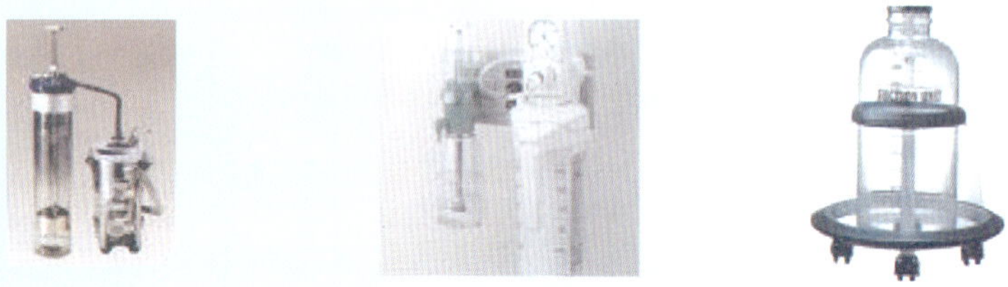

그림 5-6 가슴(흉부)흡입관, 내부 흡입관, 이동식 석션

7) 의료가스 아웃렛과 석션 유닛(Suction unit)

의사와 간호사와 같은 의료 직원들이 매일 의료 서비스를 위해 사용하는 의료 가스 아우트렛은 그와 관계없는 다른 의료용 가스와는 교차연결이 되지 않도록 설계되어야 한다. 설치 혹은 정비시 의료용 가스 아웃렛 밸브를 부착할 시 교차 연결이 되지 않도록 하기 위하여 벽체형 아웃렛의 밸브 베이스에 핀 가이드 시스템이 있어야 하고, 릴형 및 실링형 아웃렛의 경우에는 호스 연결 부문에

DISS 표준을 적용해야 한다. 종류로는 벽체형이 주종이며, 각 제품은 수술실, 집중치료실, 분만실, 미숙아실 등 여러 치료 서비스 조건에 적합하도록 설계한다.

① NSV식 벽체형 배출기(NSV Type wall outlet : 타입 월 아웃렛) : 먼저 커버를 슬라이드시켜 2차 장비를 끼운다. 그러면 릴리스 버튼이 튀어나오며 가스가 흐르기 시작한다(그림 5-7).

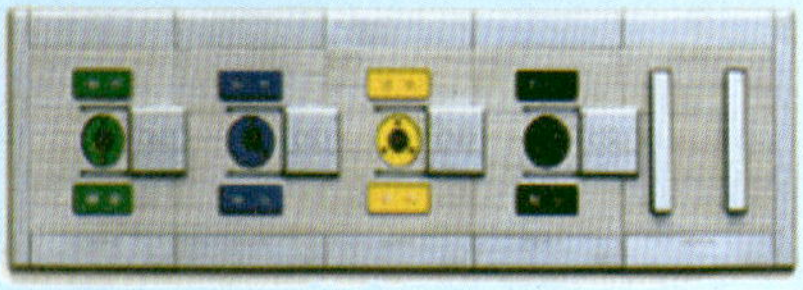

그림 5-7 • NSV Type wall outlet

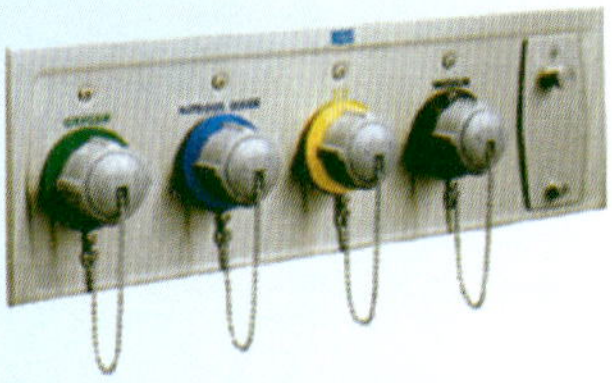

그림 5-8 • CPS Type wall outlet

② CPS식 벽체형 배출기(CPS Type wall outlet : 타입 월 아웃렛) : 색상핸들을 우측으로 돌려서 먼지 캡을 벗겨내고, 편리하게 정비 할 수 있도록 스톱 밸브가 각 아웃렛의 페이스를 설치되어 있어야 하고, 아웃렛 밸브 및 어댑터는 핀 가이드 구멍의 차이로 인해 상호교환이 불가능하도록 제조되어 있다. 산소 어댑터는 산소 아웃렛 밸브에만 맞고 기타 다른 아웃렛 밸브에는 맞지 않는다(그림 5-8).

③ 릴 형 배출기(Reel type outlet : 릴 타입 아웃렛) : 폴스 실링 내에 설치되어 있으며 조정가능한 호스로 약 25[cm] 간격으로 정지하게 되어 있고 5[m]까지는 원하는 호스의 길이로도 확장될 수 있다.

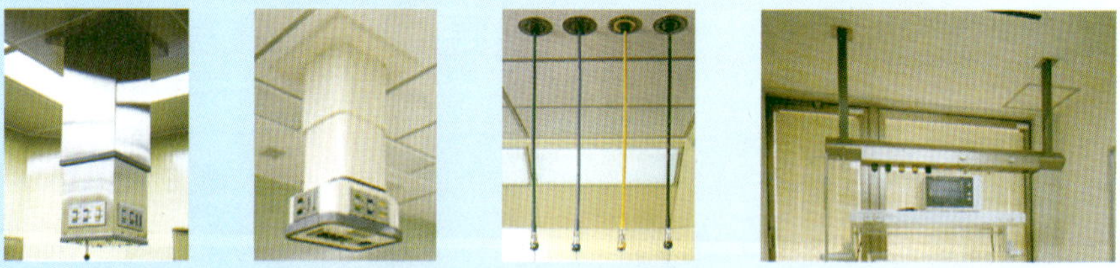

(a) 천장형 배출장치-기둥형 (b) 모터구동식 천장형 배출장치-기둥형 (c) 천장형 배출기 (d) 천장형 배출장치

그림 5-9 • Celing(세일링)

④ 천장형 배출장치(기둥형)(Ceiling column : 세일링 컬럼, Retractable : 리트랙테이블) : 의료가스 아웃렛과 전원 소켓이 있으며, 유닛의 높이는 45[cm]까지 조정가능하며, 이는 컨트롤 노브에 의한 진공 공압 메커니즘으로 제어 가능하고, 고정형도 가능하다(그림 5-9(a)).

⑤ 모터구동식 천장형 배출장치(기둥형)(Motor-driven ceiling column : 모터 드라이븐 세일링 컬

럼) : 장치의 밑면에 있는 제어 스위치 조작이나 다른 장소에 위치해 있는 원격제어 스위치에 의해 모터로 구동된다(그림 5-9(b)).

⑥ 천장형 배출기(Ceiling type outlet : 세일링 타입 아웃렛) : 원하는 길이를 제공해주는 리트랙터로 구성되어 있다(그림 5-9(c)).

⑦ 천장형 배출장치(Ceiling module : 세일링 모듈) : 이 모듈은 의료용 가스 아웃렛과 전원 소켓이 구비되어 있으며 보통 신생아집중치료실 및 인큐베이터실에 설치되어 있고 고정형도 가능하다(그림 5-9(d)).

⑧ 질소 조절장치(Nitrogen console unit : 니트로겐 콘솔 유닛) : 질소는 보통 시어터 내에서 외과도구용 전원 소켓으로 사용한다(그림 5-10).

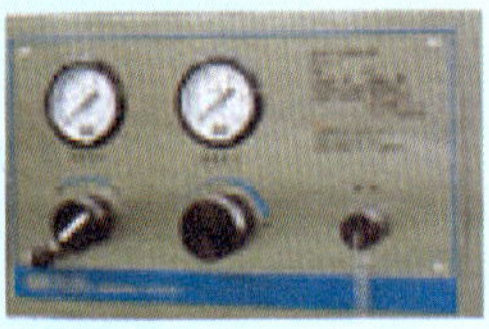

그림 5-10 • 질소 조절장치

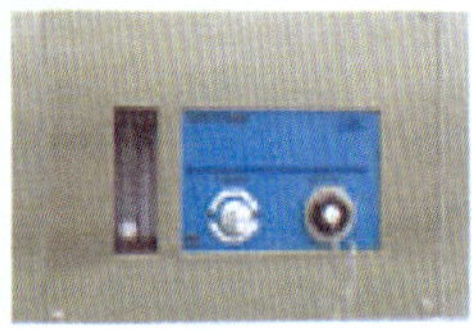

그림 5-11 • 마취가스 흡입기(청소용)

⑨ 수동식 진공 공급실(Water-sealed vacuum station : 워터 실드 배큐엄 스테이션) : 수동식 펌프, 리시버, 박테리아 필터 및 컨트롤 패널로 이루어져 있다. 비상사태 혹은 정비의 경우 메인 밸브가 닫혀서 모든 파이프라인을 폐쇄하며, 섹션 밸브가 닫혀서 각 층 혹은 부문을 폐쇄한다. 게이지형 밸브 종류도 있다.

⑩ 오일식 진공 공급실(Oil-sealed vacuum station : 오일 실드 배큐엄 스테이션) : 오일회전 진공펌프 패키지된 유닛 복합 리시버, 박테리아 필터 및 컨트롤 캐비넷으로 구성되어 있으며 높은 진공 공급력을 가진다.

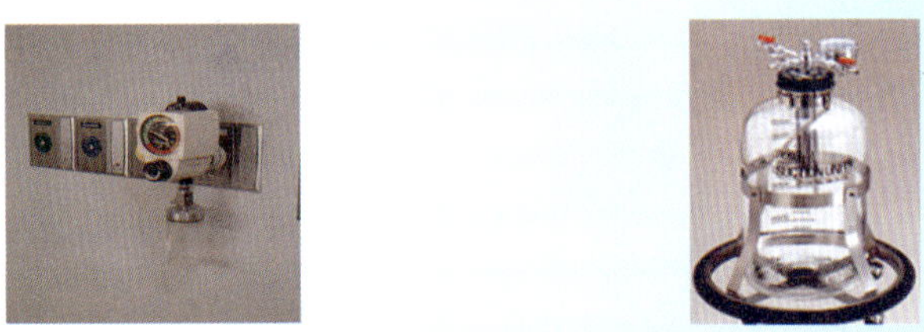

(a) 벽체형흡입기

(b) 수술실용 이동식 흡입기

그림 5-12 • SUCTION (석션)

⑪ 가슴 흡입관(Thoracic suction unit : 소래식 석션 유닛) : 수술 후의 환자에게 연속적 저흡입

압 치료서비스를 해야 하는 경우 흡입압이 수압 수준으로 감소된다(그림 5-12).

⑫ 가습 유량계(Flowmeter with humidifier : 플로우미터 위드 휴미드파이어) : 산소유량 속도는 0.2~15[lit/min]으로 제한되어 있으며, 가스는 적합한 상태로 가습된다.

⑬ 벽체형 흡입기(Wall suction-unit : 월 석션 유닛) : 흡입압력을 환자의 상태에 따라 조절 가능하며 병은 스냅록을 열면 쉽게 제거된다.

⑭ 수술실용 이동식 흡입기(Kick suction unit : 킥 석션 유닛) : 수술실 및 분만실에서의 다량의 흡입이 필요할 경우 사용된다(그림 5-12(b)).

⑮ 산소/진공 방출대(Oxygen/vacuum outlet stand : 옥시젠/배큐엄 아웃렛 스탠드) : 그림 5-13

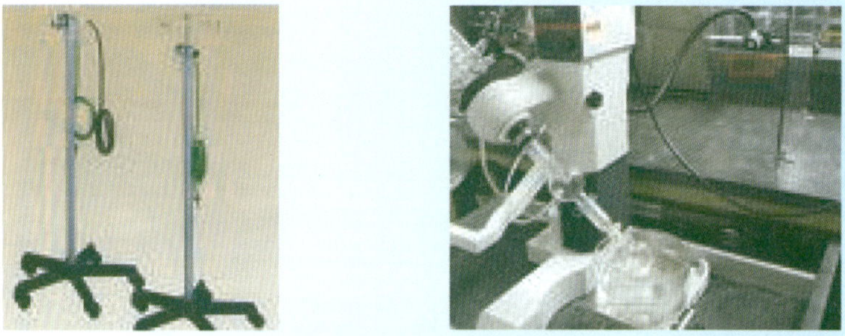

그림 5-13 • 산소/진공 방출대

⑯ 쌍 방출대(Twin outlet : 트윈 아웃렛) : 시설된 Outlet 밸브로부터 떨어진 곳에서 산소공급기 및 흡인기가 필요할 때 사용되는 이동식 스탠드이다. 단일 아웃렛의 출력은 이 트윈 아웃렛을 사용하면 배가 될 수 있다(그림 5-14).

⑰ 호흡하는 공기 단자(Breathing air terminal : 브리씽 에어 터미널)(PUREX 1) : 섬세한 필터를 갖추고 있기 때문에 미세먼지와 물의 이동을 배관을 통해 배출하는데 사용한다(그림 5-15).

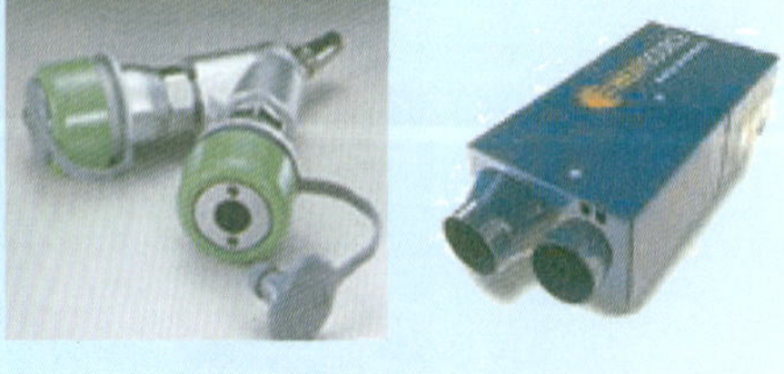

그림 5-14 • 쌍 방출대

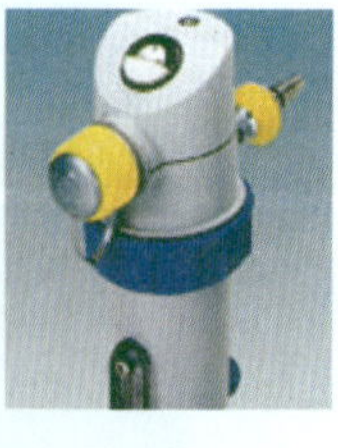

그림 5-15 • 호흡하는 공기 단자

8) 베드헤드 유닛

의사와 간호사들이 진료를 하는데 필요한 의료서비스 기능 및 환자의 독서 등 기능이 통합된 수평형으로 되어 있다. 베드헤드 유닛은 기능적 위치에서의 의료가스 아웃렛, 전기 콘센트 및 간호사 호출 유닛과 같은 필요한 장비를 필요한 수량만큼 설치하는 것이 가능하며, 이때 병동의 크기, 병상의 수 및 병도 내에서의 배열을 고려한다. 또한, 환자의 압박감을 감소시키기 위해 장비가 노출되지 않는 매립형이 있으며, 치료용 램프가 내장되어 있는 패널형 및 간접 조명으로 포근한 공간을 창조할 수 있는 형식 등 다양한 형식이 있다. 베어헤드 유닛으로 병실이 다양한 기능을 가지고 편리성을 환자들에게 서비스할 수 있다.

① UM-6601 기본형 병상 full unit(UM-6601 풀 유닛) : 의료용 가스 아웃렛, 전원소켓, 간호원 호출용 기기를 제공하며, 베드 사이드 캐비넷과 함께 설치한다(그림 5-16).

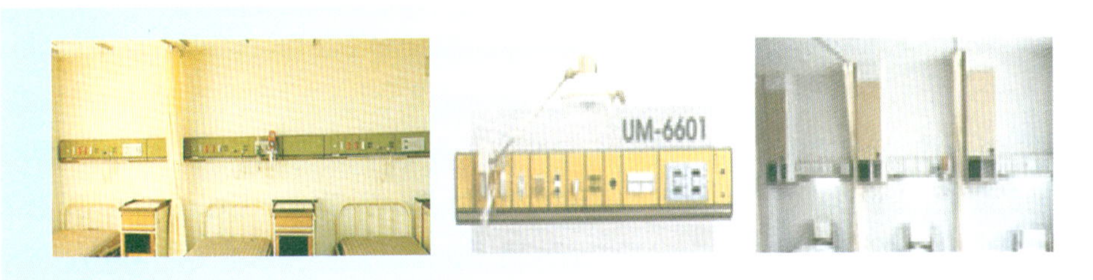

그림 5-16 UM-6601 full unit

② UM-6602 독서등 포함형 병상(Full unit with reading/in direct lamp : UM-6602 풀 유닛 위드 리딩/인다이렉트 램프) : 베드 사이드 캐비넷과 함께 설치한다(그림 5-17).

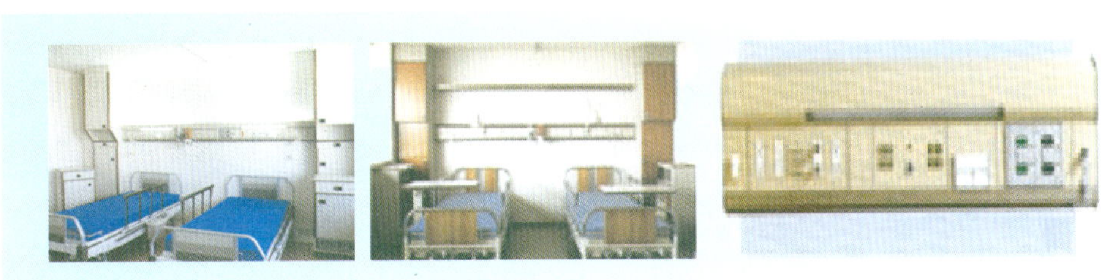

그림 5-17 UM-6602

③ UM-6603 진료등, 독서등 포함형 병상(Full unit with armlight & direct lamp unit)(UM-6603 풀 유닛 위드 암라이트 & 인다이렉트 램프 유닛) : 2개 병상용 베드 사이드 캐비닛의 조합형이다.

④ UP-7200 특수형 병상(Full unit with in-direct lamp)(Panel type) : 병원의 필요 사항에 따라 설계된 병상으로 보드가 포함되어 달력 혹은 취미용품 등을 사용할 수 있게 하였다.

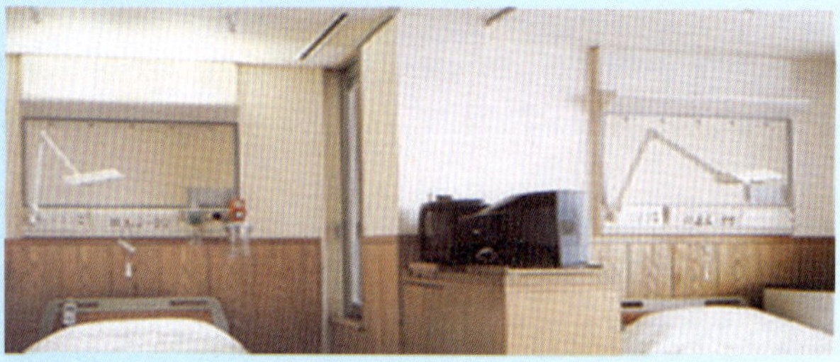

그림 5-18 • UP-7200 특수형 병상(보드 포함)

9) 모듈형 수술 시어터

의사 및 간호사와 같은 의료 스탭진들을 위한 수술 환경도 인간공학 측면에서 고려하며 수술실은 가장 많은 통합 기능이 요구되므로 모듈형 수술 시어터는 벽, 천정 및 비스듬한 패널로 이루어져 있으며, 전기장비, 의료용 가스 시스템 및 조명용품뿐만 아니라 모든 필요한 기능 및 장비가 구비되어 있어야 한다. 가장 많은 통합 기능이 요구되는 수술 부분에서는 청결을 유지해야 하며, 시설, 장비 및 장치의 안전성을 항상 유지해야 한다. 또한, 모듈형 수술 시어터는 향후 새로운 시설을 도입할 때 사용할 수 있도록 확장성이 있으며, 그리하여 높은 작업성 및 충분한 기능을 갖춘 수술환경을 만들어준다. 집중치료실 및 관상질환 집중치료실과 같은 치료부문에서는 심각한 환자들을 24시간 연속적으로 치료, 관리 및 감시를 할 수 있는 기능이 필요하며 시간이 촉박할 때에도 의료치료 서비스와 대응할 수 있는 환경 혹은 공간을 설정하는 것이 필요하다.

① 수술실용 모듈 시스템(Modular operating theater : 모듈러 오레이팅 시어터) : 수술실용 모듈 시스템은 패널, 천정패널 및 다양한 의료도구 및 장비로 구성되어 있다(그림 5-19).

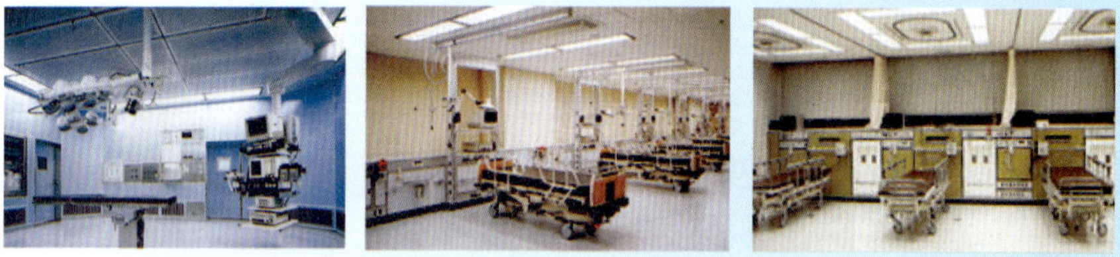

그림 5-19 • 모듈형 수술 시어터

② 벽체형 집중치료실 모듈형 장비(Flex care unit with infuport : 플렉스 케어 유닛 위드 인퓨포트) : 집중치료실 내의 주입 시스템(인퓨포트)과 벽체 치료 유닛용 모듈형 장비 캐리어이다.

③ ICU 벽체형 치료장비(반 천장형)(ICU Semi-high type wall care unit : ICU 세미 하이 타입 월 케어 유닛) : 분리 변압기, EPR 시스템을 구비하고 있으며, 의료용 가스 및 전기를 안전하게 공급한다.

④ ICU 천장형 벽체식 치료장비(Incareport combined with ICU wall-care unit : 인케어포트 컴바인드 위드 ICU 월 케어 유닛) : 인캐어 포트는 천정 공간을 이용하는 것으로 환자의 머리측 공간이 충분하다면 의사, 간호사들은 환자에게 양질의 치료서비스를 제공할 수 있다. 응급 처치실 및 소수술실과 수술실 혹은 분만실 등의 천정에 위치하며 벽형 매립구와는 별도로 수술대의 환자 머리방향에 위치하여 단말구의 적정 높이를 수직방향으로 조정하여 수술시 의료진과 스텝 및 기타 보조기구와의 통행 동선과 간섭을 이루지 않도록 천정에 고정한 장치이다. 사용 가스의 종류에 따라 그 연결 수량이 변화되며 건축의 천정 마감과 수술실의 환경에 따라서 병원 수술진과의 충분한 협의 후 그 위치 및 높이를 선정한다.

4. 의료가스 공급 이상

병원에서 사용되는 의료가스는 환자의 생명을 유지하는데 직접적인 영향을 주는 생명지탱요소이며 의료가스가 사용되는 부문에 있어서 의료가스는 아주 청결해야 하며, 고순도이며 안정된 압력으로 제공하여야 한다.

의료가스 시설이 설치되지 않았을 때는 의료용 고압실린더(고압가스 실린더)를 직접 수술실로 가지고 들어갔으나 안전 및 위생 측면에서 시스템상 문제가 있다. 즉, 직접 수술실로 가지고 들어오는 고압가스 실린더가 전복될 가능성, 실린더로부터 가스가 누설될 위험, 가스의 인화가능성, 가스실린더 그 자체의 위생적인 관리의 어려움, 고압가스를 취급하는데 신경을 써야 하는 불편이 있어 이를 해결하기 위해 의료용 가스 중앙 파이프 시스템이 개발되었다. 의료용 가스 중앙 파이프 시스템에서는 고압가스 실린더, 콤프레서 및 진공펌프는 병원의 한 곳에 중앙 집중화되고, 가스 및 공기는 파이프를 통하여 각 부문에서 발생할 수 있는 위험을 제거할 수 있다. 가스를 사용하는데 있어서의 복잡한 절차를 없앨 수는 있으나 의료용 가스 중앙 파이프 시스템에 절대적으로 필요한 몇 가지가 있는데, 이는 다음과 같다.

① 다른 종류의 가스를 제공해서는 안된다.
② 가스를 제공할 때는 일시적인 중단이 있어서는 안된다.
③ 고순도의 가스를 의료가스 아웃렛(Outlet)으로부터 제공되어야 한다.
④ 일정한 가스 압이 유지되어야 한다.

이러한 조건을 만족하기 위해서는 준수해야 할 법적 규정 및 표준이 있다. 의료가스 시스템은 규정을 준수해야 하며, 가스의 종류에 따른 완벽한 색상 배합을 가지며, 상황을 체크할 수 있는 시청각 감시 시스템과 의료가스 아웃렛의 교차 연결을 방지하는 장치가 구비되어 있어 더욱 안전하고 완벽한 시스템으로 구축한다.

(1) 의료가스 공급 감시 시스템

의료용 가스의 안정된 공급을 유지하기 위해서는 공급의 원천으로부터 파이프를 지나서 가스를 사용하는 부문으로 보이지 않는 가스가 흐르는 과정을 추적하는 감시 시스템을 설치하는 것이 필요하다. 의료가스 공급 감시 시스템에서는 공급압 하락 및 공급장치의 기능불량을 시청각 추적에 의해 파악한다. 의료가스 아웃렛으로 연결하여 사용되는 제2차 장비는 의료용 가스흐름을 정확히 제어하는 고정밀도를 가지며, 확실한 성능을 가져야 한다. 환자와 직접적으로 접촉되는 흡입장치 및 가습기, 익스텐션이 있는 아웃렛을 추구하는 개념을 바탕으로 설계 및 제작되었기 때문에 다양한 의료 서비스에 완벽한 성능을 보여준다.

① 차단밸브(Blockade valve : 블로케이드 벨브) : 공급 스테이션에서의 모든 공급, 조건과 분배라인을 감시하여 비상시 산소나 다른 의료용 가스를 공급하거나 차단하는 밸브이다(그림 5-20).

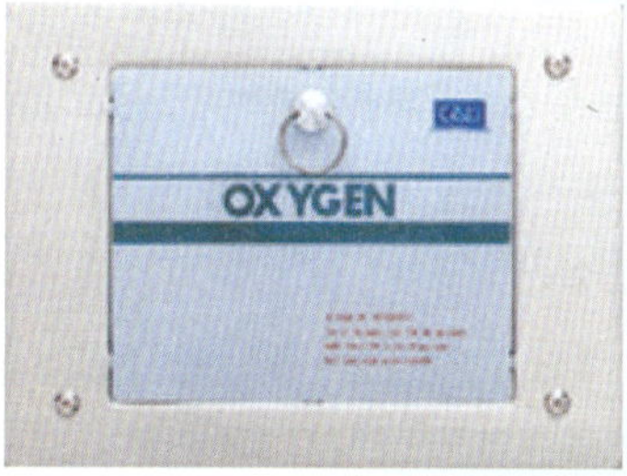

그림 5-20 • 차단밸브

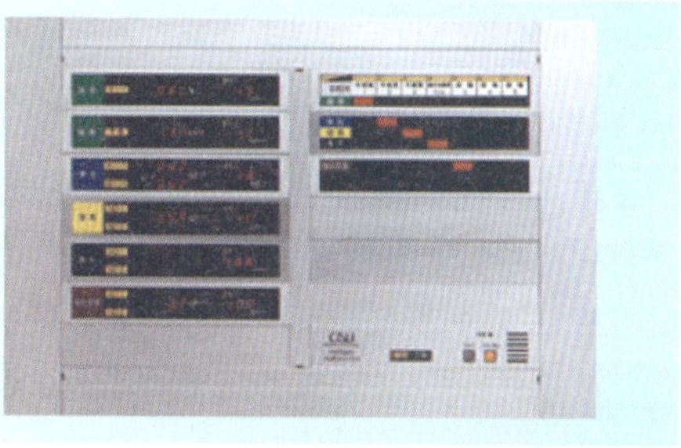

그림 5-21 • 의학가스 다중 감시모니터

② 의학가스 다중 감시장치(Medical gas multi-monitor for central monitor room : 메디컬 가스 멀티 모니터 포 센트럴 모니터 룸) : 공급 스테이션에서의 모든 공급 조건과 분배라인을 감시하며 디지털적으로 조건을 디스플레이한다(그림 5-21).

③ MT-57형 감시기(MT-57 Type alarm panel : MT-57 타입 알람 패널) : 공급 스테이션의 조건뿐만 아니라 파이프라인의 압력을 감시하며, 비정상적인 상황에서 시각적 및 청각적으로 정보를 보내야 한다(그림 5-22).

④ 다중 안전 감시기(Multi-safe guard alarm panel : 멀티 세이프 가드 알람 패널) : MT-57형과 같은 기능을 가지고 있으며 게이지형도 있다(그림 5-23).

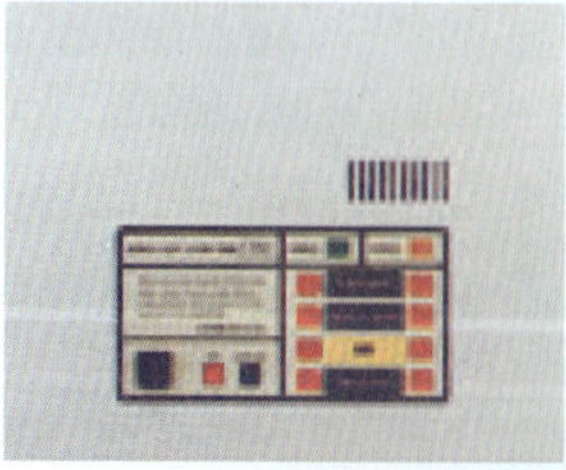

그림 5-22 • MT-57형 감시기

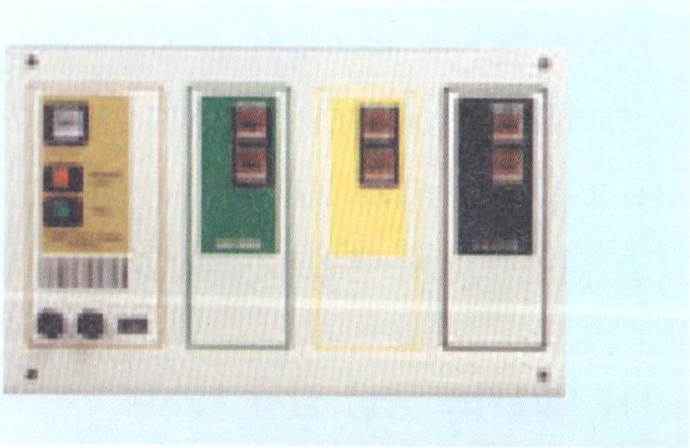

그림 5-23 • 다중 안전보호 감시기

제 6 장

의료정보학

1. 의료정보학의 개념 및 컴퓨터 개론
2. 용어 및 분류체계
3. 의료정보학의 데이터베이스
4. 컴퓨터를 이용한 의학교육
5. 의료용 전문가 시스템
6. 의료정보 시스템
7. 의원급 종합정보 시스템
8. 자료보안 및 보호
9. 원격의료
10. 디지털 영상 시스템

01 | 의료정보학의 개념 및 컴퓨터 개론

의료정보학(Medical informatics)이란 환자의 진료 · 의학교육 · 의학연구 및 의료경영에 필요한 각종의 정보를 효율적으로 체계화하여 관리하는 학문으로 인지과학, 교육심리학, 의사결정이론, 정보과학 및 컴퓨터 과학 등이 망라된 복합적 학문이다.

의료정보학의 응용은 컴퓨터와 통신기술을 실제 임상에 어떻게 적용하느냐로 귀결지을 수 있으며, 과학적 측면과 기술적 측면으로 분류한다.

1. 의료정보학의 목표(미국의료정보협회(AMIA) 권고)

미국의료정보협회(America Medical Informatics Association : 아메리카 메디컬 인포매틱스 어소시에이션 : AMIA : 아미아)는 의료관리에 있어서 발생될 수 있는 여러 가지 형태의 문제점을 의료정보학의 관점에서 파악하고 분석하여 그 문제점을 해결할 수 있는 능력을 키우기 위해 최소한 7개 분야가 목표에 포함되어야 한다고 권고하였고, 표 6-1과 같은 목표를 제시하고 있다.

표 6-1 • 의료정보학의 목표

분 야	내 용
컴퓨터 조작방법	일반 개인용 컴퓨터의 조작방법 및 각종 소프트웨어 사용 및 활용법을 습득한다.
통 신	다른 유관기관 혹은 정보원을 접근하기 위한 전자통신망의 이용방법을 습득한다.
정보의 검색과 관리	전산화된 정보 데이터베이스로부터 정보를 검색하고 관리할 수 있는 능력 배양을 습득한다.
컴퓨터 보조학습(Computer aided learning : 컴퓨터 에이디드 러닝)	평생교육을 위한 컴퓨터 보조학습장치를 선택하고 활용하는 방안을 제시한다.
환자관리와 의사결정	환자관리를 위하여 데이터베이스와 통계 프로그램을 사용하는 방법을 습득하고 의사결정에 도움을 줄 수 있도록 한다.
의료사무관리	병원사무관리에 컴퓨터를 활용하는 방안을 강구한다.
병원정보 시스템(Hospital Information System(HIS) : 호스피틀 인포메이션 시스템)	병원업무의 전산화에 대한 이해와 환자진료에 정보 시스템 활용방안을 제시한다.

2. 의료정보의 종류 및 형태

의료정보는 의료인을 위한 의학정보뿐만 아니라 소비자의 의료 전반에 관한 정보를 말한다. 표 6-2는 의료정보를 종류 및 형태로 나누어 나타낸 것이다.

표 6-2 의료정보의 종류 및 형태

의료정보의 종류	의료정보의 형태
임상정보	의무기록(차트, 슬립), 각종 병리검사(Lab) 결과(혈액검사, 조직검사, 가검물검사 등) 생체신호[ECG(Electrocardiography : 일렉트로카디오그라피 : 심전도) EEG(Electroencephalography : 일렉트로인서퍼러그라피 : 뇌전도) EMG(electromyograph : 일렉트로마이어그래프 : 근전도) EGG(Electrogastrogram : 일렉트로개스트로그램 : 위전도) EOG(Electrooculography : 일렉트로아크룰러그래피 : 전기안구법), SpO_2, 혈류량, 호흡 등], 의학영상[X-Ray, MRI(Magnetic Resonance Image : 마그네틱 리소넌스 이미지), CT(Computerized Tomography : 컴퓨터라이즈드 터마그래피), 초음파, PET(Position Emission Tomography : 포지션 이미션 터마그래피), G선 영상, 도플러 혈관촬영, DR(Digital Radiography : 디지털 라디오그래피) 등이다.
병원관리	병원경영정보, 의약품 관리, 의료기기 관리
보건복지 및 의료통계	출생률, 사망률, 전염병 발생률, 의료보험, 질병통제, 의약품 및 의료기기 데이터베이스, 임상실험관리 데이터베이스
보건의료망	Telemedicine(텔레메디신), Medi-net(메디-넷), Medline(메드라인)
컴퓨터 보조교육	CAL(Computer Aided Learning : 컴퓨터 에이드 러닝) : 컴퓨터를 이용한 의학교육, CBT(Computer-based Testing : 컴퓨터 베이스드 테스팅)

3. 의료정보학의 역사

의료정보학이란 용어는 1960년대 말 유럽에서 사용되기 시작하여 타지역으로 전파되었다. 미국에서 의료 환경에 컴퓨터를 도입하기 시작하여 발전의 가속화를 가져왔으며, 1990년대 인터넷의 발달로 사용자 중심 시스템으로 성장하였다. 또한, 21세기에 들어와서는 인터넷의 급격한 발전으로 원격/재택진료, 멀티미디어 환경을 이용한 전자의무기록(Electronic medical record : 일렉트로닉 메디컬 레코드 : EMR)이 사용되고 있다. 의료정보화의 발전단계를 그림 6-1에서 설명하였다.

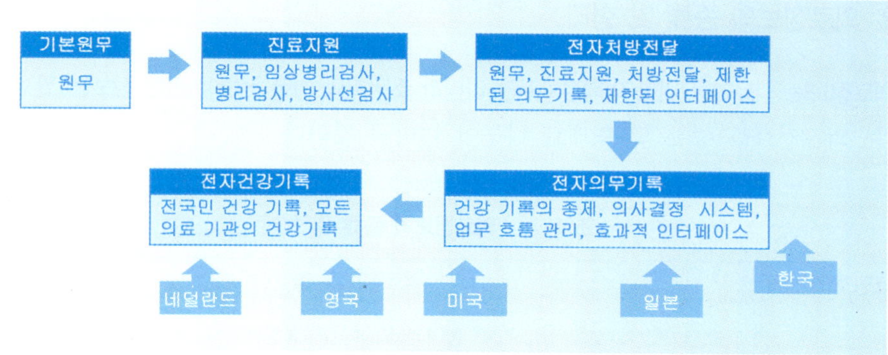

그림 6-1 ▪ 의료정보화의 발전단계

02 | 용어 및 분류체계

1. 필요성

일반적으로 환자진료기록의 자료는 차트화된 문서로 작성, 보관되어 왔고 대부분 문자나 검사결과의 수치로 작성되어 차트화로 보관되어 왔다. 환자진료의 기록은 치료, 예방, 진단, 검사, 수술 등 환자관리에 쓰였으나 다른 전공의의 손으로 쓴 의무기록 차트를 이용하여 병력을 재구성하려면 많은 어려움이 따랐다. 그 이유는 의학용어가 쓰는 사람의 주관에 따라 부정확하게 쓰이거나 약어와 라전어로 모호하게 쓰일 수 있기 때문이다.

약어와 라전어로 모호하게 쓰인 차트는 의료인의 의사소통에 크게 지장이 되지는 않지만 의학 연구와 진료와 처방에 컴퓨터를 사용하는 데 커다란 장애요인으로 작용해 역학, 임상연구, 의학적 의사결정, 문헌정리, 공중보건 등에 필요한 정보를 수집하고 연구하는 데 많은 문제점을 가지고 있다. 약어와 라전어로 모호하게 쓰인 문제점을 해결하기 위해 모호성을 제거하고 코딩 시스템의 도입 및 어휘를 표준화하는 분류가 필요하다.

2. 코드의 분류

① 분류(Classifications : 클래시피케이션스) : 개념의 순차적인 체계, 분류방법의 설계이다.

② 어휘록(Thesaurus : 시소러스) : 특수용어 및 개념을 모은 목록이다.

③ 명명법(Nomenclature : 노먼클레이쳐) : 의학개념에 따른 코드 체계, 표준화되고 공통된 의학용어 사용을 위해 1933년 표준 질병분류 명명법(Standard Classified Nomenclature of Diseases : 스텐다드 클레시파이드 노먼클레이쳐 오브 디지즈)이란 의학용어 데이터베이스 구

축을 시작으로, 1965년 병리학체계적 명명법(Systematic Nomenclature of Pathology : 시스템메릭 노먼클레이쳐 오브 퍼썰러지 : SNOP)이 출판되었으며, 이후 진단 및 진료목적상 또는 관리목적상 객관적 기준에 따라 여러 가지의 표준화된 분류체계가 이루어지고 있다.

④ 코드(code) : 문자나 숫자를 이용하여 대상을 표현(숫자, 문자, 계층구조, 조합코드 등) 한다.

㉠ 숫자코드(Number codes : 넘버 코드) : 연속으로 만들 수 있으며 새로운 항목에는 다음의 새로운 숫자가 부여된다. 장점은 새로운 코드의 생성이 용이하며 숫자를 무작위로 발급하여 환자의 특정 정보를 숨기는 데 쓰일 수 있다.

㉡ 연상코드(Mnemonic codes : 니마닉 코드) : 문자코드는 관련된 하나 이상의 문자를 통하여 그 항목이 연상되기 쉽게 만들어진다. 연상코드는 사용자가 그 코드를 기억하기 쉽게 해주지만, 많은 양의 분류에서는 코드가 길어지거나 그 항목의 의미와는 어긋난 코드가 생성될 수 있어, 연상코드는 제한된 범위 내의 항목에서만 사용된다.

㉮ 이비인후과(Department of ear, Nose and throat : 디파트먼트 오브 이어 노우스 앤 쓰로우트)는 ENT로, 심장내과(Cardiology : 카디오로지)는 CAR로, 산부인과(Department of obstetrics and gynecology : 디파트먼트 오브 오스테릭스 앤 가이니컬러지)는 OB-GY으로 표기한 코드가 연상 또는 기억코드들이다.

㉢ 계층구조코드(Hierarchical code : 하이라키컬 코드) : 이미 나와 있는 간단한 코드에 하나 이상의 문자를 더하여 새로운 좀 더 자세한 코드를 만드는 것으로, 본질적으로 그 항목의 상위 코드나 그 항목과 관련이 있는 코드에 대한 정보를 내포할 수 있다. 환자기록은 계층구조코드를 통하여 하위층에서 상당한 데이터의 확장이나 변경이 있더라도 그 상위층에서는 데이터를 쉽게 얻을 수 있다.

㉣ 조합코드(Combination codes : 콤비네이션 코드) : 치료과정의 행위, 기구, 목적 그리고 해부학적 부위를 순서로 배열하여 이용한 의료행위 분류를 들 수 있다. 해부학적 부위가 100곳이고, 20가지의 치료행위가 있고, 10가지의 다른 도구가 있고, 5가지의 치료목적이 있는 분류체계는 10만개의 가능한 코드를 만들 수 있는데, 숫자를 줄일 수 있는 방법이 바로 조합코드이다.

㉮ 4가지의 부분을 쓴 행위전용(2자리), 장비(2자리), 목적(1자리), 해부학적 부위(1자리)로 구성된 6자리 조합코드로 쓴다면 코드화하는 사람은 135개의 코드만 구분하면 되며, 그 코드로 10만개의 조합코드를 만들 수 있다.

㉤ 병렬코드(Juxtaposition codes : 적스터포지션 코드) : 세그먼트(Segment)가 합성된 코드로 ICPC에서 진단코드는 알파벳 문자 하나로 된 코드에 두 자리 숫자를 결합하여 만든다.

㉮ 문자 D로 시작되는 코드는 소화관(Digestive organ : 다이제스티브 오르간)과 관련되며, N으로 시작되는 코드는 신경계(Nervous system : 너버스 시스템) 질환임을 의미한다.

3. 의학자료를 코딩함으로써 얻을 수 있는 이득

코딩은 정보를 데이터 처리장치가 받아들일 수 있는 기호로 변환시키는 것으로 자료를 효율적으로 분류할 수 있다. 다음은 의학자료 코딩의 장점을 나타낸 것이다.

① 데이터가 양적으로 감소한다.
② 의사결정지원 시스템(전문가 시스템)과의 연계가 쉬워진다.
③ 어휘의 표준화가 되며, 데이터 접근성의 향상된다.
④ 의학통계 및 연구가 쉬워지며 비용절감의 효과가 있다.

4. 의학자료를 컴퓨터에 저장하는 이유

자료란 정보의 자원으로서 관찰이나 측정을 통해서 인지된 사실로서 정리되지 않은 데이터를 말한다. 데이터 자료를 효율적으로 사용하기 위해서는 정보로의 탈바꿈이 필요하며, 의료자료 역시 다음과 같은 이유로 컴퓨터에 저장해야 한다.

① 효율적인 환자관리를 위해서이다.
② 역학조사를 포함한 의학연구를 위해서이다.
③ 의료의 질적인 관리를 위해서이다(동일한 치료결과 기대, 의사소통관리, 통찰력 증대, 타 의료기관과 자료분석 비교한다).
④ 병원계획 수립 및 경영자료 제공을 위해서이다.

5. 자료전산화의 구성요소

자료전산화의 구성요소는 임상정보 시스템, 원무정보 시스템, 자료보관 시스템이 있으며 각각의 세부적인 내용은 표 6-3과 같다.

표 6-3 • 자료전산화의 구성요소

자료전산화 구성요소	자료전산화 구성요소 설명
임상정보 시스템	환자치료 자료를 관리하는 시스템이다.
원무정보 시스템	환자의 인적사항, 진료비 등의 정보를 관리하는 시스템이다.
자료보관 시스템	일정 기간이 지난 환자의 진료정보를 별도로 보관하는 시스템이다.

6. 의료정보학 용어 및 분류체계방법

의학자료 분류란 대상을 종류에 따라 나누는 방법으로 공통성에 따라 세분화하여 더 이상 나눌 수 없는 개체의 하나까지 차례로 나누어 단계를 확고히 함으로써 체계화하는 것이다. 자료 분류방법은 표 6-4와 같다.

표 6-4 자료 분류방법

의학자료 분류방법	의학자료 분류방법 설명
DRG(Diagnosis-Related Group : 다이어그노시스-릴레이티드 그룹)	· 입원환자를 분류한다.
ICD(International Classification of Disease : 인터내셔널 클래서피케이션 오브 디지즈)	· 병분류용, 진단용어의 코드화를 목적으로 WHO에서 관리한다.
UMLS(Unified Medical Language System : 유니파이드 메디컬 랭귀지 시스템)	· 문헌, 환자기록 등을 통합적으로 검색한다.
SNOP(Systematized Nomenclature of Pathology : 시스터머타이즈 노우먼클레이쳐 오브 퍼솔로지)	· 병리학을 검색한다.
SNOMED(Systematized Nomenclature of Medicine : 시스터머타이즈 노우먼클레이쳐 오브 메디신)	· 각종 병리학에 필요한 항목들을 분류한다.
MESH(Medical Subject Headings : 메디컬 서브젝트 헤딩스)	· 국제적인 의학문헌을 색인한다.
ICPM(International Classification of Procedures in Medicine : 인터내셔널 클래서피케이션 오브 프러시저스 인 메디슨)	· 예방, 진단, 검사, 수술, 기타 치료과정에 대한 내용이다. · 독일, 네덜란드에서는 의료보험 청구나 관리에 필수적인 요소이다.
RCC(Read Clinical Classification : 리드 클리니컬 클래서피케이션)	· 1980년 영국 의사 James Read(제임스 리드)에 의해 만들어졌다. · 전자의무기록(EMR)을 위하여 만들어졌다. · 환자기록을 표현하기 위한 거의 모든 용어를 포함한다. · 거의 모든 표준 분류와 교차확인 가능하다.
ATC(Anatomic Therapeutic Chemical Code : 애너토믹 세라퓨틱 케미컬 코드)	· 약제의 체계적이고 계층구조적으로 분류한다. · 약제이용연구의 WHO 표준이다.
CPT(Current Procedural Terminology : 커런트 프로시저럴 터미널로지)	· 치료비에 의거한 진단과 치료 과정을 정의(미국에서 많이 사용)한다.
ICPC(International Classification of Primary Care : 인터내셔널 클래서피케이션 오브 프라이메리 케어)	· 외래, 입원, 수술 등 임상적인 상황을 코드화하는 데 사용한다.
의료정보화에서 표준 용어집 사용	· 시스템의 목적/용도(진단용/의료보험 청구용/연구용)에 따라 선택한다. · 전산환경에 얼마나 적합한가? (DB화, 전문가 시스템 활용, 통계)

(1) 국제질병분류(ICD)

국제질병분류(International Classification of Disease : 인터내셔널 클레서피케이션 오브 디지즈)는 환자기록을 추출해내기 위한 원형적인 코드체계이다. 초판은 1900년에 나왔으며, 약 10년마다 개정안이 나오고 세계보건기구(World Health Organization : 월드 헬스 오르가니제이션 : WHO)를 관리하고 있다. 하지만 많은 의무기록들은 아직도 ICD-9나 ICD-9-CM을 기초로 하고 있다.

ICD는 3자리 코드의 핵심분류로 구성되어 있는데, 이는 세계보건기구에게 사망통계를 보고하는 데 필요한 통계의 최소 요구사항이다. 선택자리인 마지막 4번째 자리는 좀 더 자세한 단계를 가진다. 남은 모든 단계에서 0에서 7까지는 상세 설명으로 쓰이고 숫자 8은 그 밖의 여러 가지 사례에 대비하여 두었고, 숫자 9는 특정화하지 않은 코드화에 사용한다.

ICD는 진단용어의 코드화를 목적으로 만들어졌지만 ICD-9나 ICD-10은 다른 의학용어외에 다른 목적을 위한 확장성을 가지고 있다.

> ㉮ ICD-9에서 "V"로 시작하는 코드를 가지고 있는데 이는 어떤 사람의 방문이유나 건강상태를 표시하기 위함이다. "E"로 시작하는 코드들은 사망요인이 외부라는 것을 의미한다. "M"으로 시작하는 코드들은 신생물의 형태학에 대한 명명법에서 종양형태를 의미한다.

ICD-9와 ICD-10의 질병코드는 장(Chapter : 쳅터)으로 그룹화되어 있다. ICD-9에서는 감염과 기생충 질환은 3자리 숫자코드인 001부터 139로 코드화되어 있다. ICD-10에서는 문자 A 또는 B로 시작되는 코드로 확장되어 숫자가 다시 매겨졌다. 결핵은 ICD-9에서 010부터 018을 사용했지만, ICD-10에서는 A16, A19를 사용한다. 4자릿수와 선택사항으로 5자릿수를 사용하면 보다 복잡한 사항을 코드화할 수 있다.

(2) 체계화된 의학 및 수의학용 명명법(SNOMED)

체계화된 의학 및 수의학용 명명법 체계화된 의학 및 수의학용 명명법(Systematized nomenclature of human and veterinary medicine : 시스터머타이즈 노우먼클레이쳐 오브 휴먼 앤 베터러네리 메디슨)은 1975년에 출판되어 1979년에 개정되었고, 최신판은 SNOMED International(인터네셔널)이라고 불렀으며 다축체계를 가진다. SNOMED Ⅱ는 7가지의 축을 갖는 코드체계였고, SNOMED International은 11가지의 축을 가지고 있다.

체계화된 의학 및 수의학용 명명법의 진단은 국소해부학 코드, 형태학 코드, 살아있는 유기체 코드, 기능코드로 구성될 수 있다. 이러한 4개의 코드가 조합될 수 있도록 진단을 적절하게 정의하면, 전용 진단코드가 정의된다.

(3) 현대행위용어(CPT)

미국에서 의료보험 청구 및 상환에 사용되고 있는 다른 코드체계가 현대행위용어(Current procedural terminology : 커런드 프로시저럴 터머날러지) 코드이다. 현대행위용어 시스템은 치료비에 의거한 진단과 치료과정을 정의하는 코드이다.

(4) 국제의료행위분류(ICPM)

세계보건기구가 1976년에 처음 시험용으로 발간한 분류법으로 진단, 임상병리 실험, 검사, 예방, 수술, 기타 치료과정에 대한 내용으로 구성되었다. 처음에는 수년간에 걸쳐서 사용자들로부터 의견을 수렴한 후 이것을 방사선학이나 제약에 관한 내용에 추가하려고 했다. 불행하게도 이것은 반영되지 않았지만 국제의료행위분류(International classification of procedures in medicine : 인터내션널 클레서피케이션 오브 프로시저럴 인 메디슨)는 수많은 다른 의료절차의 분류법에 새로운 방향을 제시하는 계기가 되었다. ICD-9-CM의 과정 부분은 모두 이것을 바탕으로 만들어졌다. 독일과 네덜란드에서는 ICPM의 확장코드가 병원의 의료보험 청구나 관리하는 데 꼭 필요한 요소가 되었다.

(5) Read 임상분류(RCC)

Read식 임상분류(Read Clinical Classification : 리드 크리니컬 클레서피케이션 : RCC) 또는 Read 코드는 1980년대 초 영국의사인 James Read에 의하여 만들어졌으며, 1990년 영국 국가보건의료서비스(Britsh National Health Service : 브리티쉬 내셔널 헬스 서비스 : NHS)에 처음 채택되었고, 나중에는 임상용어 프로젝트에 의하여 더욱 확장되었다.

특히 Read식 임상분류는 전자의무기록을 위하여 만들어졌다. 이것은 환자기록을 차트에 기록하는 모든 용어들을 포함하려는 목적을 가졌으며, 모든 특성의 환자관리에 대하여 각각의 내용으로 구성했다. 각각의 코드는 임상개념과 임상관련을 의미하며 또한 여러 가지의 동의어, 두문자어, 원명, 그리고 약어 등으로 연결되어서 자연어를 이용할 수 있다. 모든 개념들은 계층구조로 정리되어 있는데, 새로운 계층은 좀 더 복잡한 개념을 나타낼 수 있다. Read식 임상분류는 5자리와 문자/숫자 코드를 쓰는데, 이는 6억 5천만 이상의 코드를 나타낼 수 있다. Read식 임상분류는 거의 모든 표준분류(ICD-9, ICD-9-CM, CPT-4, Diagnosis Related Groups : 다이그노시스 리레이티드 그룹스)와 서로 교차확인을 할 수 있다.

(6) 해부치료 화학적 코드(ATC)

약품을 체계적이고 계층적 구조로 분류하기 위하여 만들어졌으며, 1970년대 초반 노르웨이 의학센터에서 이미 존재하는 유럽의약품시장조사협회(European Pharmaceutical Market Research Association : 유럽피언 파멀시큐티컬 마켓 리서치 어소시에션)의 3계층의 해부학 및 치료 분류체계를 확장하고 2개의 화학물 수준의 계층을 더 만들었다. 나중에 세계보건기구의 약품활용연구단체 세계보건기구에서는 복합제제나 피부병 조제약제 및 국소조제약제는 포함할 수 없다는 것과, 어떤 코딩체계도 모든 사용자의 요구를 만족시켜 주지는 못하는 단점이 있으며, 다음과 같은 장점이 있다.

① 약품의 정보를 확인하는 데 제조물질, 투여경로, 용량 등을 포함한다.

② 치료학적 뿐만 아니라 다른 분류법에서 찾아볼 수 없는 화학적 특성을 제시한다.

③ 약제이용 연구에 관한 국제적인 세계보건기구 표준이다.

④ 어떤 나라의 약제 데이터베이스에서는 각각의 약제마다 해부치료 화학적 코드(Anatomic Therapeutic Chemical code : 에너타믹 세러퓨틱 케미컬 코드 : ATC)를 가지고 있다. 이것으로 다른 약품정보 시스템이 대체 약제를 선택할 수 있고 의사결정지원 시스템을 통하여 약제반응과 이중처방, 용량 조절도 할 수 있게 정보를 제공해 주기도 한다.

(7) 의학논문 주제어(MeSH)

미국의 국립의학도서관(National Library of Medicine : 내셔널 라이브러리 오브 메디슨 : NLM)에서 발간된 분류이며, 이것은 세계적인 의학 문헌을 색인하는 데 쓰인다. 의학논문 주제어(Medical Subject Headings : 메디컬 서브젝트 헤딩스 : MeSH) 안의 계층구조에서 개념들은 작거나 넓은 개념을 포함할 수 있다.

㉮ 폐렴은 호흡기 감염이나 허파질환으로 나타날 수 있다. 의학논문 주제어는 미국의 국립의학도서관에 의하여 통일의학용어 시스템을 발전시키는 근본이 되고 있다.

(8) 통일의학용어 시스템(UMLS)

통일의학용어 시스템(The Unified Medical Language System : 유니파이드 메디컬 랭기지 시스템) 프로젝트는 Maryland(메릴렌드)의 Bethesda(베세다)에 있는 미국의 국립의학도서관에 의해 수행되었다. 통일의학용어 시스템은 문헌 데이터베이스, 의무기록관리 시스템, 지식기반 등 다양한 서로 다른 정보의 원천에서 얻은 정보를 사용자의 편의를 돕기 위해 개념적으로 연관지으려는 시도로써 만들어졌다. 이런 여러 가지 정보의 출처에 따라 한 가지 개념도 다양한 방식으로 표현될 수 있으므로 주어진 질의에 대해서 어느 것이 적절한 정보를 담고 있는지 판단하는 것이 대단히 중요하다.

① 어휘록 총목록(Metathesaurus : 매타쉬써러스)에는 250,000개의 개념과 540,000개 이상의 서로 다른 용어가 포함되어 있다. 여기에는 의학논문 주제어에서 온 용어(273,000개), 체계화된 의학 및 수의학용 명명법(Systematized Nomenclature of Human and Veterinary Medicine : 시스터머타이즈 노우먼클레이쳐 오브 휴먼 앤 베터러네리 메디슨 : SNOMED 107,000개), ICD-9-CM(International Classification of Disease : 인터내셔널 클레서피케이션 오브 디지즈-9, 35,000개), DSM-IV(Diagnostic and Statistical Manual of Mental Disorders : 다이그나스틱 앤 스터티스티컬 매뉴얼 오브 맨탈 디스오더, 4th Edition), CPT 4분류(Current Procedural Technology : 커런드 프로시저럴 테크놀러지)에 더하여 COSTAR(Computer Stored Ambulatory

Record : 컴퓨터 스토어드 엠뷰러토리 레코드)와 같은 일부의 의무기록 전산화 프로그램과 PDQ(Personality Disorder Questionnaire : 퍼스널리티 디스오더 퀘스쳐니어), DXPLAN(Disease Explain : 디지즈 익스플레인), QMR(Optical Mark Recognition : 옵티컬 마크 래커그니션) 같은 지식 베이스에서 사용되는 개념을 추가하였다.

② 의미론적 그물망(Semantic network : 시맨틱 네트워크)은 특정 의미론적 범주들 간의 관계에 대한 정보를 담고 있다.

㉮ "바이러스"는 "질병이나 증상"을 일으킬 수 있다. Informations source map(인포메이션 소스 맵)은 데이터베이스의 내용, 사용되는 어휘, 포괄하는 범위, 접근가능성 등에 대한 정보를 담고 있다.

전문가용 사전은 자연어처리 시스템(Natural Language Processing system : 내츄럴 랭기지 프로세싱 시스템 : NLP)이 필요로 하는 언어학적 정보(즉 구문론, 형태론, 문자소론 등의 정보)를 가지고 있으며, 의학용어와 일반 영어단어도 포함되어 있다.

(9) 국제일차진료분류(ICPC)

일차진료의와 가정의, 국립대학, 학술원, 학술협회 세계기구(World Organization of National Colleges, Academies, and Academic Association of General Practitioners/Family Physicians : 월드 오가니제이션 오브 내셔널 컬리지, 아카데미스, 앤 아카데믹 어쏘시에시션 오브 제내럴 프렉티션널스/패밀리 피지션스 : WONCA : 원카)는 외래방문, 입원, 수술 등의 이상적 상황을 코드화하는 데 사용하기 위하여 1987년에 국제일차진료분류(International Classification of Primary Care : 인터내셔널 클레서피케이션 오브 프라이머리 케어)를 제공하였다.

① 체계화된 의학 및 수의학용 명명법(Systematized Nomenclature of Human and Veterinary Medicine(SNOMED) : 시스터머타이즈 노우먼클레이쳐 오브 휴먼 앤 베터러네리 메디슨)처럼 조정하는 과정이 있으나 국제일차진료분류에는 용어들이 내부체계에서 어떻게 서로 연결되는지 제정되어 있다.

② 국제일차진료분류 시스템의 세부사항은 ICD-9보다 떨어진다. 이것은 진단에만 쓰이는 것이 아니고 검사나 치료의 코드화에 이용된다. 거의 모든 정보 시스템에서는 검사결과가 바로 코드화하여 숫자로 입력이 되기 때문에 손으로 코딩하는 것은 필요 없다. 제약모듈에서도 데이터와 약 코드가 자동으로 생성되어 저장된다.

③ 국제일차의료상의 보건의료 문제 분류(ICHPPC-2-Defined : International Classification of Health Care Problems in Primary Care : 인터내셔널 클레셔피케이션 오브 헬스 케어 프라브럼 인 프라이머리 케어)나 IC-Process-PC와 같은 코드의 국제일차진료분류는 최초의 WONCA 분류체계와 호환이 된다.

④ 국제일차진료분류는 2축의 시스템으로, 첫 번째 축은 기관계를 위한 축으로 문자로 되어 있으

제6장

며, 두 번째 축은 2자리 숫자로 구성 요소를 의미한다. 국제일차진료분류 시스템에서는 폐렴진단은 R81로 코드화되어 있는데, R은 호흡계(Respiratory track : 레스퍼러토리 트랙)를 의미하며 81은 진단구성 요소를 의미한다. 국제일차진료분류는 SOAP원리를 코드화하는 데 쓰인다(S : 증상 같은 주관적인 정보, O : 이학적 검사나 검사결과 같은 객관적인 정보, A : 일차적인 진단, P : 치료나 투약 같은 것을 의미한다).

⑤ 국제일차진료분류위원회는 국제일차진료분류로부터 ICD-9나 ICD-10으로 변환 또는 역변환을 제시하였다. 여러 가지 기준이 국제일차진료분류의 여러 가지 진단에서 ICHPPC-2-Defined(디파인드)를 중심으로 정의되었다.

03 | 의료정보학의 데이터베이스

1. 데이터베이스 관리 시스템(DBMS)

상호 연관성이 있는 데이터의 집합과 컴퓨터 안의 데이터에 접근하여 필요한 데이터를 검색하거나 추가 및 변경하는 프로그램들의 집합으로 이루어져 있다. 데이터의 집합을 데이터베이스라 하며, 어느 특정 조직체(병원, 의료기기 제조업체)에 관련된 여러 정보들을 공유할 수 있도록 통합, 저장된 정보망이라고 정의할 수 있고 데이터베이스 관리 시스템(Data Base Management System : 데이터베이스 매니지먼트 시스템)이라고 말하며, 데이터베이스의 목적은 필요한 정보를 검색하거나 저장하는 데 있어 보다 편리하고 효율적으로 운영, 관리할 수 있도록 해주는 컴퓨터 중심의 관리정보 시스템이다.

2. 데이터베이스 관리 시스템의 필수기능

(1) 정의기능

① 응용 프로그램과 데이터베이스가 서로 인터페이스할 수 있는 수단을 제공한다.

② 하나의 저장 형태로 여러 사용자의 관점을 만족시키기 위해 데이터를 조직하는 기능이다.

③ 정의기능(Definition Facility : 데피니션 패실리티)의 요건 : 데이터 모델의 기술, 물리적 저장에 관한 명세, 물리적/논리적 사상 명세 등이 있다.

(2) 조작기능

① 사용자와 데이터베이스 사이의 인터페이스를 위한 수단을 제공한다.

② 체계적 처리(검색, 갱신, 삽입, 삭제)를 위한 데이터 접근 지원 능력이다.

③ 조작기능(Manipulation facility : 머니플레이션 패실리티)의 요건 : 사용이 쉽고 자연스러운 도구이며 연산의 완전한 명세가 가능해야 하고 효율적인 접근이 이루어져야 한다.

(3) 제어기능

① 공용목적으로 관리되는 데이터베이스의 내용에 대해 항상 정확성과 안전성을 유지해야 한다.
② 데이터의 정확성과 보안성을 유지하는 기능이다.
③ 제어기능(Control Facility : 컨트롤 패실리티)의 요건 : 무결성(Integrity : 인테그리티) 유지, 보안 및 권한 검사, 병행수행 제어(Concurrency control : 컨커런시 컨트롤)이다.

3. 데이터베이스 관리 시스템의 발전 배경

(1) 자료처리 시스템의 제한

① 논리적 파일 구조와 물리적 파일 구조 간의 일 대 일(1 : 1) 사상을 요구한다.
② 물리적 데이터 구조에 대한 접근방법을 프로그래머가 응용 프로그램에 구현하여야 한다.
③ 데이터 파일의 공용이 거의 불가능함 : 데이터처리 시스템의 문제점은 데이터의 종속성과 중복성에서 야기된다.
④ 데이터 종속성(Data dependency : 데이터 디펜던시)
㉠ 응용 프로그램과 데이터 상호 간의 상호 의존관계가 있다.
㉡ 데이터의 구성방법이나 접근방법의 변경시 이에 관련된 응용 프로그램도 같이 변경된다.
⑤ 데이터 중복성(Data Redundancy : 데이터 리던던시)
한 시스템 내에 같은 내용의 데이터가 중복되어 저장, 관리되는 것이다.
⑥ 데이터 중복성 문제점

표 6-5 데이터 중복성 문제점

내부적 일관성	데이터 간의 불일치로 데이터베이스가 모순성을 포함한다.
보안성	똑같은 수준의 보안을 유지하기가 현실적으로 어렵다.
경제성	데이터의 중복으로 추가적인 저장비용이 발생한다.
무결성	데이터의 정확성을 유지하기가 어렵다.

4. 데이터베이스의 기본 개념 및 용어

데이터베이스란 어느 한 조직의 여러 응용 시스템들이 공유할 수 있도록 통합, 저장된 운영 데이터의 집합이다.

(1) 정보환경

① 데이터와 정보 : 데이터란 관찰이나 측정을 통해서 수집된 사실들이며 정보는 의사결정을 할 수 있게 하는 데이터의 유효한 해석이나 상호간의 관계를 정의한다. 따라서 데이터는 정보와 같은 의미로 해석될 수 없으며 데이터를 어떤 조건에 의해 처리한 결과를 정보라고 표현한다.

② 정보 시스템(Information system : 인포메이션 시스템) : 데이터를 수집, 조직, 저장하고 정보를 추출, 분배하는 수단을 제공한다.

③ 자료처리 시스템(Data Processing System : 데이터 프로세싱 시스템 : DPS) : 일괄처리 시스템은 원시 데이터(Raw data : 로우 데이터)의 수집과 데이터를 분류 정리하여 파일(File)에 수록하며 시스템 위주의 처리방법으로서 높은 시스템 성능과 낮은 처리비용을 제공한다.

④ 온라인처리 시스템 : 실시간(Real time : 리얼타임) 처리방법을 의미하며 사용자 위주의 처리방법으로서 낮은 시스템 성능과 높은 처리비용을 제공한다. 통신을 위한 제어기가 필요하고 시스템의 유지, 보수 및 회복을 위한 오버헤드가 증가한다.

(2) 데이터베이스 개념

1963년 6월 미국 제1차 SDC(System Development Corporation : 시스템 디벨럽멘트 콜포레이션) 심포지움에서 "컴퓨터 중심의 데이터베이스 개발과 관리(Development and management of a computer-centered data base : 디벨럽먼트 앤 매니지먼트 오브 어 컴퓨터-센터드 데미터 베이스)"라는 제목에서 처음 사용되었고 1965년 9월 제2차 SDC 심포지움에서 "컴퓨터 중심의 데이터베이스 시스템"이란 제목에서 데이터베이스 시스템이란 용어가 처음 사용되었다.

1) 데이터베이스

"한 조직의 여러 응용 시스템들이 공용(Shared : 쉐어드)되기 위해 통합(Integrated : 인티그레이디드), 저장(Stored : 스토어드)된 운영(Operational : 오퍼레이셔널) 데이터의 집합"으로 정의한다.

표 6-6 • 운영 데이터의 집합

통합된 데이터(Integrated data)	최소의 중복(Minimal redundancy : 미니멀 리던던시), 통제된 중복(Controlled redundancy : 컨트롤드 리던던시)이다.
저장된 데이터(Stored data)	컴퓨터가 접근 가능한 저장매체에 저장된 데이터를 의미하며 자기테이프, 디스크 등이다.
운영 데이터(Operational data)	한 조직의 고유 기능을 수행하기 위해 필요한 데이터이다.
공유 데이터(Shared data)	한 조직의 여러 응용 프로그램이 공동으로 소유, 유지, 이용하는 데이터이다.

2) 데이터베이스의 특성

표 6-7 데이터베이스의 특성

실시간 접근성(Real-time accessibilities)	질의에 대한 실시간 처리 및 응답이다.
계속적인 변화(Continuous evolution)	갱신, 삽입, 삭제를 위한 동적 특성이다.
동시공유(Concurrent sharing)	여러 사용자가 동시에 사용한다.
내용에 의한 참조(Content reference)	위치나 주소가 아닌 값에 따라 참조한다.

3) 데이터베이스의 논리적 구성요소

① **개체**(Entity : 엔티티) : 표현하려는 **유무형 정보의 객체**로서 정보의 단위를 나타낸다. 하나 이상의 속성으로 구성되며 데이터의 가장 작은 논리적 단위이다.

② **관계**(Relationship : 릴레이션십)

㉠ **속성관계**(Attribute relationship : 애트리뷰트 릴레이션십) : **개체 내**(Intra-entity : 인터 엔티티) 관계이다.

㉡ **개체관계**(Entity relationship : 엔티티 릴레이션십) : **개체 간**(Inter-entity : 인터 엔티티) 관계이다. 기본용어는 표 6-5와 같다.

표 6-8 데이터베이스의 기본 개념 및 용어

데이터베이스의 용어	데이터베이스의 기본 개념
개체	정보의 최소단위이다(예 : 환자).
속성관계	개체를 표현하기 위한 특성이다(예 : 이름, 나이, 성별 등).
개체관계	개체와 개체 사이의 특정 연관성이다(예 : 환자와 의사).
기타 용어	테이블(Table), 레코드(Record), 필드(Field) 등이다.

4) 데이터베이스의 구조

데이터베이스의 논리적 구조(Logical organization : 로직컬 오가니제이션)는 다음과 같다.

① 사용자의 관점에서 본 데이터의 **개념적 구조**이다.

② 데이터의 **논리적 배치이며, 논리적 레코드이고, 물리적 레코드**이다.

③ **물리적 구조**(Physical organization : 피지컬 오가니제이션)이다.

④ 저장관점에서 본 데이터의 물리적 배치이며, 저장장치에 저장된 데이터의 실제구조로서 **인덱스, 포인터 체인, 오버플로우** 등이다.

5. 데이터베이스의 조건 및 장점

데이터베이스는 모든 데이터를 보편적으로 처리하여 공통적으로 이용 가능한 형태로 통합해 여러 명의 이용자가 의료를 목적으로 이용할 수 있도록 하는 것이다.

표 6-9 • 데이터베이스의 조건 및 장점

데이터베이스가 갖추어야 할 조건	• 정보의 효율적인 저장관리를 위하여 기능 및 정보의 조작을 위한 다양한 기능을 포함해야 한다. • 방대한 양의 정보를 관리할 수 있도록 설계되어야 한다. • 저장된 정보에 대한 안전성을 보장해야 한다.
데이터베이스의 장점	• 데이터를 공유하며, 보안성을 높일 수 있다. • 표준화가 가능하고 전체 데이터 요구의 파악 조정이 가능하다. • 데이터의 정확성과 일관성이 유지된다. • 데이터의 중복을 피할 수 있다.
데이터베이스의 단점	• 백업 및 회복이 어렵고, 시스템의 취약성이 있다. • 운영비의 오버헤드가 일어나며 자료처리 방법이 복잡하다.

6. 데이터베이스 시스템

(1) 데이터 독립성과 3단계 데이터베이스

데이터베이스 관리 시스템의 궁극적인 목적은 데이터 독립성을 제공하는 것이다.

① 데이터베이스는 정보를 추가하고 삭제함으로써 시간에 따라 변경된다. 어떤 순간에 데이터베이스에 저장된 정보의 모임을 데이터베이스의 사례(Instance : 인스턴스)라 하고, 데이터베이스의 전체적인 설계를 데이터베이스의 스키마(Schema)라 한다. 스키마란 데이터베이스를 구성하는 개체, 속성, 관계와 데이터의 조작 또는 이들 데이터 값이 갖는 제약 조건에 관한 정의를 의미하며 자주 변경되지 않는다.

② 데이터베이스 시스템에는 여러 개의 스키마가 존재하는데 최하위 단계에 물리적 스키마(Physical schema : 피지컬 스키마)가 존재하며, 중간 단계에 논리적 스키마(Logical schema : 로직 스키마)가 존재하고 최상위 단계에 서브 스키마(Sub schema : 서브 스키마)가 존재한다. 일반적으로, 데이터베이스 시스템은 하나의 물리적 스키마를 가지며 물리적 저장장치의 입장에서 본 전체 데이터베이스의 명세를 의미하며 내부 스키마라고 한다.

③ 하나의 논리적 스키마는 데이터베이스의 모든 데이터 객체들을 기술할 뿐 아니라 데이터베이스 접근 권한, 보안정책, 무결성 규칙에 관한 명세를 포함하며 개념 스키마(Conceptual schema : 컨셉쳐 스키마)라 한다. 여러 개의 서브 스키마는 데이터베이스의 여러 사용자나 응용 프로그래머가 접근하는 데이터베이스의 정의를 기술한 것으로 외부 스키마

(External schema : 익스터널 스키마)라고도 한다.

그림 6-2는 각 단계 간의 사상이다.

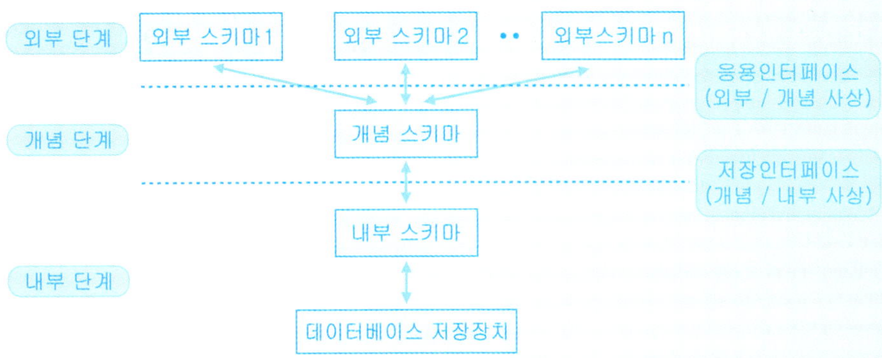

그림 6-2 각 단계간의 사상

(2) 데이터 언어

1) 데이터 정의어

데이터베이스의 정의어(Data Definition Language : 데이터 디피니션 랭귀지 : DDL) 및 수정을 목적으로 사용하는 언어로서 논리적 데이터 구조 정의, 물리적 데이터 구조 정의, 논리적 데이터 구조와 물리적 데이터 구조 간의 사상(Mapping : 맵핑)을 정의하며, 컴파일러가 컴파일 후 데이터 사전에 정의하는 요소로 구성되어 있다.

2) 데이터 조작어

데이터 조작어(Data Manipulation Language : 데이터 머니퓰레이션 랭귀지 : DML)는 데이터 처리를 위해서 응용 프로그램과 데이터베이스 관리 시스템 사이의 인터페이스를 제공하며, 데이터 처리를 위한 연산의 집합으로 데이터의 검색, 삽입, 삭제, 변경 등을 제공한다. 데이터 조작어는 절차적(Procedural : 프로시저럴) 데이터 조작어와 비절차적(Non-procedural : 논 프로시저럴) 데이터 조작어로 구분된다. 절차적 데이터 조작어는 무슨(What : 왓) 데이터를 원하며, 어떻게(How : 하우) 접근하는지를 명세하는 고급 데이터 언어로서 한 번에 하나의 레코드만 처리하고 응용 프로그램 속에 삽입(Embedded : 임베디드)되어 사용되므로 데이터 조작어 예비 컴파일러가 필요하다. 비절차적 데이터 조작어는 무슨 데이터를 원하는지만 명세하는 고급 데이터 언어이며 한 번에 여러 개의 레코드를 검색하고 처리할 수 있다. 비절차적 데이터 조작어에서 어떻게 접근하는지에 대한 명세는 데이터베이스 관리 시스템으로 처리한다.

3) 데이터 제어어

데이터 제어어(Data Control Language : 데이터 컨트롤 랭기지 : DCL)는 **데이터베이스를 공용**하기 위한 데이터 제어를 정의하고 기술하는 언어이다. 관리도구로서 **데이터 보안**(Security : 시큐리티), **데이터 무결성**(Integrity : 인터그리티), **데이터 회복**(Recovery : 리커버리), **병행수행**(Concurrency : 컨커런시)이 있다.

(3) 데이터베이스 관리자

데이터베이스 관리자(DataBase Administration : 데이터베이스 어드미니스트레이션 : DBA)는 데이터 정의어와 데이터 제어어를 이용하여 데이터베이스를 정의하고 데이터베이스 시스템의 전반적인 관리 및 운용에 대한 책임을 지는 사람 또는 집단이다.

표 6-10 • 데이터베이스 관리자

데이터베이스 설계와 운영	• 권한부여와 유효성 검사를 위한 보안정책을 수립한다. • 저장구조와 접근방법을 선정하며, 백업과 회복 절차를 수립한다. • 데이터베이스의 구성요소를 결정하며, 스키마로 정의한다. • 성능 향상과 새로운 요구에 대응하여 재구성한다. • 데이터베이스의 무결성을 유지하며, 데이터 사전의 유지 관리한다.
시스템 감시 및 성능 분석	• 시스템의 자원 이용도, 병목현상, 장비 및 시스템의 성능을 감시한다. • 사용자 요구의 변화, 데이터 사용 추세, 각종 통계 등을 종합하여 분석한다.
행정 및 불평 해결	• 데이터의 표현과 시스템의 문서화에 있어서 표준을 설정한다. • 사용자의 요구 및 불평을 해결한다.

7. 데이터 모델

(1) 데이터베이스 설계

데이터베이스는 **현실세계의 일부를 추상화**(Abstraction : 엡스트렉션)하여 표현한다. 현실세계를 데이터베이스로 표현하기 위해서 데이터베이스 설계라고 불리는 3가지 단계를 거친다. 먼저 현실세계를 정보 모델링을 통해 개념적으로 표현하는 **개념적 설계**(Conceptual design : 컨셉철 디자인), **개념세계를 데이터 모델링을 통해 논리적으로 표현하는 논리적 설계** (Logical design : 로지컬 디자인) 및 **구현을 위한 데이터 구조화를 하는 물리적 설계** (Physical design : 피지컬 디자인)를 거치게 된다.

데이터 모델(Data model)은 추상적으로 **표현된 구조**(Structure : 스트럭쳐)와 이 구조에서 허용될 수 있는 **연산**(Operation : 오퍼레이션), 이 구조와 연산에서의 **제약조건**(Constraint : 컨스트레인트)을 기술하는 것이다.

(2) 데이터베이스 관계

현실세계를 표현하기 위해 가장 중요한 추상적 개념은 개체(Entity : 엔티티)와 관계(Relationship : 릴레이션십)이다. 개체는 실세계에 존재하는 객체이며 단독으로 존재하고 다른 것과 구분되는 객체이며, 관계는 여러 개체들 간의 연관성을 말한다.

(3) 객체 기반 논리적 모델

객체 기반 논리적 모델은 데이터를 논리적 단계와 뷰 단계에서 기술하는데 사용되며 매우 융통성 있게 데이터를 구조화할 수 있고 데이터의 제약조건을 명확하게 정의할 수 있다.

1) 개체-관계 모델(E-R Model)

개체-관계 모델(Entity-Relationship model : 엔티티 릴레이션십 모델)의 기본적인 객체를 나타내는 개체(Entity : 엔티티)들과 객체들 간의 관계(Relationship : 릴레이션십)로 구성된다. 같은 형태의 개체들의 집합을 개체집합(Entity set : 엔티티 셋)이라 하며, 같은 형태의 관계들의 집합을 관계집합(Relationship set : 릴레이션십 셋)이라 한다.

2) 객체- 지향 모델(O-O 모델)

객체-지향 모델(Object-Oriented-Model : 오브젝트 오리엔티드 모델)의 객체는 객체 내의 사례변수에 저장된 값들을 포함한다. 또 객체는 객체를 조작하는 코드부를 포함한다. 이들 코드부를 메소드(Method)라 한다. 동일한 형의 값과 동일한 메소드를 포함하는 객체들은 클래스라는 집단을 이룬다. 클래스는 객체에 대한 타입 정의(Type definition : 타입 디파이니션)로서 나타낼 수 있다. 한 객체에서 다른 객체에 있는 데이터를 액세스할 수 있는 유일한 방법은 다른 객체의 메소드를 호출하는 것뿐이다. 이것을 객체에 대한 메시지 전달이라 한다.

개체-관계 모델(Entity-Relationship Model : E-R 모델) : 엔티티 릴레이션십 모델)과의 차이점은 똑같은 값을 가지는 두 개의 객체가 구분 가능하다. 각 객체 사이의 구분은 다른 객체 식별자를 부여하며 물리적 단계에서 유지된다.

(4) 레코드 기반 논리적 모델

데이터베이스 전체의 논리적 구조를 지정하고 구현시 상위 단계의 기술을 제공하는 데 사용된다. 레코드 기반 논리적 모델을 데이터베이스가 몇 개의 타입으로 이루어진 고정 형식의 레코드로 구성된다.

표 6-11 ● 레코드 기반 논리적 모델

계층 모델 (Hierarchical model)	데이터 상호간의 관계가 각각 레코드와 링크로서 표현되고 레코드들이 트리형태로 구성된다.
네트워크 모델 (Network model)	네트워크 모델의 데이터는 레코드들의 모임으로 표현되고 데이터 간의 관계는 링크(Link)로서 표현되는데 링크는 포인터(Pointer)로 생각할 수 있다. 데이터베이스 내의 레코드들은 임의의 그래프들의 모임으로 구성된다.
관계형 모델 (Relational model)	테이블을 사용하여 데이터와 데이터들 간의 관계를 나타내며 각 테이블은 유일한 이름을 가진 여러 개의 열(Column : 컬럼)로 구성된다. 관계형 모델은 상업적 데이터 처리 어플리케이션에 있어 주요한 데이터 모델이다.

8. 데이터베이스 설계 단계

(1) 데이터베이스 설계 환경

데이터베이스의 생명주기(Life cycle : 라이프 싸이클)는 크게 요구조건 분석, 설계, 구현, 운영, 감시 및 개선 단계로 나누어 볼 수 있다. 데이터베이스 생명주기를 그림 6-3에 나타내었다.

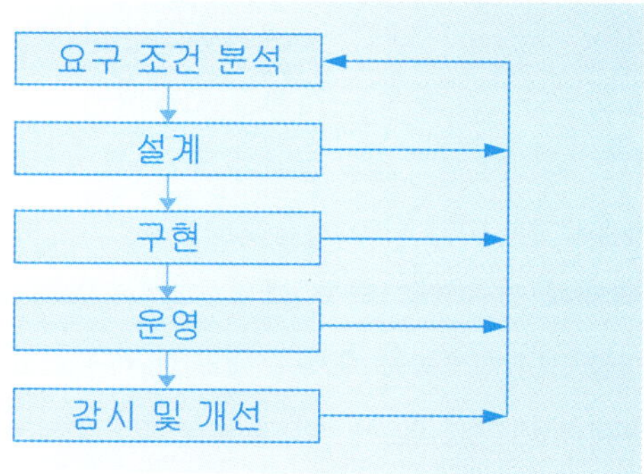

그림 6-3 ● 데이터베이스 생명주기

(2) 데이터베이스 설계 단계

데이터베이스 설계는 사용자의 요구조건에서부터 데이터베이스 구조를 도출해내는 과정을 의미한다. 데이터베이스의 설계작업은 다음과 같이 두 종류로 구분되며, 일반적으로 설계는 병행적으로 진행된다.

① 데이터 중심(Data-driven : 데이터 드리븐) 데이터베이스 설계 : 데이터베이스의 내용과 구조를 설계한다.

② 처리 중심(Processing-driven : 프로세싱 드리븐) 데이터베이스 설계 : 데이터의 처리와 응용

(트랜잭션)을 설계한다.

데이터베이스 설계시 고려사항은 회복, 보안, 효율성, 무결성, 일관성, 데이터베이스 확장 등을 그림 6-4에 나타내었다.

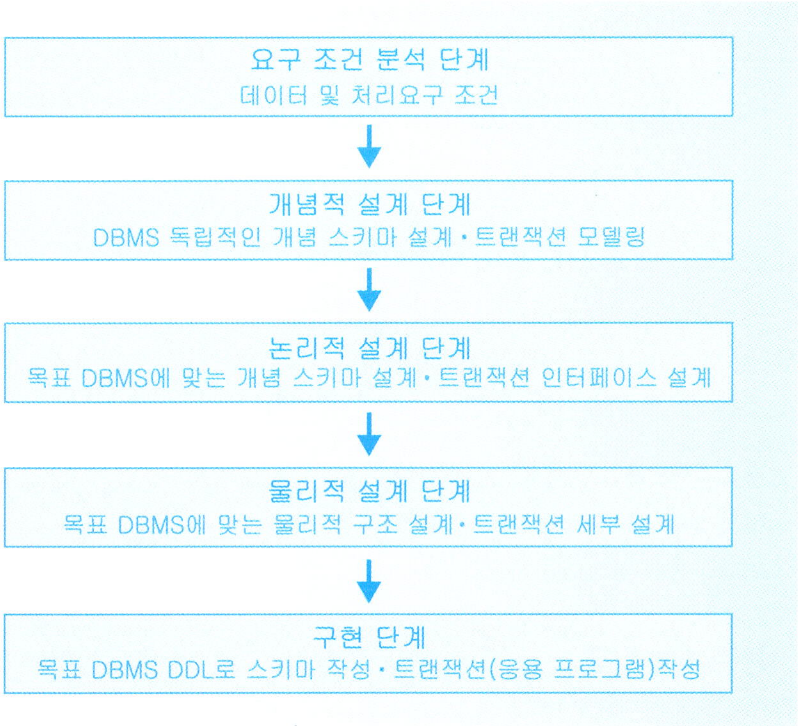

그림 6-4 데이터베이스 설계 단계

(3) 요구조건 분석 단계

데이터베이스 설계의 첫 번째 단계는 데이터베이스에 대한 잠재적 사용자를 식별하고 사용자가 원하는 데이터베이스의 용도를 파악하는 것이다. 요구조건의 내용은 다음과 같다.

표 6-12 요구조건 분석 단계

정적 정보 구조	개체, 애트리뷰트, 관계성, 제약조건 등이다.
동적 데이터베이스 처리 요구조건	트랜잭션 유형, 실행 빈도 등이다.
범기관적 제약조건	경영목표, 정책, 규정 등이다.

(4) 개념적 설계 단계

요구조건 분석이 끝나면 개념적 설계가 시작되는데 이 단계에서는 두 가지 활동, 즉 개념 스키마 모델링과 트랜잭션 모델링을 병행적으로 수행한다.

표 6-13 • 개념적 설계 단계

개념 스키마 모델링	데이터의 조직과 표현을 중심으로 한 데이터 중심 설계를 한다.
트랜잭션 모델링	응용을 위한 데이터 처리에 주안점을 둔 처리 중심 설계를 한다.

(5) 논리적 설계 단계

논리적 설계는 앞 단계의 개념적 설계에서 만들어진 정보구조로부터 지정된 목표 데이터베이스 관리 시스템이 처리할 수 있는 스키마를 생성하는 것이다. 이 스키마는 요구조건 명세를 만족해야 될 뿐만 아니라 무결성이나 일관성 제약 조건도 만족하여야만 된다. 이 논리적 설계는 다음과 같은 세 단계의 세부 과정을 거쳐 수행된다.

① 트랜잭션 인터페이스 설계하는 것이다.
② 논리적 데이터 모델로 변환하는 것이다.
③ 스키마의 평가 및 정제하는 것이다.

(6) 물리적 설계 단계

표 6-14 • 물리적 설계 단계

물리적 설계	논리적 설계로 생성된 논리적 데이터베이스 구조로부터 효율적이고 구현 가능한 물리적 데이터베이스 구조를 설계하는 것이다. • 접근 경로를 설계하는 것이다. • 레코드 집중의 분석 및 설계하는 것이다. • 저장 레코드 양식으로 설계하는 것이다.
물리적 설계의 옵션 선택시 고려사항	• 트랙잭션 처리도(Throughput : 쓰루풋)를 고려하여야 한다. • 저장 공간의 효율화를 고려하여야 한다. • 응답시간을 고려하여야 한다.

(7) 데이터베이스 구현 단계

① 목표 데이터베이스 관리 시스템의 데이터베이스의 정의어로 기술된 명령문이 데이터베이스 스키마와 데이터베이스 파일을 생성하기 위해 컴파일되고 실행된다. 이때 데이터베이스에는 데이터가 적재된다. 만일 데이터를 어떤 기존 데이터 파일로부터 변환시켜야 된다면 변환루틴을 이용해서 이 새로운 데이터베이스에 적재시킬 수 있다.

② 데이터베이스 트랜잭션은 이 시점에서 응용 프로그래머에 의해 구현된다.
③ 데이터베이스 설계 과정을 요약(입출력 중심)한다.

9. 관계 데이터베이스의 정규화

(1) 데이터의 논리적 표현

① 관계 스킴(Relational Scheme : 릴레이션 스킴)의 설계

㉠ 현실세계를 정확하게 표현하기 위해서 어떤 릴레이션들이 필요하고, 또 그 릴레이션들은 어떤 애트리뷰트[42]들로 구성해야 하는가를 결정하는 것이 관계 스킴의 설계방법이다.

㉡ 애트리뷰트, 엔티티, 관계성을 파악한다.

㉢ 관련된 애트리뷰트들을 릴레이션로 묶는다.

㉮ 데이터 종속성 : 애트리뷰트들 간의 관계성이 있다.

㉯ 효율적인 데이터 조작과 데이터의 중복성을 방지한다.

㉣ 변칙적 성질의 예방 : 릴레이션 조작에 문제를 일으키는 이상현상이 발생한다.

㉤ 이상(Anomaly : 어나머리)

표 6-15 이상의 종류와 해설

이상의 종류	이상의 종류 해설
삭제 이상 (Deletion anomaly)	연쇄 삭제(Triggered deletion : 트리걸드 딜리션)에 의해 유지해야 될 정보까지 삭제되는 정보의 손실(Loss of information : 루즈 오브 인포메이션)이다.
삽입 이상 (Insertion anomaly)	원하지 않는 정보도 함께 삽입해야만 하는 현상을 말한다.
갱신 이상 (Update anomaly)	중복 데이터의 일부 갱신으로 정보의 모순성(Inconsistency : 인컨시스턴시)이 발생한다.

㉥ 이상의 원인 : 여러 가지 종류의 사실들을 하나의 릴레이션으로 표현하려 하기 때문이다. 따라서 애트리뷰트들 간의 종속 관계를 분석해서 여러 개의 릴레이션으로 분해(Decomposition : 디컴포지션)하여 이상을 해결하는데, 이 과정을 정규화(Normalization : 노말리제이션)라고 한다.

42) 애트리뷰트(Attribute) : 실세계에 존재하는 유형 · 무형의 정보가 모인 것을 애트리뷰트라고 하며, 연관된 애트리뷰트가 모인 것을 엔티티라 하는데, 구체적으로 인간이 생각하는 개념 또는 의미있는 하나의 정보단위를 말한다.

제 6 장

(2) 함수 종속

1) 함수 종속의 정의

① 어떤 릴레이션 R에서 X와 Y를 각각 R의 애트리뷰트 집합의 부분 집합이라 하자. 애트리뷰트 X의 값 각각에 대해 시간에 관계없이 항상 **애트리뷰트 Y의 값이 오직 하나만 연관되어** 있을 때 Y는 X에 **함수 종속**(FD : Functional Dependency : 펑셔널 디펜던시)이라 하고, R · X → R · Y로 **표기**한다. 여기서 X나 Y는 **복합 애트리뷰트**가 될 수도 있다.

② **애트리뷰트 X는 Y를**(함수적으로) **결정**한다. 즉 X는 Y의 결정자(Determinant : 디터미넌트)이며 X, Y는 **복합 애트리뷰트**일 수 있다.

③ **데이터의 의미**(Data semantics : 데이터 시맨틱스)를 표현하는 것으로 현실 세계를 표현하는 제약 조건이 되는 동시에 **데이터베이스가 항상 유지**해야 될 조건이다.

2) 함수 종속 다이어그램

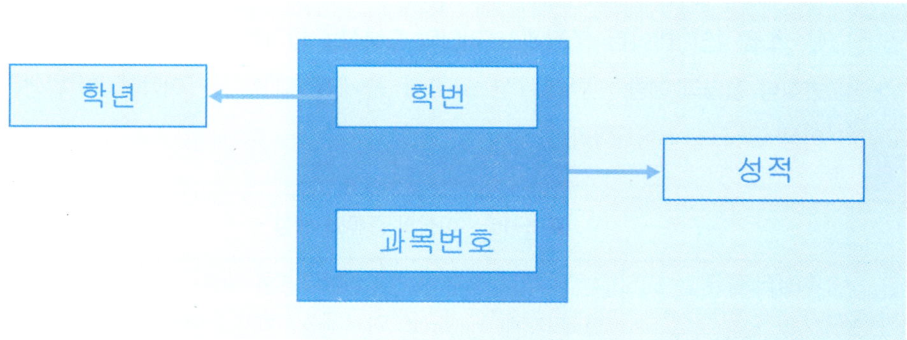

그림 6-5 · 수강 릴레이션의 함수 종속 다이어그램

릴레이션은 다음과 같이 구성되어 있다.

① 수강(학번, 과목번호, 성적, 학년)
② 기본키 : 학번, 과목번호
③ 수강, 학번, 과목번호 → 수강, 성적
④ 수강, 학번 → 수강, 학년

3) 함수 종속의 성질

① **완전 함수 종속과 부분 함수 종속** : 복합 애트리뷰트 X에 대하여 R, X → R, Y가 성립할 때

표 6-16 완전 함수 종속과 부분 함수 종속

완전 함수 종속 (Full Functional Dependency)	$\bar{X} \subset X$이고 R, $\bar{X}$ → R, Y를 만족하는 애트리뷰트 $\bar{X}$가 존재하지 않는다.
부분 함수 종속 (Partial Functional Dependency)	$\bar{X} \subset X$이고 R, $\bar{X}$ → R, Y를 만족하는 애트리뷰트 $\bar{X}$가 존재한다.

② 이행적 함수 종속(TD : Transitive Dependency : 트랜시티브 디펜던시)의 정의 : R.A → R.B 와 R.B → R.C ⇒ R.A → R.C(즉, 애트리뷰트 C는 애트리뷰트 A에 이행적 함수 종속)

③ 함수 종속의 추론 규칙

표 6-17 함수 종속의 추론 규칙

R1	(반사규칙) A ⊇ B이면 A → B이다.
R2	(첨가규칙) A → B이면 AC → BC이고 AC → B이다.
R3	(이행규칙) A → B이고 B → C이면 A → C이다.
R4	(분해규칙) A → BC이면 A → B이다.
R5	(결합규칙) A → B이고 A → C이면 A → BC이다.

(3) 기본 정규형

정규화 이론의 기본적인 아이디어는 서로 독립적인 관계는 별개의 릴레이션으로 표현하는 것이다.

1) 제1정규형

① 제1정규형 정의 : 모든 도메인이 원자값(Atomic value : 어토믹 벨류)만으로 된 릴레이션이다.

② 제1정규형(First normal form : 퍼스트 노멀 폼)에서는 기본키에 부분 함수 종속된 애트리뷰트가 존재하기 때문에 이상 현상이 발생한다.

③ 제1정규형(First normal form : 퍼스트 노멀 폼)의 이상을 해결하기 위해서는 프로젝션에 의해 릴레이션을 분해하여 부분 함수 종속을 제거해야 한다.

④ 무손실 분해(Non-Loss decomposition : 논-로스 디컴포지션) : 프로젝션하여 분해된 릴레이션들은 자연 조인을 통해 원래의 릴레이션을 복귀하는 것이 가능하다.

⑤ Heath(헬스)의 무손실 분해 : R(A, B, C)에서 함수 종속 R.A → R.B가 성립하면 R1(A, B), R2(A, C)로 무손실 분해가 가능하다.

2) 제2정규형

① 제2정규형 정의 : 1NF(First Normal Form : 퍼스트 노멀 폼)이고, 키에 속하지 않는 모든 애트리뷰트들이 기본키에 완전 함수 종속이다.

② 2NF(Second Normal Form : 세컨드 노말 폼)에서는 기본키에 이행적으로 함수 종속된 애트리뷰트가 존재하기 때문에 이상 현상이 발생한다.

3) 제3정규형

① 제3정규형 정의 : 2NF(Second Normal Form : 세컨드 노말 폼)이고, 키가 아닌 모든 애트리뷰트들은 기본키에 이행적 함수 종속되지 않는다.

② 키가 아닌 애트리뷰트 값 갱신시 불필요한 부작용(이상) 발생이 없다.

③ 모든 이진 릴레이션은 3NF에 속한다.

④ 제3정규형(Third Normal Form : 써드 노멀 폼)는 다음 조건을 모두 만족하는 경우 적용하지 못하는 문제점이 발생한다.

㉠ 복수의 후보키를 가지고 있다.

㉡ 후보키들이 복합 애트리뷰트들로 구성되었다.

㉢ 후보키들이 서로 중첩된다.

4) 보이스 / 코드, 정규형

① 보이스 / 코드, 정규형 정의 : 릴레이션 R의 모든 결정자가 후보키이면 릴레이션 R은 BCNF(Boyce/Code Normal Form : 보이스 / 코드, 노멀 폼)에 속한다.

② 릴레이션 R이 BCNF(Boyce/Code Normal Form : 노멀 폼)에 속하면 R은 제1, 제2, 제3정규형에 속한다.

③ 강한 제정규형(Strong 3NF : 스트롱 3NF)이다.

10. 병원에서 데이터베이스를 활용

데이터베이스를 통해 관리할 경우 많은 장점을 얻을 수 있으므로 병원에서 이루어지는 진료를 통해 얻어지는 각종 데이터는 데이터베이스를 통해 정리하는데, 다음은 병원에서 데이터베이스를 활용한 예를 나타낸 것이다.

① 환자의 신상을 명세 관리한다.

② 환자의 투약, 처치에 관련된 정보를 관리한다.

③ 병원 회계 관련 정보를 관리한다.

④ 환자의 입·퇴원 관리 및 외래환자 검진내역을 관리한다.

⑤ 환자의 검사결과, 의학영상(X-Ray, CT, MRI, 초음파 등)을 관리한다.

⑥ 의약품 및 의료기기를 관리한다.

11. 의료용 데이터베이스의 종류

(1) 병원용 데이터베이스

일상 업무를 목적으로 환자의 데이터를 중심으로 저장하는 것으로 데이터는 실시간으로 계속 바뀌고 간단한 검색을 할 수 있고 처리 형태를 일정하게 설계할 수 있지만 출력된 데이터의 처리가 복잡하다. 다음은 병원용 데이터베이스의 특징이다.

① 환자 데이터를 중심으로 하고 있으며 3차원의 구조를 갖는다.
② 데이터가 계속 변화하므로 발생한 모든 데이터를 모두 저장해야 한다.
③ 검색되는 조건이 단순하며 여러 가지 조건에서 신속하게 필요한 데이터에 접근 가능하여야 한다.
④ 검색보다 데이터의 처리가 더 큰 비중을 차지하며 비밀보장의 관점에서 데이터 보호가 필요하다.

(2) 임상연구용 데이터베이스

임상연구를 목적으로 진료에는 직접 사용하지 않는 병력을 저장한 것으로 검색이 매우 복잡하고 연구대상이 무엇이 될지 모르기 때문에 다항목이 될 수 있다. 다음은 임상연구용 데이터베이스의 특징을 설명한 것이다.

① 구조가 복잡하고 다양하며 3차원의 구조를 가지고 있다.
② 처리 형태를 예측할 수 있지만 키(key)가 될 항목이 무엇이 될지는 확실하지 않다.
③ 데이터 처리를 일일이 할 필요가 없이 데이터를 여러 개의 서브 테이블(Sub table)로 만들어서 처리한다.

(3) 의학정보용 데이터베이스

정보 서비스를 목적으로 실시간으로 검색을 할 수 있다.

04 | 컴퓨터를 이용한 의학교육

현대는 과학의 시대이다. 의학교육은 1910년 Flexner Report(플렉스너 리포트)에서 이야기한 대로 강의 및 기초의학 실습으로 이루어지는 기초의학교육, 임상강의 및 대형 병원의 병실

중심 실습으로 이루어지는 임상의학으로 나누는 모델에 따라 진행되었다. 이후 의학 지식과 기술의 성장과 발전으로 의학은 과목 전문화와 임상과목 세분화라는 과정을 겪었다. 의료를 공부하는 대학생들의 교육에서도 나타나 의학도들은 전문과목의 단편화 (Fragmentaion : 프래그먼테이션) 및 기계화, 즉 고도의 기술이나 기계에 의존하는 의료를 배우게 되었고, 임상담당의 세분화 교육을 받고 사회로 배출된 의사는 인간적이고 전인적인 치료를 원하는 환자에게서 항의와 지적을 받으면서 의학교육의 변화가 필요함을 느끼게 되었다.

그래서 의학교육은 자율적, 능동적인 학습을 강조하고 임무수행, 문제 분석 및 해결 능력을 개발하는 것에 중점을 두고 있다. 이를 위해서는 의학교육 정보화와 컴퓨터 기술의 활용이 매우 활성화될 것이다. 따라서 국내외에서 의학을 공부하는 학생들의 사고력, 문제해결 능력, 판단력 등의 학습 능력을 향상시킬 수 있는 학습법으로 컴퓨터를 이용한 학습(Computer- Assisted Learning : 컴퓨터 어시스티드 러닝 : CAL)이 다양한 수준으로 개발 및 사용되고 있는 것은 교육전략 변화에 부응하는 것이라고 하겠다. 특히 컴퓨터를 이용한 학습은 교수－학생, 학생－학생 간의 상호작용을 강조하고, 실제 임상치료에서 부딪히는 문제처럼 다양한 매체를 이용하는 소위 멀티미디어 교육자료가 효과적이다.

컴퓨터를 이용한 학습을 잘 결합할 수 있으면 학습효과를 극대화시키고 효율적인 학습이 될 수 있을 것이다. 또한 최근 정보화 산업의 발달로 사회 전체에 널리 보급된 인터넷 관련기술은 앞으로 컴퓨터를 이용한 학습이 의학교육 응용에 많이 사용될 것이다.

1. 컴퓨터를 이용한 학습

① 컴퓨터를 이용한 학습(Computer-Assisted Learning : 컴퓨터 어시스티드 러닝)은 컴퓨터를 도입함으로써 사고력, 문제해결 능력, 판단력 등의 학습능력을 향상시킬 목적으로 의학교육과정에 교육 및 훈련의 효과를 얻고자 한다.

② 임상현장에 투입되기 전 모델링, 시뮬레이션[43)] 등을 통하여 환자의 상태를 확인하고 가상경험을 할 수 있다.

③ CBT(Computer-based Training : 컴퓨터－베이스드 트레이닝), CBC(computer-based education : 컴퓨터－베이스드 에듀케이션) 등이 있다.

④ 튜토리얼(Tutorial) 훈련 : 전통적인 교육 · 훈련 자료(교재, 복사물, 필름 등)를 대체 · 보완한다.

⑤ CBX(Computer-based examination : 컴퓨터－베이스드 이그재머네이션) : 컴퓨터를 이용한 시험, 질문과 해답에 대한 정보를 제공한다.

43) 시뮬레이션 : 임상 상황을 미리 실험하거나 가설설정을 위한 발견적 학습 습득이다.

2. 컴퓨터를 이용한 학습의 역사

표 6-18 컴퓨터를 이용한 학습의 역사

1960년대	PLATO, MGH에서 개발한 환자관리 시뮬레이션 시스템이다.
1980년대	PC보급과 더불어 생리학·약리학 분야의 시뮬레이션 프로그램이다.
1990년대	멀티미디어 기술을 이용한 프로그램 개발이 활발하다.
2000년대	인터넷을 통한 질의응답 및 정보통신에 의한 원격치료이다.

3. 컴퓨터를 이용한 학습의 종류

① 데이터베이스 : 의학 DB(Testhyper-text : 테스트하이퍼 텍스트, Multi-media : 멀티미디어)이다.

㉠ 영상디스크(Videodisk : 비디오디스크) : 광학적 수단에 의해 영상과 음성 등의 정보를 디지털 형태로 기록하고 이것을 재생하여 감상할 수 있는 레코드와 같은 원판이며 레이저 디스크가 주류이다. 투명한 플라스틱계의 원판에 레이저 광선을 이용하여 고밀도의 신호를 기록하는 것이며, 재생도 레이저 광선을 조사(照射)해서 반사광에서 신호를 검출한다. 디스크에는 홈이 없고, 재생하는 경우도 직접 디스크에 접촉하지 않고 이루어진다. LP 레코드와 거의 같은 형태이며 고밀도의 멀티미디어 데이터를 저장하고 재생하는 매체로서 유용하게 사용된다.

㉡ 학습의 발견(Discovery learning : 디스커버리 러닝) : 연습 및 경험의 결과로 행동에 나타나는 반영구적인 변화를 가리키는 것이다.

㉢ 훈련과 연습(Drill & Practice : 드릴 프랙티스) : 훈련과 연습을 통해 "이전에 배운 개념의 구조화, 개념과 기능에 대한 반복적인 습득를 통해 미리 정해진 수준에 도달"할 수 있도록 하는 것이다.

㉣ 전문가 시스템(Expert system : 익스퍼트 시스템) : 전문가 시스템을 어디에 저장되는 데이터와 프로그램에 의해 함께 데이터 취득 장치의 사용자에 의해 힌트, 입력의 반응에 긍정적인 방향으로 조언을 해주는 컴퓨터 프로그램이다.

㉤ 게임(Game) : 유희, 경기, 게임 등이다.

㉥ 하이퍼 조직(Hypermedia : 하이퍼미디어) : 하이퍼 조직을 위한 시스템 구축의 스타일, 구조화 및 멀티미디어의 정보에 액세스, 네트워크 주변에 함께 링크(Conclin, 1987)에 의해 연결된 노드를 말한다.

㉦ 문제해결 능력(Problem solving : 프로블럼 솔빙) : 문제해결 능력을 말한다.

ⓞ 시뮬레이션(Simulation) : 실제상황을 가상으로 만들어 보여줌으로써 실제 수술이나 작업하는 것과 같은 학습의 효과를 내어 학습 후 실제작업에서 완성도를 높이는 것이다.

ⓩ 테스팅(Testing) : 어떠한 병에 증상 및 발병상황과 병의 진행상태 완치결과 등에 대한 모의 검사를 통한 시스템의 기능을 검사하는 것이다.

ⓩ 실무지침서(Text book : 텍스트 북) : 프로그램을 실무에 적용함에 있어 부딪치는 문제 등을 해결해 갈 수 있도록 실무응용방법을 나타낸 것이다.

ⓚ 취급 설명서(Tutorial : 튜토리얼) : 컴퓨터 단말에서 사용자에게 제공되는 프로그램화한 지도(指導)서이다.

ⓣ 사이트 안에서 학습자에게 제공하는 교육(On-site teaching : 온 사이트 티칭) : 프로그램을 사용할 수 있도록 프로그램 내부에 내장된 교육프로그램이다.

ⓟ 인텔리전트 컴퓨터 베이시트 에듀케이션(Intelligent computer based education) : 컴퓨터를 이용한 기본적인 교육을 가리킨다.

4. 국내외 컴퓨터를 이용한 학습현황

표 6-19 • 국내외 컴퓨터를 이용한 학습현황

ADAM(아담)	해부학관련 멀티미디어 S/W(www.nlm.nih.gov)이다.
SANS-V(센스-브이)	신경외과 최신기술 및 수술기법 교육이다.
Visible Human project (비저블 휴먼 프로젝트)	NLM 주관, 해부학 영상, MRI/CT 영상이다.
Time Project(타임 프로젝트)	환자사례에 관한 시뮬레이션이다.
HeartLab Program(하트랩 프로그램)	하버드 의대의 심음청진 교육이다.
CBX	미국 국가고시원에서 개발했다.

5. 컴퓨터를 이용한 학습의 교육 효과

① 수동적 강의가 아닌 적극적이고 지속적인 강의가 가능하고 다양한 교육재료를 제공한다.

② 학생중심의 교육 : 학업 성취도가 높고, 학생의 능력에 따라 학습속도를 조절한다.

③ 학업 성취도에 대한 재현성 있고 객관적인 교육이 가능하고 기록 유지가 가능하다.

④ 환자를 대면하기 전에 간접경험 습득으로 오진을 방지한다.

6. 컴퓨터를 이용한 학습구축 방법

① HTML, VRML, 프로그램 언어, 데이터베이스 등이다.

② 코스웨어 : 사전에 치료를 계획하고 치료 내용을 제시하며 테스트하는 과정을 통하여 강의와 동일한 효과를 얻고(최근 국내 가상대학에서 활용) 멀티미디어 저작도구를 활용한다.

05 | 의료용 전문가 시스템

1. 전문가 시스템의 개념 및 필요성

인공지능(Artificial Intelligence(AI) : 알티피셜 인텔리젼스)은 인간의 인식, 판단, 추론, 문제해결 능력, 학습기능과 같은 인간의 두뇌 작용을 연구 대상으로 하는 학문 분야로서 인간의 기능을 컴퓨터로 실행하게 하는 것으로 인공지능의 목표는 인간과 같이 생각하고 판단하고 사고 할 수 있는 능력을 가진 기계를 만드는 것이다.

① 인간의 특수한 능력이 지적행위, 언어 및 대화의 이해, 학습, 추론 등을 행할 수 있는 시스템의 구성을 목표로 하는 컴퓨터 과학의 한 분야이다. 인공지능에 관련된 많은 연구가 컴퓨터가 개발된 후에도 계속되어 왔다. 전문가 시스템(Expert system : 익스퍼트 시스템)은 이러한 인공지능의 응용분야의 하나로서 많은 분야에 응용되고 있다.

② 전문가 시스템(Expert system : 익스퍼트 시스템)은 전문분야의 전문가가 소유한 지식을 획득하여 컴퓨터에 저장하고 저장된 전문가의 지식을 이용하여 문제에 대한 해결을 하며 질문에 응답하는 컴퓨터 시스템의 한 응용분야이다. 전문가 시스템은 이러한 저장된 전문가의 지식을 통하여 사용자의 질의에 대한 응답을 제공함으로써 의사결정 시스템의 한 형태라고 할 수 있다.

③ 최초의 전문가 시스템은 1968년 미국 스탠포드대학의 DENDRAL(덴덜)이다. DENDRAL(덴델)은 물질의 구조를 파악하기 위해 스펙트럼 사진과 핵자기 공명을 분석하는 프로그램이다. 또 전문가 시스템의 대표적인 상업용으로 개발된 것은 광물탐사를 위해 시추지역을 결정해주는 PROSPECTOR(프라스펙터)이다.
이런 전문가 시스템을 개발하기 위한 컴퓨터 프로그램 언어는 OPS5, G2, IRE, LISP, PROLOG 등이 있다.

④ 의학에 활용된 전문가 시스템은 MYCIN(마이신)이다. MYCIN은 스탠포드대학에서 개발되

었으며 뇌막염의 진단 및 치료에 대한 약제의 처방을 결정해 주는 전문가 시스템이다. 의학 분야의 전문가 시스템은 표 6-20과 같다.

표 6-20 • 의학분야의 전문가 시스템

의학분야의 전문가 시스템 명칭	연구소	의학분야의 전문가 시스템 응용분야
MYCIN	HPP(Standford Heuristic Programing Project : 스탠포드 휴어리스틱 프로그래밍 프로젝트)	혈액전염병, 뇌막염의 진단, 치료, 조언 시스템이다.
PUFF(Pulmonary Function Data : 펄머너리 펑션 데이터)	HPP	폐기능 진단 시스템이다.
CASNET(카스넷)	Rutger 대학	녹내장의 진단, 치료 시스템이다.
EXPERT(엑스펄트)	Rutger 대학	갑상선 질환, 류머티스 진단, 치료 시스템이다.
PIP(Patient Information Package : 페이션트 인포메이션 패키지)	MIT	위질환 진단, 치료 시스템이다.
ONCOCIN(온코신)	HPP	암진단, 치료, 조언 시스템이다.
MeCS-AI(Medical Consultation System : 메디컬 컨설테이션 시스템)	동경대 병원	심부전진단, 치료 시스템이다.
CENTAUR(센토얼)	HPP	폐기능 진단 시스템이다.
VM(Ventilator Manager : 벤틸레이터 매니저)	HPP	호흡보조 시스템(중병환자감시용) 등이다.
ELIZA(일라이자)	MIT	정신분석용 QA시스템이다.

2. 전문가 시스템 개발을 위한 지식획득

전문가 시스템에서 필요한 지식은 교과서, 보고서, 데이터베이스, 사례연구, 실험데이터 및 개인의 경험과 같은 많은 자원을 통해 얻는다. 그러나 전문가 시스템의 지배적인 자원은 영역전문가(Domain expert : 도메인 익스퍼트)이다.

① 인간 전문가로부터 지식을 유도하고 구성하고 조직하는 방법 및 절차를 지식획득(Knowledge Acquisition : 널리지 어큐지션)이라고 하며, 지식공학자(Knowledge engineer : 널리지 엔지니어)들은 그림 6-6과 같이 전문가와 직접 상호관계를 통해 이들 전문가의 지식을 습득한다. 이 상호작용은 대체로 장기간에 걸쳐 체계적인 면담과 열성적인 노력으로 이루어지며 면담을 하는 동안 지식공학자는 전문가 시스템이 다루어야 할 문제의 형식을 해결할 수 있는 실제적인 문제를 전문가에게 제공한다.

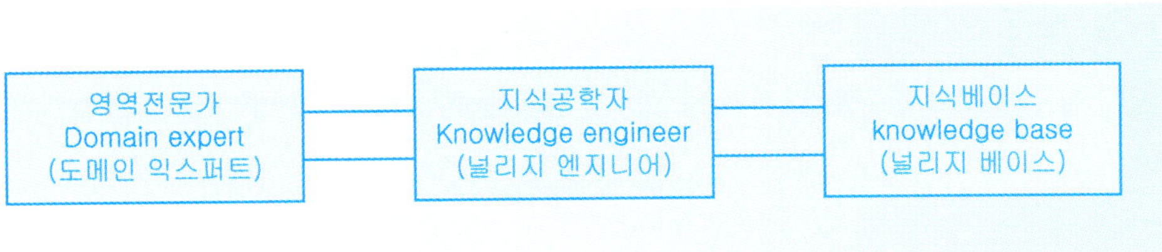

그림 6-6 ● 전문가 시스템 개발을 위한 지식획득 과정

② 지식은 문제영역과 문제해결 절차에 따라 일반적인 지식(General knowledge : 제네럴 널리지) 일 수도 있고 메타지식(Mete knowledge : 매타 널리지)일 수도 있다. 메타지식은 전문가가 문제를 풀기 위해 그들의 지식을 어떻게 이용하는지에 대한 정보를 의미한다.

③ 지식획득은 전문지식의 자원으로부터 지식을 추출하며 지식베이스(Knowledge base : 널리지 베이스)로, 때로는 추론기관(Inference engine : 인퍼런스 엔진)으로 이동한다. 획득은 실제로 개발과정 전체에 걸쳐서 행하여진다. 지식은 전문화된 사실, 절차, 판단규칙의 모임이다.

3. 의료분야의 전문가 시스템

인공지능이란 인간의 지능에 대응하는 기능을 컴퓨터에 입력하여 인간과 같이 실행하게 하는 방법으로 인공지능의 목표는 인간같이 생각할 줄 아는 컴퓨터 프로그램을 지능화하는 것이다. 오늘날 컴퓨터 기술 중 인공지능이 보건의료 분야에서 질병의 진단에 많이 이용되고 있다. 전문가 시스템과 타 시스템과의 차이는 전문가의 지식을 이용하여 가공한 정보를 제공한다는 점과, 단순한 업무처리보다는 복잡한 문제를 대상으로 관리자나 의사의 의사결정을 돕는다는 점이 가장 큰 차이다. 전문가 시스템은 인간의 전문성을 요구하는 의료 응용분야에 관한 전문가의 지식을 인공지능 기법을 이용하여 지식 베이스에 저장하고, 추론기관을 이용하여 전문가의 지식을 문제에 적용하여 해결책을 제시하고 사용자의 질의에 대한 응답을 제공하는 시스템이다. 따라서 의료분야의 전문가 시스템을 의사결정지원 시스템(Medical Decision Support System : 메디컬 디시전 서포트 시스템 : MDSS)이라고 부르기도 한다.

(1) 전문가 시스템

① 인간의 전문성을 요구하는 의료 응용분야의 문제해결에 도움을 주는 시스템이다.
② 인공지능기법, 지식 베이스를 이용한다.
③ 의학분야에서는 의사결정지원 시스템이다.

(2) 전문가 시스템의 역사

인간의 사고 및 판단을 대신할 수 있는 **인공지능에 관한 최초의 연구**로 출발하였다.

표 6-21 • 전문가 시스템의 역사

DENDRAL(덴드랄)	물질의 구조 연구는 1969년 스탠포드 대학에서 하였다.
PROSPECTOR(프러스펙터)	광물탐사이다.
MYCIN(마이신)	최초의 의학적 응용을 스탠포드 대학에서 뇌막염 진단 및 치료에 관하여 연구하였다.
CADUCEUS(커듀시어스)	카네기 멜론 대학에서 500여 개의 내분비 질환에 대해 진단하였다.
Cortex(코텍스)	최초의 PC용 프로그램, 관상동맥질환이다.
국내	난청 및 중이염 진단, 간호진단 시스템을 위한 전문가 시스템 등이다.

(3) 의학적 의사결정지원 시스템

① 환자의 진료중 발생하는 복잡한 의사결정과정에 개입하여 환자에 필요한 정보를 제공함으로써 의료의 질을 높이고 진료 및 치료에 실수를 최소화하며 위험을 방지하였다.
② 의사결정 참고자료는 문헌정보, 의학적 지식 베이스, 자동진단, 법학지식, 환자기록, 약물정보 등이다.

(4) 컴퓨터의 의학적 의사결정지원 및 중재

표 6-22 • 컴퓨터의 의학적 의사결정지원 및 중재

수동적 시스템	자문 시스템, 비평 · 평가 시스템이다.
반적극적 시스템	자동 기억보조 시스템, 경보 시스템이다.
적극적 시스템	자동으로 의사결정을 수행한다.

(5) 지식의 습득 방법

표 6-23 • 지식의 습득 방법

규칙기반추론	if then 형태의 규칙으로 지식을 표현한다.
사례기반추론	경험적 정보를 이용하여 추론, 판별분석, 공변량 구조분석이다.
신경회로망	인간두뇌의 신경해부학적인 모델을 컴퓨터로 구현한다.

(6) 전문가 시스템의 주요 이슈

표 6-24 전문가 시스템의 주요 이슈

지식습득 방법의 선택	연구대상 및 적용분야에 따라 선택한다.
법적인 문제	시스템의 오동작으로 인한 의료사고이다.
시스템의 통합	향후 EMR(Euducable Mentally Retarded : 에듀커블 멘털리 리타르디드)을 대비한 정보 및 정보원을 통합한다.
사용자의 거부반응	새로운 시스템에 대한 저항이다.
시스템 타당성 검정	안정성 및 타당성 검정 방법 개발을 한다.

4. 의료분야 전문가 시스템의 구조

의료분야 전문가 시스템은 6가지 요소로 구성되어 있다.

표 6-25 의료분야 전문가 시스템의 6가지 요소

지식습득기능(Knowledge acquisition sub-system : 널리지 아퀴지션 서브-시스템)	문제를 해결하기 위해 지식의 소스(전문가 또는 문헌)로부터 전문지식을 컴퓨터 프로그램화하기 위하여 축적·전이·변형하는 것이다.
지식베이스(Knowledge base : 널리지 베이스)	문제를 이해하고 해결하는 데 필요한 지식들을 함유하고 있다.
추론엔진(Inference engine : 인퍼런스 엔진)	지식베이스에 있는 정보들을 추론하고 결론을 이끌어내기 위한 컴퓨터 프로그램이다.
작업공간(Blackboard, workplace : 블랙보드, 워크플레이스)	작업메모리의 한 영역이다.
사용자 인터페이스(User interface : 유저 인터페이스)	사용자와 컴퓨터 간에 문제해결을 위한 대화용 언어처리기이다.
설명기구(Explanation sub-system : Justifier : 엑스플러네이션 서브-시스템 : 저스터파이어)	문제해결과정에서 해결방법의 정당성을 설명하는 기구이다.

5. 의료분야 전문가 시스템의 종류

의료용 전문가 시스템으로 다음과 같은 것이 있다.

표 6-26 • 의료용 전문가 시스템

주치의	모의외과수술상의 마취관리를 위한 의사의 계획을 분석하고 비평하는 시스템이다.
블루박스	의사가 조울증의 유형과 정도를 진단하여 조울증 환자를 통제 및 보호한다.
뇌종양 진단을 위한 시스템	뇌종양 진단을 위한 시스템을 말하는 것이다.
센토르	폐검사를 해석하여 환자의 발생가능성이 있는 폐질환의 감염 여부와 심각성의 정도를 알려 준다.
뇌파 시스템 분석	간질발작을 감지하기 위해서 EEG의 신호를 자동적으로 식별해주는 전문가 시스템이다.
해파	간과 담즙의 이상을 진단한다.
베이비	신생아 보호장치를 실시간으로 감시하며 이상상태를 식별한다.
임상의사 결정지원 시스템	암환자들의 치료를 위한 자문 시스템이다.

6. 전문가 시스템 개발을 위한 지식의 배경

(1) 지식의 자원

지식의 자원(Source of knowledge : 소스 오브 널리지)에서 지식은 많은 자원으로부터 수집할 수 있다. **자원은 책, 사진, 데이터베이스, 그림, 지도, 순서 다이어그램, 노래 또는 관찰된 행동**들을 포함한다. 이 자원들은 문서화와 비문서화로 구분될 수 있으며, 비문서화는 인간의 마음에 있다. 지식은 인간의 감각 가운데 어떤 것을 사용하여 확인될 수 있고 수집될 수 있다. 다수의 자원과 지식의 유형은 지식획득의 복잡성의 원인이 되며 이 복잡성은 지식을 획득하기가 어렵다는 오직 하나의 이유가 된다.

(2) 지식의 단계

지식의 단계(Level of Knowledge 레벨 오브 널리지)에서 지식은 다른 단계에서 설명될 수 있다. 지식은 **얕은 지식**(Shallow knowledge : 샬로우 널리지)과 **깊은 지식**(Deep knowledg : 딥 널리지)이 있다. 얕은 지식은 매우 특정한 상황들을 다루기에 익숙할 수 있는 표면 단계 정보의 표현을 나타낸다. 이것은 IF-THEN(이프-덴) 유형으로 존재할 수 있다.

① 얕은 지식의 단계는 제한적이며 복잡한 상황을 설명하기에는 불충분하다.

② 깊은 지식은 시스템의 내부구조와 원인구조를 언급하고 시스템의 구성들 간에 상호작용을 고려한다.

(3) 지식의 범위

지식의 범위(Categories of knowledge : 카테고리스 오브 널러지)에서 지식은 여러 가지 범위에서 나타난다. 중요한 범위들은 아래에 설명된다.

표 6-27 지식의 범위

선언지식 (Declarative knowledge : 디클레어티브 널리지)	선언지식은 지식의 표현을 기술한다. 무엇인가. 이것은 사실적인 진술에서 설명된다. ㉮ 흡연과 폐암은 명확한 관련이 있다. 영역전문가(Domain expert : 도메인 익스펄트)는 사실과 연상에 의해 말한다. 지식의 이 유형은 전문가가 말로 나타낼 수 있는 표면적 단계의 정보로 생각된다. 선언지식은 지식획득의 초기 단계에서 특히 중요하다.
절차지식 (Procedural knowledge : 프로시저럴 널리지)	절차지식은 다른 상황들의 집합에 일하는 방법으로 여긴다. ㉮ 배당 가격과 배당 소득 간에 비를 계산하라. 이 비가 12보다 크면 당신의 연구를 멈춰라. 당신의 투자는 대단히 위험스럽다. 이 비가 12보다 작으면 대차 대조표를 점검하라. 따라서 절차지식은 단계적인 순서와 명령들의 어떤 유형을 포함하고 있으며 그것은 또한 설명기능(Explanation : 엑스플러네이션)을 포함할 수 있다. 절차지식은 자극에 자동 응답을 수반한다. 그것은 또한 선언지식을 사용하는 방법과 추론을 만드는 방법을 말한다.
의미지식 (Semantic knowledge : 시멘틱 널리지)	장기간의 기억의 이용을 수반하는 인식구조(Cognitive structure : 컨그니티브 스트럭처)를 반영한다. · 단어와 다른 기호이며, 단어 · 기호 의미와의 사용규칙이다. · 단어 · 기호 적용과 상호관계이다. · 다루고 있는 기호, 개념과 관계에 대한 Algorithm(알고리즘)이다.
선발적 지식 (Episodic knowledge : 에퍼사딕 널리지)	메타지식(Meta knowledge)은 지식에 대한 지식을 의미한다. 인공지능에서 메타지식은 그것의 추론 가능성에 대해 지식기반 시스템의 운영에 관해서 지식을 언급한다.

7. 전문가 시스템 개발을 위한 지식획득의 난점

지식 획득의 난점(Difficulties in knowledge acquisition : 디피컬티스 인 널리지 어큐지션)에서 일반적으로 한 사람으로부터 또 다른 한 사람에게 정보를 전달하는 것은 어렵다. 여러 가지 구성법은 그런 전달(서면으로 된 단어, 음성, 그림, 음악)을 처리하기에 익숙할 수 있으며 그들 중 어느 것도 완전하지 않다. 문제는 또한 간단한 메시지라도 어떤 **지식**을 전송하는 데 존재한다. 인공지능에서 지식의 전달은 훨씬 더 어렵다.

(1) 지식전달의 문제점

① **지식의 전달**(Expressing the knowledge : 익스프레싱 더 널리지) : 지식전달의 문제점(Problem in transferring knowledge : 프로프롬 인 트랜스퍼링 널리지)은 문제를 해결하기 위해 **인간 전문가**(Human expert : 휴먼 익스펄트)는 두 가지 단계의 과정을 실행한다.

㉠ 전문가는 **외부 세계에 관한 정보를 기억**한다. 이 정보는 감지기들을 거쳐서 수집되며 기억으로부터 회수된다.

㉡ 전문가는 **정보상에 귀납적, 연역적, 또는 다른 문제를 해결하기 위한 접근법**을 사용한다. 그 결과는 호의적이다. 이 과정은 내부적이며 **지식공학**(Knowledge engineering : 널리지 엔지니어링)은 전문가에게 그들이 의사결정을 하는 과정에 관해 그리고 그것에 수반된 내부 경험에 관해 자기 관찰이라는 것을 물어야 한다. 전문가가 이 과정에 관해 그들의 경험을 나타내는 것은 매우 어려울 수 있다.

특히, **경험이 감각, 사고, 감각기억, 느낌**으로 이루어질 때 전문가는 자주 그들이 결론에 다다르기 위해 사용하는 상세한 과정을 눈치채지 못한다. 그래서 **전문가는 실제로 그들이 인터뷰에서 말하는 것보다 실생활 문제를 해결하는 다른 규칙을 사용**할 수 있다.

② **기계로 전달**(Transfer to a machine : 트랜스퍼 투 어 머신) : 지식은 특별한 방식으로 구성되어야 하는 기계에 전송된다. **기계는 인간이 사용하는 것보다 좀 더 상세한 단계, 보다 낮은 단계에서 명확히 나타나게 되는 지식을 획득**하게 된다. **인간지식**(Human knowledge : 휴먼 널리지)은 편집된 형식으로 존재한다. **인간은** 간단하게 전달하는 또는 처리하는 지식에서 그들의 뇌에 의해 사용되는 모든 중간 단계를 기억하지 않는다. 그래서 Computer와 전문가 간에 **불일치**가 발생한다.

③ **참가자의 수** : 지식의 규칙적인 전송에서 두 종류의 참가자들이 있다. 즉, **송신자**(Sender : 센더)와 **수신자**(Receiver : 리시버)이다. **인공지능에서 전문가, 지식공학자**(Knowledge engineer : 널리지 엔지니어), **시스템 설계자**(System designer : 시스템 디자이너), **사용자**(User : 유저)라는 네 종류의 **참가자들**(Participants : 파티서펀츠)이 있을 수 있다. 때때로 훨씬 더 많은 참가자들이 있다. 참가자들은 다른 배경을 가지고, 다른 전문어를 사용하고, 다른 기술과 지식을 가진다.

㉮ **전문가는 컴퓨터에 관해 거의 모를 수 있다. 게다가 지식공학자**(Knowledge engineer : 널리지 엔지니어)**도 문제 영역에 관해 거의 모를 수 있다.**

④ 구조화된 지식(Structuring the knowledge : 스트럭쳐링 더 널리지) : 인공지능에서 지식뿐만 아니라 그것의 구조도 이끌어낼 필요가 있다. 우리는 구조화된 방법규칙에서 지식을 표현해야 한다. 몇몇의 다른 추론은 지식을 전달하는 데 복잡성을 더한다.

㉠ 시스템 구축자는 하나의 자원에서 지식을 수집하려는 경향을 가지고 있으나 관련된 지식은 몇 개의 자원을 지나면서 사라질 수도 있다.

㉡ 시스템 구축자는 전문가를 사용하기보다는 문서화된 지식을 시도할 수도 있다.

㉢ 전문가는 그들이 관찰되고 인터뷰할 때 행동이 변화할 수도 있다.

㉣ 전문가는 시간이 부족할 수 있거나 협력하기를 싫어할 수도 있다.

㉤ 미심쩍은 개인 간의 통신 요소들은 지식공학자와 전문가 사이에 존재할 수도 있으며 사람과 세련된 지식은 복잡해진다.

㉥ 무관한 데이터가 뒤섞일 때 특정된 지식을 인지하기 어렵고, 지식의 유도방법은 불충분하게 정의될 수도 있다.

(2) 난점의 극복

난점의 극복(Overcoming the Difficulties : 오버커밍 더 디피컬티스)은 지식획득 도구들의 연구는 인간전문가와 프로그램 간에 표현의 불일치를 줄이는 방법에 초점을 맞추기 시작했다. 이 연구의 한 방법은 말해짐에 의해 학습에 관한 연구로 특정지어질 수도 있다.

① 전문가와 프로그래머 간의 표현의 불일치를 줄이는 방법은 자연언어로 시스템과 서로 이야기하는 전문가를 인정하는 것으로 하나의 단계는 지식을 위해 상당하는 영어로 쉽게 나타내는 컴퓨터 표현을 개발시키는 것이다.

② EXSYS, Leve15, VP Expert와 같은 몇몇 전문가 시스템 개발 소프트웨어 패키지는 전문가 시스템 구축자를 위해 개발 규칙의 구문을 대단히 간단하게 한다.

③ 자연언어 처리기는 지식을 특정한 지식표현구조로 바꾸는 데 익숙할 수 있다.

④ 난점들은 컴퓨터 기반의 지식획득도구와 획득 노력들의 광범위한 결합에 의해 줄어들거나 제거되기도 한다.

(3) 지식공학자에게 요구되는 기술

어려움을 극복하려는 컴퓨터와 특별한 방법들의 이용은 자격있는 지식공학자들을 필요로 한다. 지식공학자들이 갖추어야 할 기술과 특성은 다음과 같다.

① 효과적인 컴퓨터 운용능력과 지속적인 탐구욕, 연구에 관한 자신성이 필요하다.

② 표현의 불일치에 따른 오차의 허용과 유동적인 문제해결능력이 필요하다.

③ 문제해결을 위한 융통성과 창의력이 필요하다.

④ 조직에 대한 이해와 빠른 학습능력이 필요하다.

⑤ 지식공학분야에서의 넓은 경험과 풍부한 정보력, 논리적인 사고가 필요하다.

(4) 지식획득의 처리

지식획득의 처리는 지식획득의 일반적인 과정을 5단계로 구성할 수 있다.

표 6-28 • 지식획득의 일반적인 과정을 5단계로 구성

증명 단계	증명 단계 동안 문제와 주 특성은 증명되며, 참가자들(전문가들, 사용자들 등)이 증명되고, 자원(Resource : 리소스)은 윤곽이 그려진다. 지식공학자는 상황에 관해 학습을 하고, 모두 인공지능 응용의 목적에 동의한다.
개념화 단계	결정상황에 관련된 지식은 아주 다양화될 수 있다. 그래서 사용된 개념과 관계를 정할 필요가 있다. 이들과 몇 개의 다른 질문은 다음과 같이 개념화하는 동안 응해진다. 어느 정보가 사용되었는가, 그리고 지식베이스(Knowledge-base : 널리지 베이스)에서 어떻게 확실한 지식을 추출했는가 등이다.
형식화 단계	지식은 지식베이스에서 표현하기 위해 획득된다. 지식이 조직되고 설명되는 방법을 위해 획득방법론을 정할 수 있다. ㉠ 규칙기반 시스템(Rule-based system : 룰 베이스 시스템)에서 지식은 규칙에 의하여 조직되어야만 한다. 형식화 단계에서 지식획득은 사실적으로 지식표현(Knowledge representation : 널리지 리프레젠테이션)에 혼합된 것이다. 여기서, 다양한 소프트웨어와 하드웨어 부분들은 또한 조사된다. 형식화 단계는 전문가로부터 지식을 추출해 내는 것을 포함하기 때문에 매우 어렵다.
구현 단계	구현 단계에서는 컴퓨터 내 지식을 프로그래밍하는 것을 포함한다. 그러나 지식의 정체는 부가적인 획득이나 교환으로 만들어진다. 프로토타입(Prototype : 모범) 전문가 시스템은 구현 단계에서 개발된다.
시험 단계	마지막 시험 단계에서 지식공학자는 과제에 대해 시스템을 시험한다. 결과를 전문가에게 보여주며 규칙이나 프레임은 필요한 경우 교정되며, 지식의 확실성을 검토한다.

그림 6-7에서 볼 수 있듯이 각 5단계는 반복해서 순환하는 절차를 수반한다(즉, 지식공학자는 끊임없이 시스템을 재형식화하고, 재설계하고, 재정의 한다). 그리고 규칙(또는 지식의 다른 표현)은 주기적으로 추가되고 삭제된다. 전체 시간 동안, 지식공학자는 영역전문가와 면밀히 일한다.

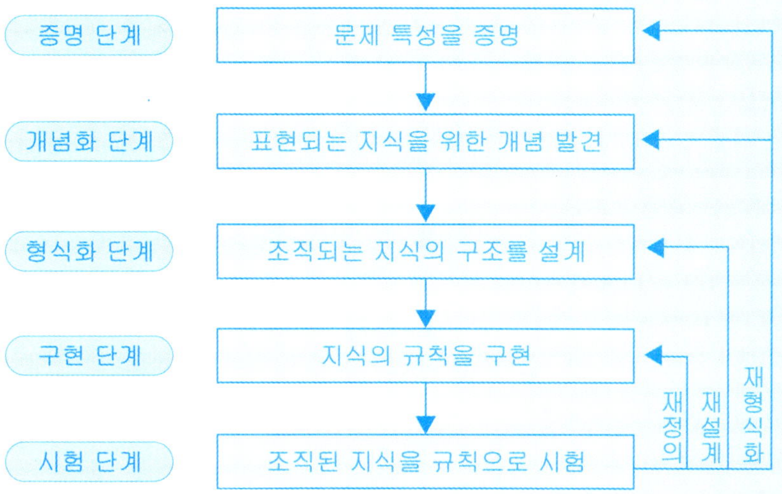

그림 6-7 지식획득 단계

대표적인 결과들(Issue : 이슈)은 표 6-29와 같다. 원시적인 결과들과 세부적인 결과들이며 원시적인 결과는 사용될 지식의 자원들의 목록이고, 사용할 방법을 결정하는 것이다. 원시적인 결과를 정하면 세부사항들의 목록과 사용할 방법을 결정하는 것이다.

표 6-29 지식획득에서 원시적이고 상세한 문제

원시적인 결과들	• 기본적인(원시적인) 개념과 용어들이며, 제안된 해결의 구현 전략과 문제이다. • 문제에 대한 입력들 : 어느 것이 획득되기 어려운가? • 문제에 대한 전형적인 해답 : 그들의 특성은 무엇인가? • 사용된 지식의 자원이나 사용된 과정이다. • 지식획득 방법이나 문제의 분해(필요하다면)이다.
상세한 문제	• 특정한 입력 데이터 : 그것들이 어디에서 오고 어떻게 조직화되고 어느 것이 획득하기 어려운가? • 데이터 항목(Item : 아이템)들 간에 상호관계 : 그것들이 규칙 결정과 어떻게 관계하는가? • 상대적인 중요성과 데이터의 정당성이며, 다른 전문가들의 해답과의 관계이다. • 데이터(Inputs : 인풋, outputs : 아웃풋)의 확실성의 등급과 데이터, 규칙, 출력에서 신뢰에 대한 전문가의 힘이며, 대립, 규칙의 예외, 해결(Resolution : 리솔루션)의 대립이다. • 기초가 되는 가설, 전략, 결론이며, 결과의 성능 평가수단이다. • 구속(Constraints : 컨스트레인트)이며, 문제의 복잡성의 등급이다. • 시스템 또는 그것의 환경에서 변화에 대한 전문가의 응답이다. • 추론(Reasoning : 리즈닝)과정 : 추론(Inference : 인퍼런스)의 유형이다.

제 6 장

8. 전문가 시스템 개발을 위한 지식획득 방법

지식획득 방법(Method of knowledge acquisition : 메소드 오브 널리지 액퀴지션)은 지식공학의 기본적인 모델은 지식공학자가 전문가와 지식베이스 간에 조정하는 조직화된 협동 작업을 의미한다. 지식공학자는 전문가로부터 지식을 유도하고 전문가와 함께 정의하고, 지식베이스에서 설명한다. 전문가로부터 지식의 추출은 손으로 또는 컴퓨터의 도움으로 할 수 있다. 손으로 하는 유도 기술들은 심리학과 시스템 분석에서 모방되었다. 지식획득 방법들은 세 가지 유형으로 분류된다.

① 수작업(Manual methods : 매뉴얼 메소드)은 기본적으로 약간의 인터뷰 종류에 구축된다. 지식공학자는 전문가와 다른 자원에서 지식을 유도한다. 그리고 지식베이스에서 코드화한다.

② 반자동 방식(Semiautomatic methods : 세미 오토매틱 메소드)은 두 가지 부류로 나누어진다.

㉠ 지식공학자의 도움 없이 지식베이스를 구축하는 것이다.

㉡ 좀 더 효과적이고, 유효한 방법에서 필요한 업무를 실행하는 지식공학자를 도우려는 것이 있다.

③ 자동방식(Automatic methods : 오토매틱 메소드)에서 전문가와 지식공학자의 역할은 최소화되거나 제거되더라도 어느 설계자에 의해 관리된다.

(1) 구조화된 인터뷰

구조화된 인터뷰(Structured interviews : 스트럭쳐 인터뷰)는 체계적인 목표지향의 과정이다.

① 지식공학자와 전문가 사이에서 조직화된 의사소통 능력이다. 구조는 구조화되지 않은 인터뷰에서 본래부터 가지고 있는 해석 문제를 줄인다. 그리고 그것은 지식공학자에게 영역 전문가의 주관성에 기인된 왜곡을 막도록 한다.

② 인터뷰를 구조화하는 것은 많은 절차상의 결과에 주의가 필요하다. 인터뷰하는 기술은 매우 유명할지라도 많은 단점을 가지고 있다. 그것들은 수집된 정보의 부정확성에서 회견자에 의해 소개되는 범위까지 범위를 정한다.

③ 인터뷰는 기술이 중요하다. 그러나 그것들은 주의 깊게 계획되어야 하고, 인터뷰 결과는 철저한 확증과 정당화 방법론들의 조건으로 해야 한다.

④ 인터뷰는 때때로 추적하는 방법에 의해 바뀐다. 선택적으로 그것들은 추적하는 방법과 다른 지식획득 방법을 보충하는 데 익숙해 있다.

(2) 비구조적 인터뷰

비구조적 인터뷰(Unstructured interviews : 언스트럭쳐 인터뷰)는 많은 지식획득 인터뷰는 비공식적으로, 보통 시작점으로 전도되며 시작은 비공식적으로 시간을 절약한다.

McGraw and Harbison-Briggs(맥그로우 앤드 허비슨-브릭스)에 의하면 구조화되지 않은 인터뷰는 인식과정에서 완전하거나 또는 잘 조직화된 설명을 좀처럼 공급하지 않는다.

① 비구조적 인터뷰는 Expert system domains(익스퍼어트 시스템 도메인스)가 일반적으로 복잡하다는 것을 관찰했다. 그래서, 지식공학자와 전문가는 활발하게 인터뷰 상태를 준비해야 한다. 구조화되지 않은 인터뷰는 일반적으로 이런 준비에 효과적으로 인터뷰 자체를 이동하도록 하는 체제가 부족하다.

② 영역 전문가(Domain expert : 도메인 익스퍼트)는 보통 비구조적 인터뷰로는 그들의 지식요소의 몇몇을 나타내기가 매우 어렵다는 것을 안다.

③ 영역 전문가는 구조의 부족을 인터뷰 전에 그들로서는 아무런 준비가 필요하지 않다는 것으로 설명할 수도 있다.

④ 구조화되지 않은 인터뷰에서 획득된 데이터는 개방적이고 광범위하기 때문에 지식공학자가 면밀히 재검사하고, 해석하고, 통합하기 어렵다.

⑤ 트레이닝과 관계한다. 트레이닝과 경험부족 때문에 지식공학자는 어느 누구도 효과적으로 구조화되지 않은 인터뷰를 전달할 수 없다. 그래서 지식공학자는 무질서하게 나타나고, 뜻하지 않게 전문가에게 저조한 확신을 가지도록 할 수도 있다. 이것은 대규모의 개발 노력에서 함께 노력을 필요로 하는 동의를 줄일 수도 있다. 결국 그리고 대부분 중요하게, 구조화되지 않은 상태는 일반적으로 전문가용 특정 정보의 획득을 돕지 못한다.

⑥ 인터뷰의 이 유형은 가장 일반적이고, 몇몇 변화에서 나타난다. 게다가 "말을 통해(Talkthrough : 토크쓰로우)"라는 것은 전문가에게 "가르침을 통해(Teachthrough : 티치쓰로우)" 또는 "독서를 통해(Readthrough : 리드쓰로우)"라고 질문할 수 있다. 가르침을 통해서 전문가는 교사로서 그리고 지식공학자로서 학생으로서 행동한다. 전문가는 그들이 무엇을 하는가를 말할 뿐만 아니라 왜 하는가를 설명한다.

⑦ 업무(Task : 태스크)를 수행하는 데 필요한 기술과 전략들에서 지식공학자를 가르친다. 전문가는 독서를 통한 접근에서 지식공학자에게 독서하는 방법과 업무에 사용하는 성문화된 문서를 해석하는 방법을 가르치는 것을 질문받게 된다.

9. 전문가 시스템 개발을 위한 추적방법

추적하는 과정은 전문가의 추론과정을 추적하기를 시도하는 기술들의 집합이다. 그것은 그들이 결론에 이를 동안 전문가의 "일련의 사고"를 발견하는 데 관심을 가지는 인식 심리학자들 사이에 유명한 접근방식이다.

지식공학자는 정보가 무엇을 이용하고 있는가, 그리고 어떻게 이용하고 있는가를 알기 위한 추적 과정을 이용할 수 있다. 추적하는 방법들은 비공식적 또는 공식적일 수 있다. 가장 평범한 공식적인 방법은 프로토콜 분석이다. 프로토콜 분석은 지식공학자가 전문가로부터 상세한 지식을 획득한 일반적인 방법이다.

10. 전문가 시스템 개발을 위한 의료분야 지식베이스의 범주

전문가 시스템에서 지식베이스의 구축은 가장 어려운 분야 중의 하나이다. 현재까지 의료분야의 전문가 시스템이 질병의 진단과 치료 및 예후에 있어 완벽한 의사결정을 지원하지 못한 것은 이와 같은 개발에 어려움이 있기 때문이다.

의학의 기본적인 원칙 또는 환자의 데이터베이스로부터 지식베이스를 구축하기 위한 지식을 획득하는 것은 컴퓨터가 아니고 지식공학자가 수행해야 하는 일이다. 의료용 전문가 시스템으로서 기능을 갖기 위해서는 해당 분야의 전문가의 지식 또는 문헌에 기록된 과학적인 연구결과 등을 통해 이루어지는 지식베이스의 내용과 질이 무엇보다도 중요하다.

초창기의 지식기반 시스템은 규칙기반 시스템, 프레임 시스템, 휴리스틱 시스템으로 분류된다.

06 | 의료정보 시스템

의료정보 시스템은 병원 내의 업무처리에 국한된 병원정보 시스템과 병원 등 의료기관 간의 모든 의료정보를 통합하여 기능을 수행하는 의료자료은행과 의료정보센터 등과 같은 광역 의료정보 시스템으로 크게 나눌 수 있다.

이 중 의료정보 시스템은 그림 6-8과 같은 형태로 운용된다.

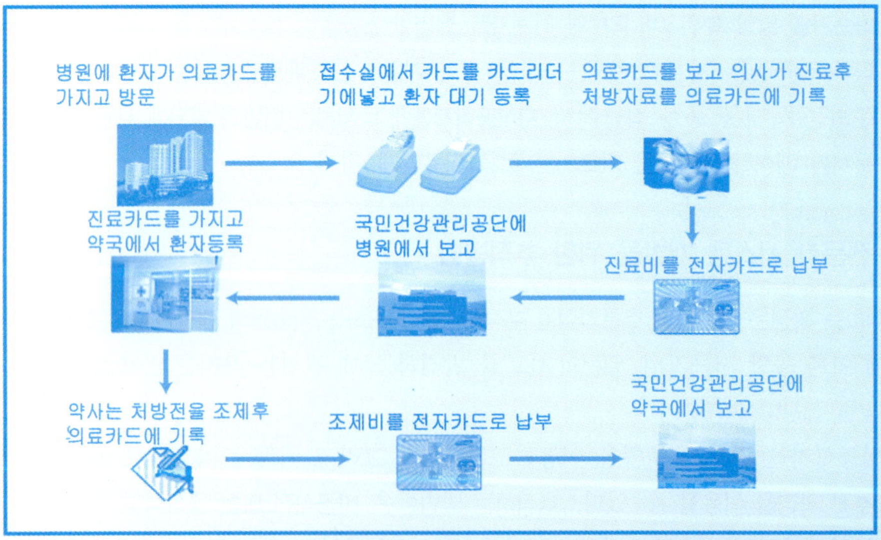

그림 6-8 • 의료정보 시스템의 운용 예 : 처방 전과 후

1. 의료정보 시스템의 개념

증가하는 환자관리 요구를 적시에 적절하게 수집, 유지, 관리하여 기관 내의 각 기능분야들이 신속하게 자료를 기록, 보관하고 적절하게 이용하여 효과적으로 환자를 진료할 수 있게 해주는 상호 의사소통 연결 시스템을 의료정보 시스템이라 할 수 있다. 의료정보 시스템에 있어서 의료정보라는 정의가 애매하고 시스템이라는 용어도 시스템이라고 하기보다 서비스라는 성격이 오히려 강하기 때문에 그 통일된 정의를 내리는 데 어려움이 있으므로 여러 문헌에서 몇 가지 정의를 인용하면 다음과 같이 요약할 수 있다.

① 의료정보 시스템은 보건의료제도의 효과적인 운영을 위한 수단으로서 각종 정보를 수집, 분석하고 공급하는 의료정보의 유통체계로서 지역의 보건의료기관과 행정기관을 연결하여 주민들의 건강관리나 구급 · 구명 의료를 신속히 처리하는 체계이다.

② 의료정보 시스템은 신뢰성 있는 자료를 생산하고 상세한 내용의 정보를 신속 정확하게 공급함으로써 정책의 수립, 경과의 파악 및 사업평가를 원활히 할 수 있도록 하는 기능 체계이다.

③ 의료정보 시스템은 정보유통기구를 확립함으로써 한정된 자원 안에서 최선의 의료체계를 유지하기 위한 수단이다.

④ 의학연구, 의학교육, 진료, 보건행정 등 모든 보건 분야에서 취급되는 데이터, 정보지식을 각 분야의 목적에 가장 효과적으로 이용할 수 있도록 하는 시스템이다.

⑤ 의료정보 시스템은 최신의료정보를 의사, 약제사 등 의료종사자들에게 제공한다.

2. 의료정보 시스템의 종류

의료정보 시스템은 여러 가지로 분류할 수 있지만 우리나라에 실행되고 있는 의료정보 시스템을 분류하면 병원정보 시스템, 지역의료정보 시스템, 의료정보 서비스 시스템, 의료보험관리 시스템으로 나눌 수 있으며 각각의 특징은 다음과 같다.

제6장

(1) 병원정보 시스템

병원정보 시스템은 크게 병원관리정보 시스템과 진료정보 시스템 두 가지로 나눌 수 있으며 각각의 시스템 내부의 구조는 다음과 같다.

표 6-30 병원정보 시스템

병원관리정보 시스템	환자등록 시스템, 원무회계 시스템, 병원통계처리 시스템, 약품재고관리 시스템 등이다.
진료정보 시스템	임상검사 시스템, 약제처방 시스템, 심전도 자동해석 시스템, 의료영상정보 처리 시스템, 방사선 선량계산 시스템, 환자감시 시스템, 병력관리 시스템 등이다.

(2) 지역의료정보 시스템

지역의료정보 시스템은 **구급의료정보 시스템, 임상검사정보 시스템, 도서의료정보 시스템, 의료연대 시스템, 벽지의료정보 시스템, 역학정보 시스템, 건강관리 시스템** 등을 총칭하는 것으로 한 지역에 국한되지 않고 여러 가지 정보를 공유함으로써 환자의 지역 안에서 모든 의료 서비스를 받을 수 있도록 하는 것이다.

(3) 의료정보 서비스 시스템

의료정보 서비스 시스템은 크게 **의학교육정보 서비스 시스템**과 **의료정보 서비스 시스템**으로 나눌 수 있으며, 그 종류에 따른 프로그램은 다음과 같다.

표 6-31 ● 의료정보 서비스 시스템

구분	내용
의학교육정보 서비스 시스템	환자 시뮬레이션 프로그램, 구급의학 학습 프로그램, 심전도진단 학습 프로그램 등이다.
의료정보 서비스 시스템	의약품정보 서비스 시스템, 중독정보 서비스 시스템, 장기이식정보 서비스 시스템, 의학문헌정보 서비스 시스템, 특정질환정보 시스템, 혈액정보 서비스 시스템 등이다.

(4) 의료보험관리 시스템

의료보험관리 시스템에는 **보험급여관리**(현물급여, 현금급여, 급여사후관리, 요양취급기관관리, 결산, 통계), **심사관리**(진료비, 청구명세서 심사, 심사 결정금, 통계), **피보험자 자격관리**(자격관리, 진료지역관리, 통계, 의료보험취급 기관관리), **보험료 징수관리**(보험료징수, 기타 징수, 정산, 결산, 통계), **기타**(인력관리, 회계관리, 자금관리, 고정자산관리) 등이 있다.

3. 의료정보 시스템화에 필요한 기술

의료정보 시스템화를 위해서는 관련기술의 진보가 뒤따라야 한다. 이것은 단순한 의료기기의 연구개발뿐만 아니라 **시스템 공학적 기술의 발전이 요구**된다. 그러므로 **정보의 시스템화에 관련되는 기술은 광범위한 영역에 포함되어** 있다. 이러한 기술은 기술지향이 아닌 **의료지향 형식으로 진행되어야 할 것이다.** 즉 의료와 기술이 서로 밀착되어 상호관련 속에서 진행되어야 한다. 이 중에서 의료정보의 시스템화에 필요한 기술을 요약하면 다음과 같다.

(1) 생체정보의 계측, 검사기술

생체정보의 계측은 환자의 활동범위를 넓혀 주면서 환자에게 부착된 센서로부터 계측된 생체신호를 수신하는 **'무선 생체계측기술'**, 측정 및 기록 시스템을 일체화하고 소형화해 환자가 휴대하거나 쉽게 이동하면서 생체에서 발생된 정보를 측정할 수 있게 하는 '휴대형 생체계측기술', 가정에서 생체신호를 측정해 병원으로 전송해 주는 '재택 생체계측 시스템' 등이 모두 이 범주의 기술이라고 할 수 있다. 따라서 필요한 생체정보를 얻지 못하면 의료정보의 시스템화는 불가능하다. 이를 위해서 계측, 검사기술의 발전이 필수적이다.

(2) 생체정보 처리기술

계측 검사된 생체정보를 활용하기 위해서는 필요한 정보로의 변환이 필요하다. 정보처리의 방법에는 여러 가지가 있다. 이것은 단순한 방법이 아니라 소프트웨어와 하드웨어의 측면에서 검토되어야 한다. 이 가운데는 정보의 표시기술도 포함된다.

(3) 정보의 전송기술

정보의 전송기술이란 사용자에 의해서 생성된 정보가 통신하기 적당한 형태의 신호로 변환된 다음, 여러 전송기술에 의해 통신로 상에 전기적 신호형태로 실려서 상대에게 운송되는 것이다. 이때 정보를 전달하는 데 있어서 무엇보다 중요한 것은 송신한 정보가 상대에게 올바로 정확하게 수신되어야 한다는 것이다. 따라서 정보의 전송기술의 개발도 중요하다. 정보의 전송기술은 시스템화를 성공시키는 중요한 요인이다. 정보통신기술의 발전으로 많은 진전을 이루고 있다.

(4) 정보의 축적, 검색, 입력, 출력기술

정보는 필요할 때 언제든지 찾아볼 수 있어야 하며 의료정보를 참고할 수 있도록 하기 위한 종합적인 기술이 요구된다.

(5) 정보에 기초한 판정, 의사결정기술

진단은 생체정보와 종래에 가지고 있었던 지식을 종합해서 의사결정을 하는 것이다. 따라서 이를 위한 논리의 확립과 그에 필요한 소프트웨어와 하드웨어가 필요하다.

(6) 네트워크 기술

효율적인 네트워크를 만드는 기술이 요구된다. 네트워크의 발전 방향은 고속화, 대용량화, 멀티미디어화, 유·무선 통합으로 특징지을 수 있다.

(7) 프로그래밍 기술

프로그래밍이란 컴퓨터에 주어진 과제를 분석하여 그 처리절차를 자세히 지시하는 명령을 체계적으로 구성하는 작업이며 정보를 처리하기 위해서는 프로그래밍 기술이 필요하다.

(8) 안정성, 효율성 등을 검사하기 위한 기술

기술과정의 성과를 충분히 달성하기 위해서는 효율성 및 안정성의 확보를 위한 기술이 필요하다.

(9) 인터넷의 의료정보

오늘날에는 환자와 가족의 의견이 존중됨에 따라 의료 영역에서 의료진의 일방적인 정보 소유를 지양하고 환자들의 알권리가 급속히 증가하고 있다. 현대의 의료정보란 의료 서비스의 의료인뿐만 아니라 환자와 가족도 이용의 주체가 되는 의료이용 전반에 관한 정보를 말한다.

인터넷은 환자와 가족 입장에서 의료의 정보와 상식을 보다 쉽게 찾고 얻을 수 있게 해준다. 네트워크 발달은 의료의 발달과 새로운 지식과 연구로 의료정보를 이용할 수 있게 하였다.

1) 인터넷의 역사

군사전략적 목적으로 설치된 미 국방성 군용전산망(핵전쟁 대비)인 ARPAnet(알파넷 : The Advanced Research Project Agency : 더 어드벤스 리써치 프로젝트 에이전시)으로 1969년 초 시작으로 인터넷의 시초가 되었으며 1978년 TCP/IP(Transmission Control : 트랜스미션 컨트롤/Internet Protocol : 인터넷 프로토콜)의 개발로 표준화된 규격으로 새로운 서비스를 제공하고, 인터넷을 사용하고 1982년 MILnet(Military Net : 밀리터리 넷)과 ARPAnet 분리함으로써 발전을 가져왔다. 1990년 컴퓨터 발전으로 인하여 급속히 인터넷이 발전하였으며 80,000대의 컴퓨터 연결하여 사용하였고, 2000년 이후는 메모리용량과 스피드에서 경쟁하는 시대로 돌입하였다.

2) 인터넷 정보 서비스

표 6-32 ● 인터넷 정보 서비스

전자우편(E-mail)	세계 어느 곳에서든 문장, 화상정보를 교환하며 속도가 빠르다.
파일전송(FTP)	인터넷을 통해 파일을 주고받는 프로토콜이며 대용량 정보를 보낼 수 있다.
원격접속(Telnet)	원격 컴퓨터에 접속을 가능하게 해주는 인터넷 프로토콜이며 공유가 가능하다.
인터넷 뉴스 (Usenet, Newsnet)	News 서버를 통하여 전 세계의 의학, 사회, 정치, 경제, 문화 등 다양한 분야의 정보를 얻고 인터넷 뉴스모임에 참여하고 관심분야의 뉴스를 활용한다.
메일링 리스트(Mailing list)	전자우편으로 List Server(리스트 서버)에 정보 구독신청으로 메일로 구독한다.
인터넷대화(IRC, Worldchatting, Powwow)	모니터를 보며 서로의 모습을 보며 대화한다.
기타	Veronica(베로니카), Gopher(고퍼), Archie(아치), WAIS(와이스) 등 많은 발전이 있을 예정이다.

3) 의학정보와 의료정보

① 과거의 의료정보는 의료인을 위한 의학정보를 말하며, 오늘날의 의료정보는 의료서비스의 의료인뿐만 아니라 의료행위를 받는 자도 의학정보의 주체가 되는 의료정보이다. 전반에 관한 정보를 말한다.

② 테오도 어빌로스(19C초) : 치료성과 및 질(Quality : 퀄러티) 관리 도입, 의학통계 시도로 의료정보확립을 세웠다.

③ 알렉상드르 루이(19C) : 임상의학의 창시자로 의료발전을 가져왔다.

④ Canadian Preventive Services Task Force(캐나디안 프리벤티브 서비스 태스크 포스) : 근거(원인)의 중심이며 의학발전을 가져왔다.

4) 인터넷을 활용한 의료정보

① 검색엔진/메타검색엔진, 전자우편주소, 디렉터리, 찾기 등이다.

② 의학문헌 검색 : MEDLINE(메드라인 : Medical Literature Analysis and Retrieval System Online : 메디컬 리트럭쳐 어날리시스 앤드 리트리벌 시스템 온라인), MeSH(메쉬) 등이다.

③ 유즈넷 뉴스 그룹, 메일링 리스트 등이다.

④ 의료정보의 제공 : 병원정보, 의학상식, 전자우편을 통한 의료상담 등이다.

⑤ 의학교육 : 의료 전문인에 대한 의학정보 제공 및 보수교육, 환자 및 가족의학교육 등이다.

5) 정보의 평가 및 인증

① 자료의 참신성(Timekiness : 타임키니스)이다.

② 저작자의 확인(Authority : 어소리티)이다.

③ 웹페이지의 구성(Organization : 오거나이제이션)이며, 책임의 한계를 명시한다.

④ HON(Health On the Net foundation : 헬스 온 더 넷 파운데이션) : 의료정보 홈페이지 인증기관 등이다.

제
6
장

4. 병원정보 시스템

최근 들어 국민생활수준의 향상으로 양질의 의료서비스에 대한 요구가 증가하게 되었고, 특히 병원들 간의 경쟁심화 및 효율적인 병원경영의 필요성에 의해서 PC를 비롯한 컴퓨터 관련 하드웨어의 가격대비 성능이 향상되고, 그동안 PC를 단순 터미널 기능으로 사용하던 환경에서 편리한 소프트웨어 기능을 이용하여 윈도우 환경을 기반으로 GUI(Graphic User Interface : 그래픽 유저 인터페이스)를 실현할 수 있게 됨에 따라 병원에서 발생하는 모든 의료행위를 전산화하는 병원정보 시스템(Hospital information system : 호스피틀 인포메이션 시스템)의 도입이 가능하게 되었다. 이러한 도입은 각종 정보에 대한 신속 정확한 통계와 분석이 가능해지고 그에 따라 의료의 양적·질적인 향상과 병원경영에 도움을 줄 수 있게 된다.

① 병원을 비롯한 의료기관을 운영, 분석하고 나아가 의료행위의 질을 높이는 데 핵심적인 역할을 할 수 있는 **병원정보 시스템**(HIS)은 1990년대 중반부터 각 병원에서 본격적으로 도입하여 운영하고 있다. 즉 1978년 의료보험이 시작되고 1989년부터는 전 국민 의료보험이 확대 도입되면서 의료수요가 급증함과 동시에 병원도 양과 질적인 면에서 급속히 성장하게 되었다. 병원의 성장은 대단위로 발생하는 의료정보를 처리할 수 있는 새로운 정보구조에 의한 시스템 구축을 요구하게 되었다. 국내 의료정보 시스템의 역사는 다음과 같다.

㉠ 1978년 경희의료원에서 MEDIOS(메디오스) 설치(최초)하였다.

㉡ 원무시스템 1973년 도입, 현재 국내 종합병원에서 98[%] 도입하였다.

㉢ **처방전달 시스템** : 1982년 최초 도입, 90년대 초 폭발적으로 증가(1998년 현재 63[%])하고 있다.

② 시스템 구축에 따라 사회적 요구가 가속되고 기존 사용하던 원무행정 중심의 병원전산화로는 한계가 있으며, 새로운 구조, 즉 **처방전달 시스템**(Order Communication System : 오더 커뮤니케이션 시스템 : OCS)을 기본으로 한 **병원정보 시스템**를 구축하기에 이르렀다. 또한 PC 등 컴퓨터 관련 장비의 성능향상과 통신장비의 가격하락은 **분산처리 방식**의 Client/Server(클라이언트/서버) 구조로 병원정보 시스템을 구축하는 것이 가능하게 되었다.

③ 병원 각 부문에서 발생하는 정보를 종합하여 정보처리를 일원화하여 병원 내의 모든 사용자에게 공통적인 정보기능을 제공하는 개방적인 시스템이 **병원정보 시스템**이다. 실용화된 병원정보 시스템을 보면, 다양한 방식들이 발표되고 있지만 아직은 완벽하지 못한 것이 현실이다. 병원 내의 모든 정보발생원을 컴퓨터 네트워크의 구성원으로 집어넣어 종합적으로 병원정보 시스템을 실현하고자 하는 노력은 계속되고 있다. **병원정보 시스템**은 표 6-33과 같이 구성되어 있다.

표 6-33 • 병원정보 시스템

구분	내용
진료정보	진료상담관리, 예약관리, 사후관리 등이다.
행정정보	수입 및 지출 관리, 약품 및 재료 관리 등이다.
원무정보	현황, 통계, 분석 등이다.
시스템정보	기준정보관리, 시스템 관리 등이다.

④ 병원 내 정보의 흐름은 병원 내에는 수많은 정보가 흐르고 있지만 **병원의 기능수행을 하나의 시스템**으로 이해할 때 크게 **4가지의 주요한 흐름**으로 구분할 수 있다.

병원이란 다른 어느 조직체보다 **정보교환과 정보의 양이 많을 뿐만 아니라 신속 정확한 정보의 유통과 장기적 저장을 필요로 하는 조직**이며, 병원의 모든 부서는 정보를 생산하여 교환하고 이용하면서 업무를 진행하고 있다. 그러므로 효과적인 정보의 유통이 없이는 능률적인 업무수행을 기대할 수 없다.

표 6-34 병원 내 정보의 4가지 흐름

환자의 흐름	Patient flows(페이션트 플로우스)
물자의 흐름	Materials flows(머터리얼스 플로우스)
자금의 흐름	Money flows(머니 플로우스)
정보의 흐름	Information flows(인포메이션 플로우스)

(1) 병원정보 시스템의 기본개념

1) 병원정보 시스템의 구조

병원정보 시스템은 그림 6-9와 같이 처방전달 시스템과 사무자동화 및 표 6-35와 같이 의료영상 시스템의 3가지로 분류할 수 있다.

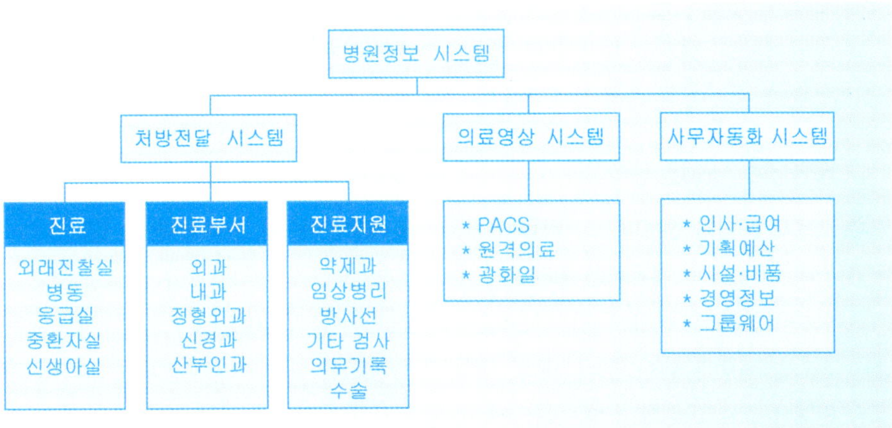

그림 6-9 병원정보 시스템의 구조

표 6-35 의료영상 시스템의 3가지로 분류

처방전달 시스템	병원정보 시스템 중 가장 기본이 되는 시스템으로서 환자에게 발생되는 처방을 중심으로 진료와 진료지원 및 원무행정부서간에 전달되는 과정을 전산화한 시스템이다.
의료영상 시스템	병원에서 발생하는 영상정보 데이터를 전산화하여 저장하고 검색할 수 있는 시스템이다.
사무자동화	처방전달 시스템에서 발생되는 정보를 근간으로 인사·급여, 경리와 물품관리 및 원가분석, 경영지원에 이르기까지 병원경영에 필요한 시스템을 정보화한 것이다.

2) 병원정보 시스템의 기대효과

① 진료 서비스가 개선되고, 의료진의 편의가 늘고 의학연구에 필요한 자료의 통계화가 이루어진다.

② 행정업무가 개선되고, 수익성이 개선된다.

③ 자원관리의 효율성이 향상되고, 의료업무에 의사결정을 지원한다.

3) 병원정보 시스템 구축 목적

병원정보 시스템은 병원 내의 각 행위의 순간에 전체적인 환자의 정보를 공통으로 등록 및 조회하는 것으로 구축함으로써 다음과 같은 목적이 있다.

① 업무생산성을 향상시키고, 환자서비스를 개선한다.

② 병원진료수익을 증대시키며 의료비용을 절감하고, 환자 대기시간을 단축한다.

③ 진료와 진료지원 업무의 생산성을 증대시킨다.

④ 의료서비스 향상을 통한 경쟁력을 제고한다.

⑤ 정확한 경영 분석정보 제공을 통한 합리적인 운영계획을 수립한다.

⑥ 의학연구 분야의 효과적으로 지원한다.

⑦ 병원행정의 3대 요소인 인원, 물자, 자금을 체계적으로 관리한다.

⑧ 정보의 정확도, 신속성, 인력운용의 효율성을 증대한다.

4) 병원정보 시스템 구축방안

① 사용자 중심의 정보환경 : 사용자 편리성을 최우선적으로 고려한다.

② 경비 대 효과의 경제성을 고려한다.

③ 기존시설과 환경에 적합한 전산망 및 전산장비를 도입한다.

④ 신기술 적용에 대해 적극적으로 대처한다.

⑤ 단계별 프로그램 개발 및 적용 계획을 수립한다.

5) 병원정보 시스템 구축에 따른 문제점

① 전산화에 필요한 시설 및 환경에 영향을 많이 받으며, 컴퓨터 활용이 가능한 인적자원을 많이 필요로 한다.

② 24시간 무정지 시스템을 유지하여야 하며 특히 진료정보에 대한 완벽한 backup(백업, 예비파일)이 보장되어야 한다.

③ 기존 병원정보 시스템 정보와의 호환성 유지 및 점진적인 교체기간이 필요하다.

④ 의료진이 주사용자임에 따라 PC 사용에 대한 거부감이 강하다.

⑤ 전산화에 따르는 경비가 많이 소요된다.

6) 병원정보 시스템 구축시 고려사항

표 6-36 병원정보 시스템 구축시 고려사항

보안성	의료관계자에 따라 정보의 입·출력에 관한 권한을 명백히 하여야 하며, 자료의 유출은 금지한다.
안전성	전산망 및 전산망 장비가 고장 없이 안정적으로 동작해야 하며, 이를 위해 여러 가지 고장 복구 수단, 백업 등의 기능을 갖추어야 한다.
정확성	모든 정보는 원하는 장소로부터 다른 원하는 장소로 오차 없이 전달되어야 한다.
전산망 설치 공간	전산망 설치공사시에는 최단거리에 가능하면 중앙집중식으로 설치할 수 있는 공간을 확보하여야 한다.
경제성	전산망 설치 및 전산망 장비구입에 소요되는 비용이다.

(2) 병원정보 시스템의 개념

병원정보 시스템은 병원의 여러 업무를 수행하는 데 필요한 정보를 적당한 시기에 적절하게 제공하는 시스템으로 여러 형태의 기능을 수행하는 하위 시스템의 복합집단으로 구성되어 있다. 병원정보 시스템 개념은 너무 광범위하므로 이를 다시 구체적으로 설명하면 다음과 같이 설명할 수 있다.

1) 각 기능별 하위 시스템들의 집단이며 상호 밀접한 연관

병원업무는 크게 진료업무, 진료지원업무(임상병리, 방사선, 의무기록, 약국 등) 그리고 일반사무업무(의료보험청구, 재고관리) 등으로 나눌 수 있다. 이들의 업무내용은 다양하고 처리해야 할 자료의 종류가 다르다. 그러서 종합적인 단일정보 시스템보다는 각각의 하위 시스템으로 나누어 구축하는 편이 더 효과적이다.

그러나 병원업무는 서로 연관성이 있으므로 각 하위 시스템들 간에 정보의 흐름이 원활히 이루어지도록 시스템이 구축되어야 한다.

㉮ 의료보험 청구를 위해서는 의료보험 시스템과 의무기록 시스템, 임상검사 시스템, 약품관리 시스템 등이 서로 연결되어야 신속하고 효율적으로 업무를 처리할 수 있다. 이러한 하위 시스템들 간의 연관성은 종합적인 병원정보 시스템의 전략적 장기계획과 각 시스템 구축시에는 일정한 지침을 따르게 함으로써 이루어질 수 있다.

2) 병원기능과 진료에 필요한 의사결정을 지원

병원정보 시스템은 데이터 프로세싱과 같은 단순사무업무 처리 이외에도 병원경영이나 진료에 필요한 정보를 제공함으로써 이들 업무를 지원한다. 병원경영에 관한 의사결정은 앤터니(Anthony)의 분석들에 의해 세 가지로 나눌 수 있는데, 이들은 각기 다른 종류의 정보를 필요로 한다.

① **전략적 계획**(Strategic planning : 스트러티직 플래닝)에서는 **세부적인 것보다는 요약된 정보**가 필요하며, 전략적 의사결정은 일반적으로 미래지향적이며 먼저 병원의 목적과 방향을 정한 다음 이를 달성하기 위한 **주요사업을 계획하는 과정**을 말한다. 이에 필요한 정보로는 **내부에 관한 것뿐 아니라 외부환경에 관한 정보**(보건정책, 의료보험수가의 변경사항, 경쟁병원에 관한 사항 등)가 있다.

② **관리적 통계** : 관리적 통계(Management control : 매니지먼트 컨트롤)에서 관리적 의사결정은 정해진 사업계획을 달성하기 위해 **자원조달을 결정하는 과정**이다.

㉠ 시설유지, 예산수립 등을 들 수 있는데 이를 위해서는 전략적 의사결정에 비해 좀 더 세부적이고 내부사항에 관한 정보가 필요하다.

③ **운영적 통계**(Operational control : 오퍼레이셔널 컨트롤)에서는 병원경영뿐 아니라 임상적 의사결정을 지원하기 위해서도 **병원정보 시스템은 필요한 정보를 제공**한다. **병원정보 시스템을 위해** 여러 종류의 시스템들이 개발되어 있는데 그중 대표적으로 ONCOCIN[44], HELP, ARAMIS[45](Arthritis Rheumatism and Aging Medical Information System : 아스라이티스 류머티즘 앤드 에이징 메디컬 인포메이션 시스템), MYCIN[46], CASNET[47](Causer Associational Network : 코저 어소시에이셔널 네트워크), PROMIS(Problem Oriented Medical Information system : 프로블럼 오리엔티드 메디컬 인포메이션 시스템)가 있다. 이들은 특정 사례들에 관한 과거의 치료기록, 학술논문에 실린 자료, 그리고 전문가들의 의견들을 종합하여 **진단방법을 우선순위별로 제공함으로써 중요한 순간에 임상적 의사결정**을 돕는다.

3) 양질의 정보를 제공하는 시스템

일반적으로 **자료는 실제로 발생한 사건의 단순한 기록으로 처리, 가공되지 않은 상태**를 말하고, **정보는 어떠한 특정 목적을 위하여 처리된 자료**를 일컫는다. 이제까지는 정보가 많을수록 좋다는 생각으로 정보를 대량생산하는 데 치중했었다. 하지만 이제는 정보의 양이 너무 많아지고, 이를 관리하는 데 이용하기도 힘이 들게 되고, 많은 비용이 들어서 **꼭 필요한 정보만 산출해야 한다는 방향**으로 나가고 있다.

이에 판단 기준으로는 다음과 같은 **정보의 속성을 이용**한다.

① 정보를 증명할 수 있어야 하고, 계량화될 수 있어야 하며, 정확해야 한다.

---

44) ONCOCIN(An Expert System For Oncology Protocol Manage, Ment 언 익스퍼트 시스템 퍼 온콜로지 프로토콜 메니지먼트) : 암환자의 화학치료요법 자문이다.

45) ARAMIS : 데이터 수집 조직 시스템이다.

46) MYCIN : 감염성 질환의 진단과 치료를 목적으로 만들어진 시스템이다.

47) CASNET : 녹내장의 진단이다.

② '목적에 적합해야 한다.' 등을 만족할 때에 양질의 정보라 한다.
③ 정보를 적시에 신속히 제공되어야 하며, 정보를 얻기 쉬어야 한다.

(3) 병원정보 시스템의 구분

병원정보 시스템은 병원의 특성에 따라 시스템과 이용범위나 이용자 등에 따라 각각 다르다. 따라서 개발된 병원정보 시스템을 비교한다거나 구분하는 데 어려움이 많다. 그래서 병원정보 시스템을 의사결정지원 시스템과 업무처리 시스템으로 크게 나눈다.

1) 의사결정 시스템

의사결정 시스템이란 다음을 의미한다.

① 반구조적 업무 형태인 관리자의 의사결정과정에 있어서 관리자를 보조하기 위한 의사결정 시스템이다.
② 경영관리 판단보다는 지원을 하기위한 의사결정 시스템이다.
③ 의사결정에 있어서 능률성보다는 효과성을 위해서 컴퓨터를 사용한다.

2) 의사결정지원 시스템의 개념을 정의

의사결정지원 시스템이란 반구조적, 또는 비구조적 문제를 해결하려는 의사결정자에게 자료와 모형의 활용을 도와주는 상호 반응적 컴퓨터 중심의 시스템이다.

3) 의사결정지원 시스템의 목적

① 의사결정을 위해 특히 반구조적, 또는 비구조적 의사결정을 위한 지원을 제공해야 하며, 필요할 때마다 모든 수준 사이의 통합을 제공함으로써 모든 조직계층의 사용자들을 위해 의사결정지원을 제공하고, 독립적일 뿐만 아니라 상호의존적인 결정을 지원해 주어야 한다.
② 의사결정지원 시스템은 탐색, 설계, 선택과 같은 의사결정과정의 모든 단계를 지원할 수 있어야 하고, 쉽게 활용할 수 있어야 하며, 다양한 의사결정과정을 지원해 주지만, 반드시 특정한 한 과정에만 한정하지는 않는다.
③ 의사결정지원 시스템은 업무처리 시스템과는 달리 자료의 양은 많지 않으나, 내용이 복잡하고 기관의 주요 의사결정에 필요한 정보를 제공하는 시스템이며, 기계적인 효율성보다는 의사결정의 질을 향상시키는 데 중점을 두기 때문에 정보의 입출력이나 보고서의 형태도 사용자의 요구에 따라 임의로 정해지는 것이 효과적이다.
④ 의사결정지원 시스템은 업무처리 시스템과 완전히 분리된 시스템이 되어서는 안된다. 업무처리 시스템이 처리하는 세부적인 정보를 특정한 목적에 따라 여러 형태로 요약하는 것이 더 효과적이기 때문에 의사결정지원 시스템과 업무처리 시스템은 서로 밀접한 연관을 갖고 있어야 한다.

4) 업무처리 시스템

업무처리 시스템은 업무의 내용이 단순하나 자료의 양이 많은 업무를 기계적으로 처리하는 체계로서 데이터 처리와 유사한 개념이며, 단순한 업무를 기계적으로 처리하는 시스템으로 입·퇴원, 외래, 구매, 재고관리, 회계, 급여 등의 병원업무와 각종 통계정보와 보고서작성 등을 들 수 있다.

시간단축, 오류감소, 비용절감이라는 직접적인 효과가 있을 뿐 아니라 병원정보 시스템의 가장 기본이 되는 자료를 처리 및 축적하는 것이 장점이다.

5) 전문가 시스템과 인공지능

인공지능은 지적인 컴퓨터 프로그램, 다시 말해 인간만이 가지고 있는 지적 행위, 언어 및 대화의 이해, 학습, 추론 등을 행할 수 있는 시스템의 구성을 목표로 하는 컴퓨터 과학의 한 분야이다. 이런 분야의 연구는 컴퓨터가 나온 이후에도 계속되어 왔으며 전문가 시스템은 이러한 인공지능의 발달과정에서 발생되었다.

① 전문가 시스템 : 의사결정 시스템의 한 형태이며, 특별한 전문지식을 가진 사람에 의해 수행되던 비구조적인 의사결정을 컴퓨터로 하여금 판단할 수 있게 해주는 컴퓨터 프로그램이다. 전문가 시스템은 기능을 수행하는 과정에서 특정 응용분야의 지식을 추론능력과 결합시킴으로써 그 분야의 전문가가 수행하는 것과 비슷한 정도나, 또는 더 우수한 수준의 의사결정에 도달할 수 있도록 조언을 하는 상담가처럼 작동한다.

② 전문가 시스템의 특징

㉠ 모든 문제에 적용될 수 있는 일반적 목적의 지식을 사용하기보다는 의학처방이나 건축설계와 같은 특정한 문제에 대한 전문화된 지식을 이용한다.

㉡ 관리자의 복잡한 기획이나 문제해결을 위한 지원, 질병의 진단 등 고도의 전문적인 업무를 수행함으로써 비전문적인 사람보다 우월한 수준으로 과업수행을 가능하게 해준다.

㉢ 단순한 수리적 서술계산이 아니라, 상징적이거나 추상적 또는 질적인 추리를 요구하는 문제에 적용된다.

③ 전문가 시스템과 이전의 컴퓨터 시스템과의 중요한 차이점

㉠ 전문가 시스템은 최적의 해답은 아니지만 어느 정도 만족할 수 있는 결과를 도출해 내는 휴리스틱 추리를 사용하고 있다.

㉡ 전문가 시스템은 현재의 문제상태와 목적상태의 차이를 판단한 다음 그 차이를 줄이는 적합한 연산자를 사용하며 점차 목적상태에 접근하는 방법을 이용하였다. 즉 몇 가지 경험들과 기초적인 추측능력을 가지고 전문가의 행위를 모방하다.

㉮ "머리가 아프면, 약을 주세요" 등으로 인간의 지식을 표현하였다. 이런 방법은 의사가

병을 진단하는 전문지식에 효과적으로 결부될 수 있을 것이다.

㉢ 컴퓨터 시스템은 규칙에 따라 정확한 계산결과가 도출되는 알고리즘 방식을 채택한다.

㉣ 전문가 시스템은 탐색기법의 발달과 지식을 컴퓨터에 효율적으로 표현하는 방법이 개발됨에 따라 가능하게 되었으며 다른 여러 분야와 상호관련성이 생기게 되었고, 임상의학에 있어서 인공지능 및 전문가 시스템은 활발히 연구되고 있다.

5. 병원정보 시스템의 종류

병원정보 시스템을 크게 네 가지로 분류하며, 진료정보 시스템, 진료지원정보 시스템, 병원행정지원정보 시스템, 종합적인 병원정보 시스템 등이다.

(1) 진료정보 시스템

표 6-37 • 정보 시스템

진료정보 시스템	다기능의 간편한 처방관리, 간호관리 자동화, 검사결과 및 누적결과 조회 통합, 진료재료청구 자동화이다. 진료정보 시스템(Medical information system : 메디컬 인포메이션 시스템)기능
환자추적 시스템	정기적인 치료를 필요로 하는 환자의 추적을 위해 개발된 시스템이며, 컴퓨터가 진료예정일 얼마 전에 자동적으로 진료일자를 출력하여 담당의사와 환자에게 보내게 함으로써 정기진료에 차질이 없게 하고, 암환자와 같이 장기적 치료를 요하는 환자의 추적에 효과적일 것이다.
검사 및 감시 시스템	임상적 의사결정지원 시스템들이 검사 및 감시 시스템 분류에 속한다. 이 외에도 심전도 기기나 다른 감시기기에서 나오는 신호들을 디지털화하여 입력한 후 자료들을 미리 저장된 프로그램에 의해 해석하고 임상적 의사결정에 필요한 정보를 제공하는 시스템들이 있다.

제6장

(2) 진료지원정보 시스템

① 진료지원정보 시스템(Medical supporting information system : 메디컬 서포팅 인포메이션 시스템) 기능 처방에 의한 검사예약관리, 검사장비와의 인터페이스이다.

② 임상병리 시스템[48](Laboratory Information System : 레버러터리 인포메이션 시스템 : LIS)은

48) 임상병리 시스템

① 병원에서 수행되는 검사 중 50[%] 이상 차지하는 임상병리관련 정보를 체계적이고 효율적으로 관리하고 타 시스템으로 자료 연계를 제공하는 시스템이다.

② 검체채취 및 접수시스템, 자동기기 사용 부서 시스템, 수작업 부서 시스템, 정도관리 시스템, 검사결과 보고 시스템으로 구성되어 있다.

의학의 발전에 따라 환자의 치료 및 처치에 관한 의료정보는 폭발적으로 증가하고 있으며, 이러한 의료정보를 체계적으로 정리하여 환자에게 양질의 의료서비스를 제공하는 종합적인 병원정보 시스템이 의료진에게 절실하게 요구되고 있다. 임상병리과는 병원에서 수행되는 검사 중 50[%] 이상 차지하는 임상병리 관련정보를 각종 자동분석기기들과 연결하여 사람의 손을 거치지 않고도 이 기기들을 자동으로 조작함으로써 신속하고 정확한 검사자료를 산출해 내며 또한 다양한 형태로 검사결과의 변화 추이를 볼 수 있는 기능을 갖추고 있다. 임상병리 시스템은 검사시간을 단축시킴으로써 진료에 도움을 주기도 하지만 비용면에서도 이익이다. 국외 병원들을 대상으로 한 조사에 의하면, 계산착오나 분실 등 수작업시 실수로 인한 손실이 임상병리검사로 인한 수입의 3~5[%]라고 한다. 미국에서는 1960년대 말부터 컴퓨터가 일부 임상병리과에 도입되었고, 1980년 말에는 종합병원 및 대학병원의 80~100[%]에서 임상병리 정보시스템이 도입되어 있다.

㉠ 임상병리 시스템 구축시 시행착오 원인

㉮ 국내에는 상품화된 임상병리 시스템 Package(페키지)가 없다(처방전달 시스템 : OCS)의 한 부분으로 인식되고 있다).

㉯ 임상병리과의 고유 업무와 진료, 원무행정 인식으로 복잡한 업무 연계된다.

㉰ 임상병리과 내부 부서간의 독특한 업무흐름이 나타난다.

㉱ 일반회계업무에 적합한 데이터베이스의 구조적 약점이 있다.

㉲ 경영진의 지속적인 관심이 있어야 한다.

㉡ 임상병리과의 검사업무 흐름

그림 6-10은 임상병리과의 검사업무 흐름도이다.

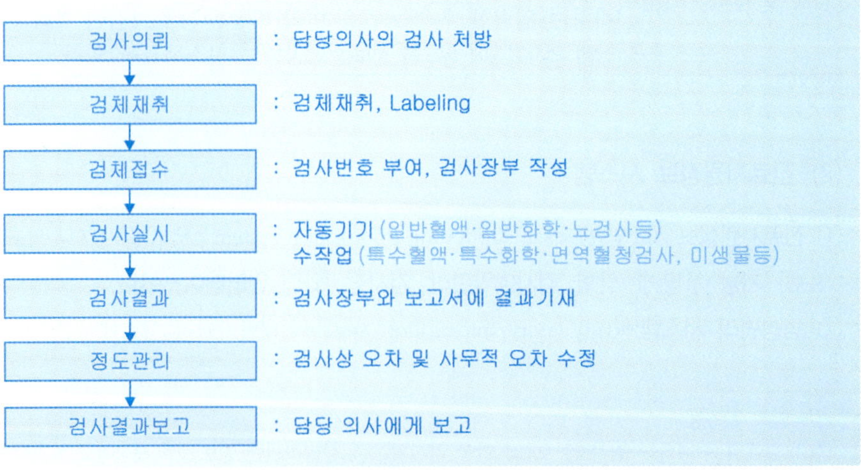

그림 6-10 • 임상병리과의 검사업무 흐름

③ 의무기록 시스템 : 의무기록은 환자진료뿐만 아니라 보고 및 통계 등의 사무업무용으로 중요한 역할을 하며 즉시 작성되어야 하고 환자상태를 확인하고 진단이나 의료를 시행하고, 치료의 타당성을 입증할 수 있는 충분한 자료를 포함하여야 하며, 그 결과는 정확히 서류로서 만들어져야 한다. 따라서 이를 효과적으로 관리할 시스템이 필요하다. 의무기록 시스템은 일반적으로 의무기록의 대출시 이를 추적 관리하는 기능이 있고, 환자와 질병별로 색인을 하며, 각종 통계를 산출해 내는 기능이 있다.

㉠ 의무기록의 역사

표 6-38 의무기록의 역사

히포크라테스 증례기록	환자 스스로가 기록한 자가 중심 기록이다.
1819년 레넥	청진기 발명 후 기록된 의사 관찰 중심 기록이다.
19C 후반 메이요 크리닉의 집단진료 중심 의무기록	현대적 의무기록의 원형이다.
1907년 플럼머	환자중심의 의무기록이다(권고).
1940년	구조화된 의무기록이다(요구).
1960년대	컴퓨터 기반의 병원정보 시스템 출현이다.
문제 중심 의무기록	POMR(Problem Oriented Medical Record :프라브럼 오리엔티드 메디컬 레코드)이다.

㉡ 의무기록의 목적

㉮ 환자의 임상 진료를 위한 자료 : 일차적 목적이다.

㉯ 임상의사의 기억을 보조하는 의사결정지원 도구이다.

㉰ 임상경험, 의학지식축적, 역학연구 및 임상연구 수행의 핵심적 기반이다.

㉱ 병원, 임상의, 보험회사 사이에 중요한 의사소통 매개체이며, 법적·재정적 자료기록과 의학연구도 중요한 목적이며, 환자의 임상진료에 관련된 정보 보관소이다.

㉢ 현재의 의무기록의 한계

- 자료수집원 지향식 기록의 특징

㉮ 자료들은 각각의 수집원 별로 구분된 기록이다.

㉯ 각 구분 내 관찰의 시간 순서에 따른 기록이다.

㉰ 각 자료 유형별 변화 추이 분석이 용이하다.

- 자료수집원 지향식 기록의 단점

㉮ 임상 정보가 분산되고, 기록이 중복되며, 필요할 때 찾기 어렵고, 기록자마다 개념상의 차이가 있는 언어로 기록한다.

㉯ 종이 매체 기록의 한계이며, 의사결정 도구로의 역할은 미흡하다.

제 6 장

㉣ 컴퓨터 기반 의무기록(CMR) 기대효과

㉮ 다양한 정보를 적은 비용으로 효율적으로 관리할 수 있다.

㉯ 완전한 기록 및 기록의 질이 향상되고, 자료의 공유 및 의사 소통량이 증가한다.

㉰ 자동화되고 정형화된 입력과정을 통하여 객관적이고 완전한 기록을 재생(의사의 연령이나 컴퓨터 사용 능력과 무관하게 체계적인 문항에 대한 응답률은 95[%] 이상)한다.

㉱ 컴퓨터의 자문을 통하여 의료의 질적 향상이 되고, 접근성 및 보안성이 좋으며, 자료의 재생산성 및 가공능력 향상이다.

㉤ 의료정보의 모델링 : 의무기록을 정보화한다는 것은 적절한 DBMS를 설계하는 것이다.

㉮ 의료정보의 모델링 : 의무기록 자료에 정보모델을 도입하고, 임상진료 과정을 모델링한다. 환자의 상태에 대한 의사의 이해와 지식을 추상적으로 모델링한다.

㉯ 의무기록의 모델 : 자료수집원 지향식 의무기록이며, 자료 수집원별 혹은 유형별 기술이다. 시간순서로 기술하며 분석적 방식을 강조, 통합적 측면을 무시한다.

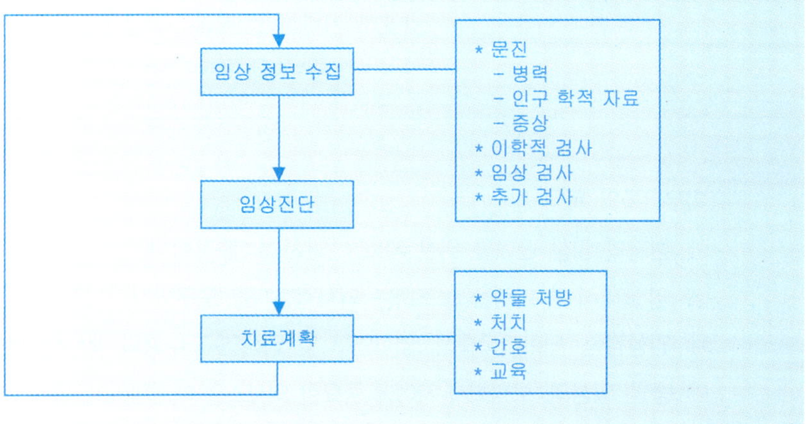

그림 6-11 • 자료수집원 지향식 의무기록

(3) 문제지향식 의무기록

① 의학적 의사결정과정을 문제해결과정으로 인식한다.

② 문제지향식 의무기록문제 : 환자 진료를 위해서 주의를 기울여야 하는 모든 사항이다.

③ SOAP : Subjective, Objective, Assessment, Plan이다.

④ 문제 항목이 독립적인 경우에는 이상적 방법이나, 대부분의 문제는 중첩되고 상호 연관성이 있으므로 한계점을 내포한다. 그림 6-12는 문제지향식 의무기록이다.

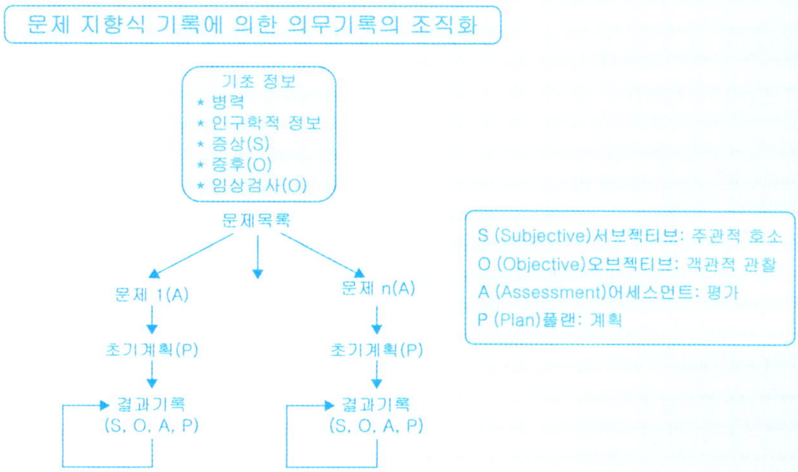

그림 6-12 문제지향식 의무기록

전자의무기록(Euducable Mentally Retarded : 에듀커블 멘털리 리타르디드 : EMR)은 병원에서 사용되는 종이문서를 없애고 모든 데이터를 전산매체에 저장하는 방식이다. 현재까지 널리 사용되고 있는 종이의무기록은 오랫동안 모아지면 언젠가는 관리 및 보관상에 한계가 오기 때문에 의무기록 차트를 영구보존하는 대부분의 병원에서는 진료 후 일정 기간이 지난 비활용 의무기록을 과거에는 마이크로필름에, 최근에는 광디스크, 콤팩트디스크 등에 수록하여 관리하고 있다. 이들을 전산과 연계시키고 네트워크를 연결하면 이미지로만 구성된 전자의무기록이 보관 및 검색 목적으로 제한적으로 활용될 수 있는 초기 단계의 전자의무기록으로 구성된다.

국내에서는 1990년대 들어 신설된 병원들을 주축으로 전 병원을 네트워크 환경으로 구축하고 전산 시스템도 원무 및 보험청구 중심에서 한 단계 발전하여 처방전달 시스템(Order Communication System : 오더 커뮤니케이션 시스템 : OCS)을 도입하는 형태로 병원전산환경이 발전하였다. 전자의무기록(Electronic Medical Record : 일렉트로닉 메디컬 레코드 : EMR)의 개념은 다음과 같다.

㉠ 환자의 임상진료에 관련된 모든 정보의 보관소이다.

㉡ 임상 경험과 의학 지식을 축적과 역학 연구 및 임상 연구 수행의 핵심적 기반이며, 임상의사의 기억을 보조 의사결정 과정의 직접적 도구이다.

㉢ 병원, 임상가, 보험회사들 사이의 의사소통의 중요한 매개체이다.

제6장

(4) 컴퓨터 기반 의무기록 종류

① 컴퓨터 기반 의무기록 종류 : TMR, COSTAR, RMRS, STOR, OMR 등이다.

② COSTAR(코스타) : 메사츄세츠 제너럴 병원이다.

표 6-39 • 컴퓨터 기반 의무기록 개발 목표 및 모듈

컴퓨터 기반 의무기록 개발 목표	의무기록을 조직화, 접근성을 높이고, 내장된, 행정, 경영, 제정 정보 기능을 통해 진료지원 기능을 제공하다.
여섯 개의 모듈로 구성	• 시스템 보안 및 자료 무결성 • 환자등록 • 예약 • 청구 및 제정 보고서 • 의무기록 보관 저장 • 경영 보고

③ RMRS(Regenstrief Medical Record System : 리전스트리프 메디칼 레코드 시스템) : 인디애나 대학 의료원이다. 1400개 이상의 생성법칙에 기반한 **기억 보조 프로그램**으로, RMRS 프로그램은 적극적으로 모든 환자 의무기록을 검색하여 각 환자에 알맞은 처치 안내문을 제공한다.

④ TMR(The Medical Record : 더 메디칼 레코드) : 듀크대학을 중심으로 한다.

ⓐ **약물 처방은 임상의사 스스로 수행** : 약물 상호작용이나 알레르기, 정확한 처방용량과 **관련된 문제들을 컴퓨터 프로그램이 즉시에서 검증**한다.

ⓑ 환자의 모든 기록 문제 **목록별, 시간순, 방문별**의 세 가지 형태로 기록이 제시되며, **문자형식과 그림형식의 표현 모두가 지원**된다.

(5) 전자의무기록 구축시 고려사항

① **의학용어의 표준화** : ICD[49], CPT[50], SNOMED[51], MeSH[52] 등이다.

② **데이터의 표준화** : 서로 다른 **병원정보 시스템 간의 정보교환 촉진**을 위해 HL7을 사용한다.

---

49) ICD : 국제 질병 사인분류(International classification of disease and cause of death) 세계보건기구(WHO)에서 권고한 국제 질병 사인 분류체계.

50) CPT : 현대 절차상 용어(Curren Procedural Termindldgy) 치료비에 의거한 진단과 치료 과정을 정의.

51) SNOMED : 전자기록을 위한 체계화된 명명법(Systematized Namenclature of Medicine) College of American pathologists에서 개발되어 Reference Termindogy로 사용되고 있는 포괄적인 제어된 명명법으로써 대학병원에서 EMR 구축시에 대부분 채택하고 있다.

52) MeSH : (Medical Subject Headings. 의학논문주제어) 국제적인 의학문헌을 색인한다.

③ 의학용어의 의미론적 일치 : 미국 국립의학도서관(National Library of MedicineNLM : 내셔널 라이브러리 오브 메디신)의 UMLS(Unified Medical Language System : 유니파이드 메디컬 랭귀지 시스템)이다.

④ 어휘 총목록과 의미론적 그물망을 제공하고 Information Source Map(인포메이션 소스 맵)을 통해 유연한 확장성을 제공한다.

⑤ 소프트웨어 환경

표 6-40 소프트웨어 환경

적절한 DBMS 선택	지식 공학적 모델링, 즉 개념의 추상화, 의미론적 결합, 속성의 상속성과 다형성, 의학적 의사결정 법칙의 모델링 등이 가능하다.
네트워크 및 분산처리기술의 발달	인터넷의 보급 및 웹브라우저 기반의 인터페이스를 제공한다.

⑥ 인간적 요소들 : 사용자 친숙성, 보안, 사적 비밀보장, 신뢰보장, 그리고 의료정보 시스템 도입에 따른 의사와 환자 관계 및 의료인의 행동 변화 등에 미치는 영향, 보건의료 인력에 대한 정보를 교육한다.

(6) 전자의무기록의 미래

① 컴퓨터 기반의 전자의무기록 시스템 개발을 위한 하부구조를 완성한다.

② 다양한 전문가 시스템, 의학적 의사결정지원 시스템, 의료정보 데이터베이스들과 통합되어 더욱더 지능적인 통합 시스템으로 발전한다.

③ 객체지향 기술, 인터넷 기술과 의학용어 표준화 등에 의한 의무기록의 통합 : 월드 와이드 의료 데이터베이스가 가능하다.

④ JIT(Just-In-Time : 저스트 인 타임) 의료정보 전달 : 스마트카드 기술이나, 휴대용 PDA (Personal Digital Assistance : 퍼스널 디지털 어시스턴스), 무선 LAN, ITI(Internet Telphony, Integration : 인터넷 텔레포니 인티그레이션) 등의 무선 기술을 의료정보 시스템으로 통합한다.

⑤ 머지않은 미래에 범세계적 의료 통신망의 구축으로 진료의 연속성과 효율성이 향상되고, 언제 어디서나 최적의 진료 서비스의 혜택을 받을 수 있게 될 것이다.

(7) 전자건강기록 시스템 개요

전자건강기록 시스템(Electronic Health Record : 일렉트로닉 헬스 레코드 : EHR)은 병원의 전자의무기록(Electronic Medical Record : 일렉트로닉 메디컬 레코드 : EMR)을 네트워크로 연결해 의료기관들이 표준화된 환자의 진료정보를 공유할 수 있도록 하는 첨단 의료정보화 시스템이다.

(8) 전자건강기록 시스템의 기능

표 6-41 • 전자건강기록 시스템의 기능

직접적 진료기능	진료관리, 임상의사결정지원, 운영관리 및 커뮤니케이션이다.
진료지원기능	임상지원, 측정 · 분석 · 연구 · 보고, 행정 및 재정적 기능이다.
정보인프라구조	보안, 정보 및 기록관리, 고유식별자 등록, 디렉토리 서비스이다.

(9) 전자건강기록 시스템의 목적

① 개인의 건강유지 향상을 위한 개인건강 정보를 저장한다.

② 의료 제공자들 간의 정확한 의사소통을 위한 정보제공으로 환자의 안전과 진료의 질을 향상시키며, 건강정보전달 시스템의 생산성과 효율성을 향상한다.

③ 임상적인 연구와 교육지원은 증진되고, 공공보건 정책을 관리지원한다.

④ 지식베이스와 의사결정지원 시스템의 지원을 받기가 용이하다.

⑤ 개인에 대한 건강관련 정보의 기밀성과 무결성을 확보한다.

(10) 약품관리 시스템

병원의 약국에서는 조제업무뿐 아니라 각종 통계작성, 그리고 약품재고현황까지 파악해야 하므로 자료를 처리하는 데 많은 시간을 소비하고 있다. 약품관리 시스템은 처방에서부터 조제과정 및 투약내용 등을 자동화함으로써 자동적으로 약품재고량이 조정되고 필요에 따라 각종 통계표를 작성하게 된다.

표 6-42 • 약품관리 시스템 장점

장 점	• 처방전 및 봉투 자동출력, 환자별 약처방내역 조회로 진료시간 및 환자의 대기시간을 단축할 수 있다. • 효과적인 재고관리와 비용절감뿐 아니라 재고부족을 방지할 수 있다. • 통계를 신속하고 정확하게 작성할 수 있다.

(11) 방사선정보 시스템

방사선과의 주요기능은 방사선영상의 획득과 분석으로 능률적이고 의학적 효과가 좋은 서비스를 환자, 의사, 의료기기 제공자들에게 제공하는 것이다. 방사선정보 시스템(Radiology Information System(RIS) : 라디올로지 인포메이션 시스템)의 주목적은 방사선과의 의료적 · 행정적 기능 모두를 지원하면서 이미지 관리 및 전송 시스템과 병원정보 시스템과의 효율적인 통합에 있다. PACS(Picture Archiving and Communication System : 픽처 아카이빙 앤드 커뮤니케이션 시스

템 : 팩스)에 의해 방사선과에서 생성되는 여러 의료영상들을 병원 내의 다른 장소에서도 볼 수 있게 되었다.

(12) 병원행정 지원정보 시스템

1) 기 능

병원행정 지원정보 시스템(Management supporting information system : 매니지먼트 서포팅 인포메이션 시스템)기능은 정보의 흐름을 효과적으로 제어함으로써 의료 서비스의 향상과 원가절감 및 환자 대기시간을 단축한다.

2) 원무행정

원무행정의 범위는 일반적으로 서무, 인사, 구매, 재무, 경리 그리고 시설관리를 제외한 환자가 병원에 입원하여 퇴원할 때까지의 모든 일체의 사무를 말한다. 그 중에서 의료보험청구와 환자등록만을 표 6-43에서 살펴본다.

표 6-43 ▪ 의료보험청구와 환자등록

환자등록 시스템	외래 또는 입원환자가 병원에 방문하였을 때 초·재진 여부를 확인하여 환자의 이중등록을 방지하며 해당 진찰료를 산출한다.
의료보험청구 시스템	각 급여 종별에 따라 후불액을 국민의료보험 관리공단에 청구하기 위한 시스템이다. 의료보험청구 시스템에서는 창구회계 후 보관되어 있는 해당 환자들의 진료자료 및 급여자료를 이용하여 각 급여종별의 청구서 양식에 따라 청구서, 총괄표, 집계표 등을 작성한다.

3) 경리회계

일반적으로 업무처리 시스템 분류에 속한다. 경리업무는 오늘날 구체적으로 회계정보 시스템(Accounting Information System : 어카운팅 인포메이션 시스템 : AIS)으로 체계화되어 있다. 회계정보 시스템은 경영정보 시스템(Management Information System : 매니지먼트 인포메이션 시스템 : MIS)의 한 부분으로 원가계산 시스템, 부문별 생산성관리 시스템, 의사결정지원 시스템, 자금관리 시스템 등이다. 경영정보 시스템의 여러 이론에 근거를 두고 있으며 주로 회계에 관한 모든 자료를 처리한다.

4) 재무관리와 기획업무

재무관리와 기획업무를 다루는 시스템은 원무행정이나 경리업무를 처리하는 시스템과는 성격이나 구성면에서 크게 다르다. 즉 재무관리나 기획업무를 다루는 시스템은 의사결정지원 시스템 분류에 속하는 반면, 원무행정이나 경리업무를 다루는 시스템은 업무처리 시스템 분류에 표 6-44와 같다.

표 6-44 ◦ 재무관리와 기획업무

재무관리	예산수립 및 통계, 원가분석, 재무계획 및 분석업무 등이 있다.
기획업무	병원의 정책수립 및 감사업무, 주요사업계획이 있다.

(13) 종합적인 병원정보 시스템

종합적인 병원정보 시스템(Total information system : 토털 인포메이션 시스템)이란 진료, 진료지원, 병원행정업무 등의 시스템들로 구성된다. 이들은 각자 독립적인 고유의 기능을 수행할 뿐만 아니라 유기적으로 연결되어 정보를 교환하고 있다.

① 종합적인 병원정보 시스템이 구축되어 효과적으로 운영되면 환자의 대기시간 단축, 신속하고도 정확한 진료정보 제공으로 인한 의료의 질적 향상, 실무자들의 생산성 향상 등이 있다.

② 재무업무나 경리업무 등의 사무행정이나 진료내역 등과 같은 정보가 서로 연관성을 갖게 됨으로써 병원 재정상태나 경영에 관여한다. 그림 6-13은 통합의료정보 시스템의 구성이다.

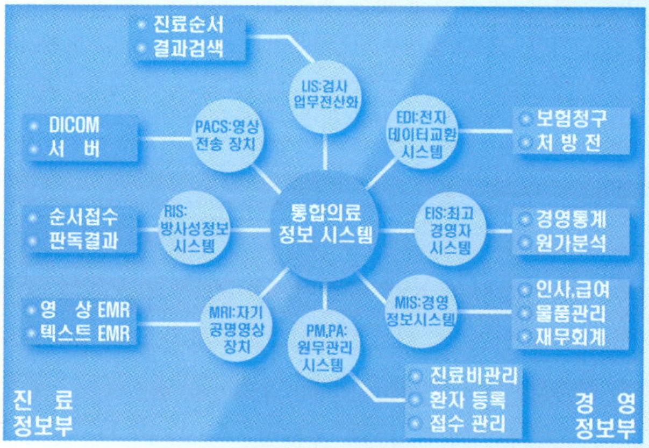

* DICOM : Digital Imaging and Communication in Medicine(디지털 이머징 앤드 커뮤니케이션 인 메디신)
* EIS : Enterprise Information System(엔터프라이즈 인포메이션 시스템)
* PM, PA : Patient Management(페이션트 매니지먼트)/Patient Account(페이션트 어카운트)

그림 6-13 ◦ 통합의료정보 시스템의 구성

(14) 불확실한 상황의 임상 의사결정

임상진료란 임상자료를 근거로 이용하는 진료의사결정이나 임상자료에 포함되어 있는 부정확성으로 인해 합리적 의사결정에 많은 어려움을 갖고 있다.

임상자료의 부정확성과 치료결과에 대한 불신임으로 인하여 임상의사들은 진료에 관련된 선택과 결정에 어려움을 겪어왔다. 제2차세계대전 이후 급격한 산업화의 발달로 시스템공학 및 경영학, Operation Research(오퍼레이션 리서치)의 도움으로 의사결정을 조직적이고 합리적으로 진단할 수 있는 새로운 기법들이 개발되었다.

1) 임상의사결정의 어려움

㉮ 임상자료의 불완전성으로 인한 데이터 오류가 발생할 수 있다.

㉯ 치료결과에 대한 불신임으로 정확한 의견제시가 불가능하다.

㉰ 불확실한 상황에서도 의사결정을 해야 하며 양자택일을 해야 할 경우가 많다.

2) 의료정보와 의학판단

① 진료란 고도의 **정보처리**(Information processing : 인포메이션 프로세싱) 과정이다.

② Expert system(익스퍼트 시스템) 정보란 수신자에게 의미 있는 형태로 처리된 자료로서 현재 또는 미래의 행동이나 의사 결정에 실제적 혹은 지각된 가치를 지닌다(Davis and Olson : 데이비스 앤드 올슨).

③ 컴퓨터를 이용한 Medical Decision-Making(메디컬 디시즌 메이킹), Decision Support System(디시즌 서포트 시스템 : DSS)이다.

3) 베이즈 정리

사전정보와 추가정보를 토대로 알려져 있지 않은 사후 통계를 구하는 이론이다.

4) 객관적 · 주관적 확률통계

표 6-45 객관적 · 주관적 확률통계

객관적 확률통계	모집단에 대한 빈도수 조사 등과 같은 객관적인 조사이다.
주관적 확률통계	Heuristic(휴어리스틱), Rule of thumb(룰 오브 섬)이다.

5) 임상검사결과의 판정과 의미

표 6-46 재무관리와 기획업무

위양성(False Positive : FP)	검사 F, 판정 T(증후는 있으나 질병은 없다)로 나타난다.
위음성(False negative : FN)	검사 T, 판정 F(증후는 없으나 질병은 있다)로 나타난다.
진양성(True positive : TP)	검사 T, 판정 T(증후와 질병이 모두 나타난다)로 나타난다.
진음성(True negative : TN)	검사 F, 판정 F(증후와 질병이 모두 없다)로 나타난다.

(15) 병원정보 시스템 구축 : 시스템적 접근

의료기관도 하나의 시스템 구조이다. 병원 규모의 크기에 상관없이 다양하고 복잡한 기능을 수행하는 곳이다. 의료기관의 정보화 작업은 병원정보 기능을 주요 대상으로 한다. 정보기술자들은 병원기능을 찾아내고 정의하기 위해 시스템의 병원 근무자들이 하는 일을 질문하고 정리하는 일을 하게 된다. 병원정보 대상 시스템이 복잡하고 구성이 복합적일 때 시스템적 접근을 필요로 한다. 병원정보 대상 전체를 접근하기 위해 시스템을 여러 개의 부문으로 나눈 후 이들 부문 간의 관계를 시스템 전체가 수행하는 목적에 따라 설정하고 이들 각각의 부문이 전체에 합당한지를 조사하는 작업이다.

정보기술자들은 시스템에 속한 병원 근무자들과 수많은 대화를 통해서 그 시스템에서 필요로 하는 정보는 무엇이며, 그중에서 어떠한 정보를 디지털화하여야 하는가를 파악하는 작업을 통해 병원 근무자들의 요구사항을 정리한다. 이것이 정보 시스템 구축의 출발점이자 가장 핵심 작업이다.

병원을 대상으로 각 부서의 요구사항을 파악하자면 많은 어려움이 있다. 각 부서의 생각의 차이로 의사소통의 한계에 부딪히기 때문이다. 또한 동일한 의료기관에서 한 부서의 요구는 다른 부서에게 새로운 요구사항이나 제한조건을 가할 수도 있다. 양자 간에 타협을 주선해 보지만 모두를 만족하기는 어렵다. 각 부서 간의 어려움을 해결하기 위해서 대화방법 및 개발방법의 절차를 시스템화할 필요가 있다.

1) 병원이라는 시스템

각 진료과, 진료지원 부서, 행정부서와 같은 Sub-system(서브-시스템)이 복잡하게 연관되어 기능을 수행하는 시스템이다.

2) Churchman의 시스템적 접근

표 6-47 • Churchman(처치맨)의 시스템적 접근

전체 시스템의 목표설정과 업적의 측정	• 병원의 진정한 목표는 수익, 명예, 연구, 봉사이다. • 시스템 수행결과에 대한 객관적이고도 정확한 진단이 필요하다. • Feedback(피드백)시스템 : 목표를 설정하고 평가하여 정상적이지 않을 때 목표값을 수정하고 재평가하여 목표를 수정한다.
시스템 환경	• 내부 시스템과 외부의 환경과의 경계가 명확하게 정의한다. • 외부환경변화에 효율적으로 대응함으로써 시스템 목적을 달성하는 것이다. • 외부환경은 내부 시스템으로 통제하기가 어렵다. • 외부환경의 변화(예 세계화 추세)에 신속하고도 효율적으로 대응한다.

3) 시스템 자원

① 시간·물적자원·인적자원이다.

② 예상되는 자원의 수를 고려하여 배분을 최적화하는 것이 목적이다.
③ 자원의 평가 : 대차대조표, 손익계산서 등이다.
④ 시스템 운영을 통하여 발생하는 자료활용 효과이다.

4) 시스템의 관리

① 시스템의 목표, 환경, 자원, 구성요소를 모니터링하고 통제하여 목표를 달성할 수 있게 하는 제반의 활동이다.
② 정확한 모니터링을 할 수 있는 투명성 확보가 최우선이다.
③ 문제가(일정범위를 벗어난 예외적인 상황) 파악되면 통제(정상적인 상태로 복귀시키는 과정)를 한다.

5) 시스템적 사고의 유형

① 불명확한 것을 명확하게 파악하고, 문제를 있는 그대로 바라본다.
② 모든 문제해결의 시작에 평범하고 쉬운 상식을 동원한다.
③ 발생할 수 있는 오류를 예측하고 삭제 처리하기 위해 중립적 태도를 유지한다.

6) 개발방법론의 분류

표 6-48 개발방법론의 분류

기능중심의 하향식 접근	구조적 분석 방법론이다.
기능중심의 상향식 접근	Prototyping(프로토타이핑)이다.
자료중심의 하향식 접근	Information modeling(인포메이션 모델링)이다.
자료중심의 상향식 접근	View integration(뷰 인터그레이션)이다.

제 6 장

(16) 처방전달 시스템

처방전달 시스템(Order communication system : 오더 커뮤니케이션 시스템)은 처방의 원활한 전달을 위해 구성된 시스템으로서 진료의사에 의하여 발생된 처방이 신속, 정확하게 필요한 부서로 전달되어 처리, 수행된다. 또한 처방전달 시스템은 환자의 등록에서 진료, 수납까지 병원 내의 모든 데이터를 관리 전달하는 것은 물론 병원의 모든 행정을 효율적으로 관리할 수 있도록 하는 통합 의료정보 시스템이다. 처방전달 시스템(OCS)은 병원정보 시스템(Hospital Information System : 호스피탈 인포메이션 시스템 : HIS)의 가장 핵심이 되는 부분으로서 병원을 찾아오는 환자를 중심으로 일어나는 일련의 흐름을 전산화하는 것이라 할 수 있다. 처방전달 시스템은 환자가 진료받는 장소에 따라 외래 처방전달 시스템과 병동 처방전달 시스템으로 구분할 수 있으며 업무에 따라서는 진료, 진료지원, 원무행정으로 구분할 수 있다. 이러한 처방전달 시스템 구축으로 기대할 수 있는 효과는 표 6-49와 같다.

표 6-49 ● 처방전달 시스템 구축 기대 효과

환자 서비스 개선	진료정보의 활용, 정확한 전달체계를 통한 진료로 질적으로 향상된다.
진료생산성 향상	외래 대기시간 단축을 통한 외래환자가 증가한다.
수익의 증가	의료물품의 철저한 관리로 손실을 최소화할 수 있다.
경영효율화	효율적 재료관리를 통해 진료재료의 비율을 감소한다.
의사결정 지원	병원 내 활동의 변화추이 분석을 통해 미래를 예측할 수 있다.

처방전달 시스템 세부기능은 다음과 같다.

1) 진료 시스템

① 외래 처방전달 시스템 : 환자가 병원에 찾아와서 진찰을 받고 귀가하기까지의 과정을 전산화한 것으로 환자측면에서는 예약제에 의한 진료 대기시간의 단축과 처방전달과정의 자동화로 진료수가의 자동산정으로 인한 수납오류방지와 신속성이 보장되면, 약을 타거나 각종 검사를 하기 위해서 소요되는 시간 등이 단축된다. 의사가 찾아온 환자의 상태에 따라 처방을 하는 행위를 정보화하는 시스템이다. 그림 6-14 외래 처방전달 시스템 구조이다.

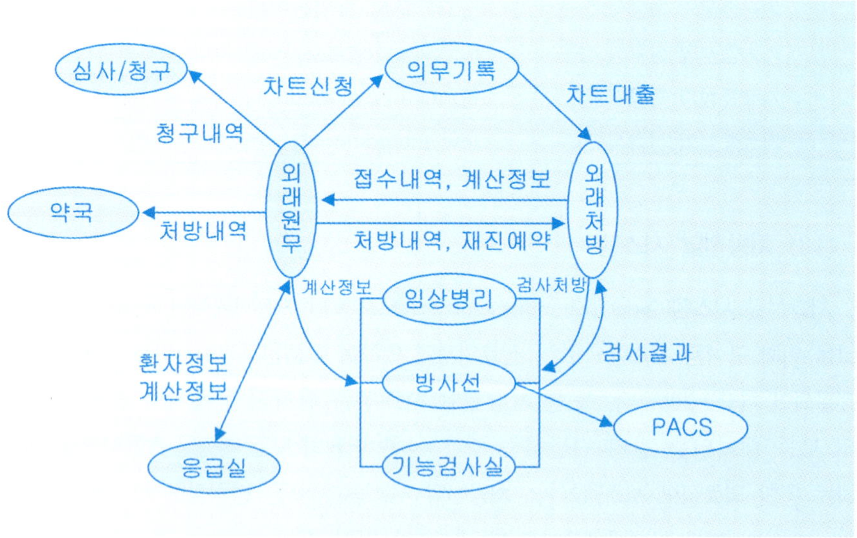

그림 6-14 ● 외래 처방전달 시스템 구조

표 6-50 외래 처방전달 시스템 해설

기본화면	주치의에 따른 환자의 인적사항 조회와 약처방, 진단명 입력화면이다.
입력기능	진단명, 약처방, 임상병리검사처방, 방사선검사처방, 기타 검사처방, 처지처방 · 재료, 외래진료 예약입력, 의사별 약속처방입력, Chart(차트)대출 신청, 법정 전염병 신고, 의약품 이상반응을 보고한다.
조회기능	약품 입출력 조회, 검사명 및 결과 조회, 의사별 월별 예약 Schedule 조회, 의사별 진료 Schedule 조회, 환자별 진단명 · 처방내역 조회, 당일치료환자 List 조회, Hot Key 정보 조회, 약속처방 조회, 상위병동 조회, 환자인적사항 조회이다.

② 병동 처방전달 시스템 : 환자가 외래나 응급실을 거쳐 입원을 하게 되는 경우 병동에 환자가 있는 동안 처방에 관련된 모든 행위를 전산화하는 것으로 외래 처방전달 시스템과 다른 점은 진료행위가 이루어진 후 원무수납이 이루어지는 후수납과 식사처방이 발생한다는 점이다. 환자의 입장에서는 외래 처방전달 시스템처럼 정보의 흐름에 따라 환자가 움직이는 것이 아니고 병동에 있는 상태에서 대부분의 행위가 이루어진다. 진료(의사와 간호사), 원무과, 진료지원부서(약국, 진단방사선과, 임상병리검사, 기타 검사실)로 구성된다. 그림 6-15 병동 처방전달 시스템 구조이다.

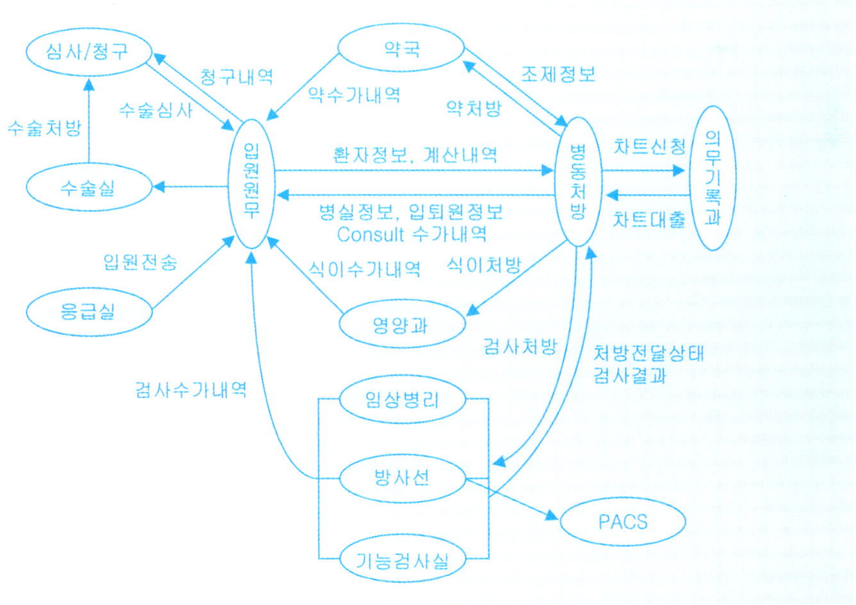

그림 6-15 병동 처방전달 시스템 구조

표 6-51 • 병동 처방전달 시스템 해설

기본화면	기본화면은 의사지시서이며, No slip 형태로 모든 처방이 전산으로 이루어지고 전달될 수 있어야 한다.
입력기능	식이처방, Message 처방, 협의진료 및 완료, 전과 · 전과완료, 병실이동신청, 퇴원 후 외래진료예약, 진단서 입력, 퇴원 sign 입력, 처방중지, 수술 Schedule 입력 등이다.
조회기능	약품 보험인정기준 조회, 환자별 투약내역 조회, 환자별 처치내역 조회, 환자별 처방 시행내역 조회, 협의진료내역 조회, 전과내역 조회, 관리항생제 허가 · 사용내역 조회, 환자 조회, 환자별 진단명 조회, 환자별 의사지시사항 조회, 약속처방 조회, 협의진료 의뢰현황 조회, 환자별 수술내역 조회, 약품정보 조회, 검사명 조회, 검사결과 조회, 환자정보 조회, 예정식이 조회, 식이내역 조회, 대진현황 조회, Daily 검사내역을 조회한다.
출력기능	입원환자 출력, 일자별 처방내역 출력, Order No별 처방내역 출력, 환자별 투약, 처지내역 출력, 환자별 Order 시행내역 출력, 관리항생제 허가 · 사용내력 출력, 약속처방 출력, 협의진료의뢰내역 출력 등이다.

④ 병동간호 처방전달 시스템

표 6-52 • 병동간호 처방전달 시스템 해설

입력기능	처방반환 입력, 병실이동신청, 병상변경 입력, 퇴원간호기록 입력, Chart 대출 신청, 간호사 병동, 환자배정 입력, 병실정보 입력, 한 끼 식이 입력, 처지실시 입력, 소모품신청 입력, PRN 처방 입력, Daily 검사 신청, 처방시행 입력, 약조제형태 변경 입력, 추가약 신청, Repeat 약 신청, Hold 입력, 직위 변경 등이다.
조회기능	반복약처방 조회, 반환내역 조회, 소모품 신청내역 조회, 추가 Order내역 조회, 검사결과 조회, 환자별 투약, 병동현황 조회, 병실상태 조회, 환자배정내역 조회, 예정식이 조회, 식이내역 조회, 각종 약 Worklist 조회, 처치내역 조회, 환자별 처방 시행내역 조회, 혈액준비상황조회, 장기 입원환자 조회 등이다.
출력기능	일자별 처방내역 출력, Order No별 처방내역 출력, 환자별 투약, 처지내역 출력, 환자별 Order 시행내역 출력, 관리항생제 허가 · 사용내력 출력, Worklist 출력, 병동별 현황 출력, 병동별 환자식이 출력, 소모품 List 출력, 약품 약국 전체처방 List 출력, 추가 Order List 출력, 반환 List 출력, 장기 입원환자 출력, 임상병리 병동채혈 검사 Barcode 출력 등이다.

2) 원무행정업부

환자에 관계되는 일체의 병원업무를 말하며 환자가 찾아온 경로에 따라 외래 원무와 입원원무로 구분하고, 업무로는 환자등록관리, 진료비 계산 · 수납, 보험청구 등으로 구분된다.

3) 진료지원업무

의료진의 처방에 따라 수반되어 이루어지는 제반 검사, 조제, 금식, 물품공급 및 의무기록 등의 업무를 수행하는 약품관리, 임상병리 관리, 방사선 관리, 의무기록 관리, 급식관리, 의료소모품관리, 수술실 관리 등을 포함한다.

(17) 모바일 의료정보

모바일 의료정보(Point Of Care : 포인트 오브 케어 : POC) 시스템은 의사 및 간호사 등 의료 인력들이 PDA를 휴대하고 다니면서 병실 및 응급실, 중환자실, 임상검사실 등 진료현장에서 실시간으로 진료처방이나 검사결과, 투약처치기록 등 임상정보를 입력하고 조회하는 시스템이다.

병원에서는 PDA를 이용해 시간과 장소의 제약 없이 진료현장에서 실시간 임상정보 처리에 의한 정확하고, 신속한 진료수행을 가능하게 함으로써 의료서비스의 질적 향상을 실현하고, 의료업무의 많은 부분을 차지하고 있는 차트 작성(Paper work : 페이퍼 워크)과 잡무를 줄여서 의료관련 업무 효율 향상에도 기여하게 될 것이다.

07 | 의원급 종합정보 시스템

개인병원의 진료형태를 보면 다음과 같다.

① 환자가 보험카드를 접수처에서 의무기록사에게 제출하면 의무기록사가 진료카드 보관실에서 접수 환자의 진료카드를 찾아서 의사의 책상 위에 방문한 순서대로 갖다 놓게 된다.
② 의사가 환자를 호출하면 진료실에 들어가 증상을 호소하고 상담과 진료를 하면 의사는 환자의 진료카드에 그 내용을 기록하고 필요한 검사나 투약지시서를 작성하여 간호사에게 건네주게 된다.
③ 간호사는 그 검사서를 작성하여 환자에게 건네주게 된다. 환자는 그 검사서를 접수 의무기록사 혹은 검사실의 임상 병리사에게 제시함으로써 검사를 받고 약은 약국으로 가서 약사에게 받고 해당하는 진료비를 지불하고 나오게 된다.
④ 의원에서는 한 달에 한 번씩 그 달에 치료했던 모든 외래와 입원환자의 진료기록을 찾아서 보험 및 의료보험관리공단, 산업재해 환자는 근로복지공단, 자동차보험 환자는 자동차 보험회사에 진료비청구를 위한 보험청구 작업을 하게 된다.

⑤ 일반적인 의원들의 진료형태의 문제점은 다음과 같다.

㉠ 외래환자나 입원환자가 많을 때 차트를 관리할 공간이 많이 필요하다.

㉡ 개인병원은 전산화되지 않으므로 의료보험청구에 많은 시간과 비용이 든다(과거).

㉢ 환자 개개인의 질병에 대한 통계부족으로 질 높은 환자관리가 어렵다.

㉣ 전반적으로 전산화 부족으로 경영에(환자의 분류, 질병) 대한 점검이 어렵다.

⑥ 개인병원의 문제점은 자본과 인력의 부족으로 종합정보 시스템 구성이 어려웠으나 컴퓨터와 정보산업의 발달로 소프트웨어와 하드 디스켓의 발전으로 가격이 하락하여 병·의원들이 종합정보 시스템 도입에 투자하고 있으므로 앞으로 의료서비스의 양적·질적 발전을 가져왔다.

1. 전자 차트 시스템의 기대효과

표 6-53 ● 전자 차트 시스템의 기대효과

환자진료적 관점	대기시간 감소, 환자의 특성을 관리함으로써 오진방지, 참고자료 조회, 그래프나 비교자료 참조한다.
환자관리적 관점	가족 주치의 형태의 진료 가능, DM을 통한 환자관리, 설명을 위한 멀티미디어 자료 활용, 서류 및 자료의 신속한 처리이다.
병원 행정업무적 관점	보험청구, 관리대장의 자동작성, 각종 서류/서식 작성, 진료기록의 보관/검색이 혁신적으로 개선, 원외처방전 발급의 전산화로 업무효율의 증대이다.
병원 경영적 관점	현금관리, 보험청구, 인건비 절감, 다양한 통계분석, 의약품재고관리, DM을 이용한 마케팅이다.

2. 전자 차트 시스템의 장점

전자 차트 시스템의 장점은 다음과 같다.

의료기록의 자동화·통계화로 인해 진료시간 및 대기시간이 감소하고 인건비 절감효과가 있으며, 보험청구업무의 자동화 및 실시간 처리가 가능해진다.

3. 전자 차트 시스템의 문제점

전자 차트 시스템의 문제점은 다음과 같이 나눌 수 있다.

① 적응기간과 노력이 필요하며, 시스템 정지에 대한 불안감이 있다.

② 장애대책 및 공급업체의 도산 등에 대비하여야 한다.

③ 병원 간 차트서식의 표준화가 어렵고 업무범위와 양이 증대하여 치밀한 관리가 필요하다.

④ 임상병리 검사, 특수검사 등 외부에서 발생한 자료의 입력이 어렵다.

4. 의원급 종합의료정보 시스템 환경

표 6-54 의원급 종합의료정보 시스템 환경

사회적 환경	1978년 의료보험 도입, 1989년 전국민의료보험을 실시하였다.
기술적 환경	PC 일반화되었고, LAN 보급되었다.
전자 차트	의료보험/EDI, mini-PACS, 장비 인터페이스(Interface) 등으로 구성되어 있다.

5. 전자 차트 발전의 5단계

표 6-55 전자 차트 발전의 5단계

1단계 (Automated medical record)	의사는 종이에 기록, 의무기록실에서 컴퓨터를 도입하여 관리한다.
2단계 (Computerized medical record)	· Document Imaging(도큐멘트 이머징) 방식(광파일)이다. · Paperless System(페이퍼리스 시스템)을 지향하지만 여전히 종이 차트 중심의 진료이다. · 입력된 자료의 분석이나 지식·정보 생성이 현실적으로 불가능하다.
3단계 (Electronic medical record)	· 의사가 직접 진료기록을 컴퓨터에 입력, 데이터베이스로 관리한다. · 의사중심, 네트워크 연계의 한계가 있다.
4단계 (Electronic patient record)	환자중심, Global Database(글로벌 데이터베이스) 구축 및 네트워크 연계이다.
5단계 (Electronic health record)	병원이라는 특정 장소에서 발생된 환자자료 이외에 건강에 관한 모든 정보 통합관리이다.

6. 전자 차트 시스템 도입시 주요 고려사항

안정성, 속도와 용이성, 호환성, 확장성 그리고 고객지원과 업체의 안정성이다.

7. 전자 차트 시스템의 제도적 장애요소

전자적 기록·문서의 법적보호가 어렵고 의료보험의 복잡성과 잦은 변경으로 자료의 일반화가 어렵다.

8. 의료보험 청구와 EDI

① 병원과 의료보험공단에서 공통적으로 겪는 인적·경제적·시간적 낭비를 최소화하기 위하여 EDI(Electronic Data Interchange : 일렉트로닉 데이터 인터체인지)가 도입되었다.
② 의료보험 EDI는 1994년 11월 한국통신이 주관으로 개발하였고 1996년에 상용화하여 현재 거의 모든 병의원에서 사용 중이다.
③ 의료보험 청구방식은 명세서 → 디스켓 → EDI로 발전하였다.

08 | 자료보안 및 보호

1. 자료보안 및 보호의 필요성

네트워크의 발전은 사회전반에 다양한 공공의 서비스를 탄생시켰으며 일상생활에 보다 나은 편의를 가져왔다.

① 정보산업의 발달로 인해 대량정보의 신속한 처리 및 관리가 가능해짐에 따라서 다양한 개인정보의 수집, 축적, 이용이 용이하게 되어 개인에 관한 각종 정보가 본인도 모르는 사이에 수집, 축적되거나 본인이 예상도 하지 못한 목적으로 유출되고 이용될 가능성 또한 증대되고 있다. 이러한 개인정보 유출 방지의 해결 없이는 컴퓨터 네트워크를 사회 기반으로 한 고도 정보화 사회 실현의 안정적인 전개는 기대할 수 없다.
② 컴퓨터에 관련된 기술의 발전으로 보건 의료 분야에서도 환자의 진료를 비롯한 관련 분야에서 다양하게 활용되고 있고 그 분야와 기술은 계속해서 개발, 확장될 전망이다.
③ 환자에 관한 의료 정보들을 컴퓨터를 이용하여 처리하게 됨으로써 또 다른 문제들이 발생될 우려가 있다. 즉, 지극히 개인적이고 비밀로 유지되어야 할 환자의 병력 정보가 유·무선 통신망, 또는 전자 매체를 통하여 잘못 취급됨으로써 진료기록의 비밀보장 문제, 사생활 침해, 정보의 오용 등의 문제가 발생할 소지가 높아진 것이다.
④ 의료정보의 처리는 사생활 보장(Privacy : 프라이버시)과 자료 보호(Data protection : 데이터 프로텍션)의 측면에서 새로운 위험성을 유발시켰다. 그림 6-16 환자비밀보호의 배경과 필요성이다.

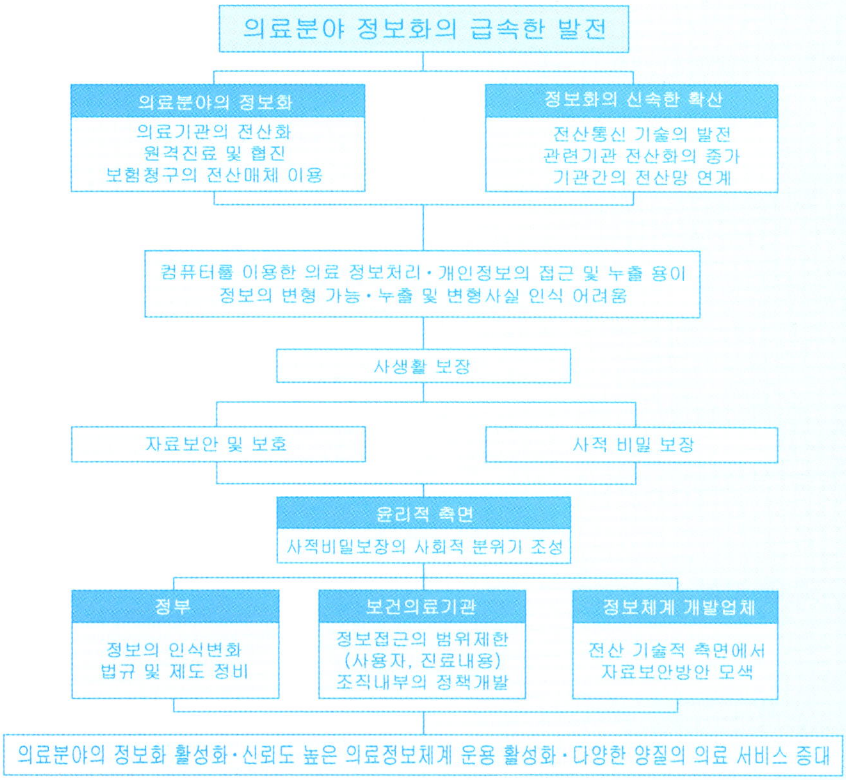

그림 6-16 환자비밀보호의 배경과 필요성

2. 정보 시스템의 보안

① 정보 시스템의 자료와 자원의 무결성, 기밀성, 가용성을 관리하기 위하여 수립되는 통제 구조로 정의한다.

표 6-56 정보 시스템의 보안

무결성	자료가 의도적이나 비의도적으로 변경 또는 파괴되지 않아야 하는 특성을 말한다.
기밀성	정보가 비인가 된 개인, 개체에게 누설되거나 공개되지 않는 특성을 말한다.
가용성	인가된 실체가 요구할 때 정보기술 자원에의 접근과 사용을 가능하게 하는 특성을 말한다.

3. 정보 시스템의 보안위협 요소

일반적인 보안위협 요소는 6가지로 구분되며 예방을 위한 대책 수립이 필요하다.

표 6-57 ● 정보 시스템의 보안위협 요소 6가지

관리자의 실수와 태만	관리인에 대한 지속적인 교육과 상호 교차 감시활동 등이다.
위조와 절도	업무체계나 구조를 조정하여 외부에 틈을 주지 않도록 한다.
직원의 데이터 파괴	직원의 관리를 철저히 한다.
외압 또는 구조적인 문제로 인한 물리적인 타격	천재지변이나 재난 그리고 건물자체의 문제점으로 인한 위협 등이다.
악의를 가진 해커	보안 시스템 관리자의 철저한 시스템 관리 등이다.
프로그램 자체의 문제	프로그램의 보완을 위한 패치 설치 등이다.

4. 사생활 보장

표 6-58 ● 사생활 보장

사생활 보장(Privacy)	자신의 정보를 필요에 적합하게 스스로 관리하는 것을 의미한다.
사적 비밀 보장 (Confidentiality)	타인의 정보를 타인의 사생활을 보호하기 위하여 관리하는 것이다.
보안(Security)	전산화된 정보체계에서 사생활 보장이 컴퓨터로부터 사람을 보호하는 것이라면 보안은 사람으로부터 컴퓨터를 보호하는 것이다.
사생활 보장 측면에서 의료정보 기밀 유지의 난점들	• 대중성과 기밀 유지가 힘들다. • 기밀유지와 제3자 지불집단 등이다. • 의료서비스 제공 형태의 변화 등이다.
의료정보와 사생활 침해	• 의료정보를 불법으로 축적 및 불법으로 처리한다. • 의료정보를 불법으로 이용, 유통, 수집한다. • 의료정보를 유출로 인한 피해 등이다.

5. 자료보호

① 완전성 : 자료가 언제든지 유효하고 접근 가능해야 한다는 의미이다. 이는 자료의 부적절한 사용뿐만 아니라 컴퓨터 바이러스, 저장매체의 파괴로 인한 갑작스럽고 치명적인 자료의 손실에 의해 영향을 받을 수 있다.

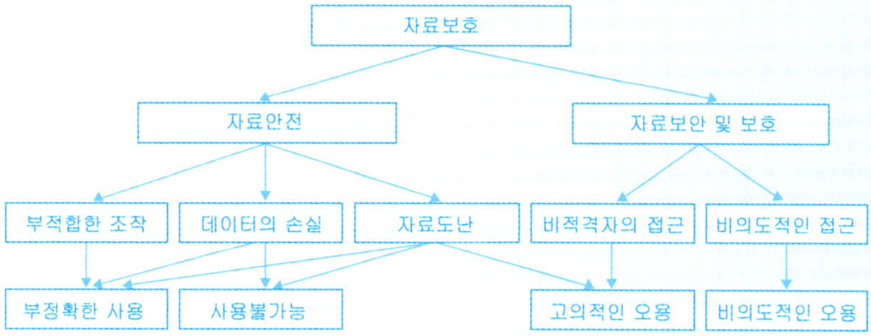

그림 6-17 자료의 보호 및 오용의 위험

② 보안 : 개인의 이익에 위배되는 의도적이거나 비의도적인 자료의 승인되지 않은 접근, 불법적인 유출이나 수정, 삭제를 막기 위해 기술적이고 행정적인 절차와 조치를 취하는 것을 말한다.

③ 전문가의 윤리의식과 법적인 수단이 필요하다. 그림 6-17 자료의 보호 및 오용의 위험도이다.

6. 법 제도면에서 고려해야 할 사항

다음은 법 제도면에서 고려해야 할 사항이다.

① 정보의 수집과 사용기준 등에 관한 적절한 규정을 마련한다.
② 현행법의 주체를 확대하고 의료정보, 전산자료의 관리 · 보안을 위한 법제도를 정착한다.
③ 환자 자신의 알 권리를 인정하고 환자의 권한 강화를 위한 법제도를 정착한다.

7. 기술적인 측면에서 고려해야 할 사항

다음은 기술적인 측면에서 고려해야 할 사항이다.

① 진료내용의 분류에 따른 접근 통제 등이다.
② 자료의 암호화이며, 정보의 분산 배치 등이다
③ 자료처리 기법이며, 감시 프로그램 등이다.
④ 접근과 사용 권한에 대한 정의이다.
⑤ 사용자 식별을 통한 진료기록의 접근 통제이다.

제6장

8. 환자진료시 환자보호 내용

① 환자와 의사간의 대화내용(개인적 생활형태, 성에 관련된 내용 등)을 보호한다.
② 약물중독 치료와 정신과 진료내용에 관하여 보호한다.
③ 환자관련 정보의 구분내용과 인구학적인 자료에 대하여 보호한다.

9. 민감한 정보

① 사고와 부상 또는 질병에 관련된 정보
② 예방접종, 스크리닝검사 등의 이용정보
③ 통계자료로 이용될 수 있는 의료기관의 이용실적내용

10. 물리적으로 파일을 보호하기 위해 필요한 기본적인 예방책

① 전산센터를 보호하고, 보호된 영역 안에서 하드웨어를 설치한다.
② 파일을 정규적으로 백업하고, 백업된 파일을 멀리 떨어진 장소에 보관한다.(지역손실 대비)

11. 사용자 식별을 통한 진료기록의 접근통제

① 컴퓨터 시스템의 사용자는 고유 신분이 확인되어야 한다.
② 키보드나 신분증명카드(스마트카드 등)와 같은 방법을 사용하고 신분의 확인 처리는 사용자가 실제로 본인임을 증명할 수 있는 인증처리를 포함한다.

12. 정보보안

(1) 정보보안의 분류

표 6-59 ● 정보보안의 분류

정적 정보보안	하드웨어에 보관되어 있는 데이터 정보 자체를 보호한다.
동적 정보보안	통신매체를 통하여 이동하고 있는 데이터를 보호한다.
시스템 보안	정보서비스를 제공하는 시스템에 대한 시스템보안으로 분류할 수 있다.

(2) 정보보안의 기술

표 6-60 정보보안의 기술

네트워크 보안기술	침입차단 시스템(Firewall : 파이어월), 침입탐지시스템(IDS), 가상사설망(VPN) 등이다.
컨텐츠 보안기술	워터마크, DRM[53], DOI[54], INDECS[55] 등이다.
응용기술	전자화폐기술, 디지털 서명기술, 지문 · 홍체 등의 생체인식기술, 이동통신보안기술 등이다.
단말기 보안기술	스크린세이브, IC 카드, 퍼스널 방화벽 등이다.
기반 암호기술	공개키 기반의 RSA, Hash 암호화 기술, 관용키 기반의 DES, SEED, 인증기술 등이다.

13. 정보보안 관련 법규

(1) 형법 제317조 제1항

의사, 한의사, 치과의사, 약제사, 약종상, 조산사, 변호사, 변리사, 공인회계사, 공증인, 대서업자나 그 직무상 보조자 또는 그러한 직에 있던 자가 그 업무처리 중 지득한 타인의 비밀을 누설한 때에는 3년 이하의 징역이나 금고, 10년 이하의 자격정지 또는 700만원 이하의 벌금에 처한다. 단, 다음의 경우에 한해서는 비밀누설을 합법적인 것으로 인정한다.

① 피해자의 승낙이 있는 경우이다.
② 법령상 비밀을 고지할 의무가 있는 경우이다.
③ 법익균형의 원칙상 위법성이 조각되는 경우이다.

(2) 의료법 제19조

의료인은 이 법이나 다른 법령에 특별히 규정된 경우 외에는 의료 · 조산 또는 간호를 하면서 알게 된 다른 사람의 비밀을 누설하거나 발표하지 못한다.

(3) 의료법 제21조 제1항

의료인이나 의료기관 종사자는 이 법이나 다른 법령에 따로 규정된 경우 외에는 환자에 관한

53) DRM(Digital Right Management) : 디지털 저작권 관리를 뜻하며 전자책, 음악, 비디오, 게임, 소프트웨어, 증권정보, 이미지 등의 각종 디지털 콘텐츠를 불법 복제로 부터 보호하고, 요금을 부과하여 저작권 관련 당사자에게 발생하는 이익을 환원해 줄 수 있도록 관리하는 상품과 서비스를 말한다.

54) DOI(Digital Object Identifier) : 기존 식별자 시스템과는 달리 네트워크를 기반으로 하는 새로운 권리 관리 시스템이며 표준화된 포맷(Identifrer)과 데이터베이스 시스템, Resolver로 구성된다.

55) INDECS : 디지털 콘텐츠의 원활한 유통을 위해 고안된 거래내역 데이터 규격을 말한다.

기록을 열람하게 하거나 그 사본을 내주는 등, 내용을 확인할 수 있게 하여서는 아니된다. 다만, 환자, 환자의 배우자, 환자의 직계존·비속 또는 배우자의 직계존속(배우자, 직계존·비속 및 배우자의 직계존속이 없는 경우에는 환자가 지정하는 대리인)이 환자에 관한 기록의 열람이나 사본교부 등 그 내용확인을 요구하는 경우에는 환자의 치료를 위하여 불가피한 경우가 아니면 확인할 수 있게 하여야 한다.

14. 정보보안 대책

① 미국 HIPAA(Health Insurance Potability & Accountability Act : 헬스 인슈런스 포타빌리티 & 어카운터빌리티 액트) 규정에 따른 개선 명령이다.
 정보교환과정 중 사기나 악용을 막기 위함이었으나, 국회에서 전자정보교환의 표준화와 정보의 프라이버시 보호를 강화하도록 한 개인정보 관행법이다.

② JCAHO(Joint Commission for Accreditation of Healthcare Organization : 조인트 커미션 포 어크레더테이션 오브 헬스캐어 오가니제이션)에서 보안상태 평가이다. 병원 표준화 사업을 전담하는 기구이다.

15. 의학문헌 검색

오늘날은 인쇄매체의 홍수라고 한다. 매월 전 세계에서 적어도 논문 10만 편 이상이 5,000여 종 이상의 의학계통 잡지에 실린다. 매체의 홍수 속에서 우리는 각각 본인에게 필요한 정보를 신속하고 정확하게 얻어야 할 뿐 아니라 본인의 정보를 의학계에 전달할 수 있는 방법을 연구하여야 한다. 얼마 전까지만 해도 의학문헌 검색은 논문을 작성하는 경우에 필요시 이루어졌고 또 대부분의 문헌검색은 교육된 사서직에 의해서 이루어졌다. 그러나 컴퓨터 시스템의 발전과 인터넷, CD-ROM이나 정보전달 발전과 함께 대부분의 문헌검색은 이용자 스스로 찾는 경우가 많아졌고 문헌검색의 목적도 논문작성 이외에 새로운 의료정보를 습득하는 중요한 수단으로 발전하고 있다. 오늘날에는 환자진료에 있어서 문헌검색이 가장 중요한 진단기술이라 하여 그 중요성이 증가하고 있다.

(1) 의학문헌 검색의 필요성

① 인쇄물에 의한 정보의 홍수(5,000여 종의 의학전문잡지) 속에서 필요한 정보를 신속하게 검색한다.

② 오늘날 의학문헌 검색은 환자의 진료에 있어 가장 중요한 진단기술이며 가치평가(근거중심의학)의 기준이다.

③ 현대에 부각되는 의료기술 실력의 척도는 검색능력(Know-where : 노-웨어)이 지식의 양

(Know- how : 노-하우)보다 앞선다.

(2) 문헌자료의 종류

표 6-61 ● 문헌자료의 종류

1차 자료	단행본, 연속간행물, 참고도서, 논문 등이다.
2차 자료	색인, 초복, 개요 등이다.

(3) 의학논문의 종류

표 6-62 ● 의학논문의 종류

종 설	Review(리뷰)
원 저	Original report(오리지널 리포트)
증례보고	Case report(케이스 리포트)

(4) 의학논문의 분류법

표 6-63 ● 의학논문의 분류법

듀이십진분류법	DDC
한국십진분류법	KDC
미국 의회도서관 분류법	LCC
미국 국립의학도서관 분류법	NLMC

(5) 문헌정보의 검색키

① 저자명, 서명, 청구번호, 주제명, 등록번호, 출판사, 발행연도 등이다.

② 국제표준 도서번호(ISBN), 국제표준 연속간행물 번호(ISSN)이다.

③ 최근 원문서비스와 함께 Full Text(풀 텍스트) 검색도 가능하다.

(6) 의학분야의 2차 자료

① Index Medicus(인덱스 메디커스), Excerpta Medica(익섭터 메디카), Biological Abstract(바이오로지컬 앱스트랙트), Dissertation Abstracts(디서테이션 앱스트랙츠) 등이다.

② 학술총람, 정기간행물 기사색인(의학, 약학), Index Medicus Korea(인덱스 메디커스 코리아), Medical Abstracts Korea(메디컬 앱스트랙츠 코리아), Korean Index Medicus(코리언 인덱스 메디커스) 등이다.

③ SCI(Science Citation Index : 사이언스 사이테이션 인덱스)이다.

(7) 근거중심의학

① 근거중심의학(Evidence based Medicine : 에비던스 베이스드 메디슨)은 개별 임상경험과 연구에서 얻어진 임상통계 중에서 정확한 것을 선택하여 개개인의 환자에 적용하는 것이다.
② 임상에서의 의문점을 질문으로 형태화하여 해답이 될 수 있는 문헌을 검색하고 타당성 및 유용성을 평가하여 환자임상에 적용함으로써 의료인은 진료행위에 대한 평가를 한다.
③ 인쇄본(Index Medicus : 인덱스 메디커스), 온라인, CD-ROM의 형태로 서비스한다.

(8) 메드라인

① MEDLARS(Medical Literature Analysis and Retrieval System : 메디컬 리터러처 어낼러시스 앤드 리트리블 시스템) on the Line 약자이다.
② 전 세계적으로 가장 우수한 의학 관련 서지 데이터베이스이며 세계 70개국 잡지에 논문을 분류하여 3,800여 종이 실려 있다.

09 | 원격의료

의료영상, 소리, 동영상, 환자기록 등의 디지털화된 의료 데이터를 통신망을 통해 한 지점에서 다른 지점으로 주고받아 의료 서비스가 이루어지는 것을 원격의료(Telemedicine : 텔레메디신)라고 할 수 있다. 즉 환자가 거리, 시간, 경제적 등의 여러 가지 문제로 인해 병원에 도달할 수 없는 경우에 환자를 원격지에서 디지털적으로 관리제어하여 진료가 이루어지게 하는 것을 말한다.

원격진료 서비스가 이루어지려면 이제까지 1명의 의사가 1명의 환자를 진료하는 개념에서 다수의 의사가 1명의 환자를 진료하여 서로의 지식을 공유하여 수준 높은 의료서비스를 제공할 수 있다.

1. 원격의료의 개괄

우리나라를 포함한 세계도처에서 벽지·원격지에 거주하는 사람들은 적절한 때에 양질의 의료서비스를 받지 못하고 있다.

① 사회가 고도로 발달하고 경제적 여유가 생기면서 의료서비스에 대한 욕구가 증가하고 각종 성인병 및 암 질환처럼 전문의를 필요로 하는 질병의 발생이 증가하면서 전문의

에 대한 수요가 폭증하고 있음에도 공급은 이에 미치지 못하고 있다.

② 전문의들은 대부분 인구밀집지역에 위치해 있기 때문이다.

③ 컴퓨터와 정보통신기술의 혁신으로 인해 의료서비스의 많은 부분들이 지리적인 종속성을 어느 정도 극복해 가고 있다. 지리적인 종속성이란 좁게는 사무실 내, 또는 특정지역, 도시, 국가 사이의 위치의 분리를 의미한다.

④ 정보통신기술의 발달은 원격지간의 대규모 데이터 전송과 통신을 자유롭게 할 수 있도록 하였고, 이러한 멀티미디어기반의 정보통신 시스템을 의료용 시스템으로 응용한 결과 원격의료(Telemedicine : 텔레메디신)가 발생하게 되었다. 그림 6-18 원격의료의 개념도이다.

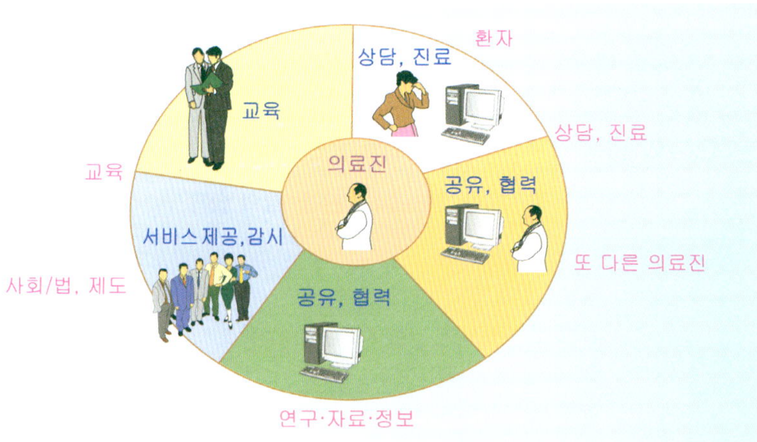

그림 6-18 • 원격의료의 개념도

(1) 미국의 원격의료 발전 경향

① 교정시설이나 재택진료소 등에 원격의료를 적용 : 환자운송에 시간 · 비용이 절감된다.

② 벽지의 응급상황의 환자데이터를 큰 종합병원의 전문가에게 전송한다.

③ 의사들이 지역적 종속성을 벗어나 환자기록과 진단영상을 서로 교류함으로써 공동의학연구나 토론 등이 가능하다.

④ 의료종사자들에 대한 교육이 시간과 공간의 제약을 극복할 수 있다.

(2) 원격의료의 필요성

① 필요한 의료정보를 정확하고, 신속하며, 편리하게 얻을 수 있다.

② 상호 통합적 의료 환경에 필요하다.

③ 의료의 위치 종속성을 극복할 수 있다.

제6장

(3) 원격의료의 장점

① 집에 있는 환자에 대하여 전문의가 직접, 그리고 저렴한 비용으로 진료를 할 수 있다. 즉 가장 적절한 수준의 진료가 가능하다.
② 지역적인 위치에 관계없이 가장 적절한 장소에서 가장 적절한 의료진에 의해 올바른 처치가 가능하다.
③ 위치에 관계없이 다른 병원이나, 의료진과 상담을 하더라도 진료를 위한 검사의 불필요한 중복을 피할 수 있다.
④ 데이터의 공유와 손쉬운 접근성으로 인해 지속적인 진료가 가능하다.
⑤ 인구가 적어 전문화된 의료서비스가 미치지 않은 농어촌 등의 거주자도 대도시 인구밀집 지역 사람들과 똑같은 수준의 의료서비스를 받을 수 있게 해 준다.

(4) 원격의료의 활용

표 6-64 • 원격의료의 활용

원격진단 (Telepathology)	ECG, 혈압, 맥박, 체지방, 혈당 등 생체정보의 원격측정결과를 전문의가 정보통신망을 통하여 분석·진단·처방하는 시스템이다.
원격의료교육	원격지 전문의의 강의나 중요 수술과정을 정보통신기술을 활용하여 타 지역의 의사 및 의료인에게 의학교육을 실시할 수 있도록 하는 시스템이다.
원격수술 및 처치	원격지의 의사가 현지의 의사에게 지시를 통하거나, 원격진료 수술장비를 통해 현지 환자의 수술이나 처치를 시행할 수 있도록 하는 시스템이다.
재택의료	환자 및 노약자가 의료기관을 방문하지 않고 집이나 회사 등에서 의료서비스를 받을 수 있는 시스템이다.
가상병원 (Cyber hospital)	환자와 의료기관을 온라인상에서 연계해 주는 역할을 담당하며, 환자의 질병진단 및 치료과정이 원만히 진행될 수 있도록 각종 의료서비스를 행하는 시스템이다.
원격간호	환자나 노약자에게 가정방문 간호사를 파견하고 온라인을 통한 원격의료를 접목시켜 의료서비스를 제공하는 시스템이다.

(5) 원격의료의 응용분야

① 응급환자의 초기 평가와 진단을 실시하며, 이송단계에서의 자료전송을 한다.
② 치료, 진단 및 수술환자의 추적조사, 투여약물 검사을 실시한다.
③ 전문의가 없는 지역의 환자에 대한 진료 및 상담을 한다.
④ 환자 히스토리에 의한 일상적인 건강상담 및 검사를 실시한다.
⑤ 진단이미지의 전송을 실시하며, 만성질환의 관리를 실시한다.
⑥ 의료정보의 전송을 한다. 공중보건, 예방의학 그리고 환자교육을 한다.

(6) 원격의료실행의 장애요인

① 의료과실에 대한 책임 소재가 불명하지 않다.
② 의료자료의 프라이버시와 안전에 문제가 있다.
③ 의료장비의 안전에 문제가 있다.
④ 기반구조설치의 고비용이 들며, 기술적 표준화가 미비하다.
⑤ 기술적 한계와 장비의 비호환성 및 의사와 환자의 수용성 장애요인이 있다.

(7) 원격의료관련 의료기기

① 원격의료 진단기기 : 원격의료(Telemedicine : 텔레메디신)와 재택진료(Homecare : 홈케어)를 지원하는 All-in-one 무선의료 진단장치는 환자의 혈압, ECG, 심박수, 심박의 규칙성, 호흡비율, 산소농도, 체온 등의 생체신호를 측정하고 이를 무선으로 전달하여 확인즉시 적절하게 환자의 질병이나 만성질환을 관리한다.

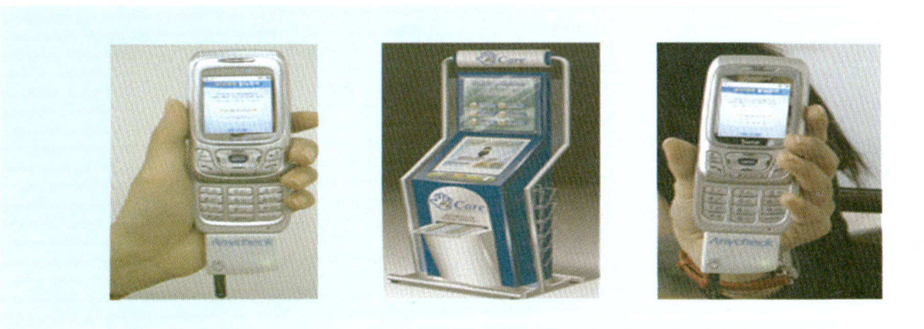

그림 6-19 • 원격의료 진단기기

② 무선체중계(Wireless Weight Scale : 와이어리스 웨이트 스케일)

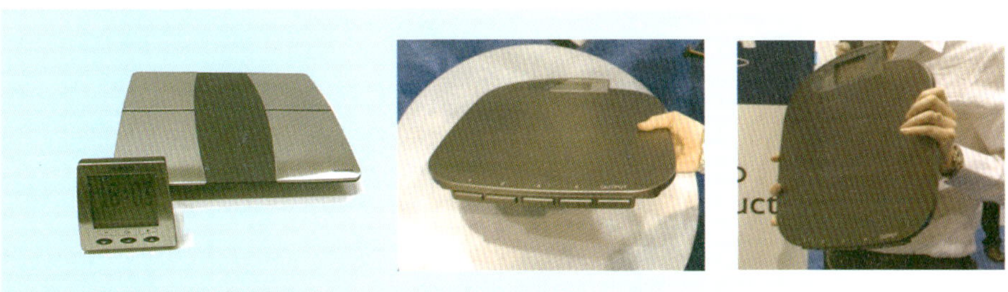

그림 6-20 • 무선체중계

③ **무선혈압측정기**(WBPM) : 버튼 하나로 동작하는 측정기로서, WBPM(Wireless Blood Pressure Monitor : 와이어리스 블러드 프레셔 모니터)은 안정적으로 팔목의 혈압을 측정하고 자료를 Gateway(게이트웨이)로 전송한다.

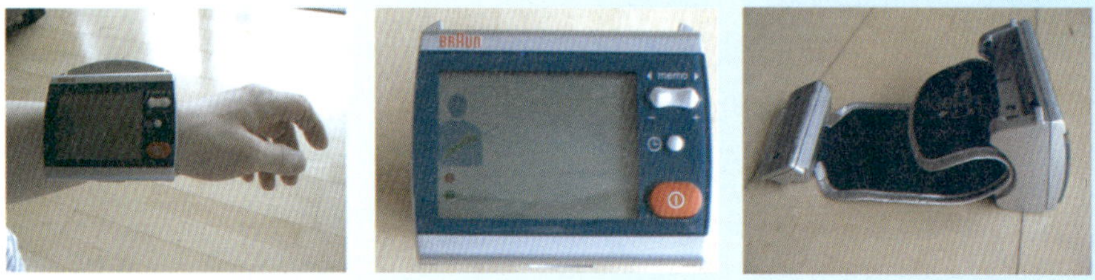

그림 6-21 • 무선혈압측정기

④ Gateway(게이트웨이) : 가정이나 사무실 혹은 이동 중 PC나 휴대용 노트북 컴퓨터와 연결할 수 있는 장치로 USB Port에 삽입하는 순간 PC에서 프로그램이 실행되고 다른 장치에서 생성된 생체신호정보가 표시된다. 또한 수집된 생체신호자료는 원격지 의료기관으로 인터넷 연결을 통하여 전송된다.

(8) 원격의료의 의의와 전망

2009년 1월 22일 [국무총리주재 '2009년 규제 개혁 추진계획 보고회의']에서 다음과 같은 내용의 추진과제가 보고되었으며 이분야의 점진적 발전이 이루어질 계획이다.

- 원격의료 허용범위 확대(의료법 개정)
  - 의료취약 지역 거주자와 거동 불편자로서 만성질환자 등에 대하여 의학적으로 안전하다고 판단되는 경우, 제한적으로 의사와 환자 간 원격의료 허용을 추진한다.

2. 원격의료의 활용 및 응용분야

원격의료가 이루어지면 응급환자에 대한 초기 평가와 진단, 이송단계에서의 자료전송, 치료, 진단 및 수술환자의 추적조사, 투여약물 검사, 전문의가 없는 지역의 환자에 대한 진료 및 상담, 환자 병력에 의한 일상적인 건강상담 및 검사, 진단에 필요한 의료영상의 전송, 만성질환의 관리, 의료정보의 전송, 공중보건, 예방의학 그리고 환자교육 등 여러 분야에서 활용될 수 있다. 또한 시간, 자원, 인력 절약, 신속한 심사와 정확성, 쉬운 자료 공유, 병원의 경제적 이익을 줄 수 있는 장점이 있다.

(1) 재택진료

재택진료는 원격진료 시스템을 활용하여 환자의 집에서 상태를 신속하고 지속적으로 모니터링하여 의료기관의 진료를 받는 것이다. 진료내용은 주로 1차 진료의 범위를 벗어날 수 없지만 특수기능을 측정할 수 있는 모니터를 환자 집안에 설치하면 특수질환도 지속적으로 진료할 수 있다.

1) 재택진료의 활용

① 의료기관에서 진단과 수술 등 치료를 받은 환자의 지속적인 치료에 활용된다.
② 전문의에 의한 환자에 대한 의료상담을 할 수 있다.
③ 재택응급처치 및 재택질병감시를 한다.

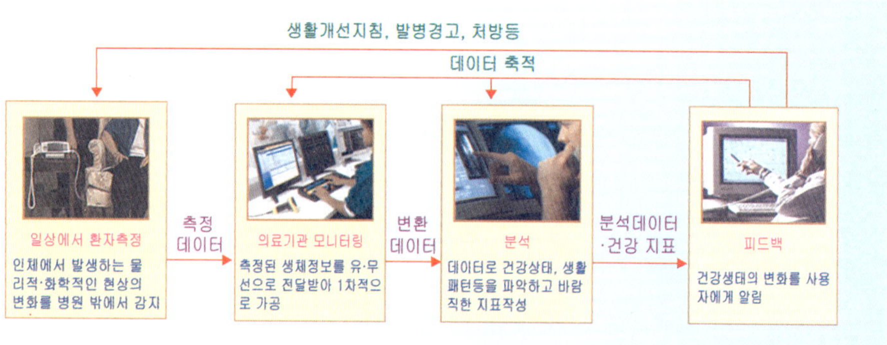

그림 6-22 재택진료과정

2) 재택진료장치

재택진료장치는 환자가정에서는 웹 카메라, 초고속 인터넷망, 대화용 마이크, 헤드세트, 그리고 청진·문진·시진이 가능한 재택진단기기로 이루어지며, 의료기관에서는 데이터베이스 서버 및 진료용 소프트웨어, 비디오 캡처장치 등이 필요하다.

(2) 원격영상진단

원격영상진단이란 의료기관에서 촬영한 영상자료를 원격 PACS(Picture Archiving and Communication System : 픽처 아카이빙 앤드 커뮤니케이션 시스템)를 통해 의료수준이 앞서는 다른 의료기관에 전송하여 그곳의 의료진들이 진단하게 하는 방식이다. 원격영상진단이 가능하려면 원격 PACS(팩스)와 선진 의료진을 보유하고 있는 의료기관과의 연결이 필수적이다. 그리고 의료기관 간의 의료수가 제정되어 있어야 한다. 원격영상진단에는 진단 방사선 분야가 가장 앞서 있고 피부과와 내과, 외과 등에서 활발한 연구가 진행되고 있다.

(3) 원격 PACS

PACS(Picture Archiving and Communication System : 픽처 아카이빙 앤드 커뮤니케이션 시스템)는 DICOM(다이콤)에서 정한 표준규격에 따라 의료영상 데이터를 저장, 관리하고 Ethernet을 통해 의료영상기기, 진단방사선과 각 임상의사들을 하나의 통신망으로 연결하는 시스템이다.

(4) 원격화상회의

원격화상회의는 음성과 동영상으로 상대방의 얼굴을 보면서 동시에 대화를 나눌 수 있는 것이다. 원격의료를 하는 과정에서 화상회의를 이용하여 회의만 할 것인지 아니면 진단에서 이용할 것인지를 결정하고 알맞은 기능의 화상회의 도구를 사용해야 한다.

(5) 원격교육

지역의료인들에 대해서 상대적으로 높은 수준의 전문가들이 원격의료 시스템을 통해 재교육을 실시하는 시스템이다. 원격교육은 양방향일 필요는 없지만 일대다접속의 통신 시스템이 필요하고 지속적인 원격교육을 통해 의료수준의 불균형과 지역의료시설의 활성화를 이룰 수 있게 된다.

(6) 인터넷 가상병원

인터넷이 널리 활용되면서 각 병원들이 질병별 증상에 대한 간단한 설명을 인터넷에 올려놓고 전자메일을 이용하여 환자의 상담에도 응답해 주고 있다. 현재는 대부분의 가상병원이 가정의학적인 정보들을 올리거나 고혈압, 당뇨, 신장병 등과 같은 기초적인 교육과 기본적인 상담 정도가 이루어지고 있다.

(7) 원격수술

원격수술(tele-surgery : 텔레-서저리)의 최초 사례는 2001년 9월 7일 미국 뉴욕과 프랑스 스트라스부르 사이의 원격수술로 뉴욕의 의사가 수술로봇의 팔을 이용하여 68세의 환자로부터 쓸개를 제거하는 원격수술을 시행했었다.

3. 원격의료의 효과

원격의료가 이루어지면 시간적·공간적 제약이 없이 필요한 의료정보를 정확하고, 신속하며, 편리하게 얻을 수 있게 된다. 이렇게 되면 상호통합적 의료환경이 조성되고, 의료의 위치 종속성을 극복할 수 있어 의료 서비스의 질이 향상된다. 또한 경제적으로 비용절감효과도 기대된다.

① 원격의료로 환자 측은 전문의사와 신속한 접촉으로 시간 및 경제적 이익과 지속적인 진료로 쉽게 자문을 구할 수 있어 조기에 진단이 가능하다. 또 총 의료비의 감소 등의 효과를 기대할 수 있다.

② 진료진(의사) 측의 입장에서는 의료인들의 효율적인 시간 활용이 가능하며 진료영역의 확대로 지속적인 진료를 할 수 있고, 영상자료 데이터베이스의 구축으로 신속하고 편리한 진료의뢰와 자문, 자료의 공유 등을 이룰 수 있다.

4. 원격의료의 필요성

표 6-65 • 원격의료의 필요성

정확하고 신속한 의료정보의 획득	환자의 생명과 건강을 다루는 의료정보는 신속하고 정확한 전송이 필요하다. 예 응급환자가 소규모 병원에서 진단 후 종합병원으로 이송되는 경우 검사결과, 방사선 촬영사진 등의 정보를 전송하거나 재택에서 치료를 받는 환자의 상태를 지속적으로 모니터링하여 전송하는 경우이다.
의료의 범위 확대	진료를 위한 공간을 병원뿐만 아니라 집, 사무실, 자동차 등의 이동공간으로 확대된다.
의료의 위치 종속성 극복	정보통신기술을 이용하여 의사와 의료기기, 환자가 항상 같은 곳에 있어야 한다는 위치의 종속성을 극복할 필요가 있다. 예 산간벽지, 전쟁지역의 군대

5. 원격의료 시스템 응용기술

표 6-66 • 원격의료 시스템 응용기술

임상기술	Clinical(클리니컬)
의료교육	Medical Education(메디컬 에주케이션)
정보관리	Information Management(인포메이션 매니지먼트)
의료행정서비스	Administrative Services(애드미너스트레이티브 서비스)

6. 원격의료의 요구사항

① 화상회의, 대규모 파일 전송, 컴퓨터에 의한 실시간 데이터 시각화를 위한 고속 네트워킹시스템이 필요하다.

② 의학 및 교육 응용을 위한 네트워크화된 슈퍼컴퓨팅 자원이 필요하다.

③ 병원, 대학, 정부연구소의 정보 시스템 간 상호 연동이 필요하다.

④ 음성 명령과 전자펜 등의 사용하기 쉬운 멀티미디어 사용자 인터페이스가 필요하다.
⑤ 인증, 프라이버시, 자금이체 등을 지원하는 프로토콜 및 기술이 필요하다.
⑥ 네트워크에 의한 공동협력 및 교육을 위한 시스템이 필요하다.
⑦ 긴급구조대가 사용하는 무선 멀티미디어 통신 가능 휴대용 장비가 필요하다.
⑧ 네트워크 라인을 통한 전자적 의료행위를 허가하는 규제 환경이 필요하다.

7. 원격의료의 과제

표 6-67 • 원격의료의 과제

비용발생 문제	원격의료에 의한 비용처리 부재, 비용 · 수익 분석 부재 등이다.
법, 제도의 문제	원격의료 행위에 대한 법제도 전무, 과실 · 안전성 문제에 대한 대책 등이다.
문화적 장애 문제	의사의 수용성, 거부감 문제 등이다.
기술적 장애 문제	표준화가 큰 걸림돌, 통신망/고가의 의료장비 언동문제 등이다.

8. 원격의료 시스템

(1) 원격의료 시스템의 구성요소

① 원격의료 시스템은 서비스의 종류나 사용목적에 따라 매우 다양한 형태로 구성될 수 있지만 기본적인 원격의료 시스템의 구성요소는 비슷하다.
② 최근에는 멀티미디어 기술의 발전으로 단말장치에서 음성, 그래픽, 화상데이터의 입출력이 가능하게 되었으며 의료정보의 특성에 맞는 정보의 표현이 가능하게 되어, 데이터의 입력과 출력이 보다 쉽고, 사용하기 편리하게 되어가고 있다. 원격의료를 위한 데이터의 종류는 멀티미디어화되어 가는 추세로서 일반적인 데이터의 종류와 수집장치는 그림 6-23과 같다.

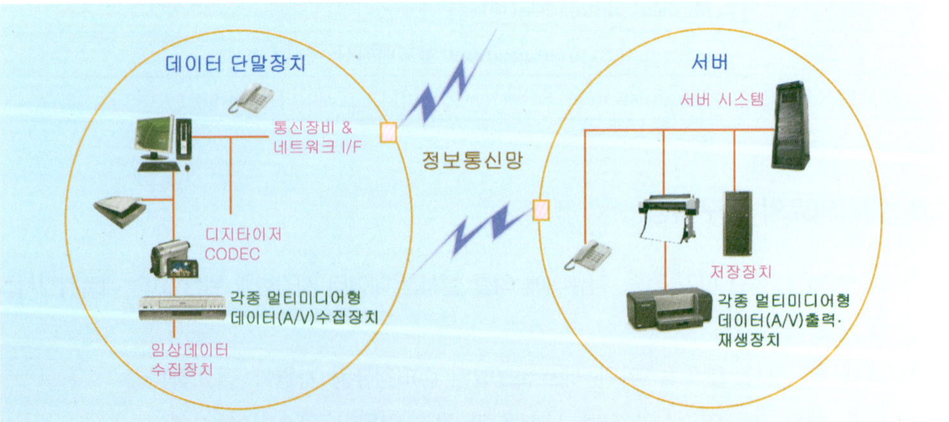

그림 6-23 • 원격의료 시스템의 구성요소

(2) 원격의료를 위한 표준화

① 표준화는 의료행위를 나타내는 용어의 표준화부터 진료기록의 형식 및 서식, 이들 정보를 통신하는 방법, 이에 필요한 기자재 등의 표준화 등을 포함한다.
② 의료정보학의 표준화 노력 등이다.
③ 국제적인 표준화 노력 : HL7, DiCOM, ISO 등이다.

(3) HL7 개요

① 서로 다른 보건의료분야 소프트웨어 애플리케이션 간 정보가 호환될 수 있도록 하는 규칙의 집합으로 1987년에 처음 개발되었으며, 현재 북아메리카에서는 의료정보의 전자적 교환을 위한 사실상의 표준으로 자리잡았으며, 우리나라의 경우도 이 표준을 적용하고 있다.
② HL7은 사용자, 시스템 공급자 및 기타 의료정보 이해관계자들에 의해 합동으로 개발되었으며, 의료정보 표준화 기구들과도 공식적 합의를 이루어 ISO TC215(의료정보)에서 대표적 발언권을 가지고 있다.
③ HL7은 의료 서비스 제공 기관에서 이뤄지는 다양한 업무 관련 메시지를 정의하고 있다.

표 6-68 HL7 개요

ADT	환자 원무관리 : 입원 · 퇴원 · 전원
질의	Queries(쿼리)
일반처방, 약처방, 식이요법처방, 백신관리	Order Entry(오더 엔트리)
처방·입상 결과에 대한 관찰기록 보고	Observations reporting(오브저베이션 리포팅)
제품실험	Product experiences(프로덕트 익스페리언스)
파형결과	Waveform results(웨이브폼 리절트)
환자의뢰	Patient referral(페이션트 리퍼럴)
회계관리	Financial management(파이낸셜 매니지먼트)
기본기록철	Master file(마스터파일)
환자진료	Patient care(페이션트 케어)
일정관리	Scheduling(스케줄링)
약물효능·부작용 고지	Notice about drug interactions(노티스 어버웃 드러그 인터랙션)
의무기록·정보관리	Medical records/information management(메디컬 레코드/인포메이션 매니지먼트)

(4) HL7의 기술적 개요

① HL7은 이벤트 중심의 프로토콜로 메시지 단위로 정보 전송이 이루어지며, ISO의 OSI계층 중 하나인 L7(Level 7)의 제 7계층인 애플리케이션 계층과 상응한다. 따라서 서로 다른 의료 데이터에 대한 획득, 추진, 처리 시스템을 위한 애플리케이션 계층 통신을 지원하는 다리 역할을 하며, 표 6-69의 3가지를 표준화 대상으로 명세화하고 있다.

표 6-69 • HL7의 기술적 개요

메시지 구조	메시지의 추장적 정의(Abstract message difinition : 앱스트랙트 메시지 디피니션)이다.
코딩규칙 (Encoding rules)	전송을 위한 메시지의 표현 등이다.
트리거 이빈트 (Trigger events)	메시지를 촉발하는 애플리케이션 이벤트로 실세계에서의 이벤트는 두 시스템간 정보의 교환을 촉발한다.

② HL7의 구조 : 구조는 메시지, 세그먼트, 필드, 메시지 구분자 등으로 나눠 볼 수 있으며, 메시지는 데이터 전송의 가장 작은 단위로 세그먼트들로 구성된다. 메시지는 메시지 헤더 세그먼트(MSH)로 시작하고, 메시지 타입과 트리거 이벤트로 메시지와 메시지를 구별하게 된다. 메시지 타입과 트리거 이벤트는 일 대 다(One-to-many : 원 투 매니) 관계가 성립된다.

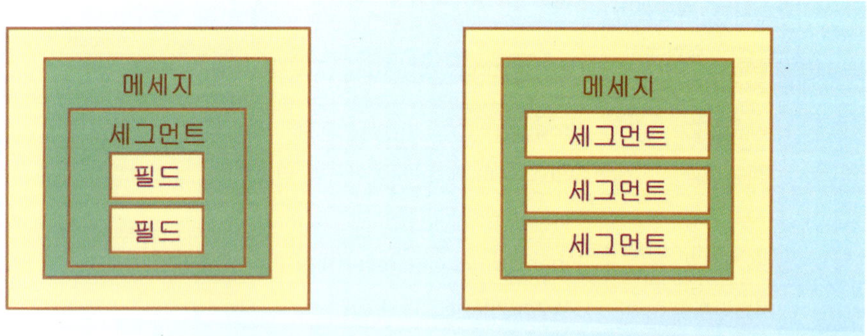

그림 6-24 • HL7의 메시지 구조

그림 6-25 • HL7의 세그먼트 구조

③ 세그먼트 : 세그먼트는 정해진 순서가 있는 필드들의 논리적 집합으로 필수 세그먼트, 선택적 세그먼트가 있다. 모든 세그먼트에는 주어진 이름이 존재하며, 세그먼트 ID라고 하는 처음 세 글자에 의해 식별할 수 있다. 필드는 메시지의 실제 내용이 표현되며, 필드는 컴포넌트의 집합이고, 컴포넌트는 다시 서브 컴포넌트로 구성된다.

9. 원격의료의 과제

표 6-70 • 원격의료의 과제

비용발생문제	원격의료에 의한 비용 처리 부재, 비용·수익분석 부재 등이다.
법, 제도의 문제	원격의료 행위에 대한 법제도 전무, 과실·안전성 문제에 대한 대책 등이다.
기술적 장애 문제	표준화가 큰 걸림돌, 통신망·고가의 의료장비 연동문제 등이다.
문화적 장애 문제	의사의 수용성, 거부감 문제 등이다.

10 | 디지털 영상 시스템

디지털 영상 시스템(Picture Archiving and Communication System : 픽처 아카이빙 앤드 커뮤니케이션 시스템 : PACS)란 의료 환경에서 발생되는 각종 의료영상을 디지털 데이터로 처리하고 컴퓨터 저장장치에 저장하며 이를 네트워크에 연결된 다수의 컴퓨터에 전송하여 조회 활용할 수 있게 하는 시스템을 말한다. 그림 6-26은 PACS의 구성요소이다.

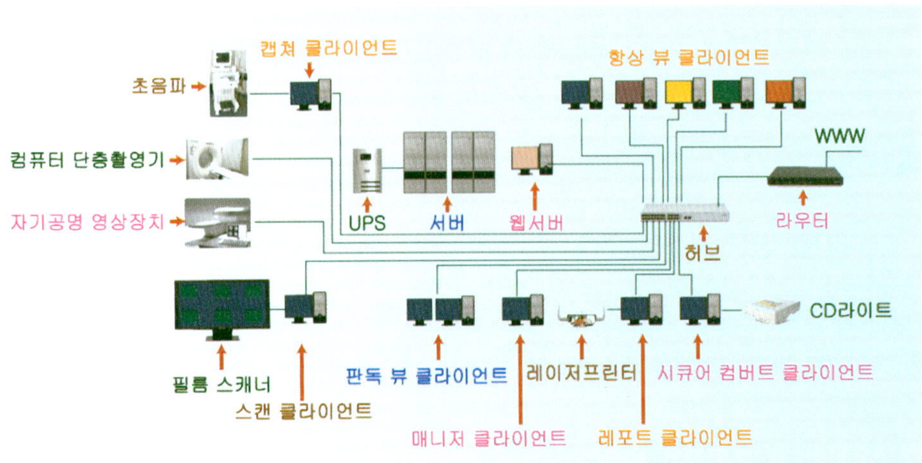

그림 6-26 • PACS의 구성요소

① 디지털 영상 시스템의 종류에는 Archving PACS(아카이빙 팩스), Mini PACS(미니 팩스), Full PACS(풀 팩스) 등이 있으나 통상 디지털 영상 시스템라 함은 Full PACS(풀 팩스)를 말한다. 즉, 의료영상(특히 방사선 진단영상)을 디지털 형태로 획득한 후, 네트워크를 통하여 전송하고, X-선 필름 보관 대신에 디지털 정보 형태로 의료영상을 저장하며, 임상의사들이 모니터 등의 영상조회장치에 나타난 영상을 이용하여 환자를 진료하는 시스템이

다. 디지털 영상 시스템의 목표는 필름 없는 병원 시스템을 구축하는 것이다.

② 디지털 영상 시스템은 의학용 영상정보의 저장(archiving : 아카이빙), 판독(Diagnosys : 디아그노시스) 및 검색(Viewing : 뷰잉) 기능 등의 수행을 통합적으로 처리하는 시스템을 말한다. 즉, 디지털 영상 시스템은 X-선, CT, MRI, PET, SPECT, 초음파 영상, 내시경영상 등에 의해 촬영된 모든 의료영상 검사결과를 디지털 이미지로 변환, 촬영과 동시에 대용량 기억장치에 저장시켜 영상의학과 전문가가 모니터를 통해 판독할 수 있도록 해주는 시스템이다.

③ 디지털 영상 시스템은 DICOM 규격에 따라 이미지 데이터를 저장, 관리하고 있으며 의료영상 획득기기, 진단방사선과 각 임상의사들을 하나로 연결하고 있다.

④ 디지털 영상 시스템은 관계형 데이터베이스를 이용하여 의료영상을 저장하거나 요청에 따라 검색하여 전송해주는 일을 한다. 데이터베이스에는 최근 약 2주간의 환자데이터가 저장되어 있고 2주 이상되는 의료영상 데이터들은 장기간 저장장치에 의해 영구 보존된다.

⑤ 각 영상 획득 장치에서는 각 제작사에서 지원하는 DICOM 표준의 저장 프로그램에 의해 별도의 인터페이스 장치 없이 직접 디지털 영상 시스템 서버에 의료영상을 전송 및 저장할 수 있으며 판독실이나 외래의사 및 진단방사선과 의사들은 GUI로 개발된 viewer(뷰어)를 제공하여 자신의 연구실 또는 회의실에서 저장된 의료영상 데이터를 전송받아 판독 및 진료를 하고 즉시 저장할 수 있다.

㉠ 환자의 의학 영상 기록을 저장·관리·전송하는 정보 시스템이다.

㉡ 의학영상의 보관·검색·영상신호처리가 매우 용이하다.

㉢ 대용량의 서버 및 초고속 전산망이 필요하다(비용문제).

㉣ ACR/NEMA DICOM이 표준이다.

1. 디지털 영상 시스템 구축

디지털 영상 시스템를 신뢰성 있고 장애 없는 시스템으로 구축하려면, 방사선부서의 업무와 병원 환경에 대한 완전한 이해를 바탕으로 한 종합 시스템 접근 방식이 필요하다.

(1) 디지털 영상 시스템의 효과적 구축

① 필름 없는 시스템을 비용효율이 높게 만들고 유지하여야 한다.

② 병원정보 시스템의 기대에 부응하는 성능을 제공하여야 한다.

③ 임상적으로 수용 가능한 우수한 기술을 도입하고 유지하여야 한다.

④ DICOM 표준 방식을 따라야 한다.

⑤ 타 의료기관 간의 광역 원격진료 정보 활용이 가능한 기반을 구축해야 한다.

이렇게 되었을 때 장차 디지털 영상 시스템(PACS)는 기존의 필름 중심의 방사선과 운영보다 비용을 절감하고 영상관리업무를 향상시키며 궁극적으로 환자진료의 질을 향상시킬 수 있다.

(2) 디지털 영상 시스템의 구현

디지털 영상 시스템을 구현하기 위해서는 영상 표시 및 처리, 정보통신 및 네트워크, 데이터베이스, 정보관리, 사용자 인터페이스, 정보저장관리 등의 기술들이 종합되어야 한다. 디지털 영상 시스템와 거의 유사한 개념이지만 디지털 영상 시스템보다는 다소 넓은 의미로 사용되는 용어로 표 6-71과 같은 것들이 있다.

표 6-71 ◦ 디지털 영상 시스템 다소 넓은 의미로 사용되는 용어

MDIS	Medical Diagnostic Imaging Support(메디컬 다이아그노스틱 이미징 서포트)
IMAC	Image Management and Communication(이미지 매니지먼트 앤드 커뮤니케이션)
DINS	Digital Imaging Network System(디지털 이미징 네트워크 시스템)
TDRS	Total Digital Radiology Service(토털 디지털 라디올로지 서비스)
IDIS	Integrated Digital Imaging System(인테그레이티드 디지털 이미징 시스템)

이들은 디지털 영상장치에 근거한 통합적이고 전 병원에 적용되는 방사선과 업무를 의미한다. 몇 가지 특수한 경우를 제외하고는 기존의 전통적인 X-선 필름을 사용하지 않는 시스템이다.

병원정보 시스템(Hospital Information System : 호스피탈 인포메이션 시스템 : HIS)이나 방사선과 정보 시스템(Radiology Information System : 라디올로지 인포메이션 시스템 : RIS)과 디지털 영상 시스템을 연결하여, 영상정보에 문자로 된 환자의 임상정보를 추가하는 포괄적인 병원정보 시스템을 의미한다.

2. 디지털 영상 시스템의 구성

디지털 영상 시스템은 크게 소프트웨어와 하드웨어로 구성된다. 하드웨어는 서버, 네트워크, 저장장치, 터미널 스테이션, 특수 모니터 등으로 이루어진다. 소프트웨어는 영상을 획득, 압축, 분배하는 서버 프로그램과 터미널에서 영상을 조회하는 소프트웨어 그리고 영상의 색인정보와 검사 및 환자관련정보를 관리하는 데이터베이스 엔진 등이 있다.

표 6-72 ◦ PACS 구성요소

영상 발생장치	CT(컴퓨터 단층촬영기), DSA(디지털 혈관 조영장치), MRI(자기공명 영상장치), PET(양전자 방출 단층촬영기), 초음파 진단기 등이다.
영상 저장장치	광디스크를 JUKE BOX형태로 사용한다.
영상 전송장치	10[Mbps]의 Ethernet, 100[Mbps]의 FDDI, 155[Mbps]의 ATM
영상 출력장치	고해상도 모니터, GUI를 이용한 화면구성, 레이저 프린터 등이다.

시스템적인 면에서 표 6-72와 같이 디지털 영상 시스템은 영상획득부, 데이터베이스를 포함한

영상저장부, 영상 조회 및 출력부 및 이들을 연결시켜 주는 통신망 등의 하부 시스템으로 구성된다.

(1) 디지털 영상 시스템의 임상적 파급효과

실시간 판독으로 자동화에 의한 진료능률을 향상시키고 방사선과 진료의 지역분산화가 이루어진다.

(2) 디지털 영상 시스템의 향후 발전방향

컴퓨터 보조진단, 3차원 영상기술 활용, 연구 및 교육정보 제공으로 의료발전하며, 병원정보 시스템과의 통합으로 병원 모든 행정을 일원화할 수 있다.

(3) 구성요소적인 관점에서 본 디지털 영상 시스템의 개념

표 6-73 • 구성요소적인 관점에서 본 디지털 영상 시스템의 개념

Full-Hospital(풀 호스피탈) PACS	병원에서 발생되는 모든 의학 영상에 대해 Modality(모달리티)별로 저장 및 분배, 판독 및 진단, 영상저장, 외부 시스템과의 인터페이스 등이 통합적으로 집적화된 시스템이다.
Departmental(디파트멘탈) PACS	특정 Modality에 대해 Productivity(프로덕티비티) 향상을 목적으로 과단위로 운영되는 의학영상처리 시스템이다.
Intra-Hospital Image Distribution(인트라 호스피탈 이미지 디스트리뷰션)	중환자실과 응급실 등 의학 영상을 주로 취급하는 부서만을 연결하여 운영되는 의학 영상처리 시스템이다.
원격영상	원격지간의 의학영상의 전송, 공동 판독 등을 지원하는 의학영상처리 시스템이다.

(4) 디지털 영상 시스템의 출현배경

① 디지털 영상기술이 급속히 발전하였다.
② 현재 또는 기존 Film system(필름 시스템)의 문제점 대두가 되었다.
③ 임상, 교육, 연구에서 영상활용의 증가하였다.
④ 컴퓨터와 정보 통신기반이 확충되므로, 컴퓨터의 소프트웨어가 발전되었다.
⑤ 가격 대 성능비가 향상된다.

표 6-74 • 디지털 영상기술의 발전

Digital Imaging Modalities	디지털 이미징 모달리티
Photo Realistic Digital Imaging	포토 리얼리스틱 디지털 이미징

(5) 디지털 영상 시스템의 필요성

① 필름관리 문제가 해결되므로, 공간부족 문제가 해결된다.

② 필름 및 소모품 비용이 절감된다.

③ 진료의 질적 향상(대기시간, 화상처리기법 등)이 이루어진다.

(6) 디지털 영상 시스템의 구성요소

표 6-75 디지털 영상 시스템의 구성요소

영상획득부	각 Modality(모달리티)로부터 의학영상획득, DICOM 표준에 따른 전송된다.
영상저장 및 관리부	· 단기 저장장치 : 무손실압축, 고속 · 고가 저장장치 사용된다. · 중기 저장장치 : 손실 또는 무손실 압축, 중급 접근 빈도가 된다. · 장기 저장장치 : 손실 또는 무손실 압축, 낮은 접근 빈도, 저속 · 저가 장비이다.
통신망(Network)	· 영상 데이터량을 고려한 고속의 전송망이 요구된다. · 90년대 초에는 버스나 토큰링 방식보다는 Point-point(포인트－포인트) 방식을 선호한다.
영상표시(Workstation)	· 고해상도 · 고휘도 모니터, 표시기법 및 처리속도이다. · 영상데이터량을 고려한 고속의 전송망이 요구된다.

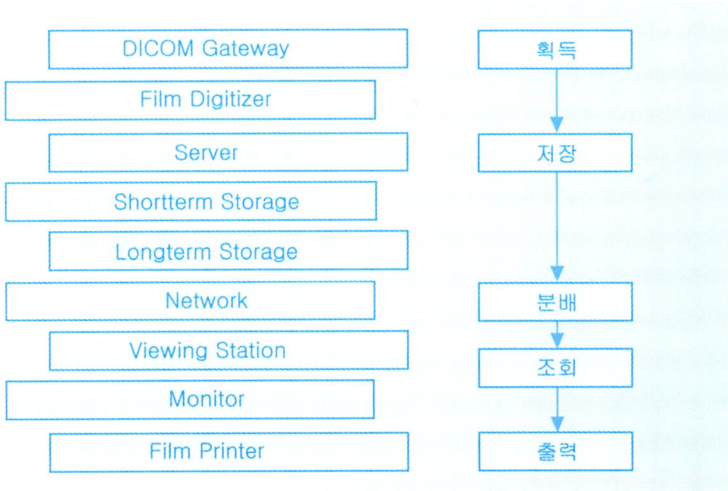

그림 6-27 PACS의 하드웨어 구성요소

(7) 디지털 영상 시스템의 성능 기준 및 요구조건

① 충분한 영상의 신뢰성 및 속도 : 2k×2k 크기의 필름영상을 2~3초 이내에 표시한다.

② 충분한 대역폭으로 영상 및 정보 전달속도가 빠르며, 영상의 질이 기존의 필름 시스템과 동등 이상이어야 한다.

③ 쉽고 편리한 인터페이스이어야 한다.

④ 충분한 Display workstation(디스플레이 워크스테이션)이어야 한다.

⑤ Workload(워크로드)에 무관, 유지보수가 임상적으로 합당하여야 한다.

⑥ 정보의 안정성이 있어야 한다.

신속성	소프트웨어	하드웨어
안정성	소프트웨어	하드웨어
무결성	소프트웨어	
확장성	소프트웨어	하드웨어
편의성	소프트웨어	

그림 6-28 • PACS 성능 결정 요소

3. 네트워크를 이용한 통신

(1) LAN

LAN(Local Area Network : 로컬 에리어 네트워크)은 300[m] 이하의 통신회선으로 연결된 PC, 메인프레임, 워크스테이션들의 집합을 말한다. LAN은 컴퓨터 사이의 전류나 전파신호가 정확히 전달될 수 있는 거리, 즉 한 기관의 빌딩 내에 설치된 컴퓨터 장비들을 직원들이 가장 효과적으로 공동 사용할 수 있도록 연결된 고속의 통신망이다.

(2) LAN에 접속되는 장비들

표 6-76 • LAN에 접속되는 장비들

허브	네트워크 안에서 PC와 PC 사이에 공유를 하기 위한 장치로, 종류로는 더미허브와 스위칭 허브가 있다.
파일 서버	공통되는 프로그램과 데이터를 관리하는 기능을 하며, 대용량의 메모리와 데이터베이스를 가지고 있는 서버이다.
프린터 서버	고성능의 프린터를 여러 컴퓨터가 공유할 수 있게 하는 서버이다.
리피터 (Repeater)	전자기 또는 광학 전송매체상에서 신호를 수신하고, 증폭하며, 매체의 다음 구간으로 재전송시키는 장치이다.
브리지 (Bridge)	하나의 랜을 이더넷이나 토큰링과 같이 서로 같은 프로토콜을 쓰고 있는 다른 랜과 연결시켜 주는 제품을 말하며, 각 랜에 연결되어 있는 스테이션들은 프로토콜을 바꾸지 않고서도 랜이 확장되는 혜택을 받을 수 있게 된다.
라우터 (Router)	IP 통신 방식에서 목적지가 다른 둘 이상의 네트워크를 연결하여 패킷을 전송하는 역할을 하는 컴퓨터, 혹은 실행중인 프로그램을 의미한다.
게이트웨이 (Gateway)	서로 다른 컴퓨터 네트워크 등을 상호 접속시키기 위한 장치이다.

(3) 부가가치 통신망

컴퓨터 간에 통신선을 연결하고 이를 통해 데이터를 교환하는 것이 가장 단순한 형태의 네트워크라고 하면, 여기에다 **다양한 형태의 서비스를 제공하는 네트워크가 부가가치 통신망**(Value-Added Network : 밸류-에디드 네트워크)이라고 할 수 있다.

(4) 디지털 영상 시스템에 사용 가능한 정보통신망

의학문헌정보 검색 시스템(MEDLAS/MEDLINE : Medical Literature Analysis and Retrieval System : 메디컬 리터러처 어낼러시스 앤드 리트리벌 시스템) : 의학에 관련된 문헌을 총체적으로 정리하고, 이를 **컴퓨터 통신망을 이용하여 온라인으로 제공**하는 시스템이다.

1) 전용 이더넷

이더넷(Ethernet)은 가장 광범위하게 설치된 **근거리 통신망 기술**이며 거의 모든 종류의 컴퓨터에 사용할 수 있고, **전송속도는 10[Mbps] 수준**이다. 이더넷은 노드가 전송로의 신호를 감시해 다른 노드가 모두 신호를 보내지 않는 것을 확인하고 데이터를 보내는 CSMA/CD (Carrier Sense Multiple Access : 캐리어 센스 멀티플 액세스/Collision Detection : 컬리전 디텍션) **프로토콜 방식**으로 접근한다. 또 다른 랜 접속 방식인 토큰링과 비교할 때 이더넷은 노드 수가 적을 때는 토큰링보다 빠른 전송속도를 자랑하지만, 노드 수가 많아지면 데이터 간의 충돌이 많아져 토큰링의 전송속도보다 떨어지게 된다.

일반적으로 **10BASE-T 카드가 장착된 워크스테이션들을 지원하기 위한 근거리 통신망의 백본**[56]으로 많이 사용된다. **기가비트 이더넷은 1,000[Mbps] 정도로서 보다 높은 수준의 백본 속도를 지원**한다.

2) FDDI를 이용하는 경우

광섬유 케이블로 **100[Mbps]의 속도로 정보를 전송하는 전송방식**이다. FDDI(Fiber Distributed Data Interface : 파이버 디스트리뷰티드 데이터 인터페이스)를 이용한 **토큰링 방식의 네트워크는 1,000대의 워크스테이션을 연결**할 수 있으며, 최대 250[km] 거리도 무리 없이 횡단할 수 있다.

3) ATM

기존의 통신 방식과는 달리 **데이터를 53[byte]의 매우 작은 단위의 셀**(cell)**로 구분하여 전송하며, 155[Mbps]의 전송속도를 제공**한다. 통신망은 **트리**(tree) 구조를 가지고 있다.

ATM(Asynchronous Transfer Mode : 엘싱클러너스 트랜스퍼 모드)을 사용하는 경우 100[Mbps]

56) 백본 : 자신에게 연결되어 있는 소형 회선들에게 데이터를 모아서 빠르게 전송할 수 있는 대규모 전송회선을 말한다.

제 6 장

의 FDDI Interface, 155[Mbps]의 SONET(동기식광통신망) 또는 45[Mbps]의 T3 Interface 등이 가능하다. ATM의 동작은 영구가상회선(Permanent Virtual Circuit : 퍼머넌트 버츄얼 서킷 : PVC) 혹은 교환가상회선(Switched Virtual Circuit : 스위치드 버츄얼 서킷 : SVC)을 통해서 이루어진다.

4. DICOM

DICOM(Digital Imaging and Communication in Medicine : 디지털 이미징 앤드 커뮤니케이션 인 메디슨)은 의료영상 및 데이터를 서로 간에 주고받을 수 있도록 고안된 영상정보 및 통신의 표준이다. ACR-NEMA(America College of Radiology, National Electrical Manufacturers Association : 아메리카 칼리지 오브 라디올로지, 내셔널 일렉트리컬 매뉴팩처러스 어소시에이션)에서 고안된 표준으로 자리 잡았다. 과거에는 일정한 표준이 없어 제조업체마다, 영상장비의 종류 등 각기 다른 시스템으로 정보를 저장하고 통신하는 방법이 달라 시스템 간의 연동이 반드시 필요했다. 따라서 의료영상에서는 DICOM(Digital Imaging and Communication in Medicine : 디지털 이미징 앤드 커뮤니케이션 인 메디슨)을 지원하는 통신 프로토콜을 준수하여야 한다.

앞으로는 의학과 관련한 모든 영상들이 DICOM 표준안을 따르게 될 것이다. 그러므로 PACS와 원격방사선은 물론이고 CT(컴퓨터 단층촬영기), MRI(자기공명 영상장치) 등의 의료장비 및 프린터 등을 구매할 경우에도 반드시 DICOM 표준을 요구하고 전문가에게 판단을 의뢰한 후 구매를 결정할 필요가 있다. DICOM 표준위원회에 의해 통제되고 있으며, 방사선 의학, 심장병학, 병리학, 치과학 등의 분야에 걸친 광범위한 의료 이미지를 지원한다.

(1) DICOM의 필요성

병원 내에 존재하는 DICOM 지원장비 간의 연결만을 수월하게 하는 것이 아니라 원격지와 통신도 가능하게 한다. 그리고 네트워크 구성 방식도 현재 컴퓨터 산업계에서 널리 쓰이는 표준 방식을 따르고 있어 병원 내부 간의 연결, 원격진료소 간의 통신, 원격진단 시스템에 이르기까지 모든 의료영상 관련 시스템에 DICOM 표준을 적용할 수 있는 것이다.

(2) DICOM의 이해

① DICOM은 TCP/IP의 인터넷 통신 프로토콜을 이용하여 구별화된 정보를 보내는 규약으로, 의료영상 교환과 구성방법 및 관련 정보를 기술한 명세(Specification : 스페시피케이션)이다.

② 영상정보뿐만 아니라 환자데이터, 연구내용, 리포트 및 다양한 자료를 포함할 수 있기 때문에 PACS의 운용을 가능하게 한다.

③ 1984년 ACR(American College of Radiology : 아메리칸 콜리지 오브 라디올로지)와 NEMA(National Electrical Manufactures Association : 네이셔널 일렉트리컬 매뉴팩쳐 어소시에이션)가 공동으로 표준화가 시작되었다.

④ 1985년 표준화가 첫 번째 제정되었다.
⑤ 1988년과 1993년 두 번 개정되었다.
⑥ 현재 DICOM 3.0버전이 있다.
⑦ 의료영상 장비 간의 약속이 필요(Protocol : 프로토콜)하다.

(3) DICOM 프로토콜의 동향

① 1996년과 1998년에 부분 개정되었다.
② 영상 전송 환자의 검사 정보들에 대해 질의 검색한다.
③ 네트워크에 연결된 영상 출력 장비와 정보를 교환한다.
④ CD같은 디지털 기록매체를 이용하여 영상 정보를 교환한다.
⑤ 병원정보 시스템 또는 방사선과 정보 시스템과 연계하여 환자정보, 예약정보, 검사정보, 결과 정보를 통합하는 방안이다.
⑥ Endoscopy(엔더스카피), Radiational Therapy planning(레이디에이셔널 테라피 플레닝), pathology(퍼설러지) 분야까지 확장된다.
⑦ CEN(Comite European de normalisation : 커미트 유럽피언 데 노말젝션)이 채택 : MEDICOM은 유럽표준이다.
⑧ JIRA(Japanese Industrial Assocation of Radiation Appartus : 제펜니즈 인더스트리얼 어소시에션 오브 레이디에이션 에포레터스)도 MIPS라는 이름으로 일본표준으로 채택한다.

(4) DICOM의 구조

표 6-77 DICOM의 구조

DICOM File Fomat	BMP, PCX, TIF, JPEG 등과 같이 하나의 영상 파일이 어떻게 구성되어야 한다는 규칙이다. DICOM 파일의 경우 Header(헤더)에 영상과 관계된 모든 자료가 들어갈 수 있도록 설계되어 있다.
DICOM Communication Protocol(커뮤니케이션 프로토콜)	기기와 기기간의 영상을 주고 받기 전에 서로 의사소통을 하기 위한 언어로, 의료영상 교환과 구성방법 및 관련 정보를 기술한 명세이다.

(5) DICOM ver. 3.0의 특징

① CT, MRI, 초음파장비(US), CR, 핵의학장비(NM)을 비롯한 각종 디지털 영상장비의 영상정보 전송, 환자검사, 검사들에 대한 질의·검색이 가능하다.
② 네트워크에 연결된 영상출력장비와의 정보교환 및 전달이 가능하다.
③ CD와 같은 디지털 기록매체를 이용한 영상정보 교환이 이루어진다.

④ 병원정보 시스템과 방사선과 정보 시스템을 연계한 환자정보, 예약정보, 검사정보, 결과정보를 통합 운영할 수 있다.

(6) DICOM 향후 발전 방향

① 컴퓨터 보조진단, 3차원 영상기술 활용, 연구 및 교육정보를 제공한다.

② 병원정보 시스템과 통합한다.

제7장

의료관계법규

1. 법이란
2. 의료법
3. 의료법 시행령
4. 의료법 시행규칙
5. 지역보건법
6. 지역보건법 시행령
7. 지역보건법 시행규칙
8. 의료기사 등에 관한 법률
9. 의료기사 등에 관한 법률 시행령
10. 의료기사 등에 관한 법률 시행규칙
11. 의료기기법
12. 의료기기법 시행령
13. 의료기기법 시행규칙
14. 의료기기 제조·수입 및 품질관리기준
15. 의료기기 제조 및 품질관리기준 적합성 평가기준 및 평가표
16. 의료기기 수입 및 품질관리기준 적합성 평가기준 및 평가표
17. 품질관리심사기관 관리운영기준

01 | 법이란

1. 법과 도덕이란 무엇인가

법은 사회구성원 전체를 위하여 존재하는 것이다. 즉, 개인 구성원들이 모여서 사회를 만들고 그 사회를 바탕으로 법이 존재할 수 있다. 법 이외에도 인간의 행동에 영향을 미치는 몇 가지 규범이 있는데 종교, 도덕, 관습 등이 그것이다. 고대시대에는 이러한 여러 가지 규범들이 세분화되지 않은 채 하나의 법으로 이루어져 있었으나 사회가 점차 발전되고 인간의 사회의식 또한 발전하면서 점차 독립적인 영역으로 세분화되어 왔다. 특별히 법 개념의 발달은 구성원들이 모여 사회를 구성하고 그 사회가 국가를 성립하고 통치사상 또한 발달되면서 법과 도덕이 발전하였다.

법과 도덕 사이에는 어떤 차이가 있는가 하면 "일반적으로 법은 강제력이 있고 도덕은 임의적이다"라고 하지만 그렇지만은 않다.

사회규범은 법, 종교, 관습, 도덕 등이며 사회마다의 법 적용의 편차가 크지 않아서 가장 일반성을 보이는 것이 법과 도덕이다. 국가와 사회구성원들이 가장 기본적으로 지켜야 한다.

법이 제 역할을 하지 못하고 있어서 유명무실한 상황인데도 불법적인 행위를 통제하는 도덕이라는 또 다른 힘이 있는 것을 알 수 있다. 법이 모든 사회구성원을 만족시켜줄 수는 없다.

법과 도덕의 경계에 대하여 논하거나 구별하는 것은 철학적으로 매우 어렵고 힘든 문제로 여겨지고 있다. 엘리네크는 "법은 최소한의 도덕이다"라고 말하였다. 즉 법이 도덕을 넘어서는 안되는 것은 분명하지만 법이 도덕에 종속적인 것만은 아니다.

예를 들어, 교통법규와 어떠한 한 분야에 관련된 특별법 등에서 정하는 많은 내용들과 같이 도덕과는 아무런 관련성이 없는 법도 존재한다. 하지만 교통법규도 사회구성원 모두에게 일반화되면 이 법을 준수하는 것이 도덕화된다. 이러한 현상을 라드부르흐는 '도덕 왕국으로의 법의 귀화'라는 말로 표현하고 있다. 결국 법은 도덕이라는 밑바탕 위에 법이라는 존재가 세워졌을 때 지지를 받고 그 권한 또한 발휘될 수 있다.

법과 도덕을 비교해 보면 세 가지 견해가 있다.

① 행위에 대해서 도덕은 의무만을 다루지만 법은 의무와 권리를 다룬다.
② 도덕은 내면에 관심을 중시하고 법은 외면 행위를 중시한다.
③ 도덕은 자율로 강제하지만 법은 타율로 강제한다.

문명이 발달하고 사회가 복잡해질수록 도덕적인 정당성에 근거하지 않고 정치 · 경제적 이해관계에 따라 입법되는 경우도 있다. 과거에 제정된 법들은 시대에 뒤처져서 정당하지 못한 정체성을 가지는 조항으로 전락하는 경우가 생길 수도 있다. 소크라테스가 말한 '악법도 법이다'라는 말은 해당 법 조항들이 소위 악법이 되는 것이다. 우리는 이럴 때 자연법사상에 기초를 두고, 도덕을 기초로 하여 현행법을 초월한 판단을 내릴 것인가 아니면 법실증주의에 기초를 두고 소크라테스와 같이 '악법도 법이다'라며 법을 지켜야 하는가라는 문제점에 직면하는 것이다. 우리는 어느 한 법칙을 따르는 것이 아니라, 법과 도덕의 법칙을 기초로 하여 그 경계에서 사회적 합의를 위한 논의에 사회구성원 각자가 주체가 되어 역동적으로 활동할 때 사회는 성숙한 문명사회라고 말할 수 있다.

2. 윤리와 도덕의 차이와 생명윤리

철학에서는 '윤리'를 '도덕'과는 조금 다른 의미로 취급하고 있다. '도덕'은 개인적인 규범이며, 규범이 개개인의 사회에 포함되기 시작하면 '윤리'가 된다. 그로 인하여 '윤리'를 '도덕'과 조금 다른 의미로 취급한다.

생명윤리는 넓게는 모든 생명에 대한 외경심으로부터 좁게는 인간의 생명에 대한 존엄성으로부터 출발한다. 의료기기를 다루는 공학자와 과학자라면 여러 가지 윤리 문제 가운데에서 생명윤리에 대한 고민에 동참하여야 한다. 과학이 발달할수록 고귀한 생명 자체를 과학의 힘을 빌려 인위적으로 조작하는 능력이 증대되고 있다. '생명'을 신성시하고 '생명'에 대한 인위적인 조작은 꿈도 꾸지 못하던 시대의 생명윤리와 인위적인 조작이 가능해진 현 세대의 생명윤리는 다를 수밖에 없다. 생명조작의 가능성이 커질수록 생명윤리에 대한 논의가 신속하고 활발하게 전개되어 나가면서 동시에 관련 법규들의 구축도 이루어져야 질서가 유지될 수 있는 것이다. 즉, 생명윤리의 '질서'는 지구 생태계 전반에 영향을 미치는 질서를 의미하는 것으로 인간사회의 개개인만 생각해서는 안된다.

과학의 발달로 배아복제, 뇌사인정 여부, 안락사, 대리모, 태아의 성 감별, 임신중절, 장기이식 등에 대한 배아복제는 그 여파를 가늠하기 어려운 새로운 생명을 창조해 내는 것이기 때문에 무엇보다 무거운 주제라 할 수 있다. 현재 우리는 기술적으로 이미 생명체를 복제하고 새로운 생명을 만들어 낼 수 있는 영화 같은 시대가 시작되었으며 인간의 복제 역시 시간문제일 뿐이라는 것이 수많은 전문가들의 견해이다.

현재 생명공학에 관련된 과학의 눈부신 발전에 우리나라도 주도적으로 참여하고 있다는 것은 자긍심을 가질만한 사실이지만 반대로 생명윤리에 수많은 문제점을 내포하고 있어 생명복제 연구가 급속하게 발전하지 못하는 면이 있다. 생명윤리 논란이 활발한 국가에서는 한 생명으로 탈바꿈할 수 있는 인간 난자의 매매가 엄격하게 금지되어 있는 등 인간 난자의 인위적 사용은 민감한 문제이기 때문이다. 이는 생명윤리에 대한 우리 사회의 논의가 성숙하지 않고 아직 건강하지 않아 자체 통제능력이 약하다는 반증이 되는 셈이다. 미국의 경우에서는 보건부에서 생명윤리 연구에 1400억 달러라는 막대한 자금을 투자하기도 하는데, 그에 비해 우리는 윤리 문제에 대한 국가와 사회의 그만한 관심은 아직 상상하기도 힘든 것이 사실이다.

생명윤리에 있어서 우리나라가 바로 제3의 나라 역할을 하고 있다는 지적이 있는 것은 아닌가 하는 우려 섞인 의견도 나오고 있다. 생명윤리에 민감한 복제과학은 역사의 교훈을 가슴에 새기면서 생명윤리의 측면에서 신중하게 접근하는 자세가 중요하겠다.

생명윤리에 관한 적절한 법적인 제도적 장치가 거의 존재하지 않았던 **우리나라도 2005년 1월부터 '생명윤리 및 안전에 관한 법률'을 시행**하고 있으며, 이것은 우리나라의 최초의 생명윤리 관련 법적인 제도장치라는 데 큰 의미를 두고 있다. 보건복지가족부 산하에 국가생명윤리심의위원회를 두고, 민간에서도 한국생명윤리학회와 같은 민간단체가 1990년대 말부터 생명윤리에 관련된 활동을 하고 있다.

국내의 규범들이 다른 선진국의 제도적 장치보다는 짧은 시간에 급조된 면을 보이고 있는 것에 비해 국제적으로는 이미 1964년에 만들어진 헬싱키 선언(〈표 7-1〉)이 발표되었고, 이것이 의학 연구에 대한 윤리 원칙이 되고 있다.

헬싱키 선언은 세계의학협회 등이 1964년 핀란드의 수도 헬싱키에서 채택한 선언으로 경제, 과학, 기술 및 환경 분야에서 국제적인 협력을 주요 내용으로 하고 있다.

표 7-1 ● 헬싱키 선언(인간을 대상으로 하는 의학 연구에 있어서의 윤리 원칙)

A. 머리말

1. 세계 의학 회의는 헬싱키 선언을 통해 인체를 이용한 의학연구에 관여하는 의사 및 연구자들이 지침으로 삼을 윤리 원칙을 제시해 왔다. 인체를 이용한 의학 연구란 확인 동정이 가능한 인체 시료나 자료에 관한 연구를 포함한다.
2. 인류의 건강을 증진시키고 보호하는 것은 의사의 의무이다. 의사의 지식과 양심은 이러한 의무를 다하기 위해 받쳐져야 한다.
3. 세계 의학 회의 '제네바 선언'은 "환자의 건강을 나의 첫째가는 관심사로 여길 것이다."라는 말로 의사의 의무를 촉구하고 있으며, 또 '의료윤리에 관한 국제 협약'은 "환자의 신체 및 정신 상태를 약화시킬지도 모를 치료법을 시술할 때, 의사는 오직 환자의 이익만을 고려하여 실시해야 한다"고 선언하고 있다.
4. 의학의 발전은 궁극적으로 인체를 이용한 실험에 일부분 그 근거를 두고 이루어진다.
5. 인체를 이용한 의학 연구에 있어서 피험자의 복지에 대한 고려가 과학적, 사회적인 면의 이익보다 우선시되어야 한다.
6. 인체를 이용한 의학 연구의 주된 목적은 예방, 진단 및 치료법의 향상과 질병의 원인 및 발생 과정에 대한 이해를 증진시키는 데 있다. 잘 알려진 예방, 진단 및 치료법이라 할지라도 그 효과와 효능, 유용성 및 질에 대한 지속적인 연구가 행해져야 한다.
7. 현재 행해지고 있는 대부분의 의료와 의학 연구는 예방, 진단 및 치료법들에 있어서 여러 가지 위험과 부담을 수반한다.
8. 의학 연구는 전 인류에 대한 존중심을 증진시키고 인류의 건강과 권리를 보호한다는 윤리 기준에 적합해야 한다. 경제적, 의학적으로 불우한 처지에 있는 피험자가 특히 필요로 하는 것들을 인식하고 있어야 한다. 스스로 동의서를 승인 또는 거부할 능력이 없거나 강제된 상황에서 동의했을 가능성이 있는 경우, 또는 연구를 통해 아무런 개인적 이익이 없거나 연구와 치료가 병행되는 피험자에 대해서는 특별한 주의가 필요하다.
9. 연구자들은 인체를 이용한 연구를 할 때 국제적 요구와 더불어 각기 자신의 나라에서의 윤리적, 법적 요구와 규제 사항을 숙지하고 있어야 한다. 그러나 그 어떤 국가의 윤리적, 법적 요구와 규제 사항도 피험자의 보호를 위해 이 선언문에서 제시된 사항을 축소하거나 배제할 수는 없다.

B. 모든 의학 연구에 관한 기본 원칙

10. 의학 연구에 있어서 피험자의 생명, 건강, 사생활, 존엄성을 보호하는 것은 의사의 의무이다.
11. 인체를 이용한 의학연구는 일반적으로 공인된 과학적 원칙에 따라야 하고, 과학 문헌과 그 외, 관련된 정보를 통한 충분한 지식이 바탕이 되어야 한다. 적절한 실험실적, 그리고 가능한 경우 동물 실험 결과가 근거가 되어야 한다.
12. 환경에 영향을 끼칠지도 모르는 연구를 수행하는 데 있어서는 적절한 주의가 요구되며, 실험에 사용하는 동물의 복지가 고려되어야 한다.
13. 인체를 이용한 각 실험과정의 계획과 수행은 연구 계획서에 분명히 문서화되어야 한다. 이 임상시험 계획서는 심의, 조언, 지도 혹은 필요한 경우 승인을 위해 특별히 구성된 임상시험심사 위원회에 제출되어야 한다. 이 위원회는 시험자, 의료자, 또는 다른 어떤 종류의 부당한 영향력을 끼칠 수 있는 자로부터도 독립적이어야 한다. 이 독립적 위원회는 시험이 수행되는 나라의 법과 규제 사항에 대한 지식이 있어야 하고 실험이 진행되는 과정을 조사할 권리가 있다. 시험자는 위원회에 조사정보, 심각한 이상반응에 대해 보고할 의무가 있다. 시험자는 또한 심의를 위해 위원회에 기금, 후원, 관계 기관 그리고 다른 이해관계와 피험자 급여에 관한 모든 잠재적 분쟁에 대해서도 보고해야 한다.
14. 임상시험계획서에는 항상 윤리적 고려를 하였다는 사실이 포함되어야 하며 헬싱키 선언에서 명시된 원칙에 따랐음을 밝혀야 한다.
15. 인체를 이용한 생체의학 시험은 유능한 임상의의 감독하에 유자격과학자에 의해서만 실시될 수 있다. 인체를 이용한 연구의 책임은 유자격 의학자에게 있는 것이지 비록 피험자가 동의하였다 하더라도 피험자에게 있는 것은 결코 아니다.
16. 인체를 이용한 모든 의학 연구는 피험자나 다른 이들에게 미칠 예상 가능한 모든 이익과 위험 및 부담을 세심히 비교 검토한 후에 실행시켜야 한다. 그러나 건강한 지원자가 의학 연구에 참여하는 것을 배제하지는 않는다. 모든 임상시험계획은 공개적이어야 한다.
17. 의사는 인체를 이용하는 시험을 할 때 그 위험성이 적절히 검토되고 충분히 관리될 수 있다고 확신할 때에만 시험에 착수해야 한다. 잠재적 이익보다 위험이 더 크다고 판단되거나 긍정적이고 이익이 되는 결과에 대한 결정적 증거가 있을 경우엔 그 시험을 중단해야 한다.
18. 인체를 이용한 의학시험은 그 중요성이 피험자가 받을 위험과 부담보다 월등할 때에만 수행되어야 한다. 피험자가 건강한 지원자일 경우 특히 중요한 사항이다.
19. 의학시험은 시험의 결과로써 그 시험이 행해지는 집단이 이익을 얻는다는 타당한 가능성이 있을 때에만 정당화될 수 있다.
20. 피험자는 반드시 지원자이어야 하고 시험에 참여됨을 알아야 한다.
21. 자기 자신의 안전을 지키기 위한 피험자의 권리는 존중되어야 한다. 피험자의 사생활을 지키고 개인 정보의 비밀을 보장하며 시험으로 오는 육체적 · 정신적 충격과 인격에 미치는 영향을 줄이기 위한 모든 주의가 기울여져야 한다.
22. 인체를 이용하는 시험에 있어서는 그 시험자가 자체의 목적과 방법, 기금의 출처, 모든 가능한 이해 분쟁, 시험자가 속한 기관, 예견되는 이익과 내재하는 위험성, 그리고 그에 따르는 고통 등에 관하여 피험자에게 사전에 충분히 알려주어야 한다. 또한 피험자에게는 언제든지 아무런 불이익 없이 시험 참여를 그만 둘 자유가 있다는 것을 알려주어야 하고 또 언제든지 그 동의를 철회할 자유가 있음을 주지시켜야 한다. 의사는 피험자가 모든 사항을 이해했음을 확인한 뒤에 피험자의 자유의사에 의한 시험 동의를 가능하면 문서화하여 얻어야 한다. 만일 동의서를 문서화하여 얻을 수 없다면 증인 입회하에 구두로 동의를 얻어 정식서류화하여야 한다.
23. 시험 수행에 대한 동의를 얻을 때 의사는 피험자가 자기에게 어떤 기대를 거는 관계가 아닌지 또는 그 동의가 어떤 강제된 상황에서 이루어진 것은 아닌지에 대하여 특별한 주의를

기울일 필요가 있다. 만일 그러한 경우라면 동의는 그 연구에 참여하지 않고 피험자와 아무런 관계가 없으며 연구에 대한 모든 정보를 알고 있는 의사가 얻도록 하여야 한다.

24. 시험 수행에 대한 동의를 얻을 때 의사는 피험자가 자기에게 어떤 기대를 거는 관계가 아닌지 또는 그 동의가 어떤 강제된 상황에서 이루어진 것은 아닌지에 대하여 특별한 주의를 기울일 필요가 있다. 만일 그러한 경우라면 동의는 그 연구에 참여하지 않고 피험자와 아무런 관계가 없으며 연구에 대한 모든 정보를 알고 있는 의사가 얻도록 하여야 한다.
25. 피험자가 법적 금치산자이거나 육체적 또는 정신적 무능력자로 직접 동의를 얻을 수 없을 때, 또는 미성년자일 때는 법에 따라 그 권한을 대행할 수 있는 친족의 동의를 얻어야 한다. 이런 집단의 경우 시험이 집단의 건강 증진에 필요한 경우 또는 법적 자격이 있는 이들에게 행해질 수 없는 경우가 아니면 연구 대상이 되어서는 안 된다.
26. 미성년자의 경우처럼 법적 능력이 없는 것으로 간주되나 사실상 시험참여 의사를 밝힐 수 있는 경우 시험자는 법적 권한을 대행할 수 있는 친족의 동의와 더불어 본인의 동의도 함께 얻어야 한다.
27. 대리 동의와 사전 동의를 포함하여 동의서를 받을 수 없는 개인에 대한 시험은 동의서를 받을 수 없는 육체적 · 정신적 상황이 실험에 필요사항일 경우에만 행해져야 한다. 동의를 받을 수 없는 상황에 있는 피험자를 시험 대상으로 하는 이유에 대해서는 심사위원회의 심사와 승인을 위해 제출된 임상시험계획서에 명시되어야 한다. 계획서에는 각 개인이나 법적 대리인으로부터 시험에 계속 참여한다는 동의를 가능한 한 빨리 받아야 함도 명시해야 한다.
28. 저자와 출판업자 모두에게는 윤리적 책임이 있다. 연구 결과를 잡지에 발표할 때 시험자는 정확성을 기해야 한다. 긍정적 결과뿐만 아니라 부정적 결과 역시 잡지에 발표되거나 공개되어야 한다. 기금의 출처관계 기관 그리고 모든 가능한 이해 분쟁도 잡지 발표 시에 공표되어야 한다. 이 선언에서 규정된 원칙에 어긋나는 시험은 잡지 게재가 수락되지 않아야 한다.

C. 치료를 겸한 의학 연구에 관한 부가 원칙

29. 의사는 그 시험이 누가 보아도 질병의 예방, 진단 및 치료에 도움이 된다고 인정되는 범위 내에서만 진료를 겸한 의학시험을 할 수 있다. 진료를 겸한 의학시험을 할 때에는 피험자가 되는 환자를 보호하기 위한 부가 규정을 따라야 한다.
30. 새로운 방법을 채택할 때 얻어질 수 있는 이익과 위험부담 그리고 효과 등은 현재 적용하고 있는 가장 좋은 예방, 진단 및 치료법과 잘 비교되어야 한다. 이 사항은 알려진 예방, 진단 및 치료법이 없는 경우에 위약을 사용하거나 아무 처치를 하지 않는 경우에도 해당된다.
31. 시험의 결론 단계에 있어서, 실험에 참여한 모든 환자는 그 연구를 통해 가장 좋은 예방, 진단 및 치료법에 접근했음을 확신할 수 있어야 한다.
32. 의사는 환자에게 행해지는 치료 중 어떤 부분이 시험과 관계되는지를 충분히 알려줘야 한다. 환자가 시험에 참여하는 것을 거절하였다 하여 의사와 환자와의 관계에 지장이 생겨서는 안 된다.
33. 환자를 치료함에 있어 알려진 예방, 진단 및 치료법이 없거나 효과적이지 않은 경우, 그것이 생명을 구하고 건강을 증진시키며 고통을 경감시키는 데 도움이 된다고 판단될 경우 의사는 환자의 동의하에 증명되지 않았거나 새로운 예방, 진단 및 치료법을 자유로이 사용할 수 있어야 한다. 가능하면 이 새로운 방법들은 시험 대상이 되어야 하며 그 안전성과 유효성을 밝힐 수 있도록 계획되어야 한다. 모든 경우에 있어서 새로운 정보는 기록으로 남겨져야 하며 가능하면 논문으로 발표되어야 한다. 그 외 이 선언문에서 제시한 다른 관계 지침들도 따라야 한다.

3. 법 기초 상식

(1) 유권해석과 학리해석

법에 관련하여 구속력을 가지는 기관이 해석하는 것을 유권해석이라고 하며 그렇지 않은 학자 등이 학설 등의 형태로 내리는 해석을 학리해석이라고 한다. 즉, 성문법에서 어떠한 한 가지에 관련된 취지를 입법화한 후에 남은 일은 그 법을 필요할 때에 찾아내어 올바르게 해석하는 일이다.

(2) 공소시효

공소시효는 어떤 범죄에 대하여 법에서 정한 일정한 시간이 경과한 때에는 공소를 제기할 수 없는 것을 말한다. 공소시효에 관련된 3가지 설이 있다.

① 양자의 이유에 의하여 소송을 수행함이 부당하다고 하는 경합설
② 시간의 경과에 따라 사회의 응보감정이 소멸함으로써 형벌권이 소멸한다는 실체법설
③ 시간의 경과에 따라서 증거가 산일하고 진실의 발견이 곤란하다는 데 있다고 하는 소송법설

(3) 일반법과 특별법

일반법에서 적용할 수 없는 특별한 경우를 보완하기 위해 특별법이 제정되었다.

특별법 우선의 원칙이라는 일반법과 특별법이 동시에 적용되는 경우 특별법을 우선 적용한다는 원칙이다.

(4) 절차법과 실체법(절차적 정의와 실체적 정의)

법에는 권리나 의무와 같은 실체를 규정하는 실체법과 권리의 보전, 의무의 이행 등과 같은 절차를 규정하는 절차법이 있다. 과거에 비해 근래에 들어서는 법적 절차의 의미가 중요해지고 있다.

예를 들어, 한때 사회를 시끄럽게 했던 몰래카메라를 설치하고 불법적인 방법으로 촬영된 자료라 하더라도 그 자료에서 결정적인 단서가 발견된다면 이를 근거로 공식적인 법적 판단을 내릴 수 있었다. 그 후 사법부에서는 합법적인 절차를 거치지 않은 경우에는 법에 의한 인정을 받지 못하게 되었다. 절차를 무시하게 되면 결과를 위해서 방법을 바꾸지 않아도 된다는 선례를 남기게 되고, 권력을 가진 이가 더 많은 방법을 행사할 수 있게 된다고 볼 때 법적 평등이 깨어질 수 있기 때문이다.

(5) 일사부재리의 원칙과 삼심제

일사부재리의 원칙이란 한 번 끝난 사항에 관련해서는 다시 재판하지 않는다는 원칙이다. 한 사건이 법에 의해 공식적으로 다루어져서 결말이 났던 일은 다시 문제 삼지 않는다. 모든 법의 판결에 앞서서 항상 신중하고 공정한 판결을 해야 한다(헌법 제13조 ①항). 사법

부에서도 재판의 결과에 대하여 두 번까지의 항소를 허용하는 삼심제를 채택하고 있다. 법을 결정하는 데 있어 좀 더 신중하고 공정한 판단을 위한 최소한의 제도적 장치이다.

(6) 죄형법정주의와 형벌불소급의 원칙(헌법 제13조 ①,②항)

죄형법정주의와 형벌불소급의 원칙이란 **"법률 없으면 범죄 없고 형벌도 없다"**고 하는 근대형법의 기본원리를 말한다. 법에서 무엇을 금지하고 있는지와 어떤 처벌을 할 것인가는 미리 성문법에 규정되어 있어야 한다는 원칙을 말하는 것이다. 성문법으로 정해져 있지 않던 과거시대에는 사법 권력자의 판단에 따라 새로운 형법을 만들어 처벌하기도 하였다. 타인이 어떻게 생각하고 또 그 생각에 따른 판단 여하에 따라 처벌받을 수 있게 되기 때문에 자신은 정의로웠다 하더라도 자기 자신의 안전에 대한 확신이 없는 불안정한 상태를 유지할 수밖에 없고 또 그로 인하여 새로운 인권 문제가 발생할 수밖에 없다.

형법불소급의 원칙이란 과거의 행위가 법에 저촉되지 않았지만 나중에 새로운 법이 제정되면서 시간을 거슬러 올라가 처벌하는 일은 허용되지 않는다. 이러한 원칙이 없으면 적법하다고 생각하고 행한 행위가 후에 새로 제정된 법률에 의하여 저촉될 수 있으므로 누구도 안심하고 행위를 할 수 없게 된다.

[헌법 제13조]
① 모든 국민은 행위시의 법률에 의하여 범죄를 구성하지 아니하는 행위로 소추되지 아니하며, 동일한 범죄에 대하여 거듭 처벌받지 아니한다.
② 모든 국민은 소급입법에 의하여 참정권의 제한을 받거나 재산권을 박탈당하지 아니한다.

이와 관련된 사항을 법률로 정하고 있다.

4. 우리나라의 헌법

(1) 법체계에 따른 법의 분류

법은 성문법과 불문법으로 나눌 수 있다. **성문법**은 최상위에 헌법을 두고 법률, 명령, 규칙, 자치법규 등의 하위법들이 차례로 구성되어 있다. 상위에 속한 법에서 원칙을 정하고 아래로 내려가면서 자세한 사항들을 정리하고 있으므로 하위법들은 그 상위법이 정한 원칙에서 벗어나지 않아야 한다. **불문법**은 논외 대상이므로 성문법만 살펴보기로 하자.

1) 헌 법

한 나라에서 정체성이 근거하고 **영토, 통치주체, 국민의 기본권리** 등에 대한 기본 사항들이 담겨 있는 **최상위법이 바로 헌법**이다. 또한 그 아래의 모든 법들이 타당성을 따져 볼 수 있는 근본이 되는 법이다. 실제로 헌법재판소에서는 특정법이 헌법에 위배되는 것인지 의심되는 국민은 누구나 이에 대한 판단을 요청할 수 있다.

해방 직후인 1947년에 처음 제정된 대한민국 헌법은 현재 9차로 개정된 헌법을 사용하고 있으며 헌법은 대통령과 국회의 발의가 있은 후 **국민투표를 거쳐서 개정**될 수 있다.

2) 법 률

실질적으로 한 나라를 헌법이 기본사항들에 관련된 법이라면 법률은 운영에 관련된 법이다. 헌법 아래에 있는 법률은 국민투표까지 가지 않고, 국민의 대표기구인 **국회를 통해 개정**될 수 있다.

3) 명 령

예외적으로 국회의 밖에서 제정되는 법이 바로 **시행령 또는 시행규칙**이라고 불리는 '명령'이 그것이다. 국회가 아닌 국가기관이 제정하는 것을 뜻하며, 그 중 특별히 행정기관에 의해서 제정되는 것으로 한정한다. 행정부의 수반이 대통령이므로 **시행령은 대통령령, 시행규칙은 '관계부처'령**으로 통용하고 있다. 법은 최소한 입법기관인 국회나 그 이상의 권한을 통해 제정되어야 하는 것이 원칙이지만, 모든 법을 일일이 국회제정 절차를 거치게 하는 것은 비효율적인데다가 가능하지도 않기 때문이다.

※ 법률과 명령을 합하여 법령이라고 한다.

4) 규 칙

규칙은 위의 시행규칙과는 좀 다른 성격을 띠고 있다. 규칙이란 다른 것으로 임의의 기관의 운영을 위한 법을 일컫는 것이다. 국회를 비롯한 국가기관들은 이 규칙을 자체적으로 제정하게 된다. 국회에서 일괄적인 법률제정 절차를 거쳐 한꺼번에 제정하지 않는 이유는 각 권력기관들이 독립된 상태로 서로 견제해야 하는 민주주의 원칙 때문이다. 예를 들어, 국회의 입법권력을 견제해야 하는 사법부의 운영 규칙이 국회에 의해 제정된다면 가장 독립적인 성격을 가져야 할 사법부가 부분적으로 국회에 종속되는 것이므로 이를 방지해야 한다.

5) 자치법규

지방자치단체가 제정하는 법을 말하며 법령에 반하지 않는 범위 안에서 제정하도록 제한하고 있다.

6) 조 약

이상의 내용이 주권 안에서의 법 구조였다면 조약은 국제관계에서의 합의 또는 계약과 같은 것이다.

(2) 법 분야별 분류

우리나라 법은 1편에서 44편까지의 내용으로 구분되며 훈령과 기타를 포함하면 총 46가지의 내용으로 분류할 수 있다. 각 내용은 각각 법률과 명령 및 규칙을 망라하고 있다.

우리나라의 법은 어떠한 내용들을 다루고 있는지 내용을 보면 다음과 같다. 법 중에 의료 및 의료기기 산업과 직·간접 연관이 있는 법령은 알기 쉽게 설명을 달아 놓았다.

제1편 헌 법

헌법 전문

유구한 역사와 전통에 빛나는 우리 대한국민은 3·1운동으로 건립된 대한민국임시정부의 법통과 불의에 항거한 4·19 민주이념을 계승하고, 조국의 민주개혁과 평화적 통일의 사명에 입각하여 정의·인도와 동포애로서 민족의 단결을 공고히 하고, 모든 사회적 폐습과 불의를 타파하며, 자율과 조화를 바탕으로 자유민주적 기본질서를 더욱 확고히 하여 정치·경제·사회·문화의 모든 영역에 있어서 각인의 기회를 균등히 하고, 능력을 최고도로 발휘하게 하며, 자유와 권리에 따르는 책임과 의무를 완수하게 하여, 안으로는 국민생활의 균등한 향상을 기하고 밖으로는 항구적인 세계평화와 인류공영에 이바지함으로써 우리들과 우리들의 자손의 안전과 자유와 행복을 영원히 확보할 것을 다짐하면서 1948년 7월 12일에 제정되고 8차에 걸쳐 개정된 헌법을 이제 국회의 의결을 거쳐 국민투표에 의하여 개정한다.

제1조

① 대한민국은 민주공화국이다.

② 대한민국의 주권은 국민에게 있고, 모든 권력은 국민으로부터 나온다.

제2편 국 회

제1장 국회·국회의원, 제2장 국회사무처, 제3장 국회도서관, 제4장 의정연수원

제3편 선거·정당

제1장 선거관리위원회, 제2장 선거·국민투표, 제3장 정당·정치자금

제4편 행정일반

제1장 행정조직일반, 제2장 행정작용일반, 제3장 문서·관인

제5편 국가공무원

제1장 통칙, 제2장 임용, 제3장 보수·실비현상, 제4장 복무·능률·교육훈련, 제5장 징계·소청, 제6장 연금

제6편 법원

제1장 조직, 제2장 법원행정, 제3장 집행관, 제4장 법무사

제7편 법무

제1장 행정조직·통칙, 제2장 법무행정, 제3장 변호사·공증인, 제4장 국적·출입국, 제5장 법률구조·범죄피해자구조

제8편 민사법

제1장 민법, 제2장 상법, 제3장 민사절차, 제4장 등기, 제5장 공탁, 제6장 호적

제9편 형사법

제1장 형법, 제2장 보안처분, 제3장 형사절차, 제4장 교정 · 보호, 제5장 형사보장, 제6장 사면 · 복권

제10편 지방제도

제1장 행정조직 · 통칙, 제2장 지방자치, 제3장 지방공무원, 제4장 지방재정 · 지적, 제5장 지방공기업, 제6장 지역개발

제11편 경찰

제1장 행정조직 · 통칙, 제2장 경찰직무, 제3장 경찰공무원, 제4장 경비 · 방호, 제5장 보안, 제6장 교통

제12편 민방위 · 소방

제1장 민방위, 제2장 소방, 제3장 재난관리

제13편 군사

제1장 행정조직 · 통칙, 제2장 군인 · 군무원인사, 제3장 상훈 · 예식, 제4장 군수 · 재정, 제5장 군사보안 · 군사시설, 제6장 군통신, 제7장 계엄 · 통합방위 · 징발, 제8장 군법 · 군사법원, 제9장 비상대비자원관리

제14편 병무

제1장 행정조직 · 통칙, 제2장 병무, 제3장 예비군

제15편 국가보훈

제1장 행정조직 · 통칙, 제2장 국가보훈

해설

제1장에는 국가보훈처와 그 소속기관 직제에 관한 법이 있는데, 국가유공자 등에 대한 의료보호시책 및 제도의 연구, 진료 및 정양에 관한 사항, 보철구에 관한 연구와 지급계획의 수립 및 시행, 의학적 재활에 관한 연구 · 발전 등의 내용이 담겨져 있다. 전국 각지의 보훈병원 운영의 근거를 제공하고 있다. 제2장에는 한국보훈복지의료공단법령이 있다. 여기서는 보훈 대상에 대한 복지의료 서비스에 관한 법을 다루고 있다.

제16편 교육 · 학술

제1장 행정조직 · 통칙, 제2장 학교교육, 제3장 학교보건, 제4장 학 · 예술진흥, 제5장 사회교육, 제6장 국외유학 · 제외국민교육, 제7장 체육 · 청소년육성

해설

제3장은 학교보건에 관한 법이다. 그 내용에는 학교보건법령 및 시행규칙, 그리고 학교 신체검사규칙 등이 있어서 학생들이 시간의 대부분을 보내는 학교에서의 보건과 의료관련 내용을 법으로 규정하고 있다. 학교보건에 관련된 의료기기의 아이디어를 실현하고 싶을 때 참고할 수 있다.

제17편 문화 · 공보

제1장 행정조직 · 통칙, 제2장 문화 · 예술, 제3장 문화재, 제4장 언론 · 출판 · 저작권, 제5장 방송, 제6장 종교 · 사회단체

제18편 과학 · 기술

제1장 행정조직 · 통칙, 제2장 과학기술진흥, 제3장 원자력, 제4장 천문 · 기상

해설

제2장은 과학기술진흥에 관한 법이다. 이 법을 통해 의료기기에 관련한 기술 개발도 지원받을 수 있다. 세부 법령의 주요 내용에는 기술개발촉진법령, 기술사법령, 나노기술개발촉진법령, 뇌 연구 촉진법령, 생명공학육성법령, 소프트웨어산업진흥법령, 엔지니어링기술진흥법령, 컴퓨터프로그램보호법령 등이 있다.

제19편 재정 · 경제일반

제1장 행정조직 · 통칙, 제2장 예산 · 회계, 제3장 국유재산, 제4장 물품관리, 제5장 채권관리, 제6장 회계검사, 제7장 정부투자기관관리, 제8장 공인회계사, 제9장 물가 · 공정거래 · 외자, 제10장 통계

제20편 내국세

제1장 행정조직 · 통칙, 제2장 조세통칙, 제3장 목적세, 제4장 간접세, 제5장 직접세

제21편 관세

제1장 행정조직 · 통칙, 제2장 관세

제22편 담배 · 인삼

제1장 통칙, 제2장 담배, 제3장 인삼

제23편 통화 · 국채 · 금융

제1장 행정조직 · 통칙, 제2장 통화 · 국채, 제3장 금융통칙, 제4장 금융기관 · 금융업, 제5장 신탁업, 제6장 보험, 제7장 증권 · 자본시장, 제8장 외환, 제9장 금융지원 등, 제10장 저축장려

제24편 농업

제1장 행정조직 · 통칙, 제2장 농지, 제3장 양정, 제4장 잠업, 제5장 농정

제25편 축산

제1장 행정조직 · 통칙, 제2장 축산진흥, 제3장 초지 · 사료, 제4장 가축위생 · 축산물검사, 제5장 경마

제26편 산림

제1장 행정조직 · 통칙, 제2장 산림, 제3장 조수부호

제27편 수산

제1장 행정조직 · 통칙, 제2장 수산진흥, 제3장 수산업, 제4장 수산자원보호, 제5장 수산물검사, 제6장 어항 · 어선

제28편 상업 · 무역 · 공업

제1장 행정조직 · 통칙, 제2장 중소기업, 제3장 상업 · 상공인단체, 제4장 무역, 제5장 공업

해설

① 관련산업의 발전을 촉진시키고 보호하는 내용이 담겨져 있다. 의료기기 관련 사업에 직간접으로 관여하게 된다면 이 법을 한 번쯤 살펴볼 필요가 있다.
② 제5장의 공업에 관한 법에서는 다양한 산업 분야의 육성 및 진흥법들이 제정되어 있다. 기술이전촉진법령, 반도체집적회로의 배치설계에 관한 법령, 부품 · 소재전문기업 등의 육성에 관한 특별조치법령, 산업디자인 진흥법령, 한국정밀기기센터 육성법령, 환경 친화적 산업구조로의 전환촉진에 관한 법령 등이 있다.

제29편 공업규격 · 계량

제1장 행정조직 · 통칙, 제2장 산업표준, 제3장 공업품품질관리, 제4장 계량

해설

① 제1장에서 국가표준기본법을 제정해 놓고 있고 기술표준원의 운영에 관한 규칙도 정해놓고 있다.
② 제2장에서는 산업표준에서 산업표준화법령을 제정하고 있다. 제3장은 공업품품질관리에 관한 내용인데, 전가용품안전관리법령과 품질경영 및 공산품안전관리법령 등이 있다.

제30편 공업소유권

제1장 행정조직 · 통칙, 제2장 특허 · 실용신안, 제3장 의장 · 상표

해설

① 제1장에서 발명, 장려, 보조금 교부나 발명진흥에 관한 법을 다루고 있다.
② 제2장에서 실용신안과 특허에 관련한 법들을 담고 있다.
③ 제3장에서는 디자인보호법, 부정경쟁방지 및 영업비밀보호에 관한 법령, 상표법, 의장법령 등을 담고 있다.

제31편 에너지이용 · 광업

제1장 행정조직 · 통칙, 제2장 에너지이용, 제3장 광업

제32편 전기 · 가스

제1장 행정조직 · 통칙, 제2장 전기, 제3장 가스

제33편 국토개발 · 도시

제1장 행정조직 · 통칙, 제2장 국토개발, 제3장 도시

제34편 주택 · 건축 · 도로

제1장 행정조직 · 통칙, 제2장 주택, 제3장 건축, 제4장 도로

제35편 수자원 · 토지 · 건설업

제1장 행정조직 · 통칙, 제2장 수자원 · 자연재해대책, 제3장 토지 · 측량, 제4장 건설업 · 건설기계관리

제36편 보건 · 의사

제1장 행정조직 · 통칙, 제2장 보건, 제3장 의사 · 혈액관리

해설

① 제1장에서 행정조직 · 통칙에 관한 내용을 다루면서 국립검역소, 국립결핵병원, 국립나병원, 국립보건연구원, 국립삼육학원, 국립서울병원부설 국립소록도병원, 국립암센터, 국립의료원, 국립정신병원, 국립재활원, 보건복지가족부 , 보건소, 식품의약품안정청, 한국보건산업진흥원법령 등 많은 기관의 조직과 운영 등을 정리하고 있다. 또한 보건의료기본법령, 지역보건법령 등이 제정되어 있다.

② 제3장 의사 · 혈액관리에 관한 법에서는 공공보건의료에 관한 법, 보건의료기술 진흥법령, 생명윤리 및 안전에 관한 법령, 의료기기법령, 의료기사법령, 의료법령, 진단용 방사선 발생장치의 안전관리에 관한 규칙, 특수의료기술의 범위가 규정되어 있다.

③ 의료공학 및 의료기기 분야의 범위는 다음의 8가지로 정리되어 있다.

㉠ 생체분석 · 모형화 기술
㉡ 생체현상 계측기술
㉢ 영상진단시스템 개발기술
㉣ 인공보조장기 · 대체장기 · 개발기술
㉤ 수술 · 치료기기 개발기술
㉥ 재활 · 복지기기 개발기술
㉦ 의료용 재료 · 기기 개발기술
㉧ 의료기기 안전성 · 표준화기술

제37편 약사

제1장 행정조직 · 통칙, 제2장 약사, 제3장 마약 등

제38편 사회복지

제1장 행정조직 · 통칙, 제2장 사회복지통칙, 제3장 생활보호, 제4장 재해구조, 제5장 아동 · 노인 · 장애자 · 모자복지, 제6장 사회보험, 제7장 가정의례

해설

① 제5장은 아동 · 노인 · 장애자 · 모자복지에 관한 법에서 장애인 · 노인 · 임산부 등의 편의증진보장에 관한 법령과 장애인복지법령, 그리고 저출산 · 고령화사회기본법 등을 다루고 있다.

② 재활보조기구는 장애인복지법으로 규정되어 있는데 그 가운데 의지(義肢)와 보조기는 의료기기로 분류되어 있지 않다. 의지(義肢)와 보조기를 다룰 수 있는 자격 면허는 장애인복지법에서 따라 두고 있다. 현재 의료기기업체가 의지(義肢)와 보조기를 취급할 수 없는 근거가 되고 있다.

③ 저출산 · 고령화사회기본법의 제19조는 고령 친화적 산업의 육성에 관한 것이다. 이 또한 국가 및 지방자치단체의 산업의 육성에 관한 것이다. 국가 및 지방자치단체가 노인에게 필요한 용구와 용품 등의 연구개발 · 생산 및 보급의 활성화를 위하여 필요한 시책을 강구하여야 한다고 명시되어 있다. 이는 고령 친화적 의료기기 연구 · 개발의 동기 부여가 되고 있다.

제39편 환경

제1장 행정조직 · 통칙, 제2장 환경보전, 제3장 폐기물관리

제40편 노동

제1장 행정조직 · 통칙, 제2장 노정, 제3장 근로기준, 제4장 산업안전, 제5장 고용, 제6장 직업훈련, 제7장 노동보험 · 복지

제41편 육운항공관광

제1장 행정조직 · 통칙, 제2장 교통안전 · 교통정비, 제3장 철도, 제4장 삭도 · 궤도, 제5장 관광, 제6장 도로운송, 제7장 해난심판

제42편 해운

제1장 행정조직 · 통칙, 제2장 해상운송, 제3장 선박, 제4장 선원, 제5장 항만, 제6장 해상보안, 제7장 해난심판

제43편 정보통신

제1장 행정조직 · 통칙, 제2장 우정, 제3장 정보통신, 제4장 전파, 제5장 체신금융

제44편 외무

제1장 행정조직 · 통칙, 제2장 외무공무원, 제3장 영사, 제4장 재외국민, 제5장 해외이주, 제6장 국제협력

훈 령

기 타

보건, 의료 및 의료기기 산업에 직·간접적으로 관련하는 법들의 분류를 해설로 명시하였다.

• 297쪽~440쪽(CD 수록) •

-의료법, 의료법 시행령, 의료법 시행규칙
-지역보건법, 지역보건법 시행령, 지역보건법 시행규칙
-의료기사 등에 관한 법률, 의료기사 등에 관한 법률 시행령, 의료기사 등에 관한 법률시행규칙
-의료기기법, 의료기기법 시행령, 의료기기법 시행규칙
-의료기기 제조·수입 및 품질관리기준
-의료기기 제조 및 품질관리기준 적합성 평가기준 및 평가표
-의료기기 수입 및 품질관리기준 적합성 평가기준 및 평가표
-품질관리심사기관 관리운영기준

제8장

의료법규 해설 및 의료기기 분류

1. 의료기기법 해설
2. 의료기기법 세부 각 조항 해설
3. 의료기기 품목허가 및 승인신청조항
4. 우리나라의 제조물책임법(PL법)
5. 대한민국 의료기기 관리제도(GMP 제도를 중심으로)
6. 의료기기 코드별 분류
7. 의료기기 품목 및 품목별 등급

01 | 의료기기법 해설

1. 총칙(법 제1조 내지 제4조)

1.1 목 적

의료기기법은 의료기기를 제조, 수입 및 판매 등에 관한 사항을 규정함으로써 의료기기의 효율적인 관리를 도모하고 나아가 국민보건 향상에 기여함을 목적으로 한다.

1.2 정 의

1) 의료기기 : 이 법에서 "의료기기"라 함은 사람 또는 동물에게 단독 또는 조합하여 사용되는 기구·기계·장치·장치·재료 또는 이와 유사한 제품으로서 다음 각호의 1에 해당하는 제품을 말한다.

※ 다만, 약사법에 의한 의약품과 의약외품 및 [장애인복지법] 제65조의 따른 장애인보조기구 중 의지(義肢)·보조기(補助器)를 제외한다.

① 질병의 진단·치료·경감·처치 또는 예방의 목적으로 사용되는 제품
② 상해 또는 장애의 진단·치료·경감 또는 보정의 목적으로 사용되는 제품
③ 구조 또는 기능의 검사·대체 또는 변형의 목적으로 사용되는 제품
④ 임신조절의 목적으로 사용되는 제품

2) 기술문서 : 의료기기의 성능 및 안전성 등 품질에 관한 자료로서 당해 품목의 원자재, 구조, 사용목적, 사용방법, 작용원리, 사용시 주의사항, 시험규격 등이 포함된 문서를 말한다. [의료기기법 제2조 2항]

품목허가를 받고자 하는 자는 2년이 경과되지 않은 기술문서 심사결과 통지서를 제출하여야 한다. [의료기기법 시행규칙 제5조 1항]

3) 의료기기취급자 : 이 법에서 "의료기기취급자"라 함은 의료기기를 업무상 취급하는 다음 각호의 1에 해당하는 자로서 이법에 의하여 허가를 받거나 신고를 한 자와 의료법에 의한 의료개설자 및 수의사법에 의한 동물병원개설자를 말한다.

① 의료기기제조업자
② 의료기기수입업자
③ 의료기기수리업자
④ 의료기기판매업자
⑤ 의료기기임대업자

1.3 의료기기의 등급분류 기준

1) 식품의약품안전청장은 인체에 미치는 잠재적 위해성의 정도에 따라 의료기기위원회의 심의를 거쳐 의료기기를 다음 4개의 등급으로 분류한다. 이 경우 두 가지 이상의 등급에 해당되는 경우에는 가장 높은 위해도에 따른 등급으로 분류한다.

① 1등급 : 인체에 직접 접촉되지 아니하거나 접촉되더라도 잠재적 위험성이 거의 없고, 고장이나 이상으로 인하여 인체에 미치는 영향이 경미한 의료기기
② 2등급 : 사용중 고장이나 이상으로 인한 인체에 대한 위험성은 있으나 생명의 위험 또는 중대한 기능장애에 직면할 가능성이 적어 잠재적 위험성이 낮은 의료기기
③ 3등급 : 인체 내에 일정기간 삽입되어 사용되거나, 잠재적 위험성이 높은 의료기기
④ 4등급 : 인체 내에 영구적으로 이식되는 의료기기, 심장·중추신경계·중앙혈관계 등에 직접 접촉되어 사용되는 의료기기, 동물의 조직 또는 추출물을 이용하거나 안전성 등의 검증을 위한 정보가 불충분한 원자재를 사용한 의료기기

2) 가목의 잠재적 위해성에 대한 판단기준은 다음과 같다.
① 의료기기의 인체 삽입여부
② 인체 내 삽입·이식기간
③ 의약품이나 에너지를 환자에게 전달하는지 여부
④ 체내(구강 내를 제외한다)에서의 화학적 변화 유무
⑤ 환자에게 국소적 또는 전신적인 생물학적 영향을 미치는지 여부

1.4 의료기기의 등급 지정

식품의약품안전청장은 의료기기의 사용목적과 사용시 인체에 미치는 잠재적 위해성 등의 차이에 따라 체계적·합리적 안전관리를 할 수 있도록 의료기기의 등급을 분류하여 지정하여야 한다. 제1항의 규정에 의한 의료기기의 등급분류 및 지정에 관한 기준 및 절차 등에 관하여 필요한 사항은 보건복지가족부령으로 정한다.

2. 의료기기 제조 등(제6조 내지 제17조)

2.1 의료기기의 허가 규정

'의료기기 허가 등에 관한 규정'은 의료기기법시행규칙 제5조 제5항 및 제18조 제3항의 규정에 따라 제조 및 수입 의료기기의 허가, 신고 등에 관한 세부사항을 정하고 있으며, 여기에는 의료기기 시험검사기관의 관리에 대한 사항이 포함되어 있다.

1) 제조업 허가 요건

의료기기의 제조를 업으로 하고자 하는 자는 제조소별로 식품의약품안전청장의 허가를 받아야 하며, 제조업허가를 신청하는 때에는 1개 이상의 제조품목허가를 동시에 신청하거나 1개 이상의 제조품목을 동시에 신고하여야 한다.

제조업 허가 신청시 제출하여야 하는 서류는 다음과 같다.
① 정신보건법 제 3조 제 1호에 따른 정신질환자 및 마약 그 밖의 유독물질의 중독자에 해당하지 아니함을 증명하는 진단서로서 6월이 경과되지 아니한 것(법인의 경우 제외)
② 제조소의 시설내역서
③ 위탁계약서 사본(제조공정 일부 또는 시험위탁의 경우)

2) 제조품목 허가요건

제조품목허가 대상은 2등급·3등급 또는 4등급으로 분류한 품목 및 1등급 중 이미 허가를 받거나 신고한 품목과 구조·원리·성능·사용목적 및 사용방법 등이 본질적으로 동등하지 않은 품목이다.

제조품목허가는 식품의약품안전청장에게 신청서를 제출하여야 하며, 신청시 첨부하여야 할 서류는 아래와 같다.

① 기술문서와 안전성·유효성에 관한 자료 또는 기술문서 등 심사결과 통지서(2년이 경과되지 아니한 것)

② 시험검사성적서

③ 제조시설내역서 또는 위탁계약서 사본(다만, 유형군이 같을 경우 생략)

3) 의료기기 유형군

① 유형군이란 의료기기의 원자재, 제조공정 및 품질관리체계가 비슷한 형태로서 식품의약품안전청장이 정하는 품목의 집단을 말한다. 식품의약품안전청장이 정한 유형군은 다음과 같다.

순번	유형군	해당 의료기기
1	무전원 의료기기	전원(일반적인 상용전원, 내부전원, 제조자가 지정하는 특정전원)을 사용하지 않는 의료기기이다.
2	전원 의료기기	전원을 사용하는 의료기기이다.
3	방사선사용 의료기기	방사선을 발생하거나 사용하는(제조 및 시험시 방사선을 취급하는 경우를 포함한다.)의료기기이다.
4	광발생 의료기기	레이저 등 인체에 중대한 영향을 주는 광(제조 및 시험시 광의 노출을 피하기 위한 안전시설 및 기구, 작업지침 등이 필요한 경우에 한한다.)을 발생하는 의료기기이다.
5	의료용품	의료용품
6	치과재료	치과재료

4) 제조품목 신고

제조품목 신고대상은 1등급 중 이미 허가를 받거나 신고한 품목과 구조·원리·성능·사용목적 및 사용방법 등이 본질적으로 동등한 품목으로서 관할지방 식품의약품안전청장에게 신고서를 제출하여야 하며, 첨부서류는 시설내역서 또는 위탁계약서이다. 다만, 유형군이 같을 경우에는 신고서만 제출하면 된다.

5) 조건부 허가요건

조건부로 제조업허가를 받고자 할 경우에는 식품의약품안전청장에게 신청하여야 하며 신청시 제출서류는 아래와 같다.

조건부 허가 또는 신고를 한 자는 조건을 이행하게 된 경우 조건 이행 사실을 식품의약품안전청장에게 통보하면, 식품의약품안전청장 또는 관할 지방식품의약품안전청장은 20일 이내에 조건이행

여부 확인하고 조건부를 정식 허가증 등으로 바꾸어 교부한다.

① 진단서로서 6월이 경과되지 아니한 것

② 법인등기부등본(법인인 경우)

③ 건물을 신축할 경우에는 대지의 소유권을 확인할 수 있는 서류 또는 임대차계약서 사본

④ 기존 건물을 사용할 경우에는 건축물의 소유권을 확인할 수 있는 서류 또는 임대차 계약서 사본

6) 조건부 제조품목 허가요건

조건부 제조품목 허가를 받고자 하는 경우에도 식품의약품안전청장에게 신청하여야 하며 신청시 제출서류는 아래와 같다.

① 기술문서와 안전성 · 유효성에 관한 자료 또는 기술문서 등 심사결과 통지서(2년이 경과되지 아니한 것)

② 시험검사 성적서 : 조건부 제조 품목신고를 하고자 하는 경우에는 신고서만 관할 지방 식품의약품안전청장에게 제출하면 된다.

7) 의료기기 재심사

의료기기 재심사 대상은 허가를 받고자 하는 품목이 작용원리, 성능 또는 사용목적 등에서 이미 허가를 받거나 신고한 품목과 본질적으로 동등하지 아니한 신개발의료기기 또는 국내에 대상 질환 환자수가 적고 용도상 특별한 효용가치를 갖는 의료기기로서 식품의약품안전청장이 지정하는 희소의료기기에 해당하여 시판 후 안전성과 유효성에 대한 조사가 필요하다고 인정하는 경우에 제조품목허가시 재심사를 받을 것을 명한다.

재심사대상 의료기기의 제조업자는 당해 품목이 제조품목허가일부터 4년 내지 7년 이내의 범위에서 식품의약품안전청장이 품목허가시 정하는 기간 이내에 재심사를 신청하여야 하며, 신청서류는 아래와 같다.

① 국내 시판 후의 안전성 및 유효성에 관한 조사 자료

② 부작용 및 안전성에 관한 국내 · 외 자료

③ 국내 · 외 판매현황 및 외국의 허가현황에 관한 자료

의료기기 재심사의 방법 및 절차는 다음과 같으며, 세부사항은 식품의약품안전청장이 고시하도록 하고 있다.

① 재심사신청을 받은 경우 6월 이내에 의료기기위원회의 심의를 거쳐 재심사 실시, 재심사결과 통지

② 재심사결과를 통지받은 제조 · 수입업자는 통지일로부터 30일 이내에 재심사결과에 따른 조치

8) 의료기기 재평가

식품의약품안전청장은 제조품목허가를 하거나 제조품목신고를 받은 의료기기 중 안전성 및 유효성에 대하여 재검토가 필요하다고 인정되는 의료기기에 대하여 재평가를 실시할 수 있다.

식품의약품안전청장은 의료기기에 대한 재평가를 실시하고자 하는 때에는 의료기기위원회의

심의를 거쳐 재평가 대상 품목을 결정한 후 다음 사항을 공고하여야 한다.

① 재평가 대상품목
② 재평가 신청기간
③ 재평가에 필요한 제출자료의 내용

이 경우 재평가 대상품목에 속하는 의료기기의 제조업자는 재평가 신청기간 내에 의료기기재평가신청서에 재평가에 필요한 자료를 첨부하여 식품의약품안전청장에게 제출하여야 한다.

재평가의 신청을 받은 식품의약품안전청장은 당해 품목에 대한 재평가를 실시하고, 그 결과에 대하여 재평가 대상품목의 제조업자가 의견을 제출할 수 있도록 재평가결과 시안을 1월 이상 열람시킨 후 재평가결과를 공고하여야 한다.

재평가와 관련하여 제출자료의 작성요령, 각 자료의 요건과 면제범위 및 재평가범위와 실시기준 등에 관한 세부사항은 식품의약품안전청장이 정하여 고시하도록 하고 있다.

9) 의료기기로 임상시험

의료기기로 임상시험을 하고자 하는 자는 임상시험계획서를 작성하여 식품의약품안전청장의 승인을 받아야 한다.

임상시험계획의 승인을 얻고자 하는 자는 임상시험계획승인신청서에, 승인을 얻은 임상 시험계획을 변경하고자 하는 자는 임상시험계획변경승인신청서에 임상시험계획승인서와 다음의 서류 및 자료를 첨부하여 식품의약품안전청장에게 제출하여야 한다. 다만, 임상시험계획변경의 승인을 신청하는 경우에는 식품의약품안전청장이 정하여 고시하는 바에 따라 제2호 내지 제4호의 자료 중 그 전부 또는 일부를 제출하지 아니할 수 있다.

① 임상시험계획서 또는 임상시험변경계획서
② 임상시험용 의료기기가 별표 2의 제조소의 시설기준에 적합한 시설에서 제조되고 있음을 입증하는 자료
③ 제7항 제2항의 규정에 의한 기술문서 등에 관한 자료
④ 임상시험실시기관의 승인서

임상시험계획서에 포함되어야 할 사항은 아래와 같다.

① 임상시험의 명칭
② 임상시험실시기관의 명칭 및 소재지
③ 임상시험의 책임자 · 담당자 및 공동연구자의 성명 및 직명
④ 임상시험용 의료기기를 관리하는 관리자의 성명 및 직명
⑤ 임상시험의뢰자의 성명 및 주소
⑥ 임상시험의 목적 및 배경
⑦ 임상시험용 의료기기의 사용목적(대상 질환 또는 적응증을 포함한다)
⑧ 피험자의 선정기준 · 제외기준 · 인원 및 그 근거 ⑨ 임상시험기간
⑩ 임상시험방법(사용량 · 사용방법 · 사용기간 · 병용요법 등을 포함한다)
⑪ 관찰항목 · 임상검사항목 및 관찰검사방법

⑫ 예측되는 부작용 및 사용시 주의사항
⑬ 중지 · 탈락 기준
⑭ 성능의 평가기준, 평가방법 및 해석방법(통계분석 방법에 의한다)
⑮ 부작용을 포함한 안전성의 평가기준, 평가방법 및 보고방법
⑯ 피험자동의서 서식
⑰ 피해자 보상에 대한 규약
⑱ 임상시험 후 피험자의 진료에 관한 사항
⑲ 피험자의 안전보호에 관한 대책
⑳ 그 밖에 임상시험을 안전하고 과학적으로 실시하기 위하여 필요한 사항

식품의약품안전청장은 제출된 임상시험계획승인신청서를 검토하여 적합하다고 인정되는 경우에는 신청인에게 임상시험계획승인서를 교부하고, 임상시험계획변경이 승인을 하는 경우에는 승인서의 변경 및 처분사항란에 변경사항을 기재한다.

임상시험계획의 승인 또는 변경승인 신청시 제출자료의 작성요령, 면제되는 자료의 범위, 승인요건 · 기준 및 절차 등에 대한 세부사항은 식품의약품안전청장이 정하여 고시하도록 하고 있다.

임상시험실시기준은 아래와 같다.

① 임상시험계획서에 의하여 안전하고 과학적인 방법으로 실시할 것
② 식품의약품안전청장이 지정하는 임상시험실시기관에서 실시할 것
③ 임상시험의 책임자는 전문지식과 윤리적 소양을 갖추고 해당 의료기기의 임상시험을 실시하기에 충분한 경험이 있는 자중에서 선정할 것
④ 임상시험의 내용 및 임상시험 중 피험자에게 발생할 수 있는 건강상의 피해에 대한 보상내용과 절차 등을 피험자에게 설명하고 식품의약품안전청장이 정하는 바에 따라 동의서를 받을 것. 다만, 피험자의 이해능력 · 사표능력의 결여 등의 사유로 동의를 받을 수 없는 경우에는 친권자 또는 후견인 등의 동의를 받아야 한다.
⑤ 피해자의 안전대책을 강구할 것
⑥ 임상시험용 의료기기는 임상시험외의 목적에 사용하지 아니할 것. 다만, 말기암 등 생명을 위협하는 중대한 질환을 가진 환자에게 사용하는 경우 등 식품의약품안전청장이 정하는 경우에는 그러하지 아니한다.
⑦ 임상시험은 임상시험계획의 승인 또는 변경승인을 얻은 날부터 2년 이내에 개시할 것
⑧ 임상시험 전에 식품의약품안전청장이 정하는 바에 따라 임상시험자자료집을 임상시험자에게 제공할 것
⑨ 안전성 및 성능과 관련된 새로운 자료 또는 정보 등을 입수한 때에는 지체없이 이를 임상시험자에게 통보하고 그 반영여부를 검토할 것
⑩ 임상시험용 의료기기는 별표 3에 의한 의료기기 제조 및 품질관리기준에 따라 적합하게 제조된 것을 사용할 것
⑪ 그 밖에 식품의약품안전청장이 임상시험의 적정한 실시를 위하여 정하는 사항을 준수할 것

임상시험을 하는 자는 매년 2월말까지 임상시험실시상황을 식품의약품안전청장에게 보고하고, 임

상시험을 종료한 때에는 종료일부터 20일 이내에 보고서를 식품의약품안전청장에게 제출하여야 하며, 이상시험을 종료한 자는 임상시험계획서와 임상시험실시에 관한 기록 및 자료를 임상시험의 종료일부터 10년간 보존하여야 한다.

그 밖에 임상시험실시에 관한 세부기준과 임상시험실시기관의 지정기준 등에 관한 세부 사항은 식품의약품안전청장이 정하여 고시하도록 하고 있다.

10) 제조업자의 준수사항

① 보건위생상 위해가 없도록 제조소의 시설을 위생적으로 관리하고 종업원의 보건위생상태를 점검할 것

② 작업소에는 위해가 발생할 염려가 있는 물건을 두어서는 아니되며, 작업소에서 국민보건에 유해한 물질이 유출되거나 방출되지 아니하도록 할 것

③ 출고된 의료기기가 안전성 및 유효성을 해치거나 품질이 불량한 경우에는 지체없이 회수하는 등의 시정조치를 취하고 그 결과를 식품의약품안전청장에게 보고하되, 그 기록을 2년 이상 보존할 것

④ 멸균 제품인 경우에는 반드시 새로운 용기를 사용할 것

⑤ 허가를 받거나 신고한 품목의 안전성 및 유효성과 관련된 새로운 자료나 정보(의료기기의 사용에 의한 부작용 발생사례를 포함한다)를 알게 된 경우에는 식품의약품안전청장이 정하는 바에 따라 이를 보고하고 필요한 안전대책을 강구할 것

⑥ 의료기기법시행규칙 별표 3에 의한 "의료기기 제조 및 품질관리기준"을 준수하고, 동기준에 적합함을 판정받은 의료기기를 판매할 것

⑦ 전년도의 생산 및 수출실적을 매년 4월 15일까지 식품의약품안전청장이 정하여 고시하는 바에 따라 식품의약품안전청장에게 보고할 것

11) 폐업 등의 신고

제조·수입업자가 폐업·휴업 또는 재개신고를 하고자 하는 경우에는 식품의약품안전청장에게 신고를 하여야 하며, 신고시 제출서류는 다음과 같다.

① 폐업의 경우 : 제조업허가증, 모든 제조품목허가증과 제조품목신고증

② 휴업의 경우 : 제조업허가증

12) 수입업 허가

의료기기의 수입을 업으로 하고자 하는 자는 식품의약품안전청장의 수입허가를 받아야 하며, 수입업허가를 신청하는 때에는 1개 이상의 수입품목허가를 동시에 신청하거나 1개 이상의 수입품목을 동시에 신고하여야 한다.

수입업 허가 신청시 제출하여야 하는 서류는 다음과 같다.

① 법 제6조 제6항 제1호(정신질환자 관련) 및 제3호(마약 등 중독자 관련)에 해당하지 아니함을 증명하는 진단서로서 6월이 경과되지 아니한 것(법인의 경우 제외)

② 수입업소의 시설내역서

의료기기 수입업 허가를 받을 수 없는 자는 의료기기 제조업 허가를 받을 수 없는 자와 동일하다.

13) 수입품목 허가

수입품목허가 대상은 제조품목허가 대상과 마찬가지로 2등급 · 3등급 또는 4등급으로 분류한 품목 및 1등급 중 이미 허가를 받거나 신고한 품목과 구조 · 원리 · 성능 · 사용목적 및 사용방법 등이 본질적으로 동등하지 않은 품목이다.

수입품목허가는 식품의약품안전청장에게 신청서를 제출하여야 하며, 신청시 첨부하여야 할 서류는 다음과 같다. 다만, 이미 허가 받은 제품과 동일 제품일 경우 제1호 및 제2호는 제출하지 아니한다.

① 기술문서와 안전성 · 유효성에 관한자료 또는 기술문서 등 심사결과통지서(2년이 경과되지 아니한 것)

② 시험검사성적서

③ 제조시설내역서 또는 위탁계약서 사본(다만, 유형군이 같을 경우 생략)

④ 의료기기 제조 및 품질관리 기준과 동등 이상이거나 국제기준에 적합함을 인정하는 서류

⑤ 정부 또는 정부가 위임 · 위탁한 기관에서 당해 품목이 적합하게 제조 · 판매되고 있음을 증명하는 서류. 다만, 발행일부터 2년이 경과되지 아니하여야 하며, 유효기간이 있는 것은 유효기간이 경과되지 아니하여야 한다.

※ 참고 : 동일 제품이란 동일제조원(제조국가 · 제조회사 및 제조소가 동일한 경우)의 동일한 제품을 말하며, 이에 대한 해당여부를 검토받고자 하는 경우에는 확인받고자 하는 자는 이미 허가받은 당해 제품과 동일함을 입증할 수 있는 자료(제조 · 판매증명서, 제품안내서 등)를 첨부하여 식품의약품안전청장에게 신청하면 되고, 이 경우 식품의약품안전청장은 검토사항에 대한 결과를 10일 이내에 통지하게 된다.

14) 수입품목 허가 신청시 제출서류 중 인정되는 외국 제조소의 품질관리실태 적합인정 서류

① 생산국 정부 또는 생산국 정부에서 위임한 기관에서 발행한 것으로서, 당해 제조소가 의료기기법 시행규칙 별표 3에 의한 의료기기 제조 및 품질관리 기준과 동등하거나 또는 그 이상의 기준에 적합함을 인정하는 서류

② 식품의약품안전청장이 인정하는 기관 BSI(the British Standards Institution : 더 브리티쉬 스탠다드스 인스티튜션-영국표준협회), TUV(Technischer Überwachungsverein), UL(Underwriters Laboratories : 언더라이터스 레버러토리스) CSA(the Canadian Standards Association : 더 캐나디언 스탠다드어소시에이션), DNV(in addition to the elements of Dn : 인에디션 투 더 엘레먼츠 오브디앤 등)에서 발행한 것으로서, 당해 제조소가 시행규칙 별 3에 의한 의료기기 제조 및 품질관리 기준과 동등하거나 또는 그 이상의 기준에 적합함을 인정하는 서류

③ 식품의약품안전청장에 등록된 품질관리심사기관에서 시행규칙 별표 3의 의료기기 제조 및 품질관리기준에 따라 심사하여 발급한 "품질관리기준적합인정서"

④ 생산국 정부에서 당해 품목을 의료기기로 정하지 아니한 경우 또는 1등급 의료기기(멸균

의료기기 제외)인 경우에는 식품의약품안전청장이 인정하는 기관(KTL(Korea Testing Laboratory : 코리아 테스팅 레버러토리}, BSI, TUV, UL, CSA, DNV 등)에서 발행한 ISO 9001 적합인정 서류

⑤ 1등급 의료기기(멸균의료기기 제외)인 경우에는 당해 품목에 대한 시험검사성적서 등 적정한 품질관리시험을 실시하고 있음이 인정되는 서류

⑥ 수입품목 허가신청시 제출서류 중 인정되는 제조 · 판매증명서의 요건은 의료기기의 제조회사명, 제조소 소재지, 제품명 및 형명 등이 명기되어야 하며, 제조국 정부에서 품목허가 등의 제도가 없거나 상이하여 명기사항 중 일부가 생략되거나 제조 · 판매증명서를 제출할 수 없는 등의 경우에는 제조국 정부에서 발행한 입증자료나 관련 근거규정을 제출할 수 있다.

15) 수입품목 신고

수입품목 신고대상은 1등급 중 이미 허가를 받거나 신고한 품목과 구조 · 원리 · 성능 · 사용목적 및 사용방법 등이 본질적으로 동등한 품목으로서 다음의 서류를 첨부하여 관할 지방 식품의약품안전청장에게 신고하면 된다.

① 시설내역서 또는 위탁계약서 사본(다만, 유형군이 같을 경우 생략)

② 의료기기 제조 및 품질관리기준과 동등 이상이거나 국제기준에 적합함을 인정하는 서류

③ 제조 · 판매증명서

16) 수입업자의 준수사항

① 보건위생상 위해가 없도록 영업소의 시설을 위생적으로 관리할 것

② 출고된 의료기기가 안전성 및 유효성을 해치거나 품질이 불량한 경우에는 지체없이 회수하는 등의 시정조치를 취하고 그 결과를 식품의약품안전청장에게 보고하되, 그 기록을 2년 이상 보존할 것

③ 허가를 받거나 신고한 품목의 안전성 및 유효성과 관련된 새로운 자료나 정보(의료기기의 사용에 관한 부작용 발생사례를 포함한다.)를 알게 된 경우에는 식품의약품안전청장이 정하는 바에 따라 보고하고 필요한 안전대책을 강구할 것

④ 별표 5에 의한 수입 및 품질관리기준을 준수하고, 동 기준에 적합함을 판정받은 수입 의료기기를 판매할 것

⑤ 대외무역법 제15조의 규정에 따라 지식경제부 장관이 공고하는 의료기기의 수출입요령과 식품의약품안전청장이 정하는 수입의료기기의 관리에 관한 규정을 준수할 것

⑥ 중고의료기기를 수입하는 경우에는 시험검사기관의 검사필증을 부착하여 판매할 것

⑦ 전년도의 수입실적을 매년 4월 15일까지 식품의약품안전청장이 정하는 바에 따라 식품의약품안전청장에게 보고할 것. 다만, 전자무역 촉진에 관한 법률 제2조 제6호의 규정에 의한 전자문서교환방식으로 표준 통관예정보고를 한 경우에는 이를 보고하지 아니할 수 있다.

17) 수리업의 신고

의료기기의 수리를 업으로 하고자 하는 자는 식품의약품안전청장에게 다음의 서류를 첨부하여

신고하면 된다.

법 제6조 제6항 제1항 및 제3호에 해당하지 아니함을 증명하는 진단서로서 6개월이 경과되지 아니한 것(법인의 경우 제외)

18) 수리업의 변경 · 폐업 등의 신고

① 신고한 사항을 변경하고자 하는 경우에는 **신고증과 변경사유 및 그 근거서류**(전자문서로 된 신고서 포함)를 **첨부하여 식품의약품안전청장에게 제출**

② **폐업 · 휴업하고자 하는 자는 신고서**(전자문서로 된 신고서 포함)에 신고증을 첨부하여 **재개신고를 하고자 하는 자는 신고서**(전자문서로 된 신고서 포함)를 식품의약품안전청장에게 제출

19) 수리업자의 준수사항

① 허가를 받거나 신고한 내용과 다르게 **변조하여 의료기기를 수리**하지 말 것

② 수리업자가 의료기기를 수리한 경우에는 **상호 및 주소를 해당 의료기기의 용기 또는 외장에 기재**할 것

③ 수리업자는 의료기기의 수리를 의뢰한 자에 대하여 **수리내역을 문서로 통보**할 것

④ **시설 및 품질관리체계를 유지**할 것

20) 판매업 또는 임대업의 신고

의료기기의 판매나 임대를 업으로 하고자 하는 자는 **신고서**(전자문서로 된 신고서 포함)에 제3조 제1항 제1호의 규정에 의한 **서류**(전자문서를 포함)를 첨부하여 **시장 · 군수 또는 구청장에게 제출**

21) 판매업 또는 임대업의 변경 · 폐업 등의 신고

① **변경신고서**(전자문서로 된 신고서 포함)에 해당 신고증을 첨부하여 시장 · 군수 또는 구청장에게 제출

② 폐업 · 휴업하고자 하는 자는 신고서에 **신고증**(전자문서로 된 신고서 포함)을 첨부하여 **재개신고를 하고자 하는 신고서**(전자문서로 된 신고서 포함)를 시장 · 군수 또는 구청장에게 제출

22) 판매업자 · 임대업자의 준수사항

① 제조 · 수입 · 판매업자가 아닌 자로부터 의료기기를 구입하지 아니할 것. 다만, **폐업하는 의료기기관으로부터 구입**하는 경우에는 그러하지 아니하다.

② 불량의료기기의 처리에 관한 기록을 **작성 · 비치하고 이를 1년간 보존할 것**

③ 업소명칭 등을 사용함에 있어서 다음 각목에 규정된 표시를 **고유명칭으로 하거나 영업소의 표시와 함께 사용**하지 아니할 것

㉠ **제조업자 또는 수입업자의 영업소로 오인**하게 할 우려가 있는 표시

㉡ **의료법에 의한 의료기관의 명칭 또는 이와 유사한 명칭**의 표시

④ 다음 각목의 1에 해당하는 의료기기를 판매 또는 임대하거나, **판매 또는 임대의 목적으로 저장 · 진열**하지 아니할 것

㉠ 중고의료기기의 경우 검사필증이 붙어있지 아니한 것
㉡ 오염·손상되었거나 식품의약품안전청장 또는 관할지방식품의약품안전청장이 수거·폐기할 것을 명한 것
㉢ 사용기한이나 유효기간이 지난 것

23) 용기 등의 기재사항

① 제조업자 또는 수입업자의 상호와 주소
② 수입품의 경우는 제조원(제조국 및 제조사명)
③ 제품명, 형명(모델명), 품목허가(신고)번소
④ 제조번호와 제조연월일
⑤ 중량 또는 포장단위

※ 그 면적이 좁거나 용기 또는 외장에 모두 기재할 수 없을 경우 외부의 용기나 외부의 포장 또는 첨부문서에 기재 : 이 경우 제품명, 제조·수입업자의 상호는 당해 의료기기의 용기나 외장에 기재

24) 첨부문서의 기재사항

① 사용방법 및 사용시 주의사항, 보수점검이 필요한 경우 보수점검에 관한 사항, 제18조의 규정에 의하여 식품의약품안전청장이 기재하도록 정하는 사항
② "의료기기"라는 표시
③ 제품의 사용목적
④ 보관 또는 저장방법
⑤ 1회용인 경우 '일회용'이라는 표시
⑥ 모든 공정 위탁의 경우, 제조업자 또는 수입업자의 상호와 주소
⑦ 낱개모음으로 한 개씩 사용할 수 있도록 포장하는 경우 최소 단위명에 형명과 제조회사명
⑧ 멸균 후 재사용이 가능한 의료기기인 경우 그 청소, 소독, 포장, 재멸균 방법과 재사용 횟수의 제한 내용을 포함하여 재사용을 위한 적절한 절차에 대한 정보
⑨ 의료기기가 의학적 치료목적으로 방사선을 방출하는 경우 방사선의 특성·종류·강도 및 확산 등에 관한 사항
⑩ 그 밖에 의료기기의 특성 등 기술정보에 관한 사항

※ 참고 : 제1호 내지 제7호의 사항을 용기 또는 외장이나 포장에 기재한 경우에는 첨부문서에 그 기재를 생략할 수 있다.

25) 임상시험용 의료기기의 첨부문서 기재사항

① "임상시험용"이라는 표시
② 제품의 형명
③ 제조번호 및 제조일자
④ 보관(저장)방법

⑤ 제조업자 또는 수입업자의 상호(위탁제조 또는 수입의 경우에는 제조원과 국가명 포함)
⑥ "임상시험용 외의 목적으로 사용할 수 없음"이라는 표시

26) 기재사항의 표시방법

의료기기의 용기나 외장의 기재사항, 외부포장 등의 기재사항, 첨부문서의 기재사항은 다음과 같이 하여야 한다.

① 한글로 기재하여야 한다.
② 한글과 같은 크기의 한자 또는 외국어를 함께 기재할 수 있다.
③ 점자표기 병행이 가능하다.

27) 의료기기의 광고의 범위 등

금지되는 광고는 다음과 같다.

① 의사 · 치과의사 · 한의사 · 약사 또는 기타의 자가 의료기기를 지정 · 공인 · 추천 · 지도 또는 사용하고 있다는 내용 등의 광고. 다만, 국민보건을 위하여 국가 · 지방자치단체 기타 공공단체가 이를 지정하여 사용하고 있는 사실을 광고하는 경우에는 그러하지 아니한다.
② 외국제품을 국내제품으로 또는 국내제품을 외국제품으로 오인하게 할 우려가 있는 광고
③ 효능이나 성능을 광고함에 있어서 사용 전 · 후의 비교 등으로 그 사용결과를 표시 또는 암시하거나 적응증상을 위협적인 표현으로 표시 또는 암시하는 광고
④ 사실유무와 관계없이 다른 제품을 비방하거나 비방한다고 의심되는 광고
⑤ 사용자의 감사장 또는 체험담을 이용하거나 구입 · 주문쇄도 그 밖에 이와 유사한 표현을 사용한 광고
⑥ 효능 · 효과를 광고함에 있어서 "이를 확실히 보증한다"라는 내용 등의 광고 또는 "최고", "최상"등의 절대적 표현을 사용한 광고
⑦ 의료기기를 의료기기가 아닌 것으로 오인하게 할 우려가 있는 광고
⑧ 의료기기의 효능 · 효과 또는 사용목적과 관련되는 병의 증상이나 수술 장면을 위협적으로 표시하는 광고

※ 주의 : 의료기기를 광고하고자 하는 자는 금지된 광고에 해당되는지 여부에 관하여 식품의약품안전청장이 정하는 바에 따라 사전에 심사를 의뢰할 수 있다.

28) 추적관리관리(법 제25조 내지 제27조)

추적관리대상 의료기기는 다음과 같다.

① 인체 안에 1년 이상 삽입되는 의료기기
㉠ 이식형 인공심장 박동기
㉡ 이식형 인공심장 박동기와 연결되는 영구 설치용 적극
㉢ 인공심장판막
㉣ 이식형 심장 충격기
㉤ 이식형 의약품 주입기

ⓗ 그 밖에 식품의약품안전청장이 소재파악의 필요성이 있다고 정하여 고시하여 의료기기

② 생명유지용 의료기기 중 의료기관 이외의 장소에서 사용이 가능한 의료기기

㉠ 인공호흡기(상시착용에 한함)

㉡ 체외형 인공심장박동기

㉢ 그 밖에 식품의약품안전청장이 소재파악의 필요성이 있다고 정하여 고시하는 의료기기

③ 의료기기의 품목을 허가하는 경우에는 그 품목허가증에 추적관리대상 의료기기라고 기입한다.

④ 추적관리 대상의료기기 취급자별 기록사항은 다음과 같다.

㉠ 취급자(제조 · 수입 · 판매 · 임대 · 수리업자)

㉮ 형명별 · 제조단위별 제조 · 수입량 및 제조 · 수입일시(제조 · 수입업자에 한함)

㉯ 형명별 · 제조단위별 판매 또는 임대수량, 판매 또는 임대일시 및 판매업자 또는 임대업자의 상호와 주소

㉰ 그 밖에 보건위생상 위해발생을 방지하기 위하여 필요한 사항

㉡ 사용자(의료기관 개설자 및 의사 · 한의사 · 치과의사 등)

㉮ 추적관리대상 의료기기를 사용하는 환자의 성명, 주소, 생년월일 및 성별

㉯ 추적관리대상 의료기기의 명칭 및 제조번호 또는 이를 갈음한 것

㉰ 추적관리대상 의료기기를 사용한 연월일

㉱ 사용 의료기관의 명칭 및 소재지

㉲ 그 밖에 보건위생상 위해발생을 방지하기 위하여 필요한 사항

㉢ 추적관리대상의 기록의 작성 및 보존

㉮ 추적관리대상 의료기기의 제조업자 · 수입업자 · 판매업자 · 임대업자 및 수리업자는 추적관리대상 의료기기의 제조 · 판매 · 임대 또는 수리내역 등에 대한 기록을 작성 보존하여야 한다.

㉯ 추적관리대상 의료기기를 취급하는 의료기관개설자 및 의료기관에서 종사자 등은 추적관리대상 의료기기를 이용하는 환자에 대한 추적이 가능하도록 기록을 작성하여 보존하여야 한다.

㉰ 추적관리대상 의료기기의 제조업자 · 수입업자 · 판매업자 · 임대업자 및 수리업자는 의료기기를 사용하는 도중에 사망 또는 인체에 심각한 부작용이 발생하였거나 발행할 우려가 있음을 인지한 경우 식품의약품안전청장에게 즉시 보고하고 기록 유지

⑤ 식품의약품안전청장의 자료제출의 요구 후 10일 이내에 자료를 제출하여야 하며, 기록에 대한 비밀을 보장하고 사용 환자 사망 및 추적관리의 필요성이 없게 될 경우까지 기록을 보존하여야 한다.

29) 부작용 보고

의료기기취급자는 의료기기를 사용하는 도중에 사망 또는 심각한 부작용이 발생하였거나 발생할 우려가 있음을 인지한 경우 다음과 같이 식품의약품안전청장에게 보고하고 그 기록을 2년간 보존하여야 하며, 부작용 보고 및 관리에 관한 세부사항은 식품의약품안전청장이 정하여 고시하도록 되

어 있다.

① 사망이나 생명에 위협을 주는 부작용이 발생한 경우 7일 이내에 보고하고, 상세한 내용은 이후8일 이내에 추가로 보고

② 입원 또는 입원기간의 연장이 필요한 경우, 회복이 불가능하거나 심각한 불구 또는 기능 저하를 초래하는 경우, 선천적 기형 또는 이상을 초래하는 경우는 15일 이내에 보고

30) 등급에 재분류 신청 및 지정 절차

① 식품의약품안전청장은 이해관계인 등의 신청이 있거나 재분류의 필요가 있다고 인정되는 경우에는 의료기기위원회의 심의를 거쳐 품목별 등급을 재분류할 수 있도록 하고 있다.

② 식품의약품안전청장이 재분류를 하는 때에는 잠재적 위해성의 정도와 다음의 기준에 의한 타당성을 검토하여야 한다.

㉠ 품목별 설명내용과 해당 의료기기의 사용목적, 용도, 원리, 특성 및 기능 등이 유사한 동일품목에 해당되는지 여부

㉡ 이미 분류되어 지정·관리되는 품목과 비교하여 안전성 및 성능이 충분히 확보되어 있는지 여부

③ 등급의 재분류를 신청하고자 하는 자는 의료기기법시행규칙 별지 제33호 서식의 신청서에 다음의 자료를 첨부하여 식품의약품안전청장에게 제출하여야 한다.

㉠ 기술문서 등에 관한 자료

㉡ 재분류 대상 의료기기와 유사한 다른 의료기기와의 구조·원리, 성능, 사용목적, 사용방법 등 기술적 특성의 비교·분석에 관한 자료

④ 다목의 규정에 따라 등급의 재분류 신청을 받은 식품의약품안전청장은 이를 90일 이내에 심사·결정한 후 그 결과를 신청인에게 통보하고 이를 고시하도록 하고 있다.

31) 제조시설 및 품질관리체계의 기준

(1) 제조소의 시설

제조업자는 제조소에 다음의 시설 및 기구를 갖추고 이를 유지하여야 하며, 정기적으로 점검하여 의료기기의 제조 및 품질관리에 지장이 없도록 하여야 한다.

① 제조 작업을 행하는 작업소

② 원료·자재 및 제품의 품질관리를 행하는 시험실

③ 원료·자재 및 제품을 보관하는 보관소

④ 제조 및 품질관리에 필요한 시설 및 기구

(2) 제조소의 시설기준

제조소에는 다음의 기준에 적합한 작업소와 보관소를 두어야 한다.

① 작업소

㉠ 쥐, 해충, 먼지 등을 막을 수 있는 시설을 할 것

㉡ 멸균을 요하는 제품을 제조하는 작업소의 천장은 먼지가 떨어질 우려가 없도록 마무리되어야 하고, 바닥과 벽은 매끄럽게 하여 먼지나 오물을 쉽게 제거할 수 있게 하여야 하며,

천장, 바닥, 벽의 표면은 소독액의 분무세척에 견딜 수 있도록 되어 있을 것

㉢ 작업소에는 작업대를 두고, 멸균을 요하는 제품을 제조하는 경우에는 멸균시설을 둘 것

② 보관소는 원료, 자제 및 제품을 위생적이고 안전하게 보관할 수 있도록 설비할 것

③ 제조공정 및 시험의 위탁범위 : 제조업자는 의료기기의 제조공정 또는 시험을 다음 기준에 해당하는 자에게 위탁할 수 있으며, 이 경우 제1호의 규정에 의한 제조소의 시설 중 위탁한 공정에 관련된 제조시설 및 기구나 시험에 관련된 시설 및 기구를 갖추지 아니할 수 있다.

㉠ 제조공정을 수탁할 수 있는 자의 범위

㉮ 위탁하고자 하는 품목과 동일한 유형군에 속하는 품목에 대하여 의료기기법시행규칙 별표 3에 의한 의료기기 제조 및 품질관리기준에 적합함을 판정 받은 제조업자

㉯ 의료기기법 제29조의 규정에 의한 식품의약품안전청에 등록된 의료기기 시험검 기관

㉰ 의료기기 외에 제조업자로서 자동에어로졸충전, 연필제조, 가스주입, 도금, 주물, 단조(鍛造), 판금, 사출(寫出), 인쇄, 코팅, 도장, 멸균, 직조, 타면(打綿), 설계에 관한 공정을 수행하는 자

㉱ 의료기기 외의 물품제조업자로서 부분품 또는 부품의 제조를 전문으로 하는 자

32) 의료기기 제조 및 품질관리기준

(1) 품질경영시스템

제조업자는 제조 및 품질관리를 위하여 조직, 책임, 절차, 공정 및 자원 등을 효율적으로 관리하기 위한 품질경영시스템을 수립하고 품질 메뉴얼 등의 문서로 작성하여야 한다.

(2) 품질경영시스템의 문서화 및 실행

제조업자는 다음 사항에 대한 절차와 방법 등 세부내용을 문서화하고 그에 따라 품질경영시스템을 실행하여야 한다.

① 품질방침
② 계약검토
③ 설계관리
④ 문서 및 자료관리
⑤ 구매 관리
⑥ 제품의 식별 및 추적관리
⑦ 제조공정의 관리
⑧ 구매품 및 제품의 시험검사
⑨ 부적합품의 관리
⑩ 측정장비의 관리
⑪ 시정 및 예방조치
⑫ 제품의 취급, 보관, 포장, 보존 및 인도에 관한 사항
⑬ 교육훈련
⑭ 그 밖에 제품의 타당성 확인(validation : 발리데이션) 등 제조 및 품질관리에 필요한 사항

(3) 책임과 권한

제조업자는 품질에 영향을 미칠 수 있는 구성원에 대하여 그 책임과 권한, 구성원 간 상호관계를 정하고 이를 문서화하여야 한다.

(4) 품질책임자의 지정

제조업자는 조직의 관리자 중 한 사람을 품질책임자로 지정하여 다음의 업무를 수행하도록 하여야 하며, 품질책임자가 업무를 수행하는데 지장을 주어서는 아니된다.

① 제조소의 품질관리에 관한 업무

② 제조소의 품질관리 결과의 평가 및 제품의 출하여부 결정

③ 이 기준에 따른 품질경영시스템의 확립, 시행 및 유지

(5) 품질기록의 관리

① 제조업자는 제조 및 품질관리를 실행하는 데 필요한 각종 기록의 식별, 수집, 색인, 열람, 파일링(Filing), 보관, 유지 및 폐기에 대한 절차를 문서로 작성하여 관리하여야 한다.

② 모든 품질기록은 손상, 손실 또는 열화를 방지할 수 있는 시설 내에서 즉시 검색이 가능하도록 보관하여야 한다.

(6) 품질감사 등

① 내부품질감사 : 제조업자는 이 기준의 적합성 유지를 위하여 내부품질감사의 계획 및 실행을 위한 절차를 문서로 작성하고 정기적으로 수행하여야 하며, 그 수행결과는 제조 및 품질관리에 활용하여야 한다.

② 외부품질심사 : 제조업자는 의료기기법시행규칙 제15조 제1항 제6호의 규정에 의한 제조 및 품질관리기준의 준수상황을 식품의약품안전청장이 정하여 고시하는 바에 따라 정기심사를 받아야 한다.

(7) 적합성 평가

① 의료기기법시행규칙 제15조 제1항 제6호의 규정에 의하여 이 기준에 적합함을 인정받거나 또는 준수상황에 대한 정기심사를 받고자 하는 자는 식품의약품안전청에 등록된 의료기기 품질관리심사기관의 장에게 식품의약품안전청장이 정하는 바에 따라 신청서를 제출하여야 한다.

② 조업허가 제외 대상

㉠ 정신질환자

㉡ 금치산자 · 한정치산자 · 파산자로서 복권되지 아니한 자

㉢ 마약 그 밖의 유독물질의 중독자

㉣ 이 법을 위반하여 금고 이상의 형의 선고를 받고 그 집행이 종료되지 아니하거나 그 집행을 받지 아니하기로 확정되지 아니한 자

㉤ 이 법을 위반하여 제조업허가가 취소된 날부터 1년이 경과되지 아니한 자

2.2 재심사 및 재평가

1) 재심사 대상

① 허가를 받고자 하는 품목이 작용원리, 성능 또는 사용목적 등에서 이미 허가를 받거나 신고한 품목과 본질적으로 동등하지 아니한 신개발의료기기

② 국내에 대상 질환 환자수가 적고 용도상 특별한 효용가치를 갖는 의료기기로서 식품의약품안전청장이 지정하는 희소의료기기에 해당하여 시판 후 안전성과 유효성에 대한 조사가 필요하다고 인정하는 경우

2) 재평가 대상

제조품목허가를 하거나 제조품목 신고를 받은 의료기기중 안전성 및 유효성에 대하여 재검토가 필요하다고 인정되는 의료기기

2.3 임상시험

1) 임상시험계획 승인

① 의료기기로 임상시험을 하고자 하는 자는 임상시험계획서를 작성하여 식품의약품안전청장의 승인을 얻어야 한다.

② 임상시험에 사용할 목적으로 승인을 얻은 임상시험용 의료기기를 제조 또는 수입하는 경우에는 제조업의 허가 또는 수입업의 허가 없이도 제조 또는 수입할 수 있다.

③ 임상시험용 의료기기를 제조 또는 수입하고자 하는 경우 적합한 제조시설에서 제조하거나 제조된 의료기기를 수입하여야 한다.

2) 피험자 선정

① 집단시설에 수용중인 자를 임상시험의 피험자로 선정하여서는 안된다.

② 임상시험을 하고자 하는 자는 임상시험의 내용 및 임상시험 중 피험자에게 발생할 수 있는 건강상의 피해에 대한 보상내용과 절차 등을 피험자에게 설명하고 피험자의 동의를 얻어야 한다.

2.4 제조업자의 준수사항

① 보건위생상 위해가 없도록 제조소의 시설을 위생적으로 관리하고 종업원의 보건위생상태를 철저히 점검할 것

② 작업소에는 위해가 발생할 염려가 있는 물건을 두어서는 아니되며, 작업소에서 국민보건에 유해한 물질이 유출되거나 방출되지 아니하도록 할 것

③ 출고된 의료기기가 안전성 및 유효성을 해치거나 품질이 불량한 경우에는 지체 없이 회수하는 등의 시정조치를 취하고 그 결과를 식품의약품안전청장에게 보고하되, 그 기록을 2년 이상 보전할 것

④ 멸균제품인 경우에는 반드시 새로운 용기를 사용할 것

⑤ 허가를 받거나 품목의 안전성 및 유효성과 관련된 새로운 자료나 정보를 알게 된 경우에는

이를 보고하고 필요한 안전대책을 강구할 것

⑥ 의료기기제조 및 품질관리기준을 준수하고 기준에 적합한 의료기기를 판매할 것

⑦ 제조업자는 전년도의 생산 및 수출실적을 매년 4월 15일까지 식품의약품안전청장에게 보고하여야 한다.

2.5 폐업 등의 신고

제조업자는 그 제조소를 폐업 또는 휴업하거나 휴업한 제조소를 재개한 때에는 그 폐업·휴업·재개 또는 변경이 있은 날부터 30일 이내에 이를 식품의약품안전청장에게 신고하여야 함(휴업기간이 1월 미만인 경우 제외)

2.6 수입업허가

1) 허가요건

① 의료기기의 수입을 업으로 하고자 하는 자는 식품의약품안전청장의 허가를 받아야 한다.

② 수입업 허가를 신청하는 때에는 1개 이상의 품목허가를 동시에 신청하거나 1개 이상의 품목을 동시에 신고하여야 한다.

③ 수입품목허가를 받거나 수입품목 신고를 하고자 하는 자는 품질검사를 위한 시설 및 품질관리체계를 갖추어야 한다.

2) 수입자의 준수사항

① 보건위생상 위해가 없도록 영업소의 시설을 위생적으로 관리할 것

② 출고된 의료기기가 안전성 및 유효성을 해치거나 품질이 불량한 경우에는 지체 없이 회수하는 등의 시정조치 후 그 결과를 식약청에 보고하되, 그 기록을 2년 이상 보존할 것

③ 허가를 받거나 신고한 품목과 안전성 및 유효성과 관련된 새로운 자료나 정보를 알게 된 경우에는 보고하고 필요한 안전대책을 강구할 것

④ 수입 및 품질관리기준을 준수하고 동 기준에 적합함을 판정받은 수입 의료기기를 판매할 것

⑤ 대외무역법에 따라 지식경제부 장관이 공고하는 의료기기의 수출입요령과 식품의약품안전청장이 정하는 수입의료기기의 관리에 관한 규정을 준수할 것이다.

⑥ 중고의료기기를 수입하는 경우에는 시험검사기관의 검사필증을 부착하여 판매할 것이다.

⑦ 수입업자는 전년도의 수입실적을 매년 4월 15일까지 식품의약품안전청장에게 보고하여야 한다.

3) 준용규정

법 제6조제5항 내지 제7항, 제7조 내지 제9조 및 제11조 내지 제13조의 규정을 준용한다.

2.7 수리업신고

1) 신고요건

① 의료기기의 수리를 업으로 하고자 하는 자는 식품의약품안전청장에게 수리업신고를 하여야 한다.

※ 다만, 제조품목허가 등을 받은 자가 자사의 제품을 수리하는 경우에는 제외한다.

② 수리업 신고를 하고자 하는 자는 시설 및 품질관리체계를 갖추어야 한다.

2) 수리업자의 준수사항

① 허가를 받거나 신고한 내용과 다르게 변조하여 의료기기를 수리하지 말 것이다.

② 의료기기를 수리한 경우에는 상호 및 주소를 해당 의료기기의 용기 또는 외장에 기재할 것이다.

③ 의료기기의 수리를 의뢰한 자에 대하여 수리내역을 문서로 통보할 것이다.

④ 시설 및 품질관리체계를 유지할 것이다.

3) 준용규정

제6조 제6항, 제11조 내지 제13조

2.8 판매업 및 임대업신고

1) 신고요건

의료기기의 판매 또는 임대를 업으로 하고자 하는 자는 영업소마다 영업소 소재지의 시장·군수 또는 구청장에게 판매업 또는 임대업신고를 하여야 한다.

2) 신고 예외대상

① 의료기기의 제조업자나 수입업자가 그 제조 또는 수입한 의료기기를 의료기기취급자에게 판매 또는 임대하는 경우이다.

② 판매업신고를 한 자가 임대업을 하는 경우이다.

③ 약국개설자나 의약품도매상이 의료기기를 판매 또는 임대하는 경우이다.

④ 임신조절용 의료기기를 판매하는 경우이다.

3) 판매업자·임대업자의 준수사항

① 제조·수입·판매업자가 아닌 자로부터 의료기기를 구입하지 아니할 것이다.

② 불량의료기기의 처리에 관한 기록을 작성·비치하고 이를 1년간 보존할 것이다.

③ 업소의 명칭 등을 사용함에 있어서 다음에 해당하는 명칭 또는 표시를 사용하거나 영업소의 표시와 함께 사용하지 아니할 것이다.

㉠ 제조업자 또는 수입업자의 영업소로 오인하게 할 우려가 있는 명칭 또는 표시이다.

㉡ 의료기관의 명칭 또는 이와 유사한 명칭이다.

④ 다음에 해당하는 의료기기를 판매 또는 임대하거나 판매 또는 임대의 목적으로 저장·진열하지 아니할 것이다.

㉠ 검사필증이 붙어 있지 아니한 것이다.

㉡ 오염·손상되었거나 식약청 또는 지방 식약청이 수거·폐기를 명한 것이다.

㉢ 사용기한 또는 유효기간이 지난 것이다.

준용규정 : 제6조제6항, 제11조 및 제13조

3. 의료기기의 취급(법 제18조 내지 제24조)

3.1 기준규격

식품의약품안전청장은 의료기기의 품질에 대한 기준이 필요하다고 인정하는 의료기기에 대하여 그 적용범위, 형상 또는 구조, 시험규격, 기재사항 등을 기준규격으로 정할 수 있다.

3.2 용기 등의 기재사항

의료기기의 용기나 외장에는 다음의 사항을 기재하여야 한다.

① 제조업자 또는 수입업자의 상호와 주소
② 수입품의 경우는 제조원(제조국 및 제조사명)
③ 제품명, 형명(모델명), 품목허가(신고)번호
④ 제조번호와 제조연월일
⑤ 중량 또는 포장단위

3.3 외부포장 등의 기재사항

의료기기의 용기나 외장에 기재된 위 "나"항이 외부의 용기나 포장에 의하여 보이지 아니할 경우에는 외부의 용기나 포장에도 같은 사항을 기재하여야 한다.

3.4 첨부문서의 기재사항

첨부문서에는 다음의 사항을 기재하여야 한다.

① 사용방법 및 사용시 주의사항
② 보수점검이 필요한 경우 보수점검에 관한 사항 등

3.5 기재상의 주의

위 "나" 내지 "라"에 규정된 사항은 다른 문자 · 기사 · 도화 또는 도안보다 쉽게 볼 수 있는 장소에 기재하여야 하고, 한글로 읽기 쉽고 이해하기 쉬운 용어로 정확히 기재하여야 한다.

3.6 기재 및 광고의 금지

1) 의료기기의 용기, 외장, 포장 또는 첨부문서에 당해 의료기기에 관하여 다음 사항을 기재하여서는 아니된다.
   ① 거짓 또는 오해할 염려가 있는 사항
   ② 품목허가 등을 받지 아니한 성능이나 효능 및 효과
   ③ 보건위생상 위해가 발생할 우려가 있는 사용방법이나 사용기간
2) 의료기기의 광고와 관련하여 다음에 해당하는 광고를 하여서는 안된다.
   ① 의료기기의 명칭 · 제조방법 · 성능이나 효능 및 효과 또는 그 원리에 관한 거짓 또는 과대광고
   ② 의료기기의 성능이나 효능 및 효과에 관하여 의사 · 치과의사 · 한의사 · 수의사 그 밖의 자가 이를 보증한 것으로 오해할 염려가 있는 기사를 사용한 광고

③ 의료기기의 성능이나 효능 및 효과에 관하여 암시적 기사 · 사진 · 도안 그 밖의 암시적 방법에 의한 광고
④ 의료기기에 관하여 낙태를 암시하거나 외설적인 문서나 도안을 사용한 광고
⑤ 품목허가를 받지 아니하거나 품목신고를 하지 아니한 의료기기의 명칭 · 제조방법 · 성능이나 효능 및 효과에 관한 광고

3.7 일반 행위의 금지

1) 품목허가를 받지 아니하거나 품목신고를 하지 아니한 의료기기를 판매 · 임대 · 수여 또는 사용하여서는 안되며, 수리 · 판매 · 임대 · 수여 또는 사용의 목적으로 제조 · 수입 · 수리 · 저장 또는 진열하여서는 안된다.
2) 다음에 해당하는 의료기기를 제조 · 수입 · 판매 또는 임대하여서는 안된다.
   ① 허가를 받거나 신고한 내용과 다른 의료기기
   ② 전부 또는 일부가 불결하거나 병원미생물에 오염된 물질 또는 변질이나 변패한 물질로 된 의료기기
   ③ 그 밖에 국민보건에 위해를 끼쳤거나 끼칠 우려가 있는 의료기기
3) 수리업자는 의료기기를 수리할 때 허가받거나 신고한 성능, 구조, 정격, 외관, 치수 등을 변환하여서는 안된다.
4) 의료기관개설자 및 동물병원개설자가 의료기기를 사용하는 때에는 허가받거나 신고한 내용과 다르게 변조 또는 개조하여서는 안된다.
5) 수리업자 · 판매업자 · 임대업자는 다음에 해당하는 의료기기를 수리 · 판매 또는 임대하거나 수리 · 판매 또는 임대의 목적으로 저장 · 진열하여서는 아니되며, 의료기관개설자와 동물병원개설자는 이를 구입 · 사용하여서는 안된다.
   ① 허가를 받거나 신고한 내용과 다르게 제조 · 수입 또는 수리된 의료기기
   ② 의료기기의 용기, 외장 포장 또는 첨부문서의 기재사항을 위반한 의료기기
6) 의료기관개설자는 식품의약품안전청장으로부터 임상시험에 관한 승인을 얻지 아니한 의료기기에 대하여 임상시험에 사용하여서는 안된다.
7) 누구든지 의료기기가 아닌 것은 그 외장 · 포장 또는 첨부문서에 의료기기로서 유사한 성능이나 효능 및 효과 등이 있는 것으로 오인될 우려가 있는 표시를 하거나 이와 같은 내용의 광고를 하여서는 아니되며, 의료기기로서 표시되거나 광고된 것을 판매 또는 임대 허가나 판매 또는 임대의 목적으로 저장 또는 진열하여서는 안된다.

4. 감독(법 제28조 내지 제35조)

4.1 보고와 검사

식품의약품안전청장, 시장 · 군수 · 구청장은 필요하다고 인정하는 때에 의료기기취급자에게 보고를 하게 하거나 검사를 실시할 수 있다.

4.2 검사명령

당해 의료기기가 국민보건에 위해를 끼칠 우려가 있다고 인정하는 경우에 의료기기 취급자에 대하여 식약청에 등록된 시험검사의 검사를 받을 것을 명할 수 있다.

4.3 폐기명령

법 제24조의 규정을 위반한 의료기기 또는 해당 의료기기의 사용이 국민건강에 중대한 피해를 주거나 치명적 영향을 줄 가능성이 있는 의료기기에 대하여 회수, 폐기 또는 그 밖의 처리를 할 것을 명할 수 있다.

4.4 사용 중지명령

의료기관개설자 또는 동물병원개설자에 대하여 사용 중인 의료기기가 검사결과 부적합으로 판정되거나 제30조제1항의 규정에 해당할 우려가 있는 때에는 사용의 중지 또는 수리 등 필요한 조치를 명할 수 있다.

4.5 허가 등의 취소와 업무의 정지

법 제32조에서 정하는 규정을 위반한 의료기기취급자에 대하여 허가취소, 영업소 폐쇄, 품목의 제조·수입 및 판매의 금지 또는 업무의 전부 또는 일부의 정지를 명할 수 있다.

4.6 과징금처분

의료기기를 이용하는 자에게 심한 불편을 주거나 그 밖에 특별한 사유가 인정되는 때에는 국민건강에 해를 끼치지 아니하는 범위 안에서 업무정지처분에 갈음하여 과징금을 부과할 수 있다.

4.7 청 문

허가의 취소, 영업소의 폐쇄, 품목의 제조·수입 및 판매의 금지 또는 업무의 전부 또는 일부의 정지를 명하고자 하는 경우 청문을 실시하여야 한다.

5. 보칙(제40조 내지 제42조)

5.1 제조업자 등의 지위승계

① 제조업자 등이 사망하거나 그 영업을 양도한 때 또는 법인인 제조업자 등의 합병이 있는 때에는 그 상속인, 영업을 양수한 자 또는 합병 후 존속하는 법인이나 합병에 의하여 설립되는 법인이 그 제조업자 등의 지위를 승계한다.

② 제조업자 등의 지위를 승계한 상속인이 법 제6조제6항에 해당되어 제조업허가를 받을 수 없는 경우에는 상속 개시일부터 6월 이내에 다른 사람에게 양도하여야 한다.

③ 제조업자 등이 허가를 받거나 신고한 의료기기에 대한 영업을 양도한 때에는 그 영업을 양수한 제조업자 등은 해당품목의 허가 또는 신고에 관한 제조업 등의 지위를 승계한다.

5.2 수수료

의료기기법에 의한 허가를 받거나 신고를 하고자 하는 자는 수수료를 납부하여야 하며, 허가 또는 신고사항을 변경하고자 하는 경우에도 같다.

6. 경과조치(법 부칙 제2조 내지 제5조)

6.1 허가 등에 관한 경과조치

이 법 시행 당시 종전의 약사법에 의하여 의료기기의 제조업허가, 제조품목허가 또는 수입품목허가를 받거나 제조품목 신고 또는 수입품목 신고를 한 경우, 의료기기 판매업신고를 한 경우에는 이 법에 의하여 허가 또는 신고된 것으로 본다.

6.2 수입업 허가 및 수리업 신고 등에 관한 경과조치

이 법 시행 전에 의료기기 수입 · 수리 또는 임대를 업으로 하고 있는 자는 이 법이 시행된 날부터 1년 이내에 제14조 내지 제17조의 규정에 각각 적합하도록 하여야 한다.

6.3 고시 · 처분 · 명령 · 지정 및 계속 중인 행위에 관한 경과조치

이 법 시행 전에 약사법에 의하여 행한 고시 · 처분 · 명령 · 지정 그 밖의 행정기관의 행위 또는 각종 신청 · 신고 그 밖의 행정기관에 대한 행위는 그에 해당하는 이 법에 의한 행정기관의 행위 또는 행정기관에 대한 행위로 본다.

6.4 벌칙 등에 관한 경과조치

이 법 시행 전의 약사법에 위반한 행위에 대한 벌칙 또는 과태료의 적용에 있어서는 약사법에 의한다.

02 | 의료기기법 세부 각 조항 해설

1. 의료기기의 등급분류 및 지정에 관한 기준과 절차(제2조)

1.1 등급의 지정절차

식품의약품안전청장은 의료기기를 기구 · 기계, 장치 및 재료별로 대분류하고, 각 대분류군을 원자재, 제조공정 및 품질관리체계가 비슷한 품목군으로 중분류하며, 각 중분류군을 기능이 독립적으로 발휘되는 품목별로 소분류하여 소분류된 품목별로 등급을 정하여 고시한다.

1.2 등급의 재분류 신청 및 지정절차

1) 식품의약품안전청장은 이해관계인 등의 신청이 있거나 재분류의 필요가 있다고 인정되는 경우에는 의료기기위원회의 심의를 거쳐 품목별 등급을 재분류할 수 있다.
2) 재분류를 하는 때에는 잠재적 위해성의 정도와 다음의 기준에 의한 타당성을 검토하여야 한다.
   ① 품목별 설명내용과 해당 의료기기의 사용목적, 용도, 원리, 특성 및 기능 등이 유사한 동일 품목에 해당되는지 여부
   ② 이미 분류되어 지정·관리되는 품목과 비교하여 안전성 및 성능이 충분히 확보되어 있는지 여부
3) 등급의 재분류를 신청하고자 하는 자는 별지 제33호서식의 신청서에 다음의 자료를 첨부하여 식품의약품안전청장에게 제출하여야 한다.
   ① 기술문서 등에 관한 자료
   ② 재분류 대상 의료기기와 유사한 다른 의료기기와의 구조·원리, 성능, 사용목적, 사용방법 등 기술적 특성의 비교·분석에 관한 자료
4) 다목의 규정에 따라 등급의 재분류 신청을 받은 식품의약품안전청장은 이를 90일 이내에 심사·결정한 후 그 결과를 신청인에게 통보하고, 이를 고시하여야 한다.

표 6-1 등급별 품목 관리내용

구 분	1등급	2등급	3등급	4등급	비 고
관리요건	신고	허가	허가	허가	신개발은 필요
기술문서 등 심사	없음	민간심사 가능	민간심사 가능	식약청 심사	방사선 관련 품목 및 안전성·유효성심사 필요한 품목은 식약청
임상시험	불필요	불필요	불필요	안전성 및 성능이 미흡한 경우	신개발 및 안전성·유효성이 미흡한 품목은 필요
GMP 적용률	미적용	85[%]	90[%]	95[%]	

2. 의료기기 제조 및 품질관리기준(제15조)

2.1 적합성 평가

① 이 규칙 제15조제1항 제6호의 규정에 의하여 적합함을 인정받거나 또는 준수상황에 대한 정기심사를 받고자 하는 자는 식품의약품안전청에 등록된 의료기기 품질관리심사기관의 장에게 식품의약품안전청장이 정하는 바에 따라 신청서를 제출하여야 한다.

② 품질관리심사기관의 장은 적합인정 또는 정기심사를 신청한 업소에 대하여 식품의약품안전청 소속 의료기기 감시원 1인을 포함한 심사단을 구성하여 서류검토 및 합동심사를 실시하여야 한다.

③ 품질관리심사기관의 장은 '7-②항목'에 의한 서류검토 및 합동심사 결과, 이 기준에 적합하다고 인정하는 경우에는 식품의약품안전청장이 정하는 바에 따라 "품질관리기준적합인정서"를 발급하여야 하고 그 결과를 식품의약품안전청장에게 보고하여야 한다.

④ 식품의약품안전청장은 품질관리심사기관이 보고한 내용에 따라 관련 규정에 의한 행정 조치를 취해야 한다.

2.2 세부기준

식품의약품안전청장은 제조 및 품질관리에 관한 세부사항과 의료기기의 시설 및 품질관리체계를 심사 · 평가하기 위한 품질관리심사기관의 등록에 필요한 절차 · 방법 · 요건 및 관리방법과 이 기준에서 정하지 아니한 사항을 정하여 고시한다.

3. 품질검사시설 및 품질관리체계의 기준(제19조)

3.1 수입업소의 시설

수입업자는 수입 업소에 다음 각목의 시설 및 기구를 갖추고 유지하여야 하며, 정기적으로 점검하여 의료기기의 수입 및 품질관리에 지장이 없도록 하여야 한다.

① 수입 업무를 행하는 영업소

② 제품을 보관하는 창고

③ 품질관리를 위한 시험이 필요한 경우 시험실과 당해 시험에 필요한 시험시설. 다만, 시험을 위탁하는 경우 위탁시험에 관련된 시험실 또는 시험시설을 갖추지 아니할 수 있다.

3.2 수입업소의 시설기준

① 제품의 수입시 상태를 유지할 수 있는 시설을 둘 것

② 저온보관시설, 빛가림을 위한 시설을 할 것(제품의 저온보관이 필요하거나 빛을 받는 경우에는 제품의 기능에 지장이 있는 제품의 경우에 한한다)

③ 보관방법이 정하여진 품목을 취급하는 경우에는 그 조건을 유지할 수 있는 시설을 설치할 것

4. 수입 및 품질관리기준(제20조)

4.1 기준서의 종류

수입업자는 수입의료기기의 품질관리를 적절히 이행하기 위하여 제품표준서 및 수입관리 기준서를 작성하여 비치하여야 한다.

4.2 제품표준서

수입업자는 제품 표준서를 품목마다 작성하여야 하며, 제품표준서에는 각 항목의 사항이 포함되어야 한다.

① 의료기기의 품명 및 형명
② 수입의료기기의 제조업자명 및 제조국명
③ 형상 및 구조 · 완제품의 자가 품질관리 시험규격
④ 법 제19조 내지 법 제22조의 규정에 의하여 의료기기 용기 등에 기재하여야 할 사항
⑤ 설치방법 및 순서(설치관리가 필요한 의료기기에 한한다)
⑥ 멸균방법 · 멸균기준 및 멸균판정에 관한 사항(멸균 의료기기에 한한다)
⑦ 제품표준서의 제정자 및 제정연월일(개정한 경우에는 개정자 · 개정연월일 및 개정사유를 기재한다)

4.3 수입관리 기준서

수입관리 기준서에는 각 항목의 사항이 포함되어야 한다.
① 제품관리 및 시험검사에 관한 사항
② 시험검사결과 판정 및 불합격품의 처리에 관한 사항
③ 시험검사시설의 관리에 관한 사항
④ 수입의료기기의 제조업자와의 연락방법
⑤ 수입의료기기 제조업자의 제조 및 품질관리상황에 대한 확인사항
⑥ 수입관리기준서의 제정자 및 제정연월일(개정한 경우 개정자 · 개정연월일 및 개정사유를 기재한다)

4.4 품질책임자의 지정

수입업자는 수입업소마다 1인 이상의 품질책임자를 두어 품질관리에 관한 업무를 수행하도록 하고, 2인 이상의 품질책임자를 둔 때에는 업무를 분장하여 책임의 한계를 명확하게 하여야 한다.

4.5 품질책임자의 임무

품질책임자는 다음 각 항목의 사항을 이행하여야 한다.
① 품질관리를 적절히 이행하기 위하여 제품표준서 및 수입관리 기준서를 비치 · 활용하여야 한다.
② '5-가 항목'의 서류를 기준으로 하여 작업 지시서를 작성하고, 기준에 적합하게 운영되고 있는지 여부를 점검 · 확인하여야 한다.
③ 수입의료기기의 제조업자가 적정한 제조 및 품질관리를 하고 있는지 여부를 확인하여야 한다.

4.6 수입제품의 품질관리업무

① 수입의료기기의 표시사항 및 포장에 대하여 적합 여부를 확인하고, 그 기록을 작성하여야 한다.
② 수입의료기기 및 부속품의 보관 · 출하에 대하여 관리기록을 작성하여야 한다.
③ 수입의료기기의 당해 제조소의 품질관리실태에 대한 적합성을 확보하기 위하여 생산국의 정부, 생산국의 정부가 위임한 기관, 식품의약품안전청장이 인정하는 기관에서 해당 수입의료기기를 제조하는 제조소의 품질관리실태가 [별표 3]의 의료기기제조 및 품질관리기준과 동등

이상이거나 국제기준에 적합함을 인정하는 서류로서 2년이 경과되지 아니한 것(유효기간이 기재된 것은 유효기간 이내의 것)을 비치하여야 한다.

④ 제품보관시설을 점검하여 그 기록을 작성하여야 한다.

⑤ 수입의료기기가 중고품일 경우에는 시험검사기관의 검사필증이 붙은 것이 아니면 출하하지 말아야 한다.

4.7 외부품질심사

수입업자는 이 규칙 제20조제1항제5호의 규정에 의한 수입 및 품질관리기준의 준수상황을 식품의약품안전청장이 정하여 고시하는 바에 따라 정기심사를 받아야 한다.

4.8 시정조치

수입업자는 의료기기의 품질에 관하여 불만이 발생한 경우 수입관리자가 그에 대한 원인규명과 시정조치를 취할 수 있도록 관련 절차를 마련하고 이를 이행하여야 한다.

4.9 기 록

수입업자는 다음 각목의 기록을 작성하여 관리하여야 한다.

① 제6호의 수입제품의 품질관리업무에 관련된 기록

② 시정조치에 관한 기록

③ 그 밖에 이 기준에 의한 업무처리에 관한 기록

4.10 교 육

수입업자는 작업원이 맡은 업무를 효과적으로 수행하고 수입의료기기에 대한 품질을 확보할 수 있도록 작업원에 대하여 품질관리에 관한 교육계획을 수립하고 문서로 작성하여 관리하여야 한다.

4.11 적합성 평가

① 제20조제1항제4호의 규정에 따라 이 기준에 적합함을 인정받거나 준수 여부에 대한 정기심사를 받고자 하는 자는 품질관리심사기관의 장에게 식품의약품안전청장이 정하여 고시하는 바에 따라 신청서를 제출하여야 한다.

② 품질관리심사기관의 장은 적합인정 또는 정기심사를 신청한 수입업소에 대하여 식품의약품안전청 소속 의료기기감시원 1인을 포함한 심사단을 구성하여 서류검토 및 합동심사를 실시하여야 한다.

③ 품질관리심사기관의 장은 '11-나항목'에 의한 서류검토 및 합동심사 결과, 이 기준에 적합하다고 인정하는 경우에는 식품의약품안전청장이 정하는 바에 따라 "수입품질관리기준적합인정서"를 발급하여야 하고 그 결과를 식품의약품안전청장에게 보고하여야 한다.

④ 식품의약품안전청장은 품질관리심사기관이 보고한 내용에 따라 관련 규정에 의한 행정 조치를 취하여야 한다.

4.12 세부기준

이 기준에서 정하지 아니한 세부사항은 식품의약품안전청장이 정하여 고시한다.

5. 수리업의 시설 및 품질관리체계 기준(제22조)

5.1 시설관리

수리업자는 당해 의료기기의 수리 및 시험에 필요한 시설 및 기구를 갖추어야 한다.

5.2 수리관리 기록서

수리업자는 수리관리기록을 품목마다 작성하여야 하며, 수리관리 기록서에는 다음 사항이 포함되어야 한다.

① 의료기기의 품명 및 형명
② 의료기기의 제조업자(수입업자)명 및 제조국
③ 제조연월일 및 수리연월일
④ 점검확인결과서
⑤ 주요수리내용
⑥ 수리시설의 관리에 관한 기록

5.3 책임기술자의 임명

수리업자는 수리 업무를 책임 관리하는 자로서 수리하는 의료기기의 분야에 관하여 적합한 자격을 가진 책임기술자를 두어야 한다.

5.4 책임기술자의 임무

① 수리관리기록서의 작성·비치 및 활용
② 수리작업 후 적정하게 수리되었는지 여부의 확인·점검
③ 수리 후 결과에 대한 품질보증을 위한 점검확인과 그 결과의 기록·유지

5.5 시정조치

수리업자는 수리한 의료기기의 품질에 관하여 불만이 발생한 경우 책임기술자로 하여금 그에 대한 원인규명과 시정조치를 취할 수 있도록 하는 절차를 정하고 이를 이행하여야 한다.

5.6 기 록

다음 기록을 작성하고 이를 유지하여야 한다.

① 수리관리 업무에 관련된 기록
② 시험검사 장비를 포함한 수리시설에 관한 기록
③ 시정조치에 관한 기록
④ 그 밖에 이 기준에 의한 업무처리에 관한 기록

03 | 의료기기 품목허가 및 승인신청조항

1. 의료기기 제조품목 허가

1) 근거법령 : 의료기기법 제6조 및 동법시행규칙 제5조
2) 허가대상 : 제조품목허가를 받고자 하는 자
3) 처리절차
   ① 처리기관 : 식품의약품안전청 종합민원실
   ② 처리기간
      ㉠ 안전성 · 유효성 심사필요 : 80일
      ㉡ 기술문서 심사필요 : 65일
      ㉢ 기술문서 등 심사불필요 : 10일
   ③ 수수료
      ㉠ 안전성 · 유효성 심사필요 : 40,000원
      ㉡ 기술문서 심사필요 : 30,000원
      ㉢ 기술문서 등 심사불필요 : 10,000원
4) 구비서류
   ① 의료기기 제조(수입)품목허가신청서 [별지 제5호 서식]
   ② 제조업 및 품목신고를 득한 후에는 별 3(제조 및 품질관리기준) 실사(KGMP) 후 적합판정을 받아야만 판매 가능
   ③ 최초 이후 품목허가(신고) 신청 시 품목군이 다른 경우 품목허가(신고)를 득한 후 KGMP 적합판정을 받아야 판매 가능(단, 품목군이 동일한 경우 불필요)
   ④ 당해 품목에 대한 시설내역서 및 위탁계약서 사본(제조공정의 일부나 시험을 위탁하는 경우에 한함)
      ※ 시설내역서 : 기 허가받은 제품과 원자재, 제조공정 및 품질관리체계가 비슷한 형태로써 동일 유형군일 경우 생략가능
5) 제조 품목 허가시 유의사항
   ① 형상 및 구조 : [별첨 1]로 하여 다음의 내용 포함
      • 개요, 외관 및 구조설명(사진은 컬러), 회로도, 치수 및 중량, 제품의 특성 등
   ② 원자재 : [별첨 2]로 하여 다음의 내용 포함
      ㉠ 전기 또는 기계장치인 경우 : 일련번호, 부분품명, 부분품관리번호 또는 원재료명, 규격, 수량, 비고를 표로 작성
      ㉡ 의료용품 또는 치과재료인 경우 : 일련번호, 명칭, 원재료 또는 성분 및 분량, 규격, 비고를 표로 작성
      ※ 의료기기기술문서 등 심사에 관한 규정 제12조에 의하여 작성

③ 제조방법 : [별첨 3]으로 하여 다음의 내용 포함
※ 제조공정도(표로 작성), 제조공정도에 대한 자세한 설명
④ 사용목적 : [별첨 4]로 하여 다음의 내용 포함 – 사용목적
⑤ 사용방법 : [별첨 5]로 하여 다음의 내용 포함 – 사용 전 준비사항, 조작순서 및 사용방법, 사용 후 보관방법 등
⑥ 사용시 주의사항 : [별첨 6]으로 하여 내용 사용 시 주의사항, 보관조건 등 포함
⑦ 포장단위 : 직접기재 또는 [별첨 7]로 하여 기재
⑧ 저장방법 및 유효기간 : [별첨 8]로 하여 기재
⑨ 시험규격 : 시험검사기관에서 적합확인 받은 승인번호 기재

2. 의료기기 제조업 허가

1) 근거법령 : 의료기기법 제6조 및 동법시행규칙 제3조
2) 허가대상 : 의료기기의 제조를 업으로 하고자 하는 자
3) 처리절차
① 처리기관 : 식의약품 종합정보서비스(KIFDA)를 통해 인터넷 접수 및 식품의약품안전청 종합민원실에 직접 접수
② 처리기간 : 25일
③ 수수료 : 30,000원
4) 구비서류
① 의료기기제조(수입)업 **허가신청서** [의료기기법시행규칙 별지 제1호 서식]
※ 개인 사업자 : 대표자의 본적 기재
② 건강진단서로서 발행일부터 6개월 이내만 유효함
법인의 경우 : 법인등기부 등본(담당 공무원 확인 사항)
※ 정신질환자, 마약 그 밖의 유독물질의 중독자에 해당하지 아니함을 증명
③ **법인등기부등본**(법인에 한한다.)
④ **제조소의 시설내역서**(시설배치도 및 시설, 기구목록)
※ 의료기기허가 등에 관한 규정 별지 제1호 서식에 이용
※ 보관 및 시험을 함에 있어 필요한 시설 또는 기구에 대한 사항 및 **제조소, 시험실, 보관소의 전경**(디지털 사진)**을 첨부**
⑤ 위탁계약서 사본 첨부(시험실을 갖추지 아니할 수 있다.)
※ 제조소, 시험실, 보관소의 면적을 확인할 수 있는 평면도
5) 제조업 허가시 유의사항
제조업허가를 신청하는 때에는 1개 이상의 제조품목허가를 동시에 신청하거나 1개 이상의 제조품목을 동시에 신고하여야 한다.
6) 허가 심사 기준
① 구비서류 적정여부 검토(의료기기법시행규칙 제3조 제1항)

② 대표자 결격사유(의료기기법 제6조 제6항) 및 법인 확인

③ 건강진단서 적정 여부(정신질환자, 마약 및 기타 유독물질 중독자가 아님을 증명하는 서류로 6개월이 경과되지 아니한 것)

④ 금치산자·한정치산자 또는 파산자로서 복권되지 아니한 자(본적지 신원조회로 확인)

⑤ 의료기기법을 위반하여 금고 이상의 형의 선고를 받고 그 집행이 종료되지 아니하거나 그 집행을 받지 아니하기로 확정되지 아니한 자(본적지 신원조회로 확인)

※ 공통사항 : 제조업 허가가 취소된 날부터 1년이 경과되었는지 여부

3. 의료기기 수입품목 허가

1) 근거법령 : 의료기기법 제14조 및 동법시행규칙 제18조

2) 허가대상 : 수입품목허가를 받고자 하는 자

3) 처리절차 :

① 처리기관 : 식품의약품안전청 종합민원실

② 처리기간

㉠ 안전성·유효성 심사필요 : 80일

㉡ 기술문서 심사필요 : 65일

㉢ 기술문서 등 심사불필요 : 10일

③ 수수료

㉠ 안전성·유효성 심사필요 : 40,000원

㉡ 기술문서 심사필요 : 30,000원

㉢ 기술문서 등 심사불필요 : 10,000원

4) 구비서류

① 의료기기 제조(수입)품목 허가신청서 [별지 제3호 서식]

② 기술문서심사결과 통지서

※ 발행일로부터 2년이 경과되지 아니한 것. KIFDA(Korea Internet Food & Drug Administration : 코리아 인터넷 푸드& 드러그 어드미니스트레이션)를 통해 원본을 연계하여 첨부하는 경우에는 종이문서 제출 생략

③ 시험검사 성적서

※ 발행일로부터 2년이 경과되지 아니한 것, KIFDA를 통해 원본을 연계하여 첨부하는 경우에는 종이문서 제출 생략

④ 제조, 판매증명서(정부 또는 정부가 위임한 기관에서 발행)

⑤ GMP(Good Manufactucring Practice)관련 증명서(생산국 정부, 생산국정부 등에서 시행규칙 별표 3 기준 동등 이상 인하는 서류)

⑥ 당해 품목에 대한 시설내역서, 위탁계약서 사본

※ 위탁계약서 : 제조공정이의 일부나 시험을 위탁하는 경우에 한정

※ 시설내역서 : 기 허가받은 제품과 원자재, 제조공정 및 품질관리체계가 비슷한 형태로

써 동일 유형군일 경우 생략가능

⑦ 일괄검토일 경우

※ 기술문서 검토 자료 및 허가신청 구비서류 전체 : 수입업 및 품목허가(신고)를 득한 후에는 별표 5(수입 및 품질관리기준)실사(KGIP) 후 적합판정을 받아야만 판매 가능하고 최초 이후 품목허가 신청시 품목군이 다른 경우 품목허가를 득한 후 KGIP(Korean German Industrial Park : 코리아 저먼 인더스트리얼 파크) 적합판정을 받아야 판매 가능(단, 품목군이 동일한 경우 불필요)

⑧ 제조·판매 증명서 및 GMP 증명서(인정 범위 등)

㉠ 제조·판매 증명서

㉮ 의료기기법시행규칙 제18조 제1항 제4호에 따라 정부 또는 정부가 위임, 위탁한 기관에서 당해 품목이 적합하게 제조, 판매되고 있음을 증명하는 서류

㉯ 정부 또는 정부가 위임, 위탁한 기관에 따른 인정 범위

- 정부기관 발행 증명서, 시·도 등 지자체 발행 증명서
- Notified Body(오티파이드 바디) 발행 증명서(유럽)

㉰ 다른 국가에서 위탁제조 등 하는 경우

㉾ 제조의뢰자(제조원) : 미국, 제조자 : 아일랜드 =〉 미국에서 제조, 판매 증명서 발행(위탁자로서 아일랜드 제조원 명시)

㉱ 유의사항 : 유효기간 준수할 것/ 발행일로부터 2년 또는 표기된 유효기간을 넘지 않아야함

㉡ GMP 관련 증명 : 의료기기법시행규칙 제18조 제1항 제3호에 따라 **생산국정부, 생산국 정부가 위임한 기관 또는 식약청장이 인정하는 기관에서 해당 품목을 제조하는 제조소의 품질관리 실태**가 의료기기법시행규칙 별표3에 의한 의료기기제조 및 품질관리기준과 동등 이상이거나 국제기준에 적합함을 인정하는 서류

㉮ 국가기관 발행 GMP certification(써티피케이션) : 인정

㉾ 미국 제조판매 증명서의 GMP 언급 인정

㉯ ISO 인정범위

- 국내 2-4등급, 1등급(멸균) : ISO13485(1996), ISO13485(2003), ISO13485 + ISO9001
- 국내 1등급(비멸균), 해당국에서 의료기기가 아닌 제품 : ISO9001(2000)
- Notified Body(NB : 노티파이드 바디) 발행 증명서 : 인정(EU 가입국 한정)
- EU MDD(Medical Devices Directive : 메디컬 디바이시스 다이렉티브) 93/42/EEC 부속서(Annex : 아넥스)
- 국내 2-4등급, 1등급(멸균) : Annex II(아넥스 투 : 부가하다. 합병하다.)
- 국내 1등급(비멸균), 해당국에서 의료기기가 아닌 제품 : Annex V

4. 의료기기 수입업 허가

1) 근거법령 : 의료기기법 제14조 및 동법시행규칙 제17조
2) 허가대상 : 의료기기의 수입을 업으로 하고자 하는 자
3) 처리절차
   ① 처리기관 : 식품의약품안전청 종합민원실
   ② 처리기간 : 25일
   ③ 수수료 : 30,000원
4) 구비서류
   ① 의료기기 수입업 허가신청서 [별지 제1호서식]
   ② 건강진단서로서 발행일부터 6월이 경과하지 아니한 것(개인에 한함)
   ※ 정신질환자, 마약 그 밖의 유독물질의 중독자가 아니라는 내용이 있어야 한다.
   ③ 법인등기부등본(담당 공무원 확인사항)
   ④ 수입업소의 시설내역서
   ㉠ 의료기기허가 등에 관한 규정 별지 제1호 서식을 이용
   ㉡ 보관 및 시험을 함에 있어 필요한 시설 또는 기구에 대한 사항 및 영업소, 시험실, 창고의 전경(디지털 사진)을 첨부
   ㉢ 시험을 위탁하는 경우 위탁계약서 사본을 첨부(시험실을 갖추지 아니할 수 있다.)
   ㉣ 영업소, 시험실, 창고의 면적을 확인할 수 있는 평면도
5) 수입업 허가시 유의사항

   수입업허가를 신청하는 때에는 1개 이상의 품목허가를 동시에 신청하거나 1개 이상의 품목을 동시에 신고하여야 한다.

5. 의료기기 수리업 신고

1) 근거법령 : 의료기기법 제15조 및 동법시행규칙 제22조
2) 신고대상 : 의료기기의 수리를 업으로 하고자 하는 자
   ※ 단, 제조품목허가 등을 받은 자가 자사의 제품을 수리하는 경우는 제외
3) 처리절차
   ① 처리기관 : 식품의약품안전청 종합민원실
   ② 처리기간 : 20일
   ③ 수수료 : 30,000원
4) 구비서류
   ① 의료기기 수리업 신고시청서 [별지 제23호서식]
   ② 건강진단서로서 발행일부터 6월이 경과하지 아니한 것(개인에 한함)
   ※ 정신질환자, 마약 그 밖의 유독물질의 중독자에 해당하지 아니함을 증명
   ③ 법인등기부등본(법인에 한함)
   ④ 시설기준(시설배치도 및 기구목록 포함)

5) 의료기기수리업 신고

① 신고대상 : 의료기기의 수리를 업으로 하고자 하는 자. 단, 제조품목허가 등을 받은 자가 자사의 제품을 수리하는 경우는 제외

② 신고기관 : 식품의약품안전청 종합민원실

③ 구비서류

㉠ 의료기기 수리업 신고서 [별지 제23호서식]

㉡ 법 제6조제6항제1호 및 제3호에 해당되지 아니함을 증명하는 진단서로서 발행일로부터 6월이 경과되지 아니한 것(법인의 경우는 제외)

㉢ 법인등기부등본(법인인 경우에 한함)

⑤ 처리기간 : 20일

⑥ 수수료 : 30,000원

⑦ 시설기준 : 수리실, 시험실, 기타의 전경(디지털 사진)을 첨부 및 면적을 확인할 수 있는 평면도

⑧ 수리업 예외 대상

㉠ 의료기기법 제6조 제2항의 규정에 의한 제조품목허가 등을 받은 자가 자사의 제품을 수리하는 경우 예외

㉡ 의료기기를 수리한 경우에는 상호 및 주소를 해당 의료기기의 용기 또는 외장에 기재

6. 의료기기 기술문서 심사의뢰

"**기술문서**"란 의료기기의 성능 및 안전성 등 품질에 관한 자료로서 당해 품목의 **원자재**, **구조**, **사용목적**, **사용방법**, **작용원리**, **사용시 주의사항**, **시험규격** 등이 포함된 문서로서 심사의뢰서와 구비서류로 구성(의료기기법 제2조 정의)되며, 심사대상과 구비서류에 따라 [기술문서(변경)심사]와 [안전성, 유효성심사]로 분류됨

1) 근거법령 : 의료기기법 제6조 및 동법시행규칙 제7조

2) 신청대상

① 기술문서 심사 대상 : 의료기기법 제6조, 제11조 및 제14조의 규정에 의하여 제조 또는 수입품목허가(변경허가를 포함)를 받고자 하는 의료기기 중 아래의 안전성, 유효성 대상 품목을 제외한 의료기기

② 안전성 · 유효성 심사 대상 품목

㉠ 이미 허가받은 사항 중 의료기기의 설계, 재료, 화학적 구성요소, 에너지원, 제조과정 등 제품의 안전성이나 유효성에 영향을 미치는 변경허가를 받고자 하는 품목

㉡ 신개발의료기기와 법 제3조 및 식품의약품안전청장이 정한 의료기기품목 및 품목별 등급에 관한 규정 제2조의 규정에 의한 4등급 품목 중 안전성, 유효성이 확인되지 아니한 의료기기

㉢ ㉡에 해당하는 수출용, 군수용 또는 관수용 의료기기를 국내 시판용으로 허가 조건을 변경하고자 하는 경우로서 이미 허가받은 제품과 본질적으로 동등하지 아니한 품목

3) 처리절차

① 처리기관 : 식품의약품안전청 종합민원실

② 처리기간

㉠ 안전성 · 유효성 심사대상 : 70일

㉡ 기술문서 심사대상 : 55일

㉢ 기술문서 변경심사 : 32일

③ 수수료

㉠ 안전성 · 유효성 심사대상 : 30,000원

㉡ 기술문서 심사대상 : 20,000원

㉢ 기술문서 변경심사 : 20,000원

4) 구비서류

① 의료기기 기술문서 등 심사의뢰서(의료기기법 시행규칙 별지 제7호 서식)

② 기술문서등 심사 첨부자료

구 분	심사대상	첨부 서류
기술문서 (변경) 심사	2, 3, 4등급	• 사용목적에 관한 자료 • 물리 · 화학적 특성에 관한 자료 • 전기 · 기계적 안전에 관한 자료 • 생물학적 안전에 관한 자료 • 방사선에 관한 안전성 자료 • 전자파장해에 관한 자료 • 성능에 관한 자료 • 시험규격 및 실측치에 관한 자료
안전성, 유효성 심사	• 신개발의료기기 • 미리허가품목과상이(사용목적, 작용원리, 원자재 등)하여 안전성, 유효성에 영향을 미치는 의료기기	상기 자료 및 하기 자료 추가 • 기원 및 개발경위에 관한 자료 • 안정성에 관한 자료 • 임상시험에 관한 자료 • 외국의 사용현황 등에 관한 자료 • 비교검토 및 특성에 관한 자료

7. 의료기기 임상시험계획 승인신청

1) 근거법령 : 의료기기법 제10조 및 의료기기법시행규칙 제12조 · 제13조

2) 신청대상 : 의료기기로 임상시험을 하고자 하는 자

3) 처리절차

① 처리기관 : 식품의약품안전청 종합민원실

② 처리기간 : 30일

③ 수수료 : 없음

4) 구비서류

① 임상시험계획승인신청서 [별지 제15호서식]

② 임상시험계획서

5) 임상시험계획서에 포함되어야 할 사항

① 임상시험의 명칭, 임상시험실시기관의 명칭 및 소재지

② 임상시험의 책임자 · 담당자 및 공동연구자의 성명 및 직명

③ 임상시험용 의료기기를 관리하는 관리자의 성명 및 직명

④ 임상시험의뢰자의 성명 및 주소

⑤ 임상시험의 목적 및 배경

⑥ 임상시험용 의료기기의 사용목적(대상질환 또는 적응증을 포함)

⑦ 피험자의 선정기준 · 제외기준 · 인원 및 그 근거

⑧ 임상시험기간

⑨ 임상시험방법(사용량 · 사용방법 · 사용기간 · 병용요법 등)

⑩ 관찰항목 · 임상검사항목 및 관찰검사방법

⑪ 예측되는 부작용 및 사용시 주의사항

⑫ 중지 · 탈락기준

⑬ 성능의 평가기준

⑭ 평가방법 및 해석방법(통계분석방법에 의함)

⑮ 부작용을 포함한 안전성의 평가기준 · 평가방법 및 보고방법

⑯ 피험자동의서 서식

⑰ 피험자의 안전보호에 관한 대책

⑱ 임상시험 후 피험자의 진료에 관한 사항

⑲ 피해자 보상에 대한 규약

⑳ 그 밖에 임상시험을 안전하고 과학적으로 실시하기 위하여 필요한 사항

㉑ 임상시험용 의료기기가 [별표 2](제조시설 및 품질관리체계의 기준)의 제조소의 시설기준에 적합한 시설에서 제조되고 있음을 입증하는 자료

㉒ 기술문서 및 안전성 · 유효성에 관한 자료

8. 의료기기 의료기기 해당여부 질의

1) 근거법령 : 의료기기 등급 분류 및 지정 등에 관한 규정 제4조

2) 신청대상 : 제조 또는 수입하고자 하는 제품이 의료기기에 해당하는지의 여부를 질의하고자 하는 민원인

3) 처리절차

① 처리기관 : 식품의약품안전청 종합민원실

② 처리기간 : 7일

③ 수수료 : 없음

4) 구비서류

① 의료기기 해당여부 질의 공문

② 당해 제품의 용도 및 사용목적에 관한 자료
③ 당해 제품의 형상 및 구조, 원자재, 성능, 사용목적, 사용방법 등에 관한 자료
④ 기타 당해 제품에 대한 규격 등에 관한 자료

9. 의료기기 의료기기 허가절차 흐름도

1) 제조(수입)하고자 하는 품목에 대한 기술문서 등 심사의뢰 및 시험검사성적서 발급
2) 기술문서 심사결과 통지서 및 시험검사성적서를 첨부하여 식약청에 제조(수입)업 허가와 동시에 제조(수입)품목 허가신청
3) 허가증을 교부받은 후 품질검사기관에 GMP 신청
4) GMP 실사 후 적합판정을 받은 경우에 한하여 제조(수입) 판매가 가능

04 | 우리나라의 제조물책임법(PL법)

제1조(목적) 이 법은 제조물의 결함으로 인하여 발생한 손해에 대한 제조업자 등의 **손해배상책임을 규정함으로써 피해자의 보호를 도모하고 국민생활의 안전향상과 국민경제의 건전한 발전에 기여함을 목적**으로 한다.

제2조(정의) 이 법에서 사용하는 용어의 정의는 다음과 같다.

1. "**제조물**"이라 함은 다른 동산이나 부동산의 일부를 구성하는 경우를 포함한 제조 또는 가공된 동산을 말한다.
2. "**결함**"이라 함은 당해 제조물에 다음 각 목의 1에 해당하는 제조·설계 또는 표시상의 결함이나 기타 통상적으로 기대할 수 있는 안전성이 결여되어 있는 것을 말한다.
   가. "제조상의 결함"이라 함은 제조업자의 제조물에 대한 제조·가공 상의 주의의무의 이행여부에 불구하고 제조물에 원래 의도한 설계와 다르게 제조·가공됨으로써 안전하지 못하게 된 경우를 말한다.
   나. "설계상의 결함"이라 함은 제조업자가 합리적인 대체설계를 채용하였더라면 피해나 위험을 줄이거나 피할 수 있었음에도 대체설계를 채용하지 아니하여 당해 제조물이 안전하지 못하게 된 경우를 말한다.
   다. "표시상의 결함"이라 함은 제조업자가 합리적인 설명·지시·경고 기타의 표시를 하였더라면 당해 제조물에 의하여 발생될 수 있는 피해나 위험을 줄이거나 피할 수 있었음에도 이를 하지 아니한 경우를 말한다.
3. "제조업자"라 함은 다음 각 목의 자를 말한다.
   가. **제조물의 제조·가공 또는 수입을 업으로 하는 자**
   나. 제조물의 성명·상호·상표 기타 식별 가능한 기호 등을 사용하여 자신을 가목의

자로 표시한 자 또는 가목의 자로 오인시킬 수 있는 표시를 한 자

제3조(제조물책임) ① 제조업자는 제조물의 결함으로 인하여 생명·신체 또는 재산에 손해(당해 제조물에 대해서만 발생한 손해를 제외한다)를 입은 자에게 그 손해를 배상하여야 한다.

② 제조물의 제조업자를 알 수 없는 경우 제조물을 영리목적으로 판매·대여 등의 방법에 의하여 공급한 자는 제조물의 제조업자 또는 제조물을 자신에게 공급한 자를 알거나 알 수 있었음에도 불구하고 상당한 기간 내에 그 제조업자 또는 공급한 자를 피해자 또는 그 법정대리인에게 고지하지 아니한 때에는 제1항의 규정에 의한 손해를 배상하여야 한다.

제4조(면책사유) ① 제3조의 규정에 의하여 손해배상책임을 지는 자가 다음 각 호의 1에 해당하는 사실을 입증한 경우에는 이 법에 의한 손해배상책임을 면한다.

1. 제조업자가 당해 제조물을 공급하지 아니한 사실
2. 제조업자가 당해 제조물을 공급한 때의 과학·기술수준으로는 결함의 존재를 발견할 수 없었다는 사실
3. 제조물의 결함이 제조업자가 당해 제조물을 공급할 당시의 법령이 정하는 기준을 준수함으로써 발생한 사실
4. 원재료 또는 부품의 경우에는 당해 원재료 또는 부품을 사용한 제조물 제조업자의 설계 또는 제작에 관한 지시로 인하여 결함이 발생하였다는 사실

② 제3조의 규정에 의하여 손해배상책임을 지는 자가 제조물을 공급한 후에 당해 제조물에 결함이 존재한다는 사실을 알거나 알 수 있었음에도 그 결함에 의한 손해의 발생을 방지하기 위한 적절한 조치를 하지 아니한 때에는 제1항 제2호 내지 제4호의 규정에 의한 면책을 주장할 수 없다.

제5조(연대책임) 동일한 손해에 대하여 배상할 책임이 있는 자가 2인 이상인 경우에는 연대하여 그 손해를 배상할 책임이 있다.

제6조(면책특약의 제한) 이 법에 의한 손해배상책임을 배제하거나 제한하는 특약은 무효로 한다. 다만 자신의 영업에 이용하기 위하여 제조물을 공급받은 자가 자신의 영업용 재산에 대하여 발생한 손해에 관하여 그와 같은 특약을 체결한 경우에는 그러하지 아니하다.

제7조(소멸시효 등) ① 이 법에 의한 손해배상의 청구권은 피해자 또는 그 법정대리인이 손해 및 제3조의 규정에 의하여 손해배상책임을 지는 자를 안 날부터 3년간 이를 행사하지 아니하면 시효로 인하여 소멸한다.

② 이 법에 의한 손해배상의 청구권은 제조업자가 손해를 발생시킨 제조물을 공급한 날부터 10년 이내에 이를 행사하여야 한다. 다만, 신체에 누적되어 사람의 건강을 해하는 물질에 의하여 발생한 손해 또는 일정한 잠복기간이 경과한 후에 증상이 나타나는 손해에 대하여는 그 손해가 발생한 날로부터 기산한다.

제8조(민법의 적용) 제조물의 결함에 의한 손해배상책임에 관하여 이 법에 규정된 것을 제외하고는 민법의 규정에 의한다.

05 | 대한민국 의료기기 관리제도(GMP 제도를 중심으로)

1. 의료기기법의 제정 목적 및 배경

(1) 제정 목적

의료기기의 제조 · 수입 및 판매 등에 관한 사항을 규정함으로써 의료기기의 효율적인 관리를 도모하고 나아가 국민보건향상에 기여함을 목적으로 한다.

(2) 제정 배경

① 의약품 중심의 약사법으로는 임상적 측면과 기기적 측면이 조화된 관리체계구축에 한계가 있다.

② GHTF(Global Harmonization Task Force : 글로벌 허모나이제이션 테스크 포스)현 등 국제환경변화에 따른 시의 적절한 약사법령개정의 어려움이 있다.

③ 의료기기산업의 활성화 및 국제경쟁력 강화하기 위해서 제정한다.

2. 의료기기 관리제도

(1) GMP 측면

① 2004.5.30. 이전 : 우수의료기기제조 및 품질관리기준(식약청고시) → 권장사항

② 2004.5.30. 이후 : 의료기기제조 · 수입 및 품질관리기준(식약청고시) → 의무사항

• 약사법에 의거 허가받은 기존 업소에 대하여는 2007. 5. 30.까지 적용 유예한다.

3. 우리나라 의료기기의 분류체계

① 등급별 분류 : 4개 등급

② 유형군별 분류 : 6개 유형군

㉠ 전기를 사용하지 않는 의료기기

㉡ 전기를 사용하는 의료기기

㉢ 방사선을 발생하거나 사용하는 의료기기(제조공정에서 방사선을 취급하는 경우를 포함한다.)

㉣ 레이저 등 인체에 중대한 영향을 주는 광을 발생하는 의료기기

㉤ 의료용품

㉥ 치과재료

③ 품목군별 분류 : 39개 품목군

4. 우리나라 의료기기 제도 관리 조직

(1) 보건복지가족부

보건복지가족부(Ministry for Health, Welfare and Family Affairs : 미니스트리 포 헬스,웰페어 앤드 페밀리 어페어)(행정주체)는 보건위생과 식품 및 방역, 의정과 약정 따위의 국민보건에 관한 사무와 의료보험 및 국민연금, 극빈 소외 계층에 대한 지원 따위의 사회 복지 증진에 관한 사무 및 여성 복지에 관한 사무를 수행하는 대한민국의 중앙 행정 기관이다. 2008년 2월 29일 국가청소년 위원회+(여성가족부의 가족 · 보육업무)+(기획예산처 양극화민생대책본부의 업무)를 통합하여 보건복지가족부로 개편되었다.

① 의료기기 관련 정책에 관한 종합계획을 수립 및 조정한다.

② 의료기기 법령 제 · 개정에 관한 사항(의료기기법, 의료기기법시행령, 의료기기 법시행규칙) 등을 행한다.

(2) 식품의약품안전청(KFDA)(행정주체)

식품의약품안전청(Korea Food & Drug Administration : 코리아 푸드 앤드 드러그어드미니스트레이션: KFDA), 줄여서 식약청은 전향적이며 예방 중심적인 식품 · 의약품 체계의 구축 운영을 통하여 국민의 기대에 부응하고, 관련 산업의 경쟁력 향상에 기여하고자 설립된 대한민국 보건복지가족부 산하의 행정기관이다.

① 의료기기 제조업 · 수입업 및 품목을 허가한다.

② 의료기기의 제조 · 수입 및 품질관리 기준에 관한 사항 등을 점검한다.

(3) 품질관리심사기관(민간 인증기관)

① 의료기기제조 · 수입 및 품질관리기준 적합성평가 및 적합 인정서를 발급한다.

② 산업기술시험원, 한국전기전자시험연구원, 한국화학시험연구원, 한국생활환경시험원 등이 있다.

5. 식품의약품안전청 의료기기 관리 조직

(1) 의료기기 관리

① 의료기기 안전국

㉠ 의료기기 안전정책과 : 의료기기 제조업 · 수입업의 허가 및 품목허가, 임상시험계획(변경)의 승인 및 관리

㉡ 의료기기 허가심사팀

㉢ 의료기기관리과 : 의료기기의 품질관리 및 안전성에 관한 정보의 관리

㉣ 의료기기품질관리과 : 의료기기 품질관리에 관한 종합계획, 수립, 시행 품질관리 심사기관의 등록, 지도, 감독

② 의료기기 평가부

㉠ 의료기기기준과 : 의료용 기구기계(전기 또는 자기를 이용하지 않는 기구기계), 치과재료

및 의료용품의 기술문서 심사 및 심사기관의 심사원 교육

㉡ 전자의료기과 : 의료용 기구기계(전기 또는 자기를 이용하는 것)의 기술문서 심사 및 심사기관의 심사원 교육

㉢ 방사선표준과 : 방사선측정기의 교정 및 표준유지

㉣ 방사선안전과 : 의료용방사선 방어설비 안전성 검토, 감시

6. 우리나라 의료기기 GMP제도의 법규 형식

(1) 의료기기 제조업자

① 의료기기 제조업자의 의무(2008. 2. 29. 개정)

㉠ 제조업자는 제6조 제4항의 규정에 의한 시설 및 품질관리체계를 유지하여야 하며, 그 밖에 제조 및 품질관리(자가 시험을 포함한다.) 또는 생산관리에 관하여 보건복지가족부령이 정하는 사항을 준수하여야 한다.

㉡ 제조업자는 보건복지가족부령이 정하는 바에 따라 의료기기의 생산실적 등을 식품의약품안전청장에게 보고하여야 한다.

② 의료기기 제조 및 품질관리기준

참조(의료기기법시행규칙 [별표 3])

③ 의료기기제조 및 품질관리기준 적합성평가기준 및 평가표

참조(의료기기제조 · 수입 및 품질관리기준(식약청고시) [별표 1])

(2) 의료기기 수입업자

① 의료기기수입업자의 의무

㉠ 보건위생상 위해가 없도록 영업소의 시설을 위생적으로 관리할 것

㉡ 출고된 의료기기가 안전성 및 유효성을 해치거나 품질이 불량한 경우에는 지체 없이 회수하는 등의 시정조치 후 그 결과를 식약청에 보고하되, 그 기록을 2년 이상 보존할 것

㉢ 허가를 받거나 신고한 품목과 안전성 및 유효성과 관련된 새로운 자료나 정보를 알게 된 경우에는 보고하고 필요한 안전대책을 강구할 것

㉣ 수입 및 품질관리기준을 준수하고 동 기준에 적합함을 판정받은 수입 의료기기를 판매할 것

㉤ 대외무역법에 따라 지식경제부 장관이 공고하는 의료기기의 수출입요령과 식품의약품안전청장이 정하는 수입의료기기의 관리에 관한 규정을 준수할 것

㉥ 중고의료기기를 수입하는 경우에는 시험검사기관의 검사필증을 부착하여 판매할 것

㉦ 수입업자는 전년도의 수입실적을 매년 4월 15일까지 식품의약품안전청장에게 보고하여야 한다.

② 수입 및 품질관리기준

참조(의료기기법시행규칙 [별표 5])

③ 의료기기수입 및 품질관리기준 적합성평가기준 및 평가표

참조(의료기기제조 · 수입 및 품질관리기준(식약청신고시) [별표 2])

7. GMP 관련 제조 · 수입업자 준수사항 비교

① 의료기기제조 · 수입 및 품질관리기준 적합성평가 기준

㉠ 의료기기 제조 · 수입 및 품질관리기준 [별표 1]

㉡ 의료기기 제조 · 수입 및 품질관리기준 [별표 2]

의료기기제조 · 수입 및 품질관리기준 적합성 평가기준

<table>
<tr><th colspan="2">의료기기제조 및 품질관리기준 적합성 평가기준
(고시 별표 1)</th><th>의료기기수입 및 품질관리기준
적합성 평가기준
(고시 별표 2)</th></tr>
<tr><td colspan="2">1. 목적</td><td>1. 기준서의 작성 · 비치</td></tr>
<tr><td colspan="2">2. 적용범의</td><td>2. 제품표준서</td></tr>
<tr><td colspan="2">3. 인용규격 및 용어의 정의</td><td>3. 수입관리기준서</td></tr>
<tr><td rowspan="2">4. 품질경영시스템</td><td>4.1 일반 요구사항</td><td rowspan="2">4. 품질책임자의 지정</td></tr>
<tr><td>4.2 문서화 요구사항</td></tr>
<tr><td rowspan="6">5. 경영책임</td><td>5.1 경영의지</td><td rowspan="6">5. 품질책임자의 임무</td></tr>
<tr><td>5.2 고객중심</td></tr>
<tr><td>5.3 품질방침</td></tr>
<tr><td>5.4 기획</td></tr>
<tr><td>5.5 책임과 권한 및 의사소통</td></tr>
<tr><td>5.6 경영검토</td></tr>
<tr><td rowspan="4">6. 자원관리</td><td>6.1 자원의 확보</td><td rowspan="4">6. 수입제품의 품질관리업무</td></tr>
<tr><td>6.2 인적자원</td></tr>
<tr><td>6.3 기반시설</td></tr>
<tr><td>6.4 작업환경</td></tr>
<tr><td rowspan="6">7. 제품실현</td><td>7.1 제품실현의 기획</td><td rowspan="6">7. 시정조치</td></tr>
<tr><td>7.2 고객 관련 프로세스</td></tr>
<tr><td>7.3 설계 및 개발</td></tr>
<tr><td>7.4 구매</td></tr>
<tr><td>7.5 생산 및 서비스 제공</td></tr>
<tr><td>7.6 모니터링 및 측정 장비의 관리</td></tr>
<tr><td rowspan="5">8. 측정, 분석 및 개선</td><td>8.1 일반 요구사항</td><td rowspan="5">8. 기록</td></tr>
<tr><td>8.2 모니터링 및 측정</td></tr>
<tr><td>8.3 부적합 제품의 관리</td></tr>
<tr><td>8.4 데이터의 분석</td></tr>
<tr><td>8.5 개선</td></tr>
<tr><td colspan="2"></td><td>9. 교육</td></tr>
</table>

8. 의료기기제조 · 수입 및 품질관리기준 적합성평가

(1) 적합성평가 업무

① 대 상 : 의료기기 제조 · 수입업소

② 기 준 : 의료기기제조 · 수입 및 품질 관리기준에 준하여 평가한다.

③ 기 관 : 품질관리심사기관

④ 방 법 : 식약청 · 품질관리심사기관 합동심사

㉠ 제15조 제1항 제6호의 규정에 의하여 이 기준에 적합함을 인정받거나 또는 준수상황에 대한 정기심사를 받고자 하는 자는 식품의약품안전청에 등록된 의료기기 품질관리심사기관의 장에게 식품의약품안전청장이 정하는 바에 따라 신청서를 제출하여야한다.

㉡ 품질관리심사기관의 장은 적합인정 또는 정기심사를 신청한 업소에 대하여 식품의약품안전청 소속 의료기기 감시원 1인을 포함한 심사단을 구성하여 서류검토 및 합동심사를 실시하여야 한다.

㉢ 품질관리심사기관의장은 '㉡-나 항목'에 의한 서류검토 및 합동심사 결과, 이 기준에 적합하다고 인정하는 경우에는 식품의약품안전청장이 정하는 바에 따라 "품질관리기준적합인정서"를 발급하여야 하고 그 결과를 식품의약품안전청장에게 보고하여야 한다.

㉣ 식품의약품안전청1연구원

㉤ 한국화학시험연구원

9. 의료기기제조 수입 및 품질관리기준 적합성평가 절차도

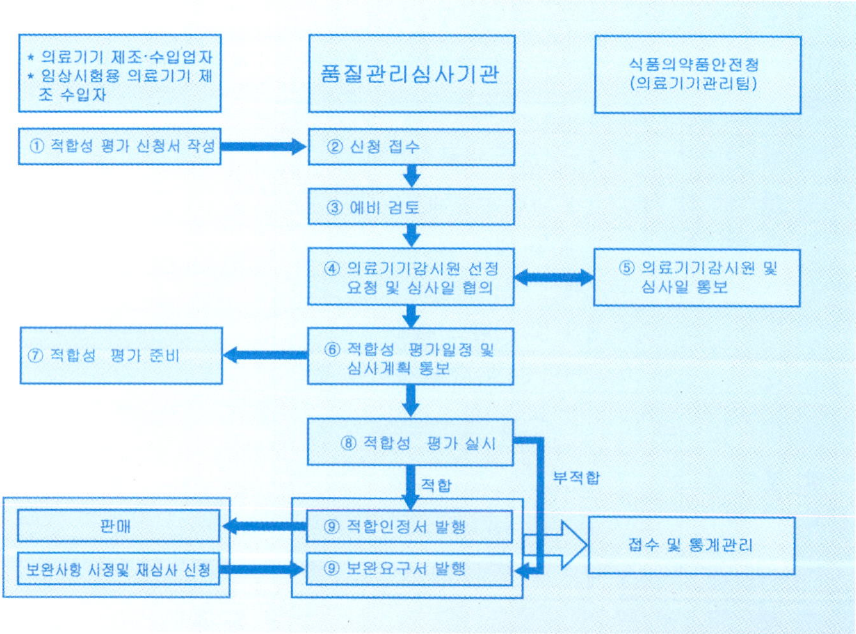

그림 8-3 ▪ 의료기기제조 수입 및 품질관리기준 절차도

10. 적합성 평가에서의 참고사항

(1) 적합성 평가결과 부적합

적합성 평가결과 현장 재심사가 필요한 중대한 보완사항이 있는 경우 적합성 평가를 실시한 날로부터 3개월 이내의 기한을 정하여 보완요구한 후 현장 재심사를 실시하고, 현장 재심사가 필요하지 아니한 경미한 보완사항이 있는 경우에는 적합성 평가를 실시한 날로부터 20일 이내의 기한을 정하여 보완요구한 후, 제출된 보완(시정) 결과에 대하여 서류 재심사 실시한다. 보안요구 기한 내에 보안되어 재심사 신청이 이루어지지 아니한 경우 부적합 통보를 받는다.

품질관리심사기관의 장은 제3항의 규정에 의한 적합성평가 결과를 적합성평가를 실시한 날로부터 7일 이내에 별지 제3호 서식에 의하여 식품의약품안전청장에게 보고하여야 한다.

(2) 정기심사

의료기기제조・수입업자는 3년에 1회 이상 정기심사를 받아야 하며 정기심사 60일 전까지 품질관리심사기관에 신청하여야 한다.

(3) 심사 동시 실시

품질관리기준의 적합성평가를 받고자 하는 자가 ISO 13485, CE 인증 등에 대한 심사를 함께 신청한 경우 품질관리기준의 적합성 평가와 ISO13485, CE 인증 등에 대한 심사를 동시에 실시할 수 있다.

(4) 품질관리기준 적합성 평가품목군 및 등급분류

① 품질관리제도의 취지 및 다양한 의료기기의 특성 등을 고려

② 기존에 적용해 온 39개 품목군과 위해 등급(1등급/2・3・4등급)으로 구분

11. 품질관리심사기관 평가 지도 감독

(1) 감독 기관 : 식약청 의료기기관리팀

(2) 대상 기관

① 산업기술시험원

② 한국화학시험연구원

③ 한국전기전자시험연구원

④ 한국생활환경시험연구원

(3) 기준 : 품질관리심사기관 관리운영기준(의료기기제조・수입 및 품질관리기준 [별표3])

① 품질관리심사기관의 요건

② 품질관리심사기관의 직원 및 심사단의 구성요건

③ 심사업무 절차(식약청 승인 세부운영기준)

④ 이의 불만 및 분쟁 처리절차

4) 처분 : 시정명령 또는 1년 이내 업무정지

06 | 의료기기 코드별 분류

의료기기 품목 및 품목별 등급에 관한 규정

제정 2005. 3.23 식품의약품안전청 고시 제2005-17호
개정 2005.12. 6 식품의약품안전청 고시 제2005-71호
개정 2006. 9.28 식품의약품안전청 고시 제2006-44호
개정 2009. 1. 6 식품의약품안전청 고시 제2009- 2호

제1조(목적) 이 규정은 「의료기기법」 제3조 및 같은 법 시행규칙 제2조에 따른 의료기기의 품목 및 품목별 등급에 관하여 필요한 사항을 정함을 목적으로 한다.

제2조(품목 분류 기준) ① 의료기기의 성능을 발휘하고 사용 목적을 달성함을 주된 기능으로 하는 독립적으로 제조·판매되는 의료기기 부분품으로서 안전성·유효성 확보가 필요한 경우 별도의 의료기기 품목으로 분류할 수 있다.

② 의료기기를 둘 이상 조합하여 별도의 의료기기로 사용하는 경우 그 전체를 하나의 의료기기로 분류할 수 있다.

제3조(의료기기 품목 및 품목별 등급) 「의료기기법 시행규칙」 별표 1에 따른 의료기기 품목 및 품목별 등급은 별표와 같다.

제4조(의료기기 해당 여부 검토 신청 등) ① 어떤 제품이 「의료기기법」 제2조제1항에 따른 의료기기에 해당되는지 검토해 줄 것을 의뢰하고자 하는 사람은 다음 각 호의 자료를 갖추어 식품의약품안전청장에게 제출하여야 한다.

1. 그 제품의 사용 목적에 관한 자료
2. 그 제품의 형상 및 구조, 원자재, 성능, 사용 방법 등에 관한 자료
3. 기타 그 제품에 대한 작용 원리 및 규격 등에 관한 자료

② 식품의약품안전청장은 제1항의 검토 의뢰가 있는 경우에는 그 제품이 「의료기기법」 제2조제1항에 부합하는지, 별표의 개별 품목에 해당하는지, 등급 분류와 지정을 할 수 있는지 등을 검토하고, 그 결과를 10일 이내에 신청인에게 통보하여야 한다.

부 칙〈2009. 1. 6〉

제1조(시행일) 이 규정은 2009년 7월 1일부터 시행한다.

제2조(경과조치) ① 종전의 규정에 따라 이미 허가를 받거나 신고한 품목 중 이 규정의 별표에

따라 분류번호, 품목명 및 등급이 변경된 경우에는 별도의 변경 절차 없이 변경된 것으로 본다.

② 이 고시 시행 당시 종전의 규정에 따라 허가 신청서, 신고서, 심사의뢰서 및 기타 신청 등을 접수한 경우에 대하여는 종전의 규정에 따른다.

③ 동 고시 개정에 따라 새로이 품목분류된 약품냉장고, 진료용장갑, 혈액응고시간측정검사지를 제조하거나 수입하려는 자는 이 고시 시행일 이전에 동 규정에 따라 의료기기 제조(수입)품목허가를 신청하거나 신고서를 제출할 수 있다.

07 | 의료기기 품목 및 품목별 등급

1. 의료기기 품목분류

대분류	코드번호	소분류	원 명	발 음
(A) 기구기계 (Medical Instru-ments) (메디컬 인스트루먼츠)	A01000	진료대 및 수술대	Operating and treatment table	오퍼레이팅 앤드 트리트먼트 테이블
	A02000	의료용 침대	Bed for medical use	베드 포 메디컬 유즈
	A03000	의료용 조명기	Medical light and lamps	메디컬 라이트 앤 램프스
	A04000	의료용 소독기	Medical sterilizing apparatus	메디컬 스터리레이징 애퍼레이터스
	A05000	의료용 무균수장치	Medical water sterilizers	메디컬 워터 스터러레이저스
	A06000	마취기	Anesthesia apparatus	애너스시저 애퍼레이터스
	A07000	호흡보조기	Respiratory apparatus	리스파이러터리 애퍼레이터스
	A08000	의료용 챔버	Medical chamber	메디컬 챔버
	A09000	내장기능 대용기	Artificial internal organ apparatus	아터피셜 인터널 오건 애퍼레이터스
	A10000	보육기	Neonatal incubator	니오네이틀 인큐베이터
	A11000	진단용 X-선장치	Medical X-ray system	메디컬 엑스레이 시스템
	A12000	비전리진단장치	Non-ionization diagnostic device	논-아이어니제이션 다이어그노스틱 디바이스
	A13000	방사선진료장치	Radiologic device	래디오로직 디바이스
	A14000	의료용 필름현상기	Film developer for medical use	필름 디벨러퍼 포 메디컬 유즈

대분류	코드번호	소분류	원 명	발 음
	A15000	방사선장해 방어용 기구	Radiation protective device	레디에이션 프로텍티브 디바이스
	A15500	레이저장해 방어용 기구	Laser protective device	레이져 프로텍티브 디바이스
	A16000	이학 진료용 기구	Physical devices for medical use	피지컬 디바이시스 포 메디컬 유즈
	A17000	심혈관용 기계기구	Cardiovascular devices	카디오배스큘러 디바이시스
	A18000	비뇨기과용 기계기구	Urology devices	유어롤로지 디바이시스
	A19000	환자운반차	Patient transport	페이션트 트랜스포트
	A20000	청진기	Stethoscope	스테서스코프
	A21000	체온측정용 기구	Clinical thermometric system	클리니컬 서머메트릭 시스템
	A22000	혈액검사용 기기	Hematological testing apparatus	헤머톨러지컬 테스팅 애퍼레이터스
	A22500	유전자분석기구	Gene analyzers	진 애널라이저스
	A23000	혈압검사 또는 맥파검사용 기기	Sphygmomanometers and sphygmographs	스피그모우머나우메터스 앤드 시그모우그래픽스
	A24000	소변 또는 분변분석기기	Urine or excrement analyzers	유어린 오어 엑스크러먼트 애널라이저
	A25000	체액분석기기	Body fluid testing apparatus	바디 플루이드 테스팅 애퍼레이터스
	A26000	내장기능검사용 기기	Visceral function testing instruments	비서럴 펑션 테스팅 인스트루먼츠
	A27000	호흡기능검사용 기기	Respiratory function testing apparatus	리스파이러터리 펑션 테스팅 애퍼레이터스
	A28000	검안용 기기	Eye testing instruments	아이 테스팅 인스트루먼츠
	A29000	청력검사용 기기	Hearing testing instruments	히어링 테스팅 인스트루먼츠
	A30000	지각 및 신체진단용 기구	Perception and organs diagnostic devices	퍼셉션 앤 오건스 다이그나스틱 디바이시스
	A31000	의료용 경	Speculums for medical use	스파큘럼스 포 메디컬 유즈
	A32000	의료용 원심분리기	Centrifuge for medical use	센트러퓨지 포 메디컬 유즈
	A33000	조직가공기	Tissue processing device	티슈 프로세싱 디바이스

대분류	코드번호	소분류	원 명	발 음
	A34000	의료용 정온기	Thermostats for medical use	서머스테스 포 메디컬 유즈
	A35000	전기수술장치	Electrosugical device	일렉트로서지컬 디바이스
	A36000	냉동수술장치	Cryosurgery device	크라이어서저리 디바이스
	A37000	레이저진료기	Laser apparatus for medical use	레이저 애퍼레이터스 포 메디컬 유즈
	A38000	결찰기 및 봉합기	Instruments for ligature and suture	인스트러먼츠 포 리거추어 앤드 수처
	A39000	의료용 흡인기	Aspirators for medical use	아스피레이터스 포 메디컬 유즈
	A40000	기흉기 및 기복기	Pneumothorax and Pnemoperitoneum apparatus	뉴모우서랙스 앤드 프네모퍼릿톤넘 에퍼레이터스
	A41000	의료용 칼	Knives for medical use	나이브즈 포 메디컬 유즈
	A42000	의료용 가위	Scissors for medical use	시저스 포 메디컬 유즈
	A43000	의료용 큐렛	Curettes for medical use	큐어러티즈 포 메디컬 유즈
	A44000	의료용 클램프	Clamp for medical use	클램프 포 메디컬 유즈
	A45000	의료용 겸자	Forceps for medical use	퍼셉스 포 메디컬 유즈
	A46000	의료용 톱	Saw for medical use	소 포 메디컬 유즈
	A47000	의료용 끌	Chisel for medical use	치즐 포 메디컬 유즈
	A48000	의료용 박리자	Raspatories for medical use	레스퍼터리 포 메디컬 유즈
	A49000	의료용 망치	Mallet for medical use	맬릿 포 메디컬 유즈
	A50000	의료용 줄	File for medical use	파일 포 메디컬 유즈
	A51000	의료용 레버	Lever for medical use	레버 포 메디컬 유즈
	A52000	의료용 올가미	Snare for medical use	스네어 포 메디컬 유즈
	A53000	주사침 및 천자침	Needle for syringe and puncture	니들 포 시린지 앤드 펑크처
	A54000	주사기	Syringes	시린지스
	A55000	의료용 천자기, 천삭기, 천공기	Puncturing, abrasion, perforating instrument for medical use	펀츄링, 어드레이션, 퍼포레이팅, 인스트루먼트 포 메디컬 유즈
	A56000	개창 또는 개공용기구	Wound retractors and speculums	와운드 리트랙처 앤드 스파큘러스
	A57000	의료용 취관 및 체액유도관	Tube and Catheter for medical use	튜브 앤드 카테터 메디컬 유즈

제 8 장

대분류	코드번호	소분류	원 명	발 음
	A58000	의료용 소식자	Probe and Sound for medical use	프로브 앤드 사운드 포 메디컬 유즈
	A59000	의료용 확장기	Dilator and expander for medical use	다일레이터 앤드 익스팬더 포 메디컬 유즈
	A60000	의료용 도포기	Applicator for medical use	애플리케이터 포 메디컬 유즈
	A61000	혼합 및 분배용 기구	Dispenser and Mixing instrument	디스텐서 앤드 믹싱 인스트루먼트
	A62000	의료용 충전기	Filling instruments for medical use	필링 인스트루먼트 포 메디컬 유즈
	A63000	의료용 누르개	Depressors for medical use	디프레서 포 메디컬 유즈
	A64000	측정 및 유도용 기구	Measuring and introducing instrument	메쥬어링 앤드 인트로듀싱 인스트루먼트
	A65000	의료용 세정기	Douche instruments for medical use	두시 인스트루먼트 포 메디컬 유즈
	A66000	채혈 또는 수혈 및 생검용 기구	Blood donor or transfusion and biopsy set	블러드 도너 오어 트랜스퓨전 앤드 바이오파이 셋
	A67000	정형 및 기능회복용 기구	Medical device for orthopedics and restoration	메디컬 디바이스 포 오소피딕스 앤드 레스터레이션
	A68000	치과용 진료 장치 및 의자	Dental unit and chair	덴틀 유닛 앤드 체어
	A69000	치과용 엔진	Dental engine	덴틀 엔진
	A70000	치과용 브로치	Broaches for dental use	브로치스 포 덴틀 유즈
	A71000	치과용 탐침	Explorers for dental use	익스플로러스 포 덴틀 유즈
	A72000	치과용 방습기	Moisture-excluding instruments for dental use	모이스처 익스클루딩 인스트루먼츠 포 덴틀 유즈
	A73000	인상채득 또는 교합용 기구	Impression taking and articulating instruments	임프레싱 토킹 앤드 아티큘레이팅 인스트루먼츠
	A74000	치과용 중합기	Vulcanizers and curing units for dental use	볼커네이져스 앤드 큐어링 유닛 포 덴틀 유즈
	A75000	치과용 주조기	Casting machine for dental use	캐스팅 머신 포 덴틀 유즈
	A76000	시력보정용 안경	Sight corrective spectacles	사이트 커렉티브 스팩터컬스

대분류	코드번호	소분류	원 명	발 음
	A77000	눈 적용 렌즈	Ophthalmic lens	오프셀믹 렌즈
	A78000	보청기	Hearing aid	히어링 에이드
	A79000	의약품주입기	Infusion instruments	인퓨전 인스트루먼츠
	A80000	헤르니어 치료용 기구	Hernia supporters	헤르니어 서포터스
	A81000	의료용 흡입기	Inhalators for medical use	인헤일터스 포 메디컬 유즈
	A82000	의료용 진동기	Vibrators	바이브레이터스
	A83000	개인용 전기자극기	Electric stimulator for medical use by personal	일렉트릭 시뮬레이터 포 메디컬 유즈 바이 퍼스널
	A84000	침 또는 구용기구	Acupuncture and moxibustion apparatus	애크펑크처 앤드 막스버션 애퍼레이터스
	A85000	의료용 자기발생기	Magnetic induction apparatus for medical use	마그네틱 인덕션 애퍼레이터스 포 메디컬 유즈
	A86000	의료용 물질생성기	Medicinal substance-producing equipment	메디셔널 서브스턴스-프로듀싱 이퀴프먼트
	A87000	의료용 필름판독장치	Film viewing devices for medical use	필름 뷰잉 디바이시즈 포 메디컬 유즈
	A88000	이비인후과용 진료장치 및 의자	Treatment table for Ear, Nose and Throat	트리트먼트 테이블 포 이어 노즈 앤드 스로트
	A89000	안과용 진료 장치 및 의자	Ophthalmic instrument table and chair	오프샐믹 인스트루먼트 테이블 앤 체어
(B) 의료용품 (Medical supplies) (메디컬 서플라이즈)	B01000	방사선용품	Radiographic supplies	래디오그래픽 서플라이즈
	B02000	봉합사 및 결찰사	Suture and ligature	수처 앤드 리거추어
	B03000	정형용품	Orthopedic materials	오소피딕 머티어리얼즈
	B04000	인체조직 또는 기능 대치품	Human tissue and organ substitute	휴먼 티슈 앤드 오건 서브스티튜트
	B05000	부목	Splints	스프린츠
	B06000	시력표 및 색각검사표	Test chart for visualacuity and color blindness	테스트 차트 포 비주얼 액큐어티 앤드 컬러 블라인드니스
	B07000	외과용품	Surgical supplies	서지컬 서플라이즈

제 8 장

대분류	코드번호	소분류	원 명	발 음
	B08000	콘돔	Condom	콘돔
	B09000	피임용구	Contraceptive device	콘트러셉티브 디바이스
	B10000	체외진단기기용 검사지	In vitro diagnostic strip	인 바이트로 디아그로스틱 스트립
(C) 치과재료 (Dental Materials) (덴틀 머티어리 얼즈)	C01000	치과가공용합금	Dental processing alloy	덴틀 프로세싱 얼러이
	C02000	치과주조용합금	Dental casting alloy	덴틀 케스팅 얼러이
	C03000	메탈세라믹합금	Metal-ceramic alloy	메탈세라믹 얼러이
	C04000	납착용합금	Soldering alloy	솔더링 얼러이
	C05000	가공용합금	Processing alloy	프로세싱 얼러이
	C06000	직접수복재료	Direct filling materials	다이렉트 필링 머티어리얼즈
	C07000	심미치관재료	Esthetical dental crown materials	에세티컬 덴틀 크라운 머티어리얼즈
	C08000	의치재료	Denture materials	덴처 머티어리얼즈
	C09000	의치상 재료	Denture base mateials	덴처 베이스 머티어리얼즈
	C10000	근관치료제	Root canal filler	루트 커넬 필러
	C11000	치과 접착용 시멘트	Dental bonding cement	덴틀 본딩 시멘트
	C12000	치과용 접착제	Dental bonding	덴틀 본딩
	C13000	치과용 인상재료	Dental impression materials	덴틀 인프레션 머티어리얼즈
	C14000	치과용 왁스	Dental waxes	덴틀 왁스
	C15000	모형재 및 매몰재	Dental model materials and investment	덴틀 모델 머티어리얼즈 앤드 인베스트먼트
	C16000	예방치과재료	Prevention dental materials	프리벤테이션 덴탈 머티어리얼즈
	C17000	치과교정재료	Orthodontics materials	어써던틱스 머티어리얼즈
	C18000	악안면 성형용 재료	Maxillofacial fixaion materials	멕실로우페이셜 픽사이온 머티어리얼즈
	C19000	악골 치아고정장치	Maxillary dental fixtion unit	멕시럴리 덴틀 픽사이온 유닛
	C20000	치과용 임플란트 시스템	Dental implant system	덴틀 임플란트 시스템
	C21000	치과 임플란트 시술기구	Dental implant hand instrument	덴틀 임프란트 핸드 인스트루먼트
	C22000	치과용 골 이식재	Dental bone graft Materials	덴틀 본 그레프트 머티어리얼즈

대분류	코드번호	소분류	원 명	발 음
	C23000	치주조직 재생유도재	Periodotal tissue Regeneration revulsant	페리오돈탈 티슈 리제네레이션 레블센트
	C24000	치과용 진단제	Dental diagnostic agent	덴틀 다이아그노스틱 에이전트
	C25000	보철물 분리재료	Posthesis separation medium	포스세시스 세파레이션 미디움
	C26000	기타 보철재료	Posthesis materials	포스세시스 머티어리얼즈
	C27000	기타 보존재료	Conservation materials	컨설베이션 머티어리얼즈

2. FDA : 16개 1700종 구분

순번	구 분	영 문	발 음
1	마취 관련기기	Anesthesiology	애너스시지올로지
2	심장 관련기기	Cardiovascular	카디오배스큘러
3	임상화학 & 임상 독극물 관련기기	Clinical Chemistry and Clinical Toxicology	클리니컬 케미스트리 앤드 클리니컬 톡시콜로지
4	구강 관련기기	Dental	덴틀
5	이비인후과 관련기기	Ear, Nose and Throat	이어 노즈 앤드 스로트
6	장 & 비뇨기 관련기기	Gastroenterology and Urology	개스트로엔테롤로지 앤드 유어롤로지
7	일반수술 & 성형수술 관련기기	General and Plastic Surgery	제너럴 앤드 플라스틱 서지리
8	일반병원 & 개인용 용구 관련기기	General Hospital and Personal Use	제너럴 호스피틀 앤드 퍼스널 유즈
9	혈액 & 병리 관련기기	Hematology and Pathology	헤머톨로지 앤드 퍼솔로지
10	면역 & 미생물 관련기기	Immunology and Microbiology	이뮤놀로지 앤드 마이크로바이올로지
11	신경 관련기기	Neurology	뉴롤로지
12	산부인과 관련기기	Obstetrical and Gynecological	업스터트리컬 앤드 지네콜로지컬
13	안과 관련기기	Ophthalmic	오프샐믹
14	정형외과 관련기기	Opthopedic	어센우피딕
15	물리치료 관련기기	Physical Medicine	피지컬 메디슨
16	방사선과 관련기기	Radiology	라디올로지

3. HS CODE GROUP 분류표(의료기기)

대 분 류	종 류
1. 의료용 소모성 재료	① 기타 접착성 피복재, 접착층을 갖는 기타 의료용품
	② 조제드레싱과 습포제
	③ 의료물질을 도포 또는 침투시킨 의료용 물품
	④ 살균한 외과용 캣거트, 이와 유사한 살균한 봉합제
	⑤ 살균한 외과용 수술상처의 봉합용 접착제
2. 치과용 재료	① 치과용 시멘트, 치과용 충전제
	② 뼈형성용 시멘트, 치과위생용 제품류
	③ 치과용의 왁스 및 인상재료
	④ 플라스터를 기제로 한 치과용의 기타 조제품
	⑤ 의치, 치과용의 기타 인조인체부품
3. 위생용품	① 콘돔
	② 고무제의 기타 위생용품 및 의료용품
	③ 외과용의 고무제장갑
4. 정형용 · 치과용 재료	① 금의 봉과 형체
	② 금의 판, 쉬트 및 대
	③ 기타 반제품 형상의 금
	④ 기타 플라티늄, 니켈합금
	⑤ 기타 코발트제품
5. 안과용 용품	① 콘택트렌즈
	② 시력교정용의 유리제 안경렌즈
	③ 시력교정용의 것(플라스틱 안경렌즈)
	④ 시력교정용의 기타 안경
6. 주사기류	① 주사기(바늘의 부착여부 불문)
	② 주사침, 봉합침
	③ 수혈세트와 수액세트, 의료용 소독기
	④ 혈액저장용 냉장고
	⑤ 의료용 또는 이화학용의 살균기
	⑥ 고온 및 저온항온기
	⑦ 의료용 및 이화학용의 원심분리기

대 분 류	종 류
7. 치과용 기기	① 치과용 드릴엔진, 치과용 바아
	② 치과용 유닛, 치석 제거기
	③ 치과용 기타 기기
	④ 치과용의 기타 기기의 부분품과 부속품
8. 장애자용 이동보조기기	① 기계구동식이 아닌 신체장애자용 차량(수동 휠체어)
	② 신체장애자용의 기타 차량(전동 휠체어)
9. 방사선 치료기	① 필름, 현상지를 자동노출, 자동현상하는 기기
	② 심전계, 뇌파계
	③ 청력검사용 기구, 환자감시장치
	④ 기타 잔기식 진단용 기기(기능검사용, 생리적변화검사용 포함)
	⑤ 자외선, 적외선 응용기기(의료용의 것)
	⑥ 의료용의 기타 엑스선 사용기기(혈관조영 촬영장치, 뼈밀도 측정기 제외)
	⑦ 초음파 영상진단기, 컴퓨터 단층촬영기기
	⑧ 치과용의 것, 엑스선, 알파선, 베타선, 감마선 사용 기기
	⑨ 엑스선 발생기, 엑스선용의 스크린, 엑스선용 고압발생기의 부분품
10. 방사선 암치료장치	① 감마카메라장치, 선형 가속치료 장치
	② 의료용의 알파선, 배타선, 감마선을 사용하는 기타 기기
	③ 엑스선용의 스크린
	④ 엑스선, 알파선, 배타선, 감마선을 사용하는 기타 기기
11. 진료용 기기	① 안과용 기기, 임신진단기
	② 기타의 일반외과용 기기, 산부인과용 기기
	③ 내시경(위내시경, 복막경, 방광경 등 이와 유사한 것)
	④ 인공 신장기, 인공 신장기용 투석기
	⑤ 기타 의료용 기기, 수의용 기기
	⑥ 기기의 부분품과 부속품
	⑦ 기계요법용 기기, 산소흡입기
	⑧ 인공호흡기, 기타 치료용 호흡기기
	⑨ 기타의 정형외과용 또는 골절치료용의 기기
	⑩ 내부기관의 의료검진용 사진기
	⑪ 물리분석용, 화학분석용의 기타 기기

대 분 류	종 류
12. 진료대 및 수술대	① 치과용 의자, 안과용 의자
	② 기타 의료용 의자, 수술대
	③ 산부인과용 검진대, 분만대
	④ 의료용, 수의용 기타의 가구류(기계식 장비를 갖춘 병원용 침대)
13. 인체기능 대용기	① 인조관절, 인공수정체
	② 인공판막, 인공혈관
	③ 보청기(부분품, 부속품 제외)
	④ 심장박동기(부분품, 부속품 제외)
	⑤ 스크루, 스테이플, 핀 기타 유사한 것으로 인체에 삽입되는 것
	⑥ 결함을 보정하기 위해 착용시키거나 인체에 삽입하는 기타기기
	⑦ 보청기, 심장박동기, 인조의 인체부분, 정형외과용 기기의 부분품
14. 기타	① 엑스선용의 평면상 사진플레이트 평면상 사진필름
	② 특정 요업제품 제조용 조제품(의치 등)
	③ 기타 아크릴의 중합체(일차제품의 것에 한함)
	④ 캐디터, 액체를 넣은 온도계(직시식의 것에 한함)
	⑤ 분광 광도계, 비색계
	⑥ 포로서티, 표면장력, 소리, 빛의 측정 또는 검사용의 기타 기기

4. KFDA분류(제품별분류표)

대분류	코드번호	품명
1. 진찰 및 진단용 기기	A-01	초음파진단장비
	A-02	진단용 화상처리장비
	A-03	열화상진단장비
	A-04	유방암진단장비
	A-05	폐암진단장비
	A-11	폐기능 검사기
	A-12	태아심박동진단기
	A-13	청력검사기
	A-15	비뇨기과용 도플러
	A-16	심장박출량 측정기
	A-17	의료용 신호기록기
	A-18	심전도측정기
	A-19	심전도분석기

대분류	코드번호	품명
	A-20	근전도 측정기
	A-21	심전계
	A-22	뇌파계
	A-23	청진기
	A-24	혈압계
	A-25	체온계
	A-31	내시경
	A-32	질확대경
	A-33	직장경
	A-34	후두경
	A-35	마이크로카메라
	A-36	체지방분석기 (비만도측정기)
	A-99	기타 진찰 및 진단용 기기

대분류	코드번호	품명
2. 임상 검사용 기기	B-01	원심분리기
	B-02	자동생화학분석기
	B-03	자동화학분석기
	B-04	배양기
	B-05	혈액분석기
	B-06	혈액응고측정기
	B-07	혈액성분 분리제거기
	B-08	자동혈액 성분분리기
	B-09	전해질분석기
	B-10	혈중약물농도측정기
	B-11	혈액냉장고
	B-12	혈액저장냉동고
	B-21	종합신호발생기
	B-22	생체신호발생기
	B-23	분광광도기
	B-31	혈당측정기
	B-32	황달측정기
	B-33	전자파형측정 시스템
	B-34	현미경
	B-99	기타 임상, 검사용 관련 기기
3. 방사선 관련 기기	C-01	진단용 X-선 장비
	C-02	X-선 CT장비
	C-03	자기공명영상진단장치 (MRI)
	C-04	진단용 핵의학장치 (NDS)
	C-05	방사선 관련기기
	C-06	방사선 치료기
	C-11	방사선 관련용품
	C-12	X-선 필름현상기
	C-21	골밀도 측정장비
	C-22	감마선촬영기
	C-23	충격파쇄석기
	C-24	X-선 측정기

대분류	코드번호	품명
	C-99	기타 방사선관련기기
4. 수술 관련 기구 및 장비	D-01	외과용 수술기구
	D-02	신경외과용 수술기구
	D-03	정형외과용 수술기구
	D-04	산부인과용 수술기구
	D-05	성형외과용 수술기구
	D-06	이비인후과용 수술기구
	D-07	흉부외과용 수술기구
	D-08	비뇨기과용 수술기구
	D-09	피부과용 수술기구
	D-10	흉곽외과용 심장절개수술기구
	D-11	흉곽외과용 대수술기구
	D-21	척추디스크 수술기구
	D-22	치질수술기구
	D-31	마취기
	D-32	마취가스 측정기
	D-33	수술대
	D-34	이비인후과 유닛 및 의자
	D-35	산부인과용 검진대
	D-36	분만대
	D-37	흡인분만 유도기
	D-38	수술 등
	D-39	레이저 수술기
	D-41	전기 수술기
	D-42	전기수술기 측정장비
	D-43	냉동 수술기
	D-44	신경경고기
	D-45	수술실관련 소모품
	D-99	기타 수술 관련기기
5. 치료 관련 기기	E-01	고압산소치료기
	E-02	흡입펌프
	E-03	황달치료기

대분류	코드번호	품명
	E-04	다목적 투석장치
	E-05	컴퓨터 전기충격치료기
	E-06	이비인후과용 세척기
	E-07	혈액투석장치
	E-09	보육기
	E-10	인공호흡기
	E-11	인공췌장기
	E-12	레이저 쇄석기
	E-13	정맥용 레이저 치료기
	E-99	기타 치료 관련기기
6. 재활의학 및 물리 치료 기기	F-01	저주파 치료기
	F-02	원적외선 치료기
	F-03	카본광선 치료기
	F-04	초음파 치료기
	F-05	견인 치료기
	F-06	이온 치료기
	F-07	경피신경자극 치료기
	F-08	간섭전류 치료기
	F-09	극초단파 치료기
	F-10	미세전류 치료기
	F-11	온열 치료기
	F-12	자석 치료기
	F-13	전기 치료기
	F-14	레이저 치료기
	F-21	전자침
	F-22	적외선램프
	F-23	뉴로미터
	F-31	재활의학진단 및 보조기구
	F-32	등속성 운동치료장비
	F-33	지속성 관절운동치료기
	F-34	근전도 및 신경유발전위 검사기
	F-35	심장부하운동검사기
	F-99	기타 물리치료 관련기기

대분류	코드번호	품명
7. 안과 관련 기기	G-01	안과용 수술기구
	G-02	안과진단 및 치료시스템
	G-03	안과용 유닛 및 의자
	G-99	기타 안과관련기기
8. 치과 관련 기기	H-01	치과유닛 및 의자
	H-02	치과용 X-Ray
	H-99	기타 치과 관련기기
9. 중앙 공급실 관련 기기	I-01	소독기
	I-02	멸균기
	I-03	중앙공급장치
	I-04	가스측정기
	I-05	흡인기
	I-06	멸균포장기
	I-07	가스용기
	I-08	중앙공급실 소모품
	I-99	기타 중앙공급실 관련 기기
10. 병원설비 및 응급장비	J-01	응급의료장비
	J-02	응급운반차(앰뷸런스)
	J-03	구급함
	J-04	환자감시장치
	J-05	공기압축기
	J-06	수액펌프
	J-11	인터폰시스템
	J-12	공기정화기
	J-13	초음파세척기
	J-14	산소발생기
	J-15	진찰파일
	J-21	병원용 침대
	J-22	병원집기류
	J-23	환자용 변기세척기
	J-99	기타 병원설비

대분류	코드번호	품명
11. 의료정보 시스템	K-01	의료영상저장 전송 시스템(PACS)
	K-02	병원관리 시스템
	K-03	건강관리 시스템
	K-04	임상진료 시스템
	K-05	문헌정보 시스템
	K-06	처방전달 시스템(O.C.S)
	K-07	컨설팅 / 마케팅
	K-99	기타 정보 관련기기
12. 한방기기	L-01	한방침
	L-02	한약추출기
	L-03	병포장기
	L-04	팩접착포장기
	L-99	기타 한방 관련기기
13. 제약 관련 기기	M-01	의약품
	M-02	약품포장기
	M-03	약품혼합기
	M-04	약품분쇄기
	M-05	제약기계
	M-06	약국비품
	M-07	약봉투 인쇄기
	M-08	약국자동화 시스템
	M-99	기타 제약 관련기기
14. 건강관련 기기	N-01	휠체어
	N-02	보청기
	N-03	자석건강기기
	N-04	정수장치
	N-05	마사지기
	N-06	건강매트
	N-99	기타 건강 관련기기

대분류	코드번호	품명
15. 의료용품, 소모품, 기타	O-01	수술용 칼
	O-02	봉합사
	O-03	봉합침
	O-04	주사기
	O-08	주입기
	O-09	정맥용 카테터
	O-11	교육용 기자재
	O-12	의료기재정보
	O-13	카테터
	O-21	인체해부모형
	O-22	환등기
	O-23	수술복, 가운
	O-24	의료기재측정기
	O-25	캐스터 & 휠
	O-99	기타 의료 관련제품

참고문헌

1. 기초전기전자공학(Electronics Fundamentals), Floyd 원저, 김종수 외 공역, 청문각
2. 디지털 논리회로 설계와 실험, 이기학 · 백주기 공저, 성안당
3. 디지털 논리회로(고등학교) 김은태 외 3인 공저, 교육인적자원부
4. 디지털 의료영상학 정환 · 이완 · 기문찬 공저, 정문각
5. 동력배선실기, 박원규 저, 한국 산업 인력공단
6. 무선설비 산업기사실기, 손원경 · 이태현 공저, 세화
7. 보장구 의지학, 권혜정 외 11인 공역, 고문사, 1993
8. 보조기 및 의수족, 이재학 · 황현교 편저, 고문사, 1986
9. 보조기 및 의수족, 박윤기 외 2인 편저, 고문사
10. 사람해부학, 정인혁, 아카데미서적
11. 심전도의 단기완성, 전종영, 고려의학
12. 심전도 해설, 김형묵, 고려의학
13. 생리학, 김종규, 정문각
14. 생리학, 이병희, 신광출판사
15. 쉽게 배우는 의학용어, 차봉석 · 김춘배 공저, 정문각
16. 쉽게 풀이한 의학용어, 이성란 외 공저, 현문사
17. 센서기초기술, 박기엽, 김은원 공저, 광문각
18. 센서공학(Sensor&Transducer), 이덕출 · 공용혁 · 김성남 · 나승권 · 장창현 공저, 엔트미디어
19. 의공(산업)기사(의료안전 · 법규및정보) 자격시험 학습서, 김동욱 외 26인 공저, 대한의용생체공학회, 교육개발연구원
20. 의공학(Medical Engineering), 이경성 · 최민주 공저, 청구문화사
21. 의공학개론, 김남균 외 12인 공저, 여문각
22. 의공학의 이해, 김태전 외 4인 편저, 고려의학
23. 임상 생리학, 김대식 외 15인, 고려의학
24. 임상 생리학 실습, 권경남 외 19인, 고려의학
25. 임상생리학, 대구보건대학 해부생리학 문제집, "대구보건대학"
26. 의지, 보조기학(개정판), 김장란 외 4인, 탑메디오피아
27. 의학용어, 김은자 외 10인, 정문각
28. 인터넷사이트(의학용어 백과사전 참조), 의지학, 보조학 참조
29. 의용공학입문, 김남현 외 11인 공저, 신광출판사
30. 의용계측공학, 의공학 교육연구회 역편, 여문각
31. 의료정보학, 김선일 외 6인 공저, 여문각
32. 인체생리학, 이강이 외 편저, 현문사

33. 인체 해부학, 김창국 외 2인, 대경북스
34. 알기 쉬운 자동제어, 김원배 · 나승권 · 문명룡 · 이재규 · 조명현 · 차익수 공저, 동일출판사
35. 진단용 방사선 안전관리(II) 성능관리편, 대한방사선사협회, 대학서림
36. 진단용 방사선 안전관리(II) 행정관리편, 대한방사선사협회, 대학서림
37. 전자의용공학 김익수 편역, 도서산업사
38. 자동화를 위한 센서공학, 김원회 · 김준식 공저, 성안당
39. 자동화를 위한 센서의 기초와 활용, 김상진 · 왕종배 공저, 연학사
40. 전기이론, 김용하 · 김수욱 공저, 한국산업인력관리공단
41. 전기전자의 기초, 강찬희 외 공저, 북스힐
42. 전기 · 전자의 기초, 이다까 시게오 저, 전자회로 연구회 역, 대광서림
43. 전기 · 전자 측정, 김선태 외 5인 공저, 한국직업능력 개발원
44. 전자회로(Electronic Devices and Circuit Theory), 김수원 · 박재홍 공역, 사이텍미디어
45. 전자회로의 이해, 김평호 · 나승권 · 이동원 · 최성재 공저, 남두도서
46. 전자공학@정보사회, 바이오전자 윤영로 외 6인, 대한전자공학회 교양도서
47. 정보전송 공학/개론, 양윤석, 세화
48. 정보통신 산업기사 실기, 김병철 · 정현기 공저, 태영
49. 초음파 영상학, 강선일 외 16인 공저, 정문각
50. 초급자를 위한 PSPICE 활용, 황락훈 · 조문택 · 이충식 · 나승권 공저, 동일출판사
51. 전자기초실험, 임승하 · 황호웅 · 나승권 · 이종성 공저, 남두도서
52. 회로이론, 박송배, 문원당
53. 기타 추가내용은 인터넷에서 발췌
54. DK 인체생리 · 해부도, 민유정, 대경북스
55. PSPICE와 PSIM 시뮬레이션중심의 전력전자공학, 서영수 · 황락훈 · 조문택 · 심광영 · 곽동걸 · 채수형 · 나승권 공저, 동일출판사
56. Analog Integrated Circuit Application, Michael Jacob, Prentice hall
57. Basic Engineering Circuit Analysis, David Irwin, Wiley
58. Design of Pulse Oxieter, Webster, Institute of Physics publishing
59. Fundamentals of Analog Circuit, Floyd, Prentice Hall
60. Fundamentals of biomechanics, Nihat Ozkaya, Springer
61. Logic and Computer Design Fundamentals, Morris Mano, Prentice Hall
62. Lower-limb prosthesis : including prosthetist's supplement, New York University Medical Center
63. HTTP : Poc.e-bohun.or.kr/서울 보훈병원 보장구 센터
64. HTTP : myhome.nate.com/cpojis/순천제일대학 의료보장구과
64. HTTP : //www.koreauni21.com (주)한국유니

찾아보기

ㄱ

가반형 기기 77
가변조정 81
간섭정전용량기 33
간헐가동 82, 86
간헐부하의 연속가동 81, 86
감독 312
감작성시험 115
감지임계전류 14
강화절연 78
개발방법론 245
개별기준규격 74
개폐커버 75
거치형 기기 77
고전압 78
고정전원소켓 80
고정조정 81
고정형 기기 77
공간거리 78
공기혼합 가연성 마취가스 83
공소시효 287
공통기준규격 92
과전류차단기 81
관리적 통계 230
국제의료행위분류 185
국제일차진료분류 187
국제전기표준회의(IEC) 11
국제질병분류 184
급성독성시험 115
기기의 형식 76
기능접지단자 79
기능접지선 79
기초절연 62, 78

ㄴ

내부전원 75
내부전원 기기 78
내부전원형 기기 85, 88
내부접속용 단자반 80
네트워크 기술 223
노화 144
누설전류 28, 79

ㄷ

단기적 영향 93
단시간 동작 82
단시간 부하의 연속가동 81
단시간부하의 연속가동 86
단일고장상태 82
단자반 81
데이터 정의어 193
데이터베이스 관계 195
데이터베이스 관리 시스템 188
데이터베이스 관리자 194
도전접속 80
듀티 사이클 82
등가선량 135
등전위화 도선 79

ㅁ

마비한계전류 15
마이크로 쇼크 20
마이크로 쇼크 위험 25
만성독성시험 116
매크로 쇼크 20
매크로 쇼크 위험 36
메타지식 209
멸균공정 101
모바일 의료정보 249
무선 생체계측 기술 222

ㅂ

발암성시험 115, 116
방사선 관계종사자 126
방사선 피폭 138
방사선구역 126
방사선 방어시설 126, 132
방사선의 급성 효과 141
방사선의 만성효과 144
방사선 차폐시설 132
방어벽 135
베이즈 정리 243
변압기 81
병원 경영적 관점 250
병원 행정업무적 관점 250
병원용 데이터베이스 203
병원정보 시스템 221, 225
병원행정지원정보 시스템 233
보강절연 78
보수교육 336
보조기준규격 74
보조전원소켓 80
보호접지 80
보호접지단자 80
보호접지선 80
보호커버 76
부가가치 통신망 277
분리 전력배전 시스템 57
분리변압기 57
분리전원 시스템 45
분자사 143
분쟁조정 316, 349
불문법 288
비상전원 시스템 43
비전리방사선 47
비접촉 의료기기 94

ㅅ

사생활 보장 254, 256, 257,
사회규범 282
삼심제 287
생리학적 영향 12
생명공학 283
생명윤리 283
생분해성시험 117
생식독성시험 117
생체정보처리기술 223
섀시 누설전류 61
성문법 288
세계보건기구 184
세동제거기 18
세포독성시험 114
쇼크(shock) 61
수지형 기기 77
스키마 192
시스템 자원 244
시험수압 82
식품의약품안전청(KFDA) 64
식품의약품안전청장 97
신호입력부 76
신호출력부 76
실체법 287
심박조율기 53
심실세동 15
심실세동 제거 17
심실세동 한계 에너지 16
심실세동 한계 전류값 16
심장 카테터법 20

ㅇ

아급성 독성시험 115
안전계수(율) 83
안전관리 126
안전동작하중 82
안전장치 82
안전특별저전압 78
안전특별저전압 변압기 81
압력(과압) 82
업무처리 시스템 232
연면거리 78
연속가동 81, 86
열감지차단기 81
열작용 13
영구설치형 기기 77
영구접촉 96
오른다리 구동회로 53
올바른 설치 82
완제품 93
외부접속용 단자반 80
외장누설전류 79
우수시험실관리기준 94
운영적 통계 230
원격 PACS 266
원격교육 266
원격수술 266
원격영상진단 265
원격화상회의 266
유권해석 287
유럽인증마크 119
유전독성시험 116

유효선량 135
응급용 트로리 83
의공학 10, 25, 117, 162, 360
의료광고 310, 311
의료기관 298, 305, 337
의료기기 92
의료기기 기술문서 심사의뢰 475
의료기기 수리업 신고 474
의료기기 수입업 허가 474
의료기기 수입품목 허가 472
의료기기 제조업 허가 471
의료기기 제조품목 허가 470
의료기기 수입업자 482
의료기기 안전시험 122
의료기기 제조업자 482
의료법 126, 297
의료법시행규칙 330
의료법인 309, 344
의료보험 청구 252
의료보험관리 시스템 222
의료업무 335
의료용 데이터베이스 203
의료인 297, 299
의료인단체 304
의료정보 179
의료정보 서비스 시스템 222
의료정보학 178
의료폐기물 113
의사결정 시스템 231
의사결정지원 시스템 209
의학문헌 검색 258
의학정보용 데이터베이스 203
이더넷(Ethernet) 277
이동형 기기 77
이식시험 116
이중절연 78
인공지능 209, 232
인입점 20
인터넷 가상병원 266
인터넷의 의료정보 224
일반법 287
일사부재리의 원칙 287
임상연구용 데이터베이스 203
임상의사결정 242
임시 정맥관통 심박조율기 34

ㅈ

자극성 시험 115
자극작용 13
자기작용 14
자동복귀형 열감지차단기 81
자동온도조절기 81
자료보안 및 보호 252
자료분류 방법 182
자료전산화 182
자발탈출전류 15
자치법규 289
장비의 전기적인 사고 37
장착부 75
재료 93
재택 생체계측 시스템 223
재택진료 265
전기적 자극 13
전기적 접속 80
전도성 물체표면 34
전략적 계획 230
전력배전 43
전로 40
전류 79
전류 제한기 55
전리방사선 47
전문가 시스템 232
전압 78
전원단자반 80
전원부 75
전원소켓 80
전원장치 76
전원전압 78
전원접속기 80
전원커넥터 80
전원코드 81
전원플러그 80
전자 차트 시스템 250, 251
전자건강기록 시스템 239, 240
전자의무기록 179
전자파 장해 48
절연 78
절연내력 40
절차법 287
접지 시스템 59
접지공사 41
접지누설전류 79
접지단자 79
접지사고 45
접지선 79
접촉가능금속부 75
정보보안 대책 258
정보의 전송기술 223
정상사용 82
정상상태 82
정하중 83
제심세동기 18
제어기 81
제한기 81
제한된 접촉 96
종합적인 병원정보 시스템 233
죄형법정주의 288
지속시간 24
지속접촉 96
지역의료정보 시스템 222
진료정보 시스템 233, 235
진료지원정보 시스템 233

ㅊ

착탈전원코드 80
처방전달 시스템 234, 245, 246, 247
체내삽입 의료기기 95
초기 생물학적 시험 114
총하중 83
최대 허용부하 압력 82
최소파단하중 82
추가적 생물학적 시험 116

ㅋ

카테터(Catheter) 10

ㅍ

표면접촉 의료기기 94
표준 질병분류 명명법 180
프로그래밍 기술 223
피내반응시험 115
피부 및 몸의 저항 38
페이스메이커 20

ㅎ

학리해석 287
한국산업규격(KS) 135
헬싱키 선언 284
혈액적합성 시험 116
형벌불소급의 원칙 288
화학작용 13
환자 접속부 76
환자관리적 관점 250
환자누설전류 79
환자진료적 관점 250
환자측정전류 79
환자회로 75
활전상태 75
회선분리감시장치 45
휴대형 기기 77
휴대형 생체계측 기술 223

AP류 기기 76, 86
APG류 기기 77, 86
ATM 277
B, BF 및 CF형 기기 88
B형 장착부 76, 85
BF와 CF의 F 85
BF형 장착부 76, 85
CE마크 120
CF형 장착부 76, 85
DICOM 278
DMF 123
EDI 252
EMC시험 122
F형 절연(플로팅) 장착부 75
FDA 493
FDA 승인 절차 124
FDDI 277
HS CODE GROUP 분류표 494
ICU 45
KFDA분류 496
LAN 276
Read 임상분류 185

1급기기 77, 87
2급기기 77, 87

||| 저자약력 |||

■ 나 승 권

서울 청량초등, 경희중, 한양공업고등학교 전기과 졸업
한국 폴리텍VII 대학 동부산 캠퍼스 전기, 전자과 2년 수료
한국 폴리텍II 대학 인천캠퍼스 전기과 기능장 과정 졸업
강원 상지영서대학 전자과 졸업(전문학사)
충북 세명대학교 전기전자학과 졸업(공학사)
충북 세명대학교 일반대학원 전기전자학과 졸업(전력전자 및 자동제어 전공, 공학석사)
충북 세명대학교 일반대학원 전기전자학과 졸업(의공학 및 전력전자응용전공, 공학박사)
부산위생(한방)병원 전기 및 의용기사 7년 근무
한국수자원공사 전기기사 7년 근무
강원 상지영서대학, 의료시스템정보과 강의(현)
한국폴리텍III 대학 원주캠퍼스 의용공학과 교수(현)
의료정보관리사, 병원코디네이터(Hospital Coordinator)사
전기기기기능장, 전기공사기능장, 산업안전기사, 전자산업기사
전기공사특급기술자, 한국전력기술인특급기술자, 한국전력기술인특급감리사
한국전력기술인설계사 면허, 전기 · 전자 기술지도사 이외 10개의 자격증과 면허취득
한국산업인력공단 의공(산업)기사, 의료전자기능사 이론, 실기 출제(검토)위원(현)
(재)원주의료기기테크노밸리 의료기기자문위원(현)
원주단지혁신클러스터추진단 기술과제 평가위원(현)
강원지식재산권 서포터즈 위원회 위원(현)
강원테크노파크 대량생산공정기술개발사업선정(의료기기) 평가위원(현)
메디칼디바이스저널, 기술편집 자문위원(현)
(주)ED, (주)메디아나, (주)씨유메디칼시스템, (주)메디즌, (주)엠에스믹스미작현, (주)태연메디칼, (주)대화기기,
(주)메디칼써프라이, (주)리스템, (주)에이아이랩, (주)바이오프로테크 의료기술 자문위원(현)
TUV Korea Ltd. TUV Suddeutschland Group(Medical-Health-Service부서), 의료기기자문 및 외래교수(현)
ISO 9001(국제심사원), (재)키캅연구소 전문위원(서비스 품질, 우수기업 인증원)
대한의용생체공학회, 대한의공협회, 한국의료정보교육협회, 산단공혁신클러스터, 한국산업기술재단, 대한전력전자학회,
한국산학기술학회, 대한전기학회 회원

현대 의료안전 · 법규 및 정보

2009년 7월 20일 1판 1쇄 발행

저 자 나 승 권
발행인 남 승 우

발행처 도서출판 상尙 학學 당堂
서울특별시 동작구 사당3동 220-43
TEL : 02) 595-1692~4
FAX : 02) 595-1394
E-mail : namdoo6@unitel.co.kr
신고 : 2-155호 (1968. 11. 29)

(CD 포함) 정가 28,000원

ISBN 978-89-93383-15-7 93560